Pediatria e Saúde Mental

Implicações Frente às Mudanças do Século XXI

Série Atualizações Pediátricas

- **Cuidados Paliativos Pediátricos – auxílio na atuação do pediatra** *(2024)*
- **Desafios Atuais para a Saúde e Bem-estar dos Adolescentes** *(2024)*
- **Lesões não Intencionais em Crianças e Adolescentes: causas, consequências e prevenção** *(2024)*
- **Situações clínicas em neonatologia: bases para o diagnóstico e conduta** *(2023)*
- **Casos clínicos e gastroenterologia pediátrica: diagnóstico e terapia** *(2023)*
- **Nutrição na consulta pediátrica: como conduzir** *(2022)*
- **Oftalmologia pediátrica e os desafios mais frequentes** *(2022)*
- **Hematologia e hemoterapia pediátrica: um guia prático** *(2022)*
- **Aleitamento materno na era moderna – vencendo desafios** *(2021)*
- **O dia a dia do pediatra** *(2021)*
- **Cuidados paliativos na prática pediátrica** *(2019)*
- **Dermatologia pediátrica no consultório** *(2019)*
- **Infectologia nas emergências pediátricas** *(2019)*
- **Medicina do sono** *(2019)*
- **Pneumologia pediátrica no consultório** *(2019)*
- **Puericultura passo a passo** *(2019)*
- **Da queixa clínica à reumatologia pediátrica** *(2019)*
- **Adolescência e sexualidade – visão atual** *(2016)*
- **Atualização em alergia e imunologia pediátrica: da evidência à prática** *(2016)*
- **Do pediatra ao endocrinologista pediátrico: quando encaminhar** *(2016)*
- **Pediatria ambulatorial: da teoria à prática** *(2016)*
- **A saúde mental na atenção à criança e ao adolescente: os desafios da prática pediátrica** *(2016)*
- **Atualizações em terapia intensiva pediátrica – 2ª edição** *(2014)*
- **Doenças pulmonares em pediatria: atualização clínica e terapêutica** *(2014)*
- **Hematologia e hemoterapia pediátrica** *(2013)*
- **Obesidade no paciente pediátrico: da prevenção ao tratamento** *(2013)*
- **Otorrinolaringologia para o pediatra – 2ª edição** *(2013)*
- **Odontopediatria para o pediatra** *(2013)*
- **Imunizações em pediatria** *(2013)*
- **Oncologia para o pediatra** *(2012)*
- **Gastroenterologia e hepatologia na prática pediátrica – 2ª edição** *(2012)*
- **O recém-nascido de muito baixo peso – 2ª edição** *(2010)*
- **Oftalmologia para o pediatra** *(2010)*
- **Emergências pediátricas – 2ª edição – revisada e ampliada** *(2010)*
- **Atualidades em doenças infecciosas – manejo e prevenção** *(2009)*

O presente livro passou por criterioso processo de revisão científica e gramatical pelos coordenadores, editores e produtores. No entanto, ainda assim, está exposto a erros. Caso haja dúvida, solicitamos ao leitor entrar em contato com a Sociedade de Pediatria de São Paulo (SPSP).

Sociedade de Pediatria de São Paulo

Núcleo de Estudos de Saúde Mental

Série Atualizações Pediátricas

Pediatria e Saúde Mental

Implicações Frente às Mudanças do Século XXI

Coordenadora

Denise de Sousa Feliciano

Atheneu

Rio de Janeiro • São Paulo

2024

EDITORA ATHENEU

São Paulo — *Rua Maria Paula, 123 – 13º andar – Conjuntos 133 e 134*
Tel.: (11) 2858-8750
E-mail: atheneu@atheneu.com.br

Rio de Janeiro — *Rua Bambina, 74*
Tel.: (21) 3094-1295
E-mail: atheneu@atheneu.com.br

Produção Editorial: *Know-How Desenvolvimento Editorial*
Capa: *Paulo Verardo*

CIP-BRASIL. CATALOGAÇÃO NA PUBLICAÇÃO
SINDICATO NACIONAL DOS EDITORES DE LIVROS, RJ

P394

Pediatria e saúde mental : implicações frente às mudanças do século XXI / coordenação Denise de Sousa Feliciano. - 1. ed. - Rio de Janeiro : Atheneu, 2024.
352 p. : il. ; 24 cm. (Atualizações pediátricas)

Inclui bibliografia e índice
ISBN 978-65-5586-796-1

1. Pediatria. 2. Saúde mental. I. Feliciano, Denise de Sousa. II. Série.

24-87745 CDD: 618.92
CDU: 618.92:616.89-053.2

Gabriela Faray Ferreira Lopes - Bibliotecária - CRB-7/6643
08/01/2024 11/01/2024

FELICIANO, D. S.
Pediatria e Saúde Mental – Implicações Frente às Mudanças do Século XXI – SPSP.

Coordenadora

DENISE DE SOUSA FELICIANO

Psicóloga e Psicanalista pela Associação Psicanalítica Internacional (IPA). Membro Associado na Sociedade Brasileira de Psicanálise de São Paulo (SBPSP). Mestre e Doutora em Psicologia pela Instituto de Psicologia da Universidade de São Paulo (IPUSP), com pesquisas sobre amamentação e psiquismo. Especialista em Psicopatologia do Bebê (PARIS XIII/USP). Membro do Departamento de Psicanálise com Crianças do Instituto Sedes Sapientiae. Professora e Coordenadora do Curso Relação Pais-Bebê: da Observação à Intervenção (Instituto Sedes Sapientiae). Presidente do Núcleo de Estudos de Saúde Mental da Sociedade de Pediatria de São Paulo (SPSP). Membro do Departamento de Aleitamento Materno (SPSP). Membro da Associação Latino-Americana de Observadores de Bebê Método Esther Bick (ALOBB). Membro da Clínica 0 a 3 – Intervenção nas Relações Pais-Bebê-Criança Pequena, do Centro de Atendimento Psicanalítico (SBPSP). Membro da Rede Internacional de Estudos sobre a Psicanálise e a Psicopatologia do Infans (RIEPPI).

Colaboradores

Ana Maria de Aguiar Bergamin

Educadora. Coordenadora do Ensino Médio da Escola Vera Cruz. Autora de livros Didáticos e Paradidáticos de História para Ensino Fundamental 1 e 2. Licenciatura e Bacharelado em História pela Universidade de São Paulo (USP). Pós-Graduada em Educação Inovadora pela Pontifícia Universidade Católica do Rio Grande do Sul (PUC-RS).

Annik Beaulieu

PhD e Pesquisadora Associada da Universidade de Paris. Fisioterapeuta, Osteopata e Psicóloga. Membro da Rede Internacional de Estudos sobre a Psicanálise e a Psicopatologia do Infans (RIEPPI).

Arianne Angelelli

Psiquiatra pela Faculdade de Medicina da Universidade de São Paulo (FMUSP). Atuação na área de Perinatalidade. Especialista em Psiquiatria da Infância e Adolescência. Colaboradora do Programa Saúde Mental da Mulher (ProMulher) do Instituto de Psiquiatria do Hospital das Clínicas da FMUSP. Membro do Núcleo de Estudos de Saúde Mental da Sociedade Paulista de Pediatria (SBP). Mestre em Psicologia Clínica pela Pontifícia Universidade Católica de São Paulo (PUC-SP). Docente do Instituto Gerar de Psicanálise e Instituto Maternelle.

Benito Lourenço

Médico Hebiatra. Chefe da Unidade de Adolescentes do Instituto da Criança e do Adolescente do Hospital das Clínicas da Faculdade de Medicina da Universidade de São Paulo (HC-FMUSP). Médico Assistente da Clínica de Adolescência da Faculdade de Ciências Médicas da Santa Casa de São Paulo (FCMSCSP). Membro dos Departamentos de Adolescência da Sociedade Brasileira de Pediatria (SBP) e da Sociedade de Pediatria de São Paulo (SPSP). Membro da Comissão Científica do Adolescente da Secretaria de Estado da Saúde de São Paulo.

Bernard Golse

Psiquiatra Infantil e Psicanalista. Membro da Associação Psicanalítica Francesa. Ex-Chefe do Departamento de Psiquiatria Infantil do Hospital Necker-Enfants Malades (Paris). Professor Emérito de Psiquiatria da Criança e do Adolescente na Universidade René Descartes (Paris V). Fundador do Instituto Contemporâneo da Infância. Membro

Titular do Laboratório de Psicologia Clínica, Psicopatologia, Psicanálise (PCPP) da Universidade de Paris. Ex-Membro do Conselho Superior de Adoção (CSA). Ex-Presidente do Conselho Nacional de Acesso às Origens Pessoais (CNAOP). Presidente da Associação Pikler-Lóczy França. Presidente da Associação para a Formação em Psicoterapia Psicanalítica da Criança e do Adolescente (AFPPEA). Presidente da Federação Francesa de Psicoterapia Psicanalítica de Crianças e Adolescentes (FFPPEA). Presidente da Associação Cerep-Phymentin. Presidente da Associação Europeia de Psicopatologia da Criança e do Adolescente (AEPEA). Presidente da Coordenação Internacional entre Psicoterapeutas, Psicanalistas e Membros Associados que Cuidam de pessoas com Autismo (CIPPA).

Camila Saboia

Psicóloga pela Pontifícia Universidade Católica de São Paulo (PUC-SP). Doutora pela Universidade de Paris VII. Pesquisadora na pesquisa PILE (Programme International pour le Langage de l'Enfant) (França). Pós-Doutora pela Instituto de Psicologia da Universidade de São Paulo (IPUSP). Professora Convidada no IPUSP e no Instituto Sedes Sapientiae. Autora de artigos no campo da Intervenção Precoce. Membro da Rede Internacional de Estudos sobre a Psicanálise e a Psicopatologia do Infans (RIEPPI). Membro da Coordenação Internacional entre Psicoterapeutas, Psicanalistas e Membros Associados que Cuidam de pessoas com Autismo (CIPPA). Idealizadora e Fundadora do Entrelacer Psicanálise e Infância.

Cândida Sé Holovko

Psicóloga e Psicanalista. Membro Efetivo da Sociedade Brasileira de Psicanálise de São Paulo (SBPSP) e da Associação Psicanalítica Internacional (IPA). Professora do Instituto Durval Marcondes da SBPSP. Membro do Instituto de Psicossomática IPSO-Paris. Coordenadora do Grupo de Estudos de Psicossomática Psicanalítica da Escola de Paris na SBPSP. Coordenadora do Grupo de Atendimento de Mulheres Vítimas de Violência Doméstica do CAP-SBPSP. Coordenadora para a América Latina do Committee on Women and Psychoanalysis da Associação Psicanalítica Internacional (IPA) (2014-2017). Foi editora do Jornal de Psicanálise da SBPSP. Organizadora dos livros Parentalidades e gênero: sua incidência na subjetividade, com Patrícia Alkolombre (Letra Viva); Changing Sexualities and Parental Functions in the Twenty-First Century, com Frances Thomson-Salo (Routledge); Sexualidades e gênero: desafios da psicanálise, com Cristina Cortezzi (Blucher); Da excitação à pulsão, com Eliana Rache (Blucher). Publicou vários artigos e capítulos em livros nacionais e internacionais com os temas: feminilidades, masculinidades, gênero, violência sexual e psicossomática psicanalítica.

Carmen Orofino

Arte-Educadora graduada pela Universidade Federal do Rio Grande do Sul (UFRGS). Especialização em Ensino, Arte e Cultura pela Universidade de São Paulo (USP). Especialização em Dança pela Universidade do Estado de Santa Catarina (UDESC). Especialização em Educação Infantil com enfoque na Abordagem Pikleriana. Mestre em Comunicação e Semiótica pela Pontifícia Universidade Católica de São Paulo (PUC-SP). Coordenadora da Área de Corpo e Movimento da Escola Viva-SP. Formadora de educadores em instituições de ensino e universidades. Participa semestralmente de formação continuada na Associação Pikler-Lóczy França (APLF).

Realiza o Percurso Formativo do Instituto Pikler de Budapeste – Hungria. Faz parte da equipe da Casa 345, atuando com Formação de Educadores e Coordenando Grupos de Estudo com foco na Primeiríssima Infância. Nesse mesmo espaço é Educadora nas áreas de Arte, Movimento e Música para crianças, bem como grupos de Música e Movimento para pais e bebês. Membro Fundador da Associação Pikler Brasil, onde atua na Comissão de Publicações.

Catherine Saint Georges

Psiquiatra Infantil. Doutora em Neurociências. Trabalha com o Professor David Cohen no Hospital Pitié Salpétrière. Autora de inúmeros artigos com fator de impacto sobre os primeiros meses de vida dos bebês que se tornaram autistas. Psicanalista. Membro da Associação Lacaniana Internacional (ALI). Membro da PREAUT. Membro da Rede Internacional de Estudos sobre a Psicanálise e a Psicopatologia do Infans (RIEPPI)

Cleyton Angelelli

Médico Pediatra pela Faculdade de Medicina de Ribeirão Preto da Universidade de São Paulo (FMRP-USP). Especialista em Pediatria da Sociedade Brasileira de Pediatria (SBP), Alergia e Imunologia Pediátrica da Associação Brasileira de Alergia e Imunologia (ASBAI) e Homeopatia da Associação Médica Homeopática Brasileira (AMHB). Membro do Núcleo de Estudos de Saúde Mental e do Departamento Científico de Alergia e Imunologia da Sociedade de Pediatria de São Paulo (SPSP).

Cristiane da Silva Geraldo Folino

Psicóloga. Psicanalista pelo Instituto Sedes Sapientiae de São Paulo. Mestre e Doutora pelo Instituto de Psicologia da Universidade de São Paulo (IPUSP) com pesquisas relacionadas aos temas: depressão pós-parto, elaboração psíquica da parentalidade, e relação pais-bebê. Docente do Curso Relação Pais-Bebê: da Observação à Intervenção. Membro do Instituto Durval Marcondes e da Clínica de 0 a 3: Intervenção nas Relações Iniciais Pais-Bebê, ambos da Sociedade Brasileira de Psicanálise de São Paulo (SBPSP). Membro da Rede Internacional de Estudos sobre a Psicanálise e a Psicopatologia do Infans (RIEPPI). Membro dos Núcleos de Estudos Saúde Mental, e Depressão entre Crianças e Adolescentes, da Sociedade de Pediatria de São Paulo (SPSP).

Diego Fontana Siqueira Cunha

Médico pela Faculdade de Ciências Médicas da Santa Casa de São Paulo (FCMSCSP). Pediatra pela Faculdade de Medicina da Universidade de São Paulo (FMUSP). Médico Assistente do Ambulatório de Pediatria do Desenvolvimento e do Comportamento do Instituto da Criança (ICr) da FMUSP. Pesquisador do Centro de Desenvolvimento Infantil (CEDI) da FMUSP. Pediatra em Centro de Atenção Psicossocial Infanto-juvenil (CAPS IJ).

Eduardo Goldenstein

Pediatra Homeopata. Especialista em Psicanálise Infantil e em Medicina Psicossomática pelo Instituto Sedes Sapientes. Mestre e Doutor em Psicologia Clínica pela Pontifícia Universidade Católica de São Paulo (PUC-SP).

Erika Parlato-Oliveira

Psicanalista. Membro da Associação Lacaniana Internacional. Mestre em Linguística pela Universidade Estadual de Campinas (Unicamp). Doutora em Comunicação e Semiótica pela Pontifícia Universidade Católica de São Paulo (PUC-SP). Doutora em Ciências Cognitivas e Psicolinguística pela École Hautes Études en Sciences Sociales (EHESS), Paris. Pós-Doutorada em Psiquiatria Infantil pela Universidade Pierre et Marie Curie – Hospital Pitié Salpêtrière, Paris. Habilitação para dirigir pesquisa (HDR) em Psicanálise na Universidade Paris VII. Professora da École Doctorale da Universidade de Paris. Diretora do Babylab (Cerep-Paris). Membro do Conselho Administrativo da Associação Mundial de Saúde Mental Infantil (WAIMH). Membro Fundador da Associação "La cause des bébés Brasil". Membro da Rede Internacional de Estudos sobre a Psicanálise e a Psicopatologia do Infans (RIEPPI). Presidente do Conselho Científico da Nouvelle Etoile. Membro do Conselho Científico e Estratégico do Institut Contemporain de l'Enfance (ICE). Membro do Collège Scientifique da revista Spirale. Coordenadora da Clínica do Bebê do Instituto Langage. Diretora das coleções "Começos e tropeços" e "Bebês Sapiens", da editora do Instituto Langage. Autora de vários artigos científicos e dos livros Saberes do bebê, O bebê e as tramas da linguagem, entre outros. Revisora das revistas Estilos da clínica, Jornal de Pediatria, Agora, Language and Speech, Language Testing, CoDAS, Frontiers Psychologie. Premiada como Mulher Cientista do Ano – 2022, da Câmara dos Deputados. Diretora da Associação Cerep-Phymentin.

Fabíola Isabel Suano de Souza

Professora Adjunta da Disciplina de Pediatria Geral e Comunitária do Departamento de Pediatria da Escola Paulista de Medicina da Universidade Federal de São Paulo (EPM-Unifesp). Professora Associada da Disciplina de Clínica Pediátrica do Departamento de Pediatria do Centro Universitário Faculdade de Medicina do ABC (FMABC).

Fátima Maria Vieira Batistelli

Psicóloga pela Universidade de São Paulo (USP). Especialista em Psicanálise de Crianças e Adolescentes pelo Instituto Sedes Sapientae. Membro Associado da Sociedade Brasileira de Psicanálise de São Paulo (SBPSP). Membro da Clínica 0 a 3 – Intervenção nas Relações Pais-Bebê-Criança Pequena, do Centro de Atendimento Psicanalítico da SBPSP. Membro do Grupo Prisma de Psicanálise e Autismo (GPPA). Membro do Núcleo de Saúde Mental da Sociedade de Pediatria de São Paulo (SPSP).

Fernanda Pilate Kardosh

Graduada em Medicina pela Faculdade de Medicina da Universidade Federal de Juiz de Fora (UFJF). Residência Médica em Pediatria realizada no Serviço de Pediatria da Pontifícia Universidade Católica de São Paulo (PUC-SP). Especialista em Pediatria pela Sociedade Brasileira de Pediatria (SBP). Especialização em Gastropediatria pela Escola Paulista de Medicina da Universidade Federal de São Paulo (EPM-Unifesp). Especialista em Medicina Chinesa e Acupuntura pela EPM-Unifesp. Especialista em Saúde Mental pela EPM-Unifesp. Mestre em Pediatria e Ciências Aplicadas à Pediatria pela EPM-Unifesp. Membro do Núcleo de Estudo de Saúde Mental da Sociedade de Pediatria de São Paulo (SPSP). Coordenadora do Departamento de Pediatria da Universidade de Santo Amaro (UNISA).

Fernando Lamano Ferreira

Pediatra e Neonatologista pela Faculdade de Ciências Médicas da Santa Casa de São Paulo (FCMSCSP). Pós-Graduação em Perinatologia pelo Instituto de Ensino e Pesquisa do Hospital Albert Einstein. Especialista em Pediatria e Neonatologia pela Sociedade Brasileira de Pediatria (SBP). Vice-Presidente do Núcleo de Estudos de Saúde Mental da Sociedade de Pediatria de São Paulo (SPSP). Membro do Núcleo de Estudos em Desenvolvimento e Aprendizagem da SPSP. Formação em Desenvolvimento da Infância e Adolescência pelo Instituto de Psiquiatria da Universidade de São Paulo (IPQ-USP). Formação em Neuroaprendizagem pelo IPQ-USP.

Flávia Schimith Escrivão

Psicóloga e Psicanalista. Especialista em Psicologia Clínica. Membro do Departamento Formação em Psicanálise do Instituto Sedes Sapientiae. Membro do Núcleo de Saúde Mental e do Núcleo de Depressão da Sociedade de Pediatria de São Paulo (SPSP).

Karen Scavacini

Psicóloga. Mestre em Saúde Pública pelo Instituto Karolinska, Suécia, na Área de Promoção de Saúde Mental e Prevenção do Suicídio. Doutora em Psicologia Escolar e do Desenvolvimento Humano pela Universidade de São Paulo (USP). Fundadora do Instituto Vita Alere de Prevenção e Posvenção do Suicídio (@vitaalere). Representante do Brasil na Associação Internacional para Prevenção do Suicídio (IASP). Diretora Científica da Associação Brasileira de Estudos e Prevenção do Suicídio (ABEPS) e da Associação Brasileira de Sobreviventes Enlutados pelo Suicídio (ABRASES). Cocoordenadora de Pós-Graduação. Autora de livros, capítulos e palestrante no tema Suicídio. Integrante do Conselho Científico do Centro de Valorização da Vida (CVV) e da Associação Brasileira dos Fabricantes de Brinquedos (Abrinq).

Lígia Bruni Queiroz

Médica Hebiatra e Psicanalista. Mestre, Doutora e Pós-Doutora pela Faculdade de Medicina da Universidade de São Paulo (FMUSP). Médica Assistente da Unidade de Adolescentes do Instituto da Criança e do Adolescente do Hospital das Clínicas da FMUSP (ICr-HC/FMUSP). Membro Filiado ao Instituto Durval Marcondes da Sociedade Brasileira de Psicanálise de São Paulo (SBPSP).

Maria Thereza de Barros França

Psiquiatra e Psicanalista. Membro Efetivo e Didata da Sociedade Brasileira de Psicanálise de São Paulo (SBPSP). Psicanalista de Crianças e Adolescentes pela Associação Psicanalítica Internacional (IPA). Docente. Membro do Grupo Protocolo de Investigação Psicanalítica de Sinais de Mudança em Autismo (PRISMA).

Mariana Fávero

Doutorado pela Faculdade de Medicina da Universidade de São Paulo (FMUSP). Médica Foniatra pela Associação Brasileira de Otorrinolaringologia e Associação Médica Brasileira. Diretora Clínica do Instituto de Foniatria Mariana Fávero.

Marie-Christine Laznik

Psicanalista. Membro da Associação Lacaniana Internacional (ALI). Doutora em Psicologia. Participou de diversas publicações científicas sobre Fator de Impacto sobre Bebês que se tonaram autistas. Autora de uma Grade de Risco de Autismo aos 4 e 9 meses, publicada na revista PLoS One (Olliac, 2017). Cofundadora da Rede Internacional de Estudos sobre a Psicanálise e a Psicopatologia do Infans (RIEPPI). Autora de diversos livros sobre Bebês de Risco e como Tratá-los.

Muriel Chauvet

Psicomotricista, com formação na abordagem sensório-motora junto a André Bullinger, em 2004. Após um longo percurso em pedopsiquiatria, trabalha atualmente como autônoma e colabora com equipes de várias instituições. A abordagem sensório-motora, de acordo com os trabalhos do A. Bullinger, é a sua ferramenta de referência para sustentar a terapia de acompanhamento e suporte ao desenvolvimento. Perita nos distúrbios precoces do desenvolvimento: bebês com risco de desenvolvimento e de interação, problemas de oralidade e atraso no desenvolvimento. Membro do Instituto de Formação André Bullinger e Formadora na Associação dos Clínicos da Abordagem Sensório-Motora A. Bullinger. Membro da rede dos psicomotores da primeira infância e da Rede de Cuidados Perinatais de Paris. Membro da Rede Internacional de Estudos sobre a Psicanálise e a Psicopatologia do Infans (RIEPPI).

Julieta Jerusalinsky

Psicanalista e Psicóloga pela Universidade Federal do Rio Grande do Sul (UFRGS). Especialista em Estimulação Precoce (FEPI – Centro Lydia Coriat, Argentina). Mestre e Doutora em Psicologia Clínica pela Pontifícia Universidade Católica de São Paulo (PUC-SP). Membro da Clínica Interdisciplinar Prof. Mauro Spinelli, em São Paulo. Membro Fundador e Professora da Pós-Graduação em Teoria Psicanalítica da PUC-SP. Coordenadora da Especialização Estimulação Precoce: Clínica Transdisciplinar no Bebê, do Instituto Travessias da Infância – Centro de Estudos Lydia Coriat. Autora dos livros Enquanto o futuro não vem – a psicanálise na clínica interdisciplinar com bebês (Ágalma, 2002), A criação da criança – brincar, gozo e fala entre a mãe e o bebê (Ágalma, 2001). Organizadora, com Maribél S. de Mello, do livro Quando algo não vai bem com o bebê – detecção e intervenções estruturantes em estimulação precoce (Ágalma, 2020).

Patrícia Vieira

Pedagoga pela Pontifícia Universidade Católica de São Paulo (PUC-SP). Psicopedagoga pelo Instituto Sedes Sapientiae. Psicanalista e Membro Efetivo do Departamento Formação em Psicanálise do Instituto Sedes Sapientiae. Consultora de projetos de Inclusão Escolar. Professora do Curso de Expansão de Inclusão Escolar no Instituto Sedes Sapientiae. Organizadora do livro Medicação ou medicalização? (Primavera, 2014). Coautora do livro A escola para todos e para cada um (Summus, 2017).

Regina Elisabeth Lordello Coimbra

Psiquiatra e Psicanalista. Membro Efetivo, Docente e Didata da Sociedade Brasileira de Psicanálise de São Paulo (SBPSP). Psicanalista de Crianças e Adolescentes pela Associação Psicanalítica Internacional (IPA). Participante do Grupo Prisma Psicanálise e Autismo. Participante do Conselho Diretor do Instituto Latino-Americano de Psicanálise (ILAP).

Renata Carolina Garcia Lamano

Pediatra e Neonatologista pela Faculdade de Ciências Médicas da Santa Casa de São Paulo (FCMSCSP). Especialista em Pediatria e Neonatologia pela Sociedade Brasileira de Pediatria (SBP). Formação em Antroposofia pela Associação Brasileira de Medicina Antroposófica (ABMA). Extensão em Fundamentos da Psicanálise na Perinatalidade e Parentalidade pelo Instituto Gerar. Formação no Curso Introdutório ao Atendimento Psicanalítico da Infância e Adolescência (Cinapsia) pela SBP. Moderadora do Grupo de Apoio à Amamentação na Clínica Lumos.

Renata Pereira Condes

Psicóloga Clínica e Hospitalar. Mestre em Psicologia Clínica pela Pontifícia Universidade Católica de São Paulo (PUC-SP). Especialista em Pesquisa, Teoria e Intervenção em Luto e em Intervenções Psicológicas Fundamentadas na Teoria do Apego pelo 4 Estações Instituto de Psicologia. Aprimoramento em Psicologia (Hospital do Servidor Público Estadual). Professora Instrutora da Faculdade de Ciências Médicas da Santa Casa de São Paulo (FCMSCSP). Coordenadora, Supervisora e Professora do Curso de Pós-Graduação Lato Sensu em Psicologia Hospitalar e do Curso de Atualização Perdas, Morte e Luto: Aspectos Introdutórios, da FCMSCSP. Psicóloga e Chefe de Psicologia do Serviço de Psicologia da FCMSCSP. Psicóloga Clínica e Supervisora Clínico-Institucional em consultório particular. Membro do Núcleo de Estudos de Saúde Mental da Sociedade de Pediatria de São Paulo (SPSP).

Renata Viola Vives

Psicóloga pela Pontifícia Universidade Católica do Rio Grande do Sul (PUC-RS). Psicanalista pelo Centro de Estudos Psicanalíticos de Porto Alegre (Cepdepa). Membro Titular da Sociedade Brasileira de Psicanálise de Porto Alegre (SBPdePA). Analista de Crianças, Adolescentes e Adultos pela Associação Psicanalítica Internacional (IPA). Membro do Cowap Latino-Americano. Estuda e Coordena Grupos de Estudo sobre Reprodução Assistida há 17 anos. Membro da Rede Internacional de Estudos sobre a Psicanálise e a Psicopatologia do Infans (RIEPPI).

Rosa Miranda Resegue

Pediatra. Doutora em Ciências da Saúde pela Universidade Federal de São Paulo (Unifesp). Atua no Ambulatório de Desenvolvimento Integral da Criança e do Adolescente do Departamento de Psiquiatria da Unifesp. Pesquisadora do Centro de Desenvolvimento Infantil da Faculdade de Medicina da Universidade de São Paulo (FMUSP). Docente da Faculdade de Medicina da Universidade Cidade de São Paulo (Unicid).

Rubens Marcelo Volich

Psicanalista. Doutor pela Universidade Paris VII – Denis Diderot. Membro do Departamento de Psicossomática Psicanalítica. Professor da Especialização do Instituto Sedes Sapientiae. Autor dos livros Psicossomática: de Hipócrates à psicanálise (Blucher, 2022), Impasses da alma, desafios do corpo – figuras da hipocondria (Blucher, 2024), Tempos de encontro – escrita, escuta, psicanálise (Blucher, 2021). Coorganizador e autor dos livros da série Psicossoma (Casa do Psicólogo/Pearson).

Saul Cypel

Professor Livre-Docente de Neurologia Infantil pela Faculdade de Medicina da Universidade de São Paulo (FMUSP). Membro Titular da Academia de Medicina de São Paulo e da Academia Brasileira de Pediatria. Ex-Assistente de Pesquisa do Instituto de Neurologia da Universidade de Londres, na Inglaterra.

Vera Blondina Zimmermann

Psicanalista. Membro do Departamento de Psicanálise do Instituto Sedes Sapientiae. Doutora em Psicologia Clínica pela Pontifícia Universidade Católica de São Paulo (PUC-SP). Professora e Supervisora na Residência de Psiquiatria da Infância e Adolescência do Departamento de Psiquiatria da Universidade Federal de São Paulo (Unifesp). Coordenadora do Núcleo Bebês com Sinais de Risco em Saúde Mental da Unifesp. Coordenadora do Curso de Aperfeiçoamento Clínica Interdisciplinar da Primeira Infância do Instituto Sedes Sapientiae. Membro da Rede Internacional de Estudos sobre a Psicanálise e a Psicopatologia do Infans (RIEPPI).

Vera Ferrari Rego Barros

Psicanalista pelo Instituto de Psicologia da Universidade de São Paulo (IPUSP). Especialista em Psicologia Clínica e Psicologia Hospitalar. Atua no Serviço de Psicologia do Instituto da Criança e do Adolescente do Hospital das Clínicas da Faculdade de Medicina da Universidade de São Paulo (ICr-HC-FMUSP). Coordenadora do Grupo de Trabalho Saúde Mental da Sociedade Brasileira de Pediatria (SBP). Presidente do Núcleo de Estudos de Depressão em Crianças e Adolescentes da Sociedade de Pediatria de São Paulo (SPSP). Membro do Núcleo de Estudos de Saúde Mental da SPSP.

Vera Regina Jardim Ribeiro Marcondes Fonseca

Médica pela Faculdade de Medicina da Universidade de São Paulo (FMUSP). Residência em Psiquiatria pelo Hospital das Clínicas da Faculdade de Medicina da Universidade de São Paulo (HC-FMUSP). Analista Didata da Sociedade Brasileira de Psicanálise de São Paulo (SBPSP). Docente do Instituto de Psicanálise Durval Marcondes desde 1998. Doutorado pelo Departamento de Psicologia Experimental do Instituto de Psicologia da Universidade de São Paulo (IPUSP), com a tese: As Relações Interpessoais nos Transtornos Autísticos: uma abordagem interdisciplinar entre a Psicanálise e a Etologia. Pós-doutorado pelo IPUSP com a tese: Um Estudo Comparativo da Interação mãe-bebê na Depressão Pós-Parto. Entre 2012-2016 foi Diretora Científica da SBPSP, e entre 2016-2020 foi Diretora do Instituto de Psicanálise da mesma sociedade.

Wagner Ranña

Mestre pela Faculdade de Medicina da Universidade de São Paulo (FMUSP). Pediatra, Psicanalista. Docente do Curso de Especialização em Psicossomática Psicanalítica do Instituto Sedes Sapientiae. Membro dos Departamentos de Psicossomática Psicanalítica e Psicanálise com Crianças do Instituto Sedes Sapientiae. Autor e coautor de livros e artigos sobre Psicossomática e Psicanálise. Foi coordenador de projetos para implantação de Redes de Cuidados em Saúde Mental para Infância e Adolescência.

Agradecimentos

Aos nossos pacientes, que nos ensinam a cada dia para muito além dos livros.

À Diretoria de Publicações, em especial à Dra. Cléa Rodrigues Leone, pela confiança e liberdade com as quais nos permitiu desenhar esta publicação, e à Paloma Ferraz, pela disponibilidade e paciência em cada detalhe.

Aos autores convidados, colegas que se envolveram com o projeto e se disponibilizaram para lapidarmos as primeiras ideias iniciais, ainda em estado bruto.

À SPSP, pela deferência à Saúde Mental e o reconhecimento da importância da multidisciplinaridade em sua equipe científica.

Aos colegas amigos do Núcleo de Estudos de Saúde Mental, parceiros nesta e em outras empreitadas, equipe que se dedica para romper as barreiras das fronteiras de nossos conhecimentos plurais.

Aos nossos familiares, que abdicam tantas vezes de nossa presença em favor de projetos como este e que, mais ainda, participam, ajudam e vibram com nossas conquistas.

Denise de Sousa Feliciano
Presidente do Núcleo de Estudos de Saúde Mental da Sociedade de Pediatria de São Paulo (SPSP)

Prefácio

Escrever o prefácio deste livro, tarefa que aceitei honrado, é muito mais que fazer um simples comentário. É homenagear os organizadores do Núcleo de Estudos de Saúde Mental da Sociedade de Pediatria de São Paulo e todos os autores, por esta obra que sintetiza e representa anos de luta de pediatras e psicanalistas por arquitetar a indispensável, porém por vezes esquecida, tarefa interdisciplinar para uma melhor compreensão de seu objeto de estudo, que é a criança em desenvolvimento e sua relação com a família e a cultura.

Isto significou para o pediatra uma lufada de ar puro que limpa o clima poluído de cartesianismo. Isto significa nada mais, nada menos que abandonar a exigida extrema objetividade em detrimento da necessária subjetividade, acabar com o dualismo de Descartes que separa o corpo da mente. Nos anos de 1970, quando me tornei pediatra, o bebê era o objeto de uma relação com um sujeito: a mãe. Ela era o polo psicológico da relação, e a criança era o polo somático. Durante décadas, esse bebê, por ser um "objeto", não tinha o direito de sentir dor e muito menos sofrimento psíquico precoce.

Porém, foi-se descobrindo um bebê completo e complexo, com um aparelho psíquico em progressiva formação, que, em seu devenir, com o tempo se transformaria em sujeito de direito, de linguagem e de desejos.

A partir da utilização de dois conceitos importantes para o nosso trabalho – a postura ética e a liberdade de escolha – e auxiliados pela psicanálise, conseguimos mudar de rumo, ajudando os pais no processo de subjetivação dos filhos.

Começamos a usar um olhar e uma escuta qualificados e, ao abrirmos o espaço da palavra para toda a família, fomos descobrindo que muitos sintomas corporais tinham sua origem no psiquismo da criança. Foi difícil mudar a excelente postura diagnóstica que tínhamos para doenças orgânicas (meningite ou pneumonia). Para essas doenças psicossomáticas não serviam as estatísticas, *checklist* ou os estudos radiológicos e de laboratório sofisticados.

A postura ética se faz presente quando aprendemos a fazer a semiologia do psiquismo infantil, ao cuidar da formação e manutenção dos vínculos harmônicos, quando acolhemos as angústias de uma mãe sem banalizar, desqualificar ou culpar, quando lutamos contra a patologização e medicalização da criança, quando fazemos prevenção precoce dos quadros psicoemocionais e passamos a incluir o diagnóstico da possibilidade de um bebê deslizar para um quadro autístico. Também somos éticos quando ouvimos Winnicott nos ensinar, entre outras coisas, que “a tarefa fundamental do pediatra é a de prevenir a doença mental, se ao menos ele soubesse” ou “essa tal de criança sozinha não existe, ela é parte de uma relação”.

Esses entendimentos são percebidos pelas mães com sua sabedoria inata, e elas os resumem de forma inteligente quando dizem uma curta e sutil frase: “meu pediatra”.

Por sua vez, a liberdade de escolha é um movimento da nossa consciência que nos faz pronunciar em determinados momentos um de dois monossílabos – “sim” ou “não” –, os quais, na sua brevidade, mostram a contradição humana. Os pediatras não escolhem o que lhes acontece, mas podem responder aos acontecimentos de uma ou outra maneira.

Nas últimas décadas a Pediatria e a Psicanálise caminharam juntas e conquistaram muitas coisas, mas ainda temos que caminhar muito mais, porque faltam outras tantas coisas. Tanto que, no alvorecer do último milênio, o Diretor da Faculdade de Medicina da USP dessa época, o reconhecido infectologista Dr. Boulos, afirmou veementemente:

> As escolas formam médicos como mínimo incompletos. Deveriam ser introduzidos conteúdos subjetivos nesses âmbitos muito poluídos pela objetividade extrema. Temos um enorme desafio pela frente, sob pena de seguir ensinando exclusivamente biologia e biociências, como se a medicina fosse uma ciência dura e exata e não como realmente é, uma profissão humanista dirigida a sujeitos humanos.

Com certeza em muitos capítulos encontrarei velhos e queridos amigos; em outros, farei novas e ricas amizades.

Finalizando, vou compartilhar uma frase de que gosto muito: *Escrever um livro é como acender um fósforo na escuridão, ele não ilumina, só mostra a escuridão à sua volta.*

Acrescento que este livro não é um fósforo; ele é uma fogueira enorme que vai emprestar luz à escuridão.

Leonardo Posternak
Clínico Pediátrico em São Paulo. Formação em Psicanálise no Instituto Sedes Sapientiae (1978-1980). Fundador e Diretor do Instituto da Família (2003).Atendimento de crianças e formação de pediatras na interdisciplinaridade entre Pediatria e Psicanálise. Escritor e ganhador do Prêmio Jabuti em 2003 com o livro “O direito à verdade: cartas para uma criança” (Editora Primavera).

Apresentação da Presidência

A série Atualizações Pediátricas iniciou-se em 2000, com o objetivo principal de produzir material científico consistente e facilitar o acesso dos pediatras à informação atualizada e moderna.

Agora tenho a honra e alegria de apresentar o volume *Pediatria e Saúde Mental* – implicações frente às mudanças do século XXI, coordenado por Denise de Sousa Feliciano, que traz textos elaborados por profissionais com muita experiência em tratar de assuntos tão importantes e impactantes.

A saúde mental é parte importante da saúde geral das crianças e dos adolescentes. Os transtornos mentais, como condições crônicas de saúde, interferem em sua vida diária em casa, na escola e em seu desenvolvimento saudável. Os sintomas, que geralmente continuam ao longo da vida, podem ter se iniciado na infância, mas muitas vezes não foram reconhecidos ou abordados.

Os distúrbios de saúde mental são muito comuns – sua prevalência global em crianças e adolescentes é de quase 15%. Um em cada sete adolescentes sofre de alguma perturbação mental, o que representa 13% do fardo global de doenças nesta faixa etária. O número de anos de vida ajustados por incapacidade (DALYs) em crianças e adolescentes com diagnóstico de transtornos mentais em 2019 foi de 21,5 milhões – o que representa um pesado fardo de doenças para a saúde pública.

Este livro foi construído de forma muito especial, ao abordar a saúde mental da criança e do adolescente de forma fácil, prática e atual. Trata de temas relevantes, que foram divididos em oito seções, a saber: do passado ao presente da saúde mental; a criança do século XXI – que traz a aprendizagem, as singularidades, tecnologia; tornando-se pai e mãe na modernidade, que aborda, entre outros temas, as configurações familiares atuais, as redes sociais; socialização e singularidade, que engloba o *bullying* e o *cyberbullying*, sexualidade, gênero e consumo de álcool; alertas e cuidados precoces, onde o leitor encontrará o TEA, seus sinais nos primeiros meses de vida, bebês em risco, sinais de alterações do neurodesenvolvimento; a comunicação pelo sintoma, que trata da depressão, ansiedade, autoagressão, medicalização; o que aconteceu na pandemia da covid-19; e a parceria da Pediatria com outras áreas da saúde, onde encontramos a transdisciplinaridade, a psicossomática e os desafios do trabalho em rede na saúde pública e privada.

Entre os transtornos mentais e situações mais comuns que afetam o modo como as crianças aprendem, se comportam ou lidam com suas emoções e que podem ser diagnosticados na infância – como ansiedade (medos e preocupações), transtornos de comportamento, alterações e deficiências de desenvolvimento, TEA e comportamentos de risco, como uso de substâncias e automutilação –, nenhum foi esquecido.

Nos últimos 30 anos houve um enorme aumento no número de indivíduos que sofrem de transtornos de ansiedade, de conduta e depressão grave, incluindo um aumento alarmante na taxa de transtornos alimentares. Esses casos são desafios consideráveis para os serviços de saúde, onde são urgentemente necessárias mais contramedidas de prevenção e tratamento.

É crucial atender às necessidades das crianças e adolescentes no seu dia a dia e respeitar seus direitos, em conformidade com a Convenção da Organização das Nações Unidas.

Este livro contribui muito para aprendermos sobre a detecção precoce, como lidar e direcionar as intervenções de promoção e prevenção em saúde mental, como pensar e identificar comportamentos de risco, as principais medidas de como construir resiliência em gerir situações difíceis e adversidades e promover ambientes e redes sociais de apoio, por meio de programas transdisciplinares e a vários níveis, para chegar aos pediatras e outras especialidades médicas, no foco de uma atuação ética e compassiva, que atinja os mais vulneráveis.

Desejo uma ótima e proveitosa leitura!

Referências consultadas

1. What Is Children's Mental Health? Disponível em: https://www.cdc.gov/childrensmentalhealth/basics.html.
2. Mental health of adolescents. Disponível em: https://www.who.int/news-room/fact-sheets/detail/adolescent-mental-health.
3. Child and Adolescent Mental Health. Disponível em: https://www.nimh.nih.gov/health/topics/child-and-adolescent-mental-health.
4. Alarming changes in the global burden of mental disorders in children and adolescents from 1990 to 2019: a systematic analysis for the Global Burden of Disease study. Disponível em: https://pubmed.ncbi.nlm.nih.gov/35831670/.

Renata D. Waksman

Presidente da Sociedade de Pediatria de São Paulo

Apresentação da Diretoria de Publicações

A série Atualizações Pediátricas, da Sociedade de Pediatria de São Paulo, que teve início em 2000, apresenta o livro *Pediatria e Saúde Mental* – implicações frente às mudanças do século XXI.

Neste livro serão abordados temas muito atuais, referentes às crianças e aos adolescentes, que, no século XXI, são mais tecnológicos e têm acesso não controlado às mídias digitais, que vem desafiando os Pediatras e, também, têm causado muita preocupação aos pais, que chegam às consultas em busca de uma orientação em relação à condução dos desvios de comportamento de seus filhos e/ou de colegas e até sobre como lidar com o *Bullyng* e o *Cyberbulling*, especialmente no ambiente escolar.

Além destes, outros desafios da era moderna referentes ao período da Adolescência serão comentados, como o desenvolvimento da sexualidade e a Identificação de Gênero, informações importantes para que o Pediatra possa orientar os pais nesse período e até detectar quando será necessária a parceria com outras áreas da saúde.

Cabe ao Pediatra também, a detecção de alterações no neurodesenvolvimento de seus pacientes, que poderão sinalizar o desenvolvimento de doenças, como os sinais precoces de Autismo, desenvolvidos em capítulos específicos.

Outros temas importantes para a interpretação, detecção de distúrbios e encaminhamento de algumas crianças ou adolescentes a profissionais de saúde de outras áreas são comentados por profissionais com ampla experiência clínica e conhecimento científico específico.

Por todos esses motivos, este livro poderá ser muito útil na prática da Pediatria em nosso meio.

Profa. Dra. Cléa Rodrigues Leone
Diretora de Publicações da SPSP

Apresentação da Coordenadora

Este livro é fruto de alguns desafios encampados pelo Núcleo de Estudos de Saúde Mental da Sociedade de Pediatria de São Paulo (SPSP), grupo multidisciplinar de pediatras, psicanalistas, psicólogos e psiquiatras.

O convite da Diretoria de Publicações para produzi-lo deriva do reconhecimento da importância que a saúde mental representa para o pleno desenvolvimento saudável na infância, cujo acompanhamento cabe ao pediatra.

É impositiva a interlocução entre as muitas áreas de conhecimento que se ocupam do indivíduo desde sua concepção, incluindo a necessária revisão de saberes que a mudança da atualidade traz para as nossas práticas. Nos vemos ante a desafiante tarefa de abordar temas de um mundo em plena transformação, no qual muitas das referências adotadas até aqui já não se sustentam.

Interlocução entre a Pediatria e a Psicanálise

Essa não é uma tarefa simples, visto que a subjetividade dos processos instrapsíquicos contrasta com a tradição médica dos referenciais objetivos. Poder encontrar uma linguagem comum diante da complexidade humana é o nosso maior desafio e maior conquista, já que temos tido entre nós cada vez mais êxito e disposição.

Contamos, entre outros, com o legado do pediatra inglês que se tornou psicanalista, Donald Woods Winnicott (1896-1971), e como sua experiência viva das duas práticas pode entrelaçá-las de modo a nos revelar o sentido pleno de estarmos juntos. Winnicott trouxe a pediatria para os psicanalistas, com sua refinada condição de poder estar na gênese dos processos de desenvolvimento. E aproximou os pediatras da psicanálise, com sua capacidade de traduzir o intangível dos processos psíquicos representados muitas vezes no corpo da criança e na fundamental relação dela com seus cuidadores.

Seu percurso foi motivado pela convicção de que corpo e psiquismo são indissociáveis, fundamento que está presente em seus escritos nos quais discorre sua experiência de um olhar privilegiado sob os dois vértices de sua prática. É fundamental que nossas especializações não nos levem ao equívoco da parcialidade de uma visão unilateral.

Mais tarde, a pediatra francesa Françoise Dolto (1908-1988) seguiu caminho semelhante ao se tornar psicanalista, deixando-nos escritos valiosos derivados de sua dupla pertinência.

Uma parte dos trabalhos e publicações deixados por esses dois autores é derivada de emissões de rádio, que faziam com o intuito de difundir sobre temas cotidianos da criança, suas necessidades e peculiaridades no modo de se comunicarem, o que muito ajudou seus pais a compreendê-las.

A linguagem acessível que encontraram para falar da sofisticação e pluralidade da experiência humana em seus muitos aspectos parece ter sido fruto da importância que deram à interlocução com os pais de seus pequenos pacientes, considerando prioridade que pudessem estar sintonizados com tal conhecimento a fim de serem aliados no cuidado e no desenvolvimento de suas competências.

Mais do que informar sobre o saber médico, havia nesses pediatras/psicanalistas um respeito profundo pelo conhecimento que os pais tinham sobre seus filhos, vindo da observação cotidiana na convivência familiar.

A influência da pediatria na psicanálise e a importância dos aportes trazidos pela psicanálise para a prática pediátrica têm raízes ainda mais antigas. Recentemente uma pesquisa realizada pelo psicanalista italiano Carlos Bonomi[1] revelou que mesmo Freud teve sua história entre os pediatras. Atendeu crianças na clínica infantil – *Public Institute for Children's Diseases* – em Viena, por um período de 10 anos (1886-1896), após ter feito uma breve formação em uma clínica pediátrica em Berlim, em 1886. Experiência que certamente favoreceu sua observação da *criança no adulto* de seus futuros pacientes e contribuiu para as conjecturas teórico-clínicas que foram a *pedra fundamental* da psicanálise.

Atualmente o pediatra ocupa um lugar importante na família, sendo muito mais que um médico que cuida de um corpo que adoece. Ele representa para os pais e demais cuidadores das crianças um suposto saber que se torna referência de confiança para ajudá-los a fazer escolhas do que pode ser o melhor para as crianças das quais se ocupam, hoje e no futuro. Além disso, muitas vezes ele se vê convocado a opinar sobre temas para os quais não tem respostas e exercer lugar de autoridade sem referências para tal.

É importante que esse lugar de confiança possa ser transformado em um espaço de conversa e fortalecimento das próprias competências parentais para as tomadas de decisão e para que desenvolvam suas identidades como pais de uma criança singular.

Século XXI - um novo tempo

Pensar sobre o século XXI, no qual nos encontramos, é buscar um olhar de sobrevoo numa sociedade que tenta se organizar com novos paradigmas e vive em estado de questionamentos e enigmas sem respostas conhecidas. Porém, a vida, em seu movimento

1 Bonomi, C. *Por que ignoramos Freud o "pediatra"?* São Paulo: Zagodoni, 2021.

contínuo, exige atitudes e decisões para que as engrenagens dessas mudanças se articulem num processo de desenvolvimento, crescimento e saúde.

Não temos clareza sobre as reverberações dos novos códigos culturais e sociais nos engendramentos psíquicos, tampouco no que tange ao corpo e seu funcionamento global. O mundo atual, veloz em suas conquistas, descobertas e pensamentos, parece em contínua desconstrução. O resultado por vezes tem dado sinais de avanços civilizatórios, cuidando de antigas negligências. Outras vezes parece claramente um engodo que dá sinais de desumanização, o que pode ser a maior negligência no que deixaremos de herança às futuras gerações.

Face a esse cenário, não temos a pretensão de ser um livro de respostas definitivas. Temos como proposta juntar nossos conhecimentos multidisciplinares já consolidados à observação refinada e à reflexão do que vai se apresentando a cada um de nós em nossas práticas de saúde e educação e nos convocando a um permanente estado de revisão de paradigmas.

A multidisciplinaridade em rede com a pediatria

A diversidade de áreas de conhecimento que compõem esta publicação é o reflexo das demandas impostas pela infância, representando a rede de parcerias que o pediatra precisa construir.

Na seleção dos subtemas que compõem o livro priorizamos aqueles que invadem fundamentalmente o pediatra em suas práticas, sobretudo no que depende de seu olhar para uma boa evolução. O pediatra conta com o privilégio de estar no início da vida de um indivíduo, o que o implica na imensa responsabilidade de perceber sinais prodrômicos de riscos de desenvolvimento que precisam de intervenção imediata para uma evolução satisfatória

Os autores foram cuidadosamente escolhidos como estudiosos dos temas em pauta, com ampla experiência e atualização dentro das contribuições mais recentes. Estabelecemos com eles um diálogo com vistas a uma articulação entre os textos, num encadeamento que pudesse se complementar.

Buscamos uma atenção especial à linguagem, de forma que a diversidade das áreas de conhecimento não fosse um impeditivo para a compreensão e aproximação desses saberes. De todo modo a leitura exige algum esforço, pois a base subjetiva dos estudos sobre o psiquismo se contrapõe à medicina, fundada na objetividade, evidências visíveis e mensuráveis. Lembremos, contudo, que um bom clínico segue e investiga suas percepções mais sutis, que nem sempre são visíveis a olho nu.

Evoco os dizeres de Wilfred Bion, autor psicanalista que, consciente de uma nova forma de pensar, apresentada em seu livro *O aprender com a experiência*, recomendou que o leitor interessado não se detivesse no que não compreendesse de pronto, mas seguisse em frente, a fim de que o conjunto de ideias se organizasse nesse percurso.

E esse necessário esforço se impõe a todos nós, para que possamos tentar ver os mesmos fenômenos sob diferentes óticas, buscar a tridimensionalidade e pluralidade de pontos de vista para nos aproximarmos da complexidade humana e suas vicissitudes. A interlocução entre as áreas de conhecimento urge. É preciso estabelecer parcerias em benefício da saúde e do desenvolvimento das potencialidades que nascem com cada indivíduo. Tal objetivo demanda posturas de colaboração entre as áreas e as famílias e implica em abandonarmos preconceitos e segregações.

É importante que possamos todos dar passos em direção a uma aproximação com outras formas de ver o humano, cedendo cada um nos seus saberes já consolidados e largamente conhecidos, para alargarmos nossos conhecimentos e ampliarmos nossos olhares e escutas em um mundo que grita pedindo que o compreenda em suas diferenças e não que o estreite em padrões simplistas e padronizações.

Mais do que nunca é importante haver espaço para o não saber, o imprevisível, o desconhecido.

Convidamos os leitores a adotarem uma dinâmica semelhante à que mantemos em nosso núcleo de estudos multidisciplinar: interlocução permanente e revisão de nossas certezas, para enxergarmos mais longe.

Denise de Sousa Feliciano
Presidente do Núcleo de Estudos em Saúde Mental
Sociedade de Pediatria de São Paulo

Sumário

Seção 1
Saúde mental
Do passado ao presente

Coordenação
Cristiane da Silva Geraldo Folino
Denise de Sousa Feliciano

Capítulo 1

Desenvolvimento e saúde mental – evoluções teóricas e sociopolíticas

Bernard Golse

Tradução de Vanise Dresch

Introdução

Os conceitos de desenvolvimento e de saúde mental requerem, ambos, desde já, algumas considerações.

Foi em 1992 que o conceito de saúde mental substituiu definitivamente aquele da psiquiatria do bebê no que diz respeito à temática constitutiva da identidade da World Association of Infant Psychiatry and Allied Disciplines (WAIPAD), que passou a se chamar então World Association of Infant Mental Health (WAIMH). Na época eu era assessor de Serge Lebovici na coordenação do grupo francófono da WAIPAD, fundado por nós junto com alguns colegas.

Do meu ponto de vista, a mudança de denominação foi um desastre, pois a referência ao conceito de saúde mental, eminentemente vago, de difícil definição e, de certa forma, sem qualquer delimitação – uma vez que sempre se pode querer e esperar ter uma saúde mental melhor do que a que se tem –, suprimiu *ipso facto* a referência à psicopatologia, que, no entanto, é central.

Aconteceu, então, o que poderia acontecer: passou-se rapidamente de uma sociedade científica sofisticada no plano teórico-clínico, até então centrada no intrapsíquico, como era a WAIPAD, a uma sociedade extremamente rasa e conformista (a WAIMH), centrada no interpessoal e na implementação de uma série de boas ações um tanto simplistas.

Decerto, essa visão é estritamente pessoal, mas não deixa de me parecer uma boa ilustração do risco que sempre se corre de renunciar à abordagem de questões atinentes ao desenvolvimento pelo viés da patologia e, em particular, da psicopatologia.

O desenvolvimento normal não pode ser apreendido diretamente, só podendo ser deduzido, na verdade, a partir da identificação prévia do patológico – o que, como se sabe, está no cerne da própria abordagem freudiana. A isso se soma o fato de que a saúde mental, durante muito tempo referida ao registro do que se encontra no âmago do sujeito, está sendo repensada hoje, à luz do registro público e coletivo, com base na ideia perigosa e sub-reptícia de que estar bem se reduziria a ser um cidadão capaz de produzir e consumir.

Pessoalmente, não consigo me identificar com essa definição, como tentarei mostrar nestas poucas páginas.

A atual renúncia à psicopatologia em proveito da saúde mental e a nova definição desta, pensada agora em um nível mais coletivo do que individual, culminaram, ao que me parece, em uma crise sem precedentes na psiquiatria infantil, resultante, em parte, do impacto do neoliberalismo.

O modo de conceber o desenvolvimento e a saúde mental do bebê, da criança e do adolescente passa evidentemente pelo modo como concebemos o atendimento aos transtornos psiquiátricos infantis: na perspectiva do cuidado ou naquela das reeducações instrumentais ou comportamentais.[1] Assim, queiramos ou não, as evoluções teórico-clínicas e sociopolíticas têm um profundo impacto na prática clínica.

Depois de descrever os diferentes modelos a que podemos nos referir no que diz respeito aos transtornos mentais da criança e do adolescente, apresentarei brevemente os três grandes *corpora* teórico-clínicos que se desenvolveram ao longo do século XX, estendendo-se até hoje, e que permitem pensar esses transtornos. Abordarei em seguida a questão da causalidade no campo dos transtornos do funcionamento psíquico e, por último, destacarei o impacto do neoliberalismo na psiquiatria infantil.

Diferentes modelos de transtornos mentais da criança e do adolescente

Esses diferentes modelos são aqueles aos quais se referem, em níveis distintos, todos os clínicos que trabalham no campo da psicologia, da psicopatologia e da psiquiatria infantil.

Modelos pediátrico, psicopatológico e psiquiátrico infantil

A questão não é saber se tal ou qual modelo é mais válido do que outro, mas sim assinalar que cada disciplina, em função de sua prática e de seus objetivos, refere-se a modelos que lhe são específicos e, portanto, úteis.

A pediatria se refere a um modelo médico, como todas as disciplinas relativas ao soma, isto é, a um modelo mais monofatorial (uma única causa explica supostamente a situação patológica), dedutivo (baseado em relações unívocas de causa e efeito) e baseado em uma temporalidade linear (organizada de acordo com a linha do tempo, no sentido corrente do termo).

A psicanálise (e a psicopatologia psicodinâmica, em geral) se reporta a um modelo diferente, a um modelo essencialmente polifatorial, tal como proposto por Sigmund Freud em 1915/1917 com o conceito de *série complementar*, inferencial (procedendo por associações de pensamentos e não por dedução) e baseado em uma temporalidade circular (que integra os chamados efeitos de *après-coup*, segundo os quais o passado explica parcialmente o presente, enquanto o presente também permite sempre retrodizer, reescrever e reconstruir o passado).

O modelo da psiquiatria infantil, por sua vez, busca seu lugar e sua identidade com relação a esses dois outros modelos. Dependendo do país e da época, esse modelo se aproxima em maior ou menor medida de um ou outro dos dois modelos. Hoje, em países anglo-saxões, o modelo da psiquiatria infantil avizinha-se muito do modelo médico, enquanto na França ele permanece, de certa forma, à mesma distância do modelo médico e do modelo psicopatológico, ainda fortemente imbuído das referências psicanalíticas que orientaram o nascimento da psiquiatria infantil em muitos países.

Modelo polifatorial

Atualmente, o modelo mais plausível da etiologia dos transtornos mentais é polifatorial, o único capaz de articular causalidade física, causalidade interativa e causalidade epigenética. É importante esclarecer que a dimensão polifatorial apresenta dois níveis que podem concernir aos fatores primários de vulnerabilidade, sempre múltiplos (exógenos e endógenos), e aos fatores secundários de descompensação, de fixação e de manutenção. Assim, os fatores primários são apenas fatores de risco, enquanto os secundários são fatores de fixidez de uma psicopatologia, às vezes parcialmente reversível no início.

Em matéria de autismo

No autismo, a referência a um modelo polifatorial é essencial, por levar em conta naturalmente a implementação de atendimentos pluridimensionais.

Educar sempre, reeducar (no plano fonoaudiológico ou psicomotor) sempre que possível, tratar sempre que necessário, eis o meu lema.

Nenhum método poderia reivindicar qualquer monopólio.

Métodos do tipo *Applied Behaviour Analysis* (ABA) são propostos atualmente como a única medida eficaz a ser indicada para todas as crianças portadoras de transtornos do espectro do autismo (TEA). Por um lado, os resultados desse método aplicado isoladamente têm mostrado seus limites frustrantes, enquanto, por outro lado, percebemos claramente a força dos lobbies financeiros subjacentes que, lançando mão do argumento de que haveria 1 caso de TEA em 60 crianças – o que é um engano nosológico danoso –, preferem obviamente vender para 1 família em 60 a vender para 1 família em 4 mil (frequência confirmada de casos da síndrome de Kanner, se não quisermos misturar todas as categorias de TEA na categoria *autismo*).

Todos os estudos honestos reconhecem a pertinência dos atendimentos pluridimensionais acima referidos, explicando que as psicoterapias para crianças autistas conservam, ainda hoje, todo o seu interesse e vêm, também, potencializar outras medidas de apoio.

Ser autista gera sofrimentos insondáveis, mas sair do autismo também é doloroso, e o trabalho dos terapeutas (a verbalização dos afetos, a emocionalização das sensações, a interpretação de figurações corporais, o dar sentido a certos comportamentos atípicos e o auxílio à unificação do eu corporal) não corresponde absolutamente à busca de um culpado, que, aliás, não existe. Esse trabalho contribui para que a criança tenha acesso, progressivamente, à intersubjetividade, fazendo-a sentir que a existência do outro não é um perigo, que esse outro pode compartilhar algo de seu mundo interno, sem violência.

Três grandes *corpora* teórico-clínicos atuais: psicanálise, teoria do apego e neurociências

Psicanálise e desenvolvimento

Haveria uma psicanálise do desenvolvimento ou apenas um olhar psicanalítico voltado para o desenvolvimento? A questão é complexa, mas, como disse D. Widlöcher,[2,3] o que cabe à psicanálise talvez seja menos explicar o desenvolvimento sexual da criança como tal do que dar conta da *organização das fantasias sexuais infantis* como causa ou consequência da sexualidade infantil.

Condições históricas do nascimento da psicanálise e da teoria do apego

A psicanálise e a teoria do apego são compostas por dois *corpora* que nasceram em contextos históricos totalmente distintos: a psicanálise data do final do século XIX, e a teoria do apego de J. Bowlby,[4] do final do século XX.

Com a descoberta do raio X por W. Röntgen, em 1895, o final do século XIX foi muito pautado pelo interesse em decifrar o enigma do interior das coisas, pela curiosidade sobre o interior do corpo. No mesmo ano, S. Freud e J. Breuer[5] redigiram *Estudos sobre a histeria*, marcando assim o início da reflexão psicanalítica como curiosidade pelo interior do psiquismo. Já o final do século XX, após a Segunda Guerra Mundial, que abalou toda uma série de relações sociais, foi mais marcado pela preocupação com questões de segurança interpessoal.

Os debates têm sido acalorados entre os adeptos da psicanálise, historicamente centrada no intrapsíquico, e os defensores da teoria do apego, mais voltada para o interpessoal.

Breve história das ideias desde a teoria das pulsões até a teoria das relações de objeto

A primeira parte do século XX assistiu ao desenvolvimento de uma psicanálise que poderia ser considerada, de certa forma, *orificial*, centrada no jogo das zonas erógenas parciais e dos orifícios corporais, enquanto a segunda parte desse mesmo século assistiu ao desenvolvimento de uma psicanálise que se poderia chamar de mais *cutânea*, contando, principalmente, com todos os estudos de D. Anzieu[6] sobre o *eu-pele*, de E. Bick,[7] de G. Haag[8,9] e de D. Houzel[10-12] sobre os *envelopes psíquicos*. Talvez possamos considerar que a psicanálise *orificial* se centrava, sobretudo, no conteúdo do pensamento, enquanto a psicanálise *cutânea* está agora mais voltada para os continentes.

Paralelamente a essa evolução das ideias, passou-se aos poucos de uma concepção do trauma por intrusão ou por transbordamento de excitações a uma concepção do trauma por falência do *holding* ou por efeitos de carência – em outras palavras, passou-se de um trauma por excesso a um trauma pelo vazio, comportando, em particular, todo o impacto das depressões maternas. Em última análise, podemos considerar que a teoria das pulsões – centrada no sujeito – se referiria mais ao registro do ser, enquanto a teoria das relações objetais – centrada no papel do objeto – corresponderia antes ao registro da existência.[13]

Em seu texto "La capacité de rêverie et le mythe étiologique", A. Green[14] propôs situar diferentemente, do ponto de vista do par endógeno/exógeno, a psicanálise freudiana, a psicanálise kleiniana e pós-kleiniana e a psicanálise winnicottiana. Segundo ele, a teoria das pulsões[15] dá prevalência ao endógeno, a teoria kleiniana e pós-kleiniana das relações objetais prioriza o exógeno e os trabalhos de D. W. Winnicott.[16,17] destacam a função do ambiente, mesmo no contexto de uma indiferenciação inicial entre o sujeito e o objeto.

Grandes debates entre psicanalistas e estudiosos da teoria do apego

Primeiramente, a psicanálise criticou a teoria do apego por excluir pura e simplesmente a questão da representação mental.

Desde a morte de J. Bowlby em 1990 e, principalmente, desde os estudos de I. Bretherton,[18] percebemos, graças ao conceito de *modelos operantes internos* (*working internal models*), que a representação mental não está tão ausente da teoria do apego quanto se disse, longe disso.

Esses *modelos operantes internos* têm, de fato, *status* de representações mentais e funcionam, ao longo da vida do indivíduo, como representações-meta mais ou menos inconscientes, misturando o cognitivo e o afetivo.

Em um segundo momento, foi a questão da ausência e da presença do objeto que passou ao primeiro plano nas discussões. Chegou-se, de fato, a querer opor a psicanálise como metapsicologia da ausência do objeto ("o objeto nasce na ausência") ao apego, que não passaria de uma teoria simplista dos efeitos da presença do objeto.

Green[19] apontou que havia um verdadeiro "empolamento do pensamento", pois a ausência e a presença do objeto são, na verdade, tão indissociáveis quanto podem ser o côncavo e o convexo de uma mesma curva. Em última análise, percebemos que, mais do que a questão da ausência ou da presença do objeto, o que parece preponderante para o bebê é aquela da distância e da diferença.

Por fim, em um terceiro momento, os debates se concentraram na problemática da sexualidade infantil. Widlöcher[3] mostrou que, na verdade, esses debates resultaram de um desencontro entre a escola vienense e a escola inglesa quanto à questão da primazia do amor, no sentido de que a discussão poderia ou mesmo deveria ter ocorrido muito antes. A escola vienense defendia o apoio da sexualidade, secundariamente, na autoconservação, que é primeira, enquanto a escola inglesa privilegiava o imediatismo das relações objetais. E, à época, nos anos 1960, a escola húngara poderia ter sustentado que a noção de *amor primário* de M. Balint[20] transcendia, na verdade, essa oposição, possibilitando, de certa forma, uma articulação entre a teoria do apego e a psicanálise. Como esse debate não ocorreu em seu tempo, ele perdura atualmente e ainda se ouve dizer, aqui e ali, que o apego ignora o sexual e a sexualidade infantil.

Em suma, está claro que a psicanálise e a teoria do apego não são separáveis nem oponíveis, mas sim articuláveis e essencialmente complementares.

Contribuição mais recente da neurociência

Se durante muito tempo, no âmbito metodológico, biólogos e neurocientistas se inclinaram a considerar o cérebro em si mesmo, isto é, isoladamente, como qualquer outro órgão, temos assistido recentemente ao surgimento de uma espécie de "biologia relacional",[21] como comprovam alguns estudos biológicos no campo da imitação, da empatia ou do apego.

Assim, os biólogos e os neurocientistas em geral têm de realizar o mesmo movimento – *mutatis mutandis* – que os psicanalistas tiveram de fazer quando passaram da teoria da pulsão (em sua versão mais endógena) àquela das relações objetais (em sua versão mais exógena). No entanto, essa mudança de perspectiva não deve ser simplificada nem radicalizada.

Tal conjuntura certamente traz esperança, pois promove desde já um melhor diálogo entre a neurociência e a psicanálise, que o próprio surgimento recente do conceito de neuropsicanálise já reflete.[22]

Seja como for, se, por um lado, o objeto das neurociências é incontestavelmente o funcionamento do *cérebro como tal*, por outro, o objeto da psicanálise é irredutivelmente o estudo do material psíquico (conteúdos e processos) *coproduzido* pelo trabalho psíquico do paciente e do analista. Daí a importância atual das noções de empatia, intersubjetividade e "copensamento", esta última descrita e desenvolvida por D. Widlöcher.[2]

Entretanto, em matéria de desenvolvimento, saúde mental e transtornos psíquicos, a neurociência oferece atualmente mais respostas para o *como* do que para o *por quê*.

Da causalidade aristotélica à causalidade epigenética

Não podemos retomar aqui os quatro tipos de causas que Aristóteles[23] (384-322 a.C.) define em sua *Ética a Nicômaco* (a causa material, a causa formal, a causa eficiente e a causa final),* mas sabemos que, do ponto de vista de uma psicologia ou de uma psicopatologia dinâmica, seria interessante distinguir as causas que impulsionam (em referência ao sistema pulsional) e as causas que atraem (em referência às representações-meta).

No âmbito do modelo polifatorial mencionado anteriormente, surge agora a noção de *causalidade interativa*, que envolve efeitos dialéticos entre a parte pessoal do sujeito (seu aparato genético, neurobiológico, somático etc.) e o papel do ambiente com todos os seus componentes (ecológico, biológico, alimentar, social, familiar, cultural etc.). Entre eles, o componente relacional (o encontro do sujeito com o trabalho psíquico de outrem) é certamente essencial para todas as disciplinas dedicadas ao funcionamento da psique. Nessa perspectiva, não haveria causalidade psíquica pura, na medida em que o impacto do ambiente depende essencialmente da parte pessoal do sujeito.

Mesmo em caso de patologia traumática, o estudo dos transtornos do estresse pós-traumático (TEPT) deve levar em conta, hoje, o *temperamento* do sujeito (para os neurocientistas) ou a história e os efeitos de *après-coup* (para os psicanalistas) para a compreensão dos diferentes efeitos de um mesmo traumatismo em cada sujeito.

O reinado exclusivo de uma organogênese ou de uma psicogênese parece, portanto, definitivamente ultrapassado, enquanto é a noção de *causalidade epigenética* que representa uma das dimensões – talvez a mais recentemente descoberta – da causalidade interativa.

Psiquiatria infantil e neoliberalismo

Decerto, não há uma psiquiatria infantil politicamente de direita e outra de esquerda. No entanto, a psiquiatria em geral e a psiquiatria infantil não são ciências exatas, como se sabe. O ambiente em que são desenvolvidas e exercidas tem um impacto inevitável sobre essas disciplinas e sobre o modo como são pensadas. Ignorar a influência do ambiente em nossas práticas resultaria em um impasse, uma vez que – saibamos ou não, gostemos ou não e aceitemos ou não – somos inevitavelmente imbuídos, na qualidade de clínicos, pelos valores que circulam nesse ambiente por meio da mídia, do *socius* e do discurso político vigente.

Melhor seria, portanto, saber levar isso em conta, sem recusa, para que as coisas sejam mais explícitas do que implícitas. Vejamos, então, os diferentes campos em que circulam esses valores, muitos dos quais remetem a uma visão neoliberal do ser humano.

Em primeiro lugar, um campo sociológico

Assim como se falava, outrora, de uma sociedade esquizofrênica (funcionando, nas palavras de D. W. Winnicott, como uma "coleção de isolados") ou depressiva, poderíamos nos perguntar

* Se tomarmos o clássico exemplo da cadeira, sua causa material é a madeira, sua causa formal corresponde à sua estrutura morfológica, sua causa eficiente é a ação do marceneiro e, por fim, sua causa final é buscar sustentação para a posição sentada.

hoje, mediante uma observação atenta do que acontece, se o funcionamento das nossas sociedades não se organizou progressivamente de um modo *borderline*.

Isso explica a grande dificuldade enfrentada pela psicopatologia atualmente, pois, no que diz respeito à infância, mas também de modo geral, os transtornos mentais são concebidos como puramente neurodesenvolvimentais (para não dizer neurológicos), ou como simples consequências de traumas externos, atuais ou mais ou menos antigos.

Nessas condições, é como se não houvesse mais espaço para uma clínica da história (a do cuidado psíquico), mas apenas para uma clínica do momento (a da avaliação), expondo, contudo, uma contradição entre, de um lado, uma forte demanda de cuidado psíquico por parte da população e, de outro, a mídia e algumas forças políticas que exaltam as técnicas comportamentais, anunciando em alto e bom som a morte definitiva da psicanálise.

Em segundo lugar, um campo cultural

Em nossas chamadas sociedades ocidentais pós-modernas, o desenvolvimento dos bebês e das crianças em geral me parece estar atualmente sob o fogo cruzado de três ambientes culturais de grande peso.

Uma *cultura da expertise* que desqualifica os pais, uma *cultura da rapidez* que despreza os ritmos próprios do desenvolvimento de cada criança e, por fim, uma *cultura de resultados* que desvaloriza os procedimentos qualitativos das aquisições e das aprendizagens.

Fazer com que os pais acreditem ou pensem que há sempre alguém em algum lugar que sabe melhor do que eles o que é bom para o filho só reforça sua fantasia de desqualificação, sempre mais ou menos presente ("Não sei como agir"), principalmente quando a criança apresenta alguma dificuldade de desenvolvimento. Os pais são inegavelmente os *experts* de seu próprio filho, uma vez que são eles que o conhecem melhor. Cabe-nos, portanto, trabalhar com eles não para lhes dizer como proceder, mas para ajudá-los a adquirir ou recuperar a confiança em suas próprias habilidades parentais, que podem estar inibidas ou dificultadas.

Um campo administrativo e financeiro

Algumas organizações administrativas equivalem, de fato, a um posicionamento teórico-clínico, uma vez que uma escolha de rentabilidade dificulta *ipso facto* dispor do tempo necessário, por exemplo, para supervisões, análise das práticas e psicoterapia institucional. É claro que nossos gestores se insurgem contra essa ideia, mas o fato é que, mesmo contra a vontade, eles são o braço armado desse posicionamento teórico-clínico implícito.

Por último, um campo político

Na realidade, se analisarmos mais detidamente, perceberemos que os diferentes campos supramencionados são de alguma maneira, sob diversos aspectos, a expressão da influência da corrente de pensamento neoliberal sobre nossos diversos funcionamentos coletivos. Essa corrente de pensamento, na verdade, pouco se importa com a liberdade de pensar do sujeito, o qual só tem valor como produtor eficiente ou consumidor complacente.

Nessas condições, a questão não é saber se resta ou não um lugar para a psicopatologia no cerne desse novo contexto em que vivemos, e sim afirmar que as psicopatologias e a psicanálise devem atuar como força de resistência que garanta ao mundo interno uma legitimidade plena e integral.

Conclusões

Um elogio à psicopatologia

Desde 2014, sou presidente da Associação Europeia de Psicopatologia da Criança e do Adolescente (AEPEA), tarefa a que atribuo a maior importância e dedico grande parte do meu tempo e da minha energia.

O conceito de psicopatologia é, de fato, de uma impressionante modernidade epistemológica. A psicopatologia não é apenas psicanalítica, embora seja essa corrente a mais antiga e aprofundada atualmente. Existem também, como sabemos, uma psicopatologia do apego, uma psicopatologia sistêmica, uma psicopatologia cognitiva, uma psicopatologia do desenvolvimento e até mesmo uma psicopatologia transcultural.[24] Daí a necessidade de defendermos efetivamente o uso do plural para nos referirmos às psicopatologias, e não o singular.

Em 2014, G. Stanghellini, R. Matthew e B. R. Broome,[25] editorialistas do *British Journal of Psychiatry* – o que não é pouca coisa! –, assumiram um posicionamento claro ao afirmar que a psicopatologia deveria constituir "o cerne da psiquiatria" e que o seu ensino deveria ser parte obrigatória da formação de todos os profissionais de saúde mental, bem como um "elemento-chave" compartilhado por clínicos e pesquisadores nesta área.

O bebê, em particular, nos convida a uma psicopatologia plural

Situo-me entre aqueles que pensam que o bebê não nos obriga a renunciar aos nossos referenciais psicanalíticos tradicionais, como a teoria das pulsões, a teoria do apoio e até mesmo a teoria do *après-coup*, mesmo que isso signifique propor modificações para esta última, como R. Diatkine* o fez. Porém, o inacabamento originário do bebê, sua imaturidade absoluta, sua neotenia tanto psíquica quanto física exigem apenas que repensemos, no que lhe diz respeito, o ponto de vista tópico, o qual deve, justamente, permanecer um ponto de vista estritamente intrapsíquico.

As duas tópicas propostas por Freud – a primeira constituída em Inconsciente/Pré-consciente/Consciente, e a segunda formulada a partir de 1920, concebida em Isso/Eu/Supereu – referem-se, ambas, a uma concepção do psiquismo segundo a qual ele está organizado em lugares psíquicos ou instâncias. Essas instâncias resultam de um processo de diferenciação intrapsíquica suficientemente estabelecido.[29,30]

Essas duas tópicas se mantêm certamente atuais, e conhecemos a dimensão heurística que assumem do ponto de vista clínico, técnico e teórico quando trabalhamos com sujeitos já constituídos (crianças, adolescentes e adultos). Porém, quando trabalhamos com o período perinatal, com bebês ou com sujeitos ainda mal ou pouco diferenciados (pacientes autistas ou portadores de patologias ditas arcaicas), o recurso a essas duas tópicas, pertencentes a uma metapsicologia essencialmente intrapsíquica, é inevitavelmente problemático.

Por isso, S. Missonnier e eu[28] propomos hoje uma terceira tópica, como poderíamos chamá-la, que seria aquela da representação mental do vínculo. Ela contempla uma dupla ideia, aparentemente paradoxal, de que, por um lado, os vínculos primitivos poderiam ser investidos antes mesmo de o sujeito e o objeto estarem claramente delimitados e, por outro lado, de que esse investimento pré-objetal dos vínculos seria a condição *sine qua non* da emergência do objeto.

A hipótese dessa terceira tópica baseia-se, assim, tanto em uma descondensação do conceito de representação de objeto quanto em uma representação mental muito precoce dos vínculos primitivos (anterior à representação do objeto como tal).

Termino estas poucas páginas esperando ter mostrado que, de meu ponto de vista, o sofrimento psíquico não pode ser reduzido a um transtorno da adaptação à realidade externa e que a saúde mental não pode ser definida apenas como uma aptidão para atender às exigências do neoliberalismo.

Nessas condições, o lugar da psicopatologia deve ser absolutamente defendido com vigor, como um ativismo em favor do íntimo e do cuidado psíquico. Em todo caso, é essa a tarefa que tento cumprir no Instituto Contemporâneo para a Infância, fundado por mim em 2021 e destinado a ser um espaço para pensar o cuidado psíquico e o atendimento aos bebês, crianças e adolescentes, mantendo como referência explícita a psicanálise, a psicopatologia e a pedagogia.

A luta é árdua, mas vale a pena, porque os desafios são vultosos!

---

* É importante assinalar que a teoria do *après-coup* é perfeitamente aplicável ao trabalho com bebês, seja ela contraída quando considerada dentro do próprio sistema interativo precoce, como popôs pertinentemente R. Diatkine,[26] ou difratada em várias gerações, na medida em que o que poderia valer como o primeiro tempo do trauma na criança sempre pode valer como o enésimo golpe na história da filiação materna ou paterna da criança.[27]

Referências bibliográficas

1. Golse B. L'être-bébé (les questions du bébé à la théorie de l'attachement, à la psychanalyse, et à la phénoménologie). Paris: PUF; 2006 (Coll. Le fil rouge).
2. Widlöcher D. Les nouvelles cartes de la psychanalyse. Paris: Éditions Odile Jacob; 1996.
3. Widlöcher D. Amour primaire et sexualité infantile: un débat de toujours. In: Sexualité infantile et attachement (ouvrage collectif). 1ère éd. Paris: PUF; 2000 (Coll. Petite Bibliothèque de Psychanalyse). p. 1-55.
4. Bowlby J. Attachement et perte. 3. v. Paris: PUF; 1978 et 1984 (Coll. Le fil rouge).
5. Freud S, Breuer J (1895). *Études sur l'hystérie.* 4ème éd. Paris: PUF; 1973 (Coll. Bibliothèque de Psychanalyse).
6. Anzieu D. Le moi-peau. 1ère éd. Paris: Dunod; 1985.
7. Bick E. The experience of the skin in early object-relations. Int J Psycho-Anal. 1968; 49:484-6.
8. Haag G. Hypothèse d'une structure radiaire de contenance et ses transformations. In: Les contenants de pensée (ouvrage collectif). Paris: Dunod; 1993 (Coll. Inconscient et Culture). p. 41-59.
9. Haag G. Le moi corporel. 1ère éd. Paris: PUF; 2018 (Coll. Le fil rouge).
10. Houzel D. Le concept d'enveloppe psychique. In: Anzieu D et al. Les enveloppes psychiques. Paris: Dunod; 1987 (Coll. Inconscient et Culture). p. 23-54.
11. Houzel D. L'aube de la vie psychique: études psychanalytiques. Paris: ESF; 2002 (Coll. La vie de l'enfant).
12. Houzel D. Le concept d'enveloppe psychique. Paris: Éditions In Press; 2010 (Coll. Concept-Psy).
13. Golse B. Le bébé, du sentiment d'être au sentiment d'exister. Toulouse: Érès; 2020 (Coll. 1001 BB).
14. Green A. La capacité de rêverie et le mythe étiologique. Revue Française de Psychanalyse. 1987; LI(5):1299-315.
15. Freud S (1905). Trois essais sur la théorie de la sexualité. Paris: Gallimard; 1962 (Coll. Idées).
16. Winnicott DW (1958). De la pédiatrie à la psychanalyse. Paris: Payot; 1969 (Coll. Petite Bibliothèque Payot).
17. Winnicott DW. La nature humaine. Paris: Gallimard; 1988 et 1990 (Coll. Connaissance de l'Inconscient).
18. Bretherton I. Communication patterns: internal working models and the intergenerational transmission of attachment relationships. Infant Mental Health Journal. 1990; 11(3):237-52.
19. Green A. Du tiers, p. 9-16, et De la tiercéité, p. 243-277, Introduction et conclusions du Colloque de la SPP: La psychanalyse: questions pour demain (UNESCO, les 14 et 15 janvier 1989). In: Monographies de la Revue Française de Psychanalyse. lère éd. Paris: PUF; 1990.
20. Balint M (1972). Amour primaire et technique psychanalytique. Paris: Payot; 2001 (Coll. Sciences de l'Homme).
21. Vincent J-D. Biologie des passions. Paris: Éditions Odile Jacob; 2002.
22. Ouss L, Golse B, Georgieff N, Widlöcher D (sous la direction de). Vers une neuropsychanalyse?. Paris: Éditions Odile Jacob; 2009.
23. Aristote (384-322 av. J.-C). *Éthique à Nicomaque.* Paris: Lgf, Livre de Poche; 1992 (Coll. Classiques Philo).
24. Moro MR (et Baubet T). Psychopathologie transculturelle. Paris: Masson; 2009 (2e édition revue et augmentée en 2013).
25. Stanghellini G, Broome MR. Psychopathology as the basic science of psychiatry. Br J Psychiatry. 2014; 205:169-70.
26. Diatkine R. Le psychanalyste et l'enfant avant l'après-coup ou le vertige des origines. Nouvelle Revue de Psychanalyse. 1979; 19(L'enfant):49-63.
27. Golse B. Y a-t-il une psychanalyse possible des bébés? Réflexions sur les traumatismes hyperprécoces à la lumière de la théorie de l'après-coup. La Psychiatrie de l'Enfant. 2007; L(2):327-64.
28. Golse B, Missonnier S. Plaidoyer pour une troisième topique: une représentation intrapsychique du lien intersubjectif avant même la découverte de l'objet. Revue In Analysis. 2020.
29. Freud S (1915-17). Point de vue du développement et de la régression: étiologie, p. 319-36, et Les modes de formation de symptômes, p. 337-355. In: Freud S. Introduction à la psychanalyse. Paris, 1982 (Petite Bibliothèque Payot).
30. Freud S. (1920). Au-delà du principe de plaisir. In: Freud S. Essais de psychanalyse. Paris, 1966. p. 7-81.

Capítulo 2

O lugar da saúde mental no acompanhamento do desenvolvimento nas redes de saúde pública e privada

Julieta Jerusalinsky
Rosa Miranda Resegue

O desenvolvimento infantil resulta do intercruzamento entre diferentes aspectos que não podem ser superpostos de modo indiferenciado e que precisam ser considerados em articulação transdisciplinar: crescimento, maturação e estruturação psíquica estão entretecidos em cada conquista que uma criança produz.

Porém, no acompanhamento do desenvolvimento preconizado como uma política pública preventiva no Brasil, sublinha-se especialmente o crescimento e a maturação, sendo esses dois aspectos orgânicos cruciais, para os quais a formação acadêmica dos pediatras traz bastante preparo. No entanto, para um acompanhamento efetivo do desenvolvimento, é preciso também considerar como se produz a estruturação psíquica da criança na relação com quem dela cuida, em suas instâncias familiar, escolar e sociocultural.

Embora o crescimento e a maturação estabeleçam as condições organicamente necessárias para que o desenvolvimento ocorra, é preciso que pessoas com quem a criança se relaciona sustentem para ela um lugar em que sejam introduzidas demandas específicas que se traduzem no cotidiano de seus cuidados como *antecipações funcionais.*[1]

Em outras palavras, não basta perto dos 12 meses ter um equipamento neuroanatômico maduro para caminhar. É preciso que alguém estenda os braços para o bebê e lhe diga *Vem!*, convocando-o por meio de uma antecipação a pôr em funcionamento as funções neuroanatômicas. É nessa relação do bebê com quem dele cuida que se introduz a sustentação postural e o intervalo espacial para que essa produção tenha condições reais de ocorrer. Imaginariamente se introduz a suposição de que o bebê é potente para realizar essa conquista, oferecendo-lhe uma imagem idealizada na qual ele pode identificar a partir do olhar do outro; e, ao atribuir ao bebê a autoria de suas realizações, produz-se o seu reconhecimento simbólico.[2]

Portanto, o desenvolvimento não é nem automático, nem autônomo:[3] o organismo e sua maturação podem impor limites ou oferecer as possibilidades para que um marco do desenvolvimento ocorra, mas o que causa a conquista é a condição desejante de uma criança sustentada como sujeito psíquico por esse Outro (com maiúscula, porque não só é o outro responsável por seus cuidados, mas que também, que, com o seu desejo, lhe dá um lugar para ser, introduzindo-o no campo da linguagem). Por isso, mesmo em condições nas quais se conta com um organismo neuroanatômico hígido, se ele não for convocado e enlaçado a esse circuito de desejo e demanda na relação da criança com seus cuidadores, pode acabar se introduzindo um atraso neuropsicomotor. Essa é a importância de considerarmos o acompanhamento do desenvolvimento infantil atrelado à saúde mental.

Estruturas não decididas na infância e suas consequências para as políticas públicas de saúde

Não nascemos prontos, nem orgânica nem psiquicamente. Tampouco geneticamente programados para desenvolver-nos de modo autônomo pela simples passagem do tempo.

Desde o ponto de vista orgânico, a plasticidade neuronal revela que as interconexões de nosso cérebro irão depender do *alimento funcional* recebido, ou seja, do uso do que dele se faça a partir das experiências de vida que o bebê terá na relação com os outros.[4] Do mesmo modo, a nossa herança genética, para se manifestar, depende em grande parte dos fatores epigenéticos ou ambientais.[4] Entre eles, para os seres humanos, a relação com os outros seres humanos é um fator epigenético crucial que não conta apenas como sustentação de cuidados de sobrevivência ou como um *quantum* afetivo ou emocional. É muito mais importante do que isso, pois é dessa relação com os outros que dependerá a transmissão da linguagem, única via pela qual o ser humano pode chegar a produzir um saber viver.

De modo análogo ao fato de não nascermos organicamente prontos, mas sujeitos à neuroplasticidade, Freud situa *a infância como um momento de abertura a inscrições*[5] das quais resultará a estruturação psíquica. A infância é um momento da vida, no qual os prazeres e desprazeres (os circuitos pulsionais do olhar, da voz, dos prazeres orais relativos à alimentação ou do controle esfincteriano, entre outros) ainda não estão fixados em seu funcionamento nem quanto aos ritmos, nem quanto ao estabelecimento de seus objetos preferenciais.

Desse modo, o filhote humano chega ao mundo não só imaturo, mas também carecendo de um instinto previamente inscrito que lhe sirva como guia para saber o que lhe convém. Esse saber, no humano, só poderá ser produzido por meio da linguagem. Isso o coloca em uma radical dependência dos cuidados de um Outro que, por meio de seu desejo, insira o bebê num mundo de representações.

Essa rede de representações antecede e sobredetermina um lugar para cada bebê, não sendo fixa ou a mesma para todos, pois varia de acordo com a história familiar, o contexto cultural, bem como com o momento histórico e as contingências sociais em que lhe coube viver.

O primeiro representante desse mundo de representações a partir do qual a vida do bebê ganha a sua significância é aquela pessoa que exerce a função materna. Sendo ou não a mãe biológica, o agente da função materna, a partir de seu desejo, é quem dá a um recém-nascido um lugar para existir simbolicamente, ocupando-se de produzir-lhe satisfações que o retirem de seus automatismos neurobiológicos e o introduzam em um universo de prazer compartilhado. Além dessa extensão de seus prazeres, posteriormente, quem exerce a função paterna se ocupará também de produzir as interdições imprescindíveis para que a criança possa compartilhar os valores e costumes próprios da cultura em que é inserida pela família.

Assim, o referencial psicanalítico sublinha maternidade e paternidade como o exercício de funções fundamentais para a estruturação psíquica ao longo da infância que não estão atreladas com o gênero sexual ou com o grau de parentesco biológico. Isso permite romper com visões moralistas que idealizam certos modelos familiares, já que as funções materna e paterna podem ser sustentadas em diferentes configurações familiares (monoparentais, homoafetivas, reconstituídas, entre outras) e podem não acontecer em famílias ditas tradicionais. Desse modo, podemos produzir práticas de saúde que cuidem das famílias que de fato existem, dando-lhes o suporte necessário para que possam exercer com as suas crianças as imprescindíveis funções materna e paterna.[6]

É desse laço do bebê com o Outro encarnado por quem exerce a função materna que irá depender a transmissão e produção de um saber crucial para que a vida do filhote humano tenha significância e decida seus rumos. É preciso um Outro que tome o bebê na estrutura linguageira e se enderece a ele de modo desejante para que esse saber possa ser transmitido e produzido, e a mãe é compreendida como aquele agente que primeiramente encarna esse lugar.[7]

A função materna não se exerce por meio de um saber instintivo, já que uma mãe também carece dele. Ao tomar o recém-nascido como o seu bebê, o agente da função materna interpreta o que se passa com ele e, desse modo, subjetiva o seu funcionamento corporal. Essa função sustenta quatro operações estruturantes do psiquismo: *estabelecimento da demanda; suposição do sujeito; alternância presença-ausência e alteridade ou função paterna.*[2]

O agente da função materna produz um *estabelecimento da demanda* do bebê ao pontuar a significação do que supostamente o bebê estaria demandando com seu choro, tônus, gestualidade e postura corporal por meio de uma tradução de ação por linguagem e de linguagem por ação, exercendo assim um saber. Trata-se de um saber interpretativo que se coloca em cena a partir de uma identificação entre a mãe e o bebê, na medida em que o que se passa no corpo de seu bebê afeta a mãe, concerne-a, em seu próprio registro de prazer e desprazer.[8]

No dia a dia da equipe de saúde, esse conhecimento se traduz na ratificação da importância do suporte às angústias maternas, por meio da abertura para que dúvidas, mesmo elementares, possam ser ditas e para que os sentimentos, mesmo os culturalmente considerados negativos, possam ser verbalizados. Para que a mãe (como o principal cuidador) consiga se engajar nessa identificação é preciso que ruídos externos como a idealização midiática da maternidade ou o excesso de regras e linguagem técnicas sejam diminuídos, o que é possível por meio da escuta qualificada, do diálogo informativo e da sustentação da equipe quanto à boa qualidade dos cuidados recebidos pelo bebê.

A mãe é aquela que sabe sobre o bebê. É ela que sustenta a série simbólica de acontecimentos que dão sentido à sua vida e que regulam os ritmos dos cuidados (sono-vigília, fome-alimentação, entre outros). Ela não faz do bebê um objeto que corresponde plenamente ao seu saber ou fantasia; ela o toma como alteridade, produzindo uma *suposição de sujeito* no bebê. Assim, não só dá lugar às suas negativas como também, mesmo quando as suas ações específicas de cuidado revelam eficácia interpretativa, longe de simplesmente jactar-se de seu saber, a mãe afirma: *Então era isso que ele queria!*, atribuindo ao bebê um saber que estaria em alteridade com o dela.[9] Isso consiste em supor antecipadamente no bebê um saber que, de fato, ele ainda não tem. Mas é preciso ser primeiramente suposto como sujeito para poder advir nesse lugar.

Atitudes como dirigir-se ao bebê e à mãe pelo seus nomes, conversar com o bebê durante a consulta, perguntar à mãe o que ela pensa sobre o que o bebê já consegue fazer, disseminar os conhecimentos acerca das habilidades dos bebês desde o nascimento, situando como eles são ativos no seu processo de desenvolvimento desde as primeiras horas de vida, e considerar que cada bebê apresenta diferenças quanto ao estabelecimento dos ritmos de sono, estados de alerta e ritmos de fome-saciedade e não um padrão único de normalidade ou um modelo técnico já pronto a ser seguido pela mãe podem auxiliar para que a suposição de sujeito se estabeleça ou seja referendada.

As operações de *estabelecimento da demanda* e *suposição de sujeito* resultam muito precisas quando o laço mãe-bebê opera, mas podem ficar impedidas quando esse laço é invadido por um estranhamento que faz obstáculo à identificação. Desse modo, os desencontros inerentes à relação entre o bebê e sua mãe nos primeiros meses de vida, em lugar de poderem operar como enigmas diante dos quais um saber pode ser produzido, ora pelo estabelecimento da demanda materna, ora pela suposição de um saber do bebê, passam a emergir como estranhamentos que rompem a identificação, fraturando o exercício da função materna e fazendo obstáculo à produção desse saber fazer dos pais para tomar o seu bebê na filiação.

Entender e incorporar esses conceitos é essencial no acompanhamento de rotina da criança desde as primeiras consultas. Escutar o que a mãe fala do seu bebê e de suas vivências nos cuidados, valorizar quando as coisas estão indo bem, acolher e referendar as preocupações, dúvidas ou dificuldades – principalmente porque os primeiros meses do bebê podem ser realmente difíceis, pela intensidade dos cuidados exigidos –, dialogar a respeito das mudanças psíquicas que ocorrem nas mães quando nasce um bebê e sustentar a potencialidade dos cuidados maternos são algumas das possibilidades de incorporação desses conhecimentos que auxiliam na expressão dessa identificação. Ao se encantar e conversar com o bebê que examina, por exemplo, o pediatra está referendando os cuidados maternos e pressupondo um sujeito. É como se na sua atitude estivesse dizendo: "olha como ele entende o que eu falo", "como já sabe tanta coisa", "parabéns, seu bebê está indo bem".

Gravidezes de risco, diagnósticos de doenças fetais, intercorrências perinatais, traumas e lutos experenciados pela mãe são exemplos de situações que desacomodam o saber materno e paterno e exigem especial cuidado, sendo preciso de modo prioritário zelar pela possibilidade de reconstrução simbólica junto aos pais do que dá sentido à existência desse bebê e ao seu lugar singular como filho dessa família, com e para além de qualquer intercorrência ou patologia. Nessas situações, além de diagnosticar, tratar e acompanhar a doença de base da criança ou avaliar rotineiramente a sua alimentação, crescimento e desenvolvimento, é parte essencial das ações da equipe de saúde apontar as potencialidades da criança e cuidar para que as intercorrências e os diagnósticos, que fazem parte da história de vida da criança, não se transformem na definição do seu lugar no mundo.

Na intervenção do pediatra, esses conhecimentos transformam as ações de promoção e avaliação do desenvolvimento por incorporarem a necessidade do conhecimento do contexto de vida da criança. Questionar sobre as expectativas familiares, abrir espaço para que os anseios possam ser verbalizados, acolher as angústias, desconstruir o risco de profecias autorrealizáveis por consequências de diagnósticos,[2] principalmente nos primeiros meses de vida do bebê, são parte essencial do cuidado pediátrico (p. ex., tanto quanto saber o peso de nascimento ou a idade gestacional) e, por si sós, são ações potencialmente benéficas para a promoção do desenvolvimento.

Numa sociedade em que as pessoas vivem cada vez mais isoladas e o mundo virtual passa a ser o modelo de *performances* a serem reproduzidas e aplicadas, em detrimento de saberes singulares produzidos a partir de experiências com pares e com ancestrais dentro de um contexto compartilhado de cuidados com cada bebê,[10] o pediatra e a equipe de saúde são, em algumas situações, um dos poucos suportes para mãe/família na construção de um laço com seu bebê.

As operações de *estabelecimento da demanda e suposição de sujeito* são cruciais para que o bebê fique referido ao agente da função materna, entrando no campo simbólico que este sustenta e que se traduz em seus cuidados, mas tão importantes quanto esses movimentos serão os movimentos de separação.

Por isso, é essencial conhecer como vão se introduzindo as *alternâncias presença-ausência* no laço entre uma mãe e seu bebê, ou seja, como ela progressivamente cria alternativas de satisfação para que o prazer do bebê não fique restrito à presença do corpo materno. Por exemplo, as cantigas de ninar e os rituais do sono permitem suportar a separação que se produz ao dormir; a introdução da alimentação variada estende os prazeres gustativos do bebê para além da amamentação; os objetos transicionais (como um cobertor, um pequeno travesseiro ou um *paninho*) permitem ao bebê afastar-se do corpo materno sem entrar em uma angústia devastadora de pura ausência, e a extensão de laços vai dando lugar ao terceiro e às leis coletivas de pertença à cultura, situando o que pode e o que não pode, por meio da *sustentação da função paterna.*

A condição solitária materna em que se carece de cocuidadores ou a entrada de terceiros que, em lugar de estender os laços, os rompam (p. ex., em situações de violência ou em *terceirizações* do cuidado do bebê impostas por necessidades laborais que não consideram a elasticidade desse laço) podem produzir dificuldades na sustentação dessas operações, que por sua vez podem se traduzir no bebê em angústias exacerbadas, dificuldades no estabelecimento do sono, recusas alimentares, entre outras dificuldades no desenvolvimento que precisam ser consideradas não apenas em seus aspectos orgânicos, mas também em relação à estruturação psíquica do bebê na relação com quem dele cuida.

A vida de um bebê exige cuidados dos quais dependem quem ele irá se tornar. As primeiras relações do bebê são tão essenciais à sua sobrevivência quanto o ar que ele respira ou a comida que lhe nutre. Há, portanto, a necessidade de políticas públicas intersetoriais que também cuidem de quem cuida de um bebê, favorecendo a instauração desse laço estruturante, com ações que visem à diminuição da desigualdade social, à garantia de direitos e à prevenção da violência de gênero e racial e também ações mais específicas da área da saúde, como a qualificação do pré-natal, a avaliação da saúde mental materna e a incorporação dos conhecimentos sobre a estruturação psíquica na assistência pediátrica.

Sustentar a aposta da estruturação psíquica no cuidado do laço pais-bebê *versus* a psicopatologização – as lógicas dos diferentes instrumentos de avaliação do desenvolvimento infantil no laço pais-bebê

Compreender que o desenvolvimento não é autônomo, mas sim subordinado, tanto aos aspectos orgânicos, quanto à estruturação psíquica que se produz na relação do bebê com quem dele cuida, exige ampliar o olhar e a escuta do pediatra apoiando-se em um instrumento que lhe permite contar com indicadores de referência acerca da estruturação psíquica para o acompanhamento do desenvolvimento, bem como para a detecção precoce de riscos.

Levando em conta a complexidade da práxis do pediatra, um grupo interdisciplinar de pesquisadores produziu, ao longo de 10 anos, um instrumento – Indicadores de Risco/Referência para o Desenvolvimento Infantil (IRDI)[11] – que traduziu para o contexto clínico de acompanhamento do desenvolvimento as operações centrais para a estruturação psíquica do bebê. Esse instrumento articulou as contribuições da psicanálise ao acompanhamento do desenvolvimento de bebês, favorecendo as práticas preventivas dos profissionais de saúde e também nos contextos educacionais de creches e assistenciais, nos casos de bebês abrigados.

O fato de as estruturas estarem indecididas na infância[12] torna imprescindível produzirmos um acompanhamento do desenvolvimento que favoreça o crescimento, a maturação e também a estruturação psíquica de um bebê, pois a negligência do cuidado desse aspecto trará consequências para o desenvolvimento como um todo.

É preciso modificarmos uma realidade na qual bebês em sofrimento psíquico são deixados à espera, excluídos de tratamentos que poderiam favorecer seu desenvolvimento, por falta de visibilidade de seu estado de sofrimento psíquico,[13] algumas vezes alertado por pais, eles mesmos isolados e solitários, sem contar com a retaguarda imprescindível para o exercício de suas funções.

Dessa condição de espera, transcorrido um tempo precioso para o desenvolvimento em que só se deu lugar à listagem de sintomas, em uma única consulta, por meio de protocolos que pretendem reduzir a complexidade da diagnose do psiquismo em estruturação a *checklists*, esses mesmos bebês passam a ser nomeados a partir de quadros nosográficos da maior gravidade, como se estes definissem o seu ser para todo o sempre, não apenas dando por certo que o agravo desde sempre teria estado ali, independentemente dos cuidados recebidos pelo bebê e por seus familiares, mas também fechando o futuro ao fazer do diagnóstico um destino.[14]

Olhar para a infância através da lente da psicopatologia tem engendrado uma patologização e uma medicalização generalizadas que avançam a passos largos sobre os tempos da mais tenra infância, produzindo adoecimento em lugar de saúde. É, aliás, o que temos testemunhado na contemporaneidade como uma grave pandemia de psicodiagnósticos de transtornos do espectro do autismo (TEA), transtorno opositor desafiador (TOD) e transtorno do déficit de atenção e hiperatividade (TDAH) em pequenos bebês de 36 meses ou menos.[15,16]

Diante disso, é crucial considerar que a vocação da pediatria é sustentar a saúde em todos os seus aspectos, inclusive o mental. Para tanto, é de grande valor que pediatras conheçam instrumentos de acompanhamento do desenvolvimento que se centram em transmitir o que é estruturante, bem como em detectar o que não vai bem para apostar na estruturação. Isso porque, se a infância é um tempo da vida em que as estruturas não estão decididas, ela precisa ser considerada acima da condição de patologia.[17]

Fatores patognomônicos e patógenos no campo da psicopatologia

A diagnose não é tarefa fácil. Exige na clínica (*kliné*) o ato de reclinar-se sobre o sofrimento de um paciente e considerá-lo no contexto de produção. Em diversas afecções orgânicas os fatores patognomônicos favorecem a precisão da diagnose, pois guardam uma relação biunívoca causa-efeito entre o fator orgânico específico e a doença em questão.

No entanto, quando lidamos com saúde mental, não contamos com fatores patognomônicos específicos. E, mais ainda, ao lidarmos com os primeiros anos de vida, tempo das estruturas não decididas, encontramos indicadores de sofrimento psíquico sensíveis, mas pouco específicos por quadro psicopatológico. A falta de especificidade dos indicadores de sofrimento psíquico, sobretudo na primeiríssima infância, não deve ser razão para paralisar a detecção e a intervenção, mas é preciso considerar a especificidade implicada quando o que está em jogo é considerar a psicopatologia:

- Não se deve deixar um bebê em sofrimento à espera até que ele realize todos os indicadores de um quadro psicopatológico específico, pois sabemos que as experiências de vida serão cruciais para quem ele irá se tornar.
- Tampouco se deve produzir diagnósticos precipitados, pela aplicação de protocolos como diagnósticos por *checklist* que recortam fragmentos de comportamento como se a sua presença ou ausência tivessem o mesmo valor de fatores patognomônicos. Esses protocolos, oferecidos como métodos de triagem, não se prestam à complexidade de uma diagnose e, portanto, não substituem o conhecimento da história da criança, a

pesquisa de como o processo de desenvolvimento aconteceu até o momento da avaliação, a escuta das preocupações maternas e familiares acerca do desenvolvimento da criança e, principalmente a observação da produção espontânea dela com o seu brincar e na relação com os responsáveis pelo seu cuidado.

Na clínica, é perceptível o aumento do número de crianças pequenas encaminhadas com diagnósticos de graves quadros psíquicos. Os pais os justificam afirmando que isso se deve a "não responderem quando chamadas pelo nome" ou "não olharem os outros nos olhos por mais de alguns segundos". Desse modo, introduzem-se entre o bebê e seus pais fatores que desestruturam o exercício das funções porque o bebê passa a ser testado. A verificação de se o bebê *responde a comandos* toma o lugar das convocatórias que, no cotidiano, produzem consequências estruturantes, seja pelo compartilhamento de interesses (olhar e comentar algo interessante que está acontecendo), seja por realizar interdições que dizem respeito aos valores simbólicos coletivos do mundo cultural que habitamos.

Os instrumentos desenhados para detectar um quadro psicopatológico específico podem gerar uma lógica indutiva na qual acabam por produzir o que procuram, pois, mesmo nos casos em que a partir deles não se pretende fechar diagnósticos, mas apontar *risco de*, introduzem no futuro de uma criança o devir a partir da nomenclatura da patologia, contra o qual se passa imaginariamente a lutar, frequentemente incorrendo em profecias autorrealizáveis[2] que apagam a dimensão da infância como um tempo em que os rumos ainda não estão fixados.

Quando se buscam respostas simples para problemas complexos geralmente se cai em um reducionismo. Por isso, a desobediência dos bebês à nosografia deve ser sim considerada[14] nos modos específicos de detecção e intervenção que cuidar da saúde mental de bebês exige. Se a psicopatologização e a medicalização da primeira infância têm sido uma questão mundial, no Brasil, assim como em outros países do terceiro mundo, ela se vê agravada, pois frequentemente está antecedida pelo desamparo e negligência do sofrimento do bebê e dos seus cuidadores.

Por isso, em lugar de considerar a diagnose na saúde mental durante a primeira infância desde o paradigma da doença que busca a correspondência de fragmentos de comportamento – como se estes fossem marcadores patognomônicos de um quadro psicopatológico específico – ao intervir em tempos precoces, é preciso, antes de mais nada, conhecer muito bem as operações estruturantes do sujeito.

A partir desse paradigma, quando uma realização que seria de esperar não ocorre na margem de tempo esperada, seja porque uma operação estruturante do sujeito não é sustentada desde o exercício da função materna, seja porque essa operação não precipitou seu efeito de inscrição na produção dada a ver pelo bebê, estamos diante da detecção de uma condição patógena no laço pais-bebê que pode ser cuidada de modo a que não se produza um desfecho patológico. Por exemplo, ao nos encontrarmos com um bebê de 4 meses que não tem preferência pelo rosto humano, ou um bebê de 6 meses que não realiza o sorriso jubiloso de festejo com os demais, ou ainda um bebê entre 12 e 18 meses que não realiza vocalizações endereçadas aos demais, qual é o diagnóstico em questão?

Certamente *algo não vai bem com o bebê*, e isso deve ser levado a sério para intervir. Mesmo diante da falta de especificidade pela desobediência dos bebês à nosografia e justamente por ela, levamos a sério a queda ou não instauração de uma produção que seria de esperar, e, desse modo, torna-se possível intervir precocemente, ou seja, a tempo, de tantas vezes poder mudar o rumo da estruturação ou de reduzir consideravelmente os danos, antes de um desfecho patológico.

Prevenção da saúde mental atrelada ao acompanhamento do desenvolvimento na primeira infância, nos diversos níveis de atenção

Um mal-estar que não pode ser compartilhado tende a evoluir como uma dificuldade. Uma dificuldade que não tem lugar para a elaboração tende a evoluir como um sintoma clínico. Um sintoma clínico que não é tratado a tempo na infância pode fixar-se como um quadro psicopatológico. Por isso, o acompanhamento pediátrico exige uma escuta sensível às questões e preocupações trazidas pelos pais e um olhar atento, capaz de ler em contexto, o valor das produções que um bebê dá a ver. Mesmo em uma breve consulta pediátrica de rotina encontramos três diferentes momentos nos quais comparece o lugar do bebê como sujeito em estruturação no laço com seus pais: quando o pediatra conversa com os pais, o bebê é falado; quando os pais desvestem e vestem o bebê para o exame e quando o pediatra examina, fala com o bebê, dá o turno para que ele fale e, por momentos põe em palavras o que o bebê estaria sentindo ou manifestando.

A riqueza dessa cena permite um contexto no qual, a partir de um conhecimento prévio dos indicadores de referência para o desenvolvimento infantil (p. ex., IRDI), sem a artificialidade da aplicação de testes que interrompam os endereçamentos e os cuidados sustentados na relação do bebê com os demais, considerar práticas preventivas em seus diferentes níveis:[18]

- **Prevenção primária:** consiste em produzir *ações de promoção de saúde* para a população como um todo ao sustentar junto aos profissionais que *intervêm com todo e qualquer bebê indicadores de referência para a estruturação psíquica atrelada ao desenvolvimento.* Desse modo, é possível lançar luz e cuidar de um aspecto que costuma ficar invisível em tais práticas, antes que compareça como dificuldade.
- **Prevenção secundária:** implica medidas de acompanhamento em saúde que tornem possível *detectar doenças em um estágio subclínico* de modo a poder evitar e mitigar a sua evolução patológica. Como isso se aplica à saúde mental infantil? Ao considerar como critério de detecção *a não instauração ou queda de uma produção que seria de esperar,* é possível intervir para favorecer a estruturação psíquica de um bebê e o exercício da função materna, às vezes ainda na atenção primária, em um tempo em que já há *um sofrimento psíquico* sem que ainda haja um quadro psicopatológico configurado e que, por efeito da intervenção, pode ser evitado.
- **Prevenção terciária:** é a que *busca reduzir os prejuízos de uma patologia em curso.* Em casos nos quais um bebê já apresenta uma patologia orgânica de base ou uma sintomatologia e defesa psicopatológica mais específica, intervém-se considerando que a *estrutura não está decidida na infância* e por isso é decisivo intervir o quanto antes. Desse modo torna-se crucial a ação intersetorial entre as áreas da habilitação/reabilitação e da saúde mental.
- **Prevenção quaternária:** muito discutida no âmbito da saúde pública ao longo das últimas décadas, consiste em procurar *reduzir os danos produzidos por intervencionismos excessivos* que, ao pretender tratar, costumam produzir efeitos mais danosos do que a patologia em si.

Ainda no nível da prevenção quaternária no campo da saúde mental é preciso apontar os danos produzidos não só por precipitações diagnósticas, mas pela subsequente indicação a intervenções multidisciplinares que submetem o bebê e seus pais à fragmentação de múltiplos terapeutas ou a métodos específicos por psicopatologia. Isso surte efeitos desagregadores gravíssimos ao incidir em momento primordial da estruturação, em que tantas vezes a técnica é colocada em relevo em detrimento de uma infância apagada.

A especificidade de formação em clínica da estimulação precoce permeada pela psicanálise opera no nível da prevenção quaternária ao colocar em relevo a importância do brincar na infância, e também a sustentação da operação de filiação, como referência inaugural da série simbólica da vida de alguém, cultivando um olhar e uma articulação discursiva que dê lugar para que o bebê possa advir como sujeito do desejo e não como território recortado pelo saber de múltiplos objetos do conhecimento. Desse modo, a maneira como se dá a estruturação psíquica não deve ser um conhecimento que se atenha apenas à assistência pediátrica, mas deve ser compartilhado por todos os profissionais que trabalham com crianças, constituindo-se ele próprio no grande eixo estruturante do cuidado inter e transdisciplinar

Essas elaborações resultam do trabalho desenvolvido ao longo de mais de 6 décadas na clínica da estimulação precoce permeada pela psicanálise em suas contribuições transdisciplinares na interlocução e práxis conjunta com a neurologia. Essa trajetória, alicerçada nos ensinamentos da Dra. Lydia Coriat em conjunto com Alfredo Jerusalinsky e equipe, bem como pelo conjunto de pesquisadores convocados pela pediatra Josenilda Caldeira Brant, que colocou o desafio de tornar transmissível aos pediatras referenciais da estruturação psíquica, prova que é possível colocar em prática essas proposições e traz contribuições para uma pediatria capaz de detectar o sofrimento psíquico de modo atrelado ao acompanhamento do desenvolvimento, no intuito de favorecer a tempo a estruturação psíquica de bebês e dar suporte aos que exercem as funções materna e paterna.[19]

O modo como as funções orgânicas são postas em funcionamento depende do prazer articulado no laço entre o bebê e quem dele cuida. É por meio das inscrições simbólicas que se produzem diante do afeto compartilhado na relação com os outros que o organismo vai sendo inscrito e surge um corpo do qual um bebê, um dia, poderá vir a se apropriar como sujeito da enunciação em nome de seu desejo, ao afirmar: *É meu!* Mas isso não está garantido. Só chegará a ocorrer se zelarmos por um desenvolvimento que considere a estruturação psíquica de um bebê no laço com quem dele cuida, sustentando a filiação e o brincar como imprescindíveis para que a dimensão da infância não fique apagada em função da nosografia.

Referências bibliográficas

1. Ajuriaguerra J. Manual de psiquiatría infantil. Barcelona: Massón; 1977.
2. Jerusalinsky J. Enquanto o futuro não vem: a psicanálise na clínica interdisciplinar de bebês. Salvador: Ágalma; 2002.
3. Jerusalinsky A. Psicanálise e problemas do desenvolvimento. Porto Alegre; Artes Médicas; 1988.
4. Ansermet F, Magistretti A. A cada uno su cerebro: plasticidad neuronal e inconsciente. Buenos Aires: Katz; 2006.
5. Freud S. Três ensaios sobre a teoria da sexualidade [1905]. In: Freud S. Edição standard brasileira das obras psicológicas completas. v. 7. Rio de Janeiro: Imago; 1977. p. 123-52.
6. Jerusalinsky J. Quem é o Outro do sujeito na primeiríssima infância? A sustentação das operações estruturantes e as transformações nos modos do cuidar. In: O infamiliar na contemporaneidade: o que faz a família hoje?. Luiz Mena (org.). – Salvador: Ágalma, 2021. p. 22-30.
7. Lacan J (1960). Subversión del sujeto y dialéctica del deseo en el inconsciente freudiano. Escritos 2. 24. ed. Buenos Aires: Siglo Veintiuno; 1985.
8. Bergés J, Balbó G. A criança e a psicanálise. Porto Alegre: Artes Médicas; 1997.
9. Jerusalinsky J. A criação da criança: brincar, gozo e fala entre a mãe e o bebê. Salvador: Ágalma; 2011.
10. Jerusalinsky J. Atenção: nem todo sofrimento na primeira infância é autismo. Comunicação oral em encontro do MPASP, Porto Alegre, 11 de abril de 2017, Colégio IPA. Publicado em correio da APPOA. Disponível em: http://www.appoa.com.br/correio/edicao/266/atencao_nem_todo_sofrimento_na_primeira_infancia_e_autismo_mas_precisa_ser_tratado_favorecendo_a_constituicao/455. Acesso em: 8 set. 2023.
11. Jerusalinsky A. A criança de 1 a 3 anos: indicadores de risco para o seu desenvolvimento. In: Polancczyk G, Lamberte MT (org.). Psiquiatria da infância e da adolescência. São Paulo: Instituto da criança: Manole; 2012. p. 81-100.
12. Jerusalinsky A. Psicose e autismo na infância: uma questão de linguagem. Psicose: Revista da Associação Psicanalítica de Porto Alegre (Porto Alegre: Artes e Ofícios). 1993 Nov; (9):62-73.
13. Jerusalinsky J, Batista A. Intoxicações eletrônicas o sujeito na era das relações virtuais. Salvador: Ágalma; 2017.
14. Jerusalinsky J (2016, 4 de abril). Qual é o lugar para os pequenos na rede SUS? Blog Criança em Desenvolvimento, Estadão on-line. 7 de agosto de 2014. Disponível em: https://emais.estadao.com.br/blogs/crianca-em-desenvolvimento/qual-o-lugar-para-os-pequenos-na-rede-sus/. Acesso em: 8 set. 2023.
15. Jerusalinsky J. A era da palmatória química: responsabilidade social e medicalização da infância. Blog Criança em Desenvolvimento, Estadão on-line. 2014. Disponível em: https://www.estadao.com.br/emais/crianca-em-desenvolvimento/a-era-da-palmatoria-quimica-responsabilidade-social-e-medicalizacao-da-infancia/. Acesso em: 8 set. 2023.
16. Jerusalinsky J. Detecção precoce de sofrimento e psicopatologia na primeira infância: a desobediência dos bebês aos critérios nosográficos deve ser considerada. In: Kamers M (org.). Por uma (nova) psicopatologia da infância. São Paulo: Escuta; 2015. p. 103-15.
17. Jerusalinsky J. Detecção de sofrimento psíquico versus patologização da primeira infância: face à Lei n. 13.438/17 do ECA. Estilos da Clínica: Dossiê os Psicanalistas e a Polis (São Paulo: Instituto de Psicologia da USP). 2018; 23(1):83-99. Disponível em: http:/www.revistas.usp.br/estic/article/view/144671.
18. Jerusalinsky J, Mello MS. Quando algo não vai bem com o bebê. Salvador: Ágalma; 2020.
19. Coriat L, Jerusalinsky A. Desarrollo y maduración. Cuadernos del Desarrollo Infantil (Buenos Aires: Centro Dra. Lydia Coriat). 1982; (1).

Capítulo 3

Um pediatra de corpo e alma

Denise de Sousa Feliciano
Fernanda Pilate Kardosh
Eduardo Goldenstein

Comecemos evocando um personagem – Patch Adams.* Conhecido por boa parte de nós, a imagem do estudante de medicina irreverente talvez possa servir de uma primeira ideia do que estamos pensando em propor a um pediatra: que ele possa antes de tudo se doar – como se diz – de corpo e alma.

O nosso título é de fato um trocadilho ou uma brincadeira com palavras. Coisa que crianças gostam de fazer. Por um lado, um médico que possa estar inteiro, humano, entregue a um encontro interessado com seus pequenos pacientes e as famílias que os acompanham. Disponível. Com tempo para se adequar ao tempo da criança e no ritmo curioso que uma criança tem. Estar ele próprio curioso com o que se passa com ela. E não apenas por sua eventual *doença* que pode ser o motivo do encontro, mas para essa *pequena pessoa* inteira, que também traz para esse lugar não apenas uma parte de seu corpo para ser examinada, mas também quem ela é, como indivíduo, sua *alma.* É essa a verdadeira alma da pediatria.

No filme, baseado na vida real do médico norte-americano Hunter Doherty "Patch Adams",** o estudante se destaca dos colegas que se apresentam friamente *estudando* os pacientes internados sem qualquer interação com eles, tratando-os como *casos.* Patch então os cumprimenta, pergunta seus nomes e se interessa legitimamente por suas enfermidades e sobre como se sentem perante elas.

Essa postura tem sido cada vez mais valorizada atualmente – a medicina humanizada, que parece quase uma premissa de uma prática *up to date*. Entretanto, a proposta contrasta com a também atual ideia de medicina baseada em evidências, que se abstém de considerar que o material humano, do qual se vale a medicina, é vivo e em constante mutação, além de singular.

Winnicott, pediatra que se tornou psicanalista, privilegiou a observação atenta de seus pacientes e das dinâmicas estabelecidas entre estes e seu ambiente. Ele descreve sua sala de atendimento com tamanho suficiente para que ele pudesse observar a interação entre a mãe e o filho enquanto se dirigiam à sua mesa. Afirma que tinha tempo suficiente para levantar hipóteses, que em boa parte das vezes podiam ser confirmadas na continuação da consulta.[1]

O autor citado muito contribuiu para um olhar ampliado sobre a saúde mental no exercício da pediatria e a implicação da subjetividade humana sobre o funcionamento do corpo, apagando

---

* *Patch Adams*: o amor é contagioso (1998). Direção: Tom Shadyac, Roteiro: Steve Oedekerk.

** Ele inovou o atendimento médico nos EUA com um perfil humanizado de atendimento e criou o Instituto Gesundheit, um hospital totalmente gratuito.

a fronteira corpo-mente e a falsa dicotomia que até os dias de hoje tem sido responsável por diagnósticos e condutas insuficientes.

O século XX, com as contribuições de Freud, também médico, que revolucionaram o modo de ver o ser humano e os sintomas do corpo, abriu espaço para que cada vez mais se pense e insista nessa necessária maneira de ver a saúde e a doença, fundamentalmente na criança, em quem a prevenção deve ocupar a cena.

Entretanto, a herança dessa fronteira criada entre a saúde física e a mental mantém uma carência na formação médica, que ainda privilegia desproporcionalmente os aportes para a *expertise* do conhecimento sobre o funcionamento do organismo. A objetividade buscada na investigação por pesquisas positivistas e estatísticas que sustentam a medicina baseada em evidências deixa um espaço ainda tímido para o que é da ordem do subjetivo e intangível.

O inquietante e desafiante intangível depende da própria humanidade do médico, de seu aguçado *olhar clínico*, que é pleno de incertezas e por vezes tão difícil de sustentar. Com isso, os supostamente confiáveis exames permeados pela química ou tecnologia parecem oferecer mais garantia e segurança, o que também pode ser enganoso. É nesse lugar que este capítulo se apresenta.

Olhar e escuta ampliados

O pediatra é quem está no início da vida de um indivíduo e tem a privilegiada oportunidade de acompanhar seu desenvolvimento, promovendo a saúde física e mental, eventualmente intervindo adequadamente ao perceber que algo não vai bem. Para tanto, precisa estar atento às diversas realidades de uma criança ou adolescente, quer ela esteja sã ou doente. Por realidades entende-se o físico, o psíquico, o emocional, o social e mesmo o cultural.

Com essa premissa, precisa se inteirar não só das questões orgânicas decorrentes do crescimento e desenvolvimento da criança e adolescente, mas também das questões familiares e das demais relações que seu paciente estabelece socialmente e sobretudo com o próprio médico. Essa relação médico-paciente que se constrói desde o bebê, com a confiança depositada por seus pais, pode ser um dos meios mais eficientes para poder entender essa criança ou adolescente em seu estado de saúde ou doença. Isso é fundamental para um bom exercício da medicina pediátrica.

Como o pediatra escuta os pais durante a consulta? Certamente é um discurso com grande preocupação e ansiedade em face do quadro clínico da criança, que mistura fantasias de morte às preocupações. Diante do quadro da criança e da angústia parental, ele precisa pensar no diagnóstico, na conduta que irá adotar, se existe necessidade de solicitar exames e quais, se será necessário algum procedimento médico de urgência e qual tratamento irá prescrever. As queixas subjetivas dos pais se contrapõem ao olhar objetivo do pediatra. É preciso equilibrar esses dois polos, de modo que a necessária objetividade não substitua o que a comunicação subjetiva apresenta.

Empatizar com os pais da criança e, assim, dar ouvidos às suas queixas permite uma aliança no cuidado com ela. Poder ouvir com atenção e discernimento o discurso que a mãe ou pai faz ao relatar a doença de seu filho pode ser um divisor de águas na direção de uma conduta. Winnicott afirmava que ninguém poderia saber melhor sobre o filho do que a própria mãe, que em sua época era quem mais se ocupava dos cuidados com os filhos.

Hoje há uma tendência para a participação também do pai, tanto na rotina dos filhos quanto na presença ao consultório do pediatra. O pediatra pode atuar para que essa tendência se fortaleça, valorizando o olhar do pai, tanto quanto o da mãe. Essa conduta também o ajuda a compreender em que dinâmica familiar essa criança está inserida. É possível reconhecer uma tensão familiar dentro da sala de atendimento que pode estar contribuindo para um comprometimento na saúde da criança.

Um pediatra precisa não só ter paciência, persistência e amor pelas crianças como também desenvolver a escuta e observação atentas.

Além disso, a possibilidade de os pais falarem de suas dúvidas e angústias para alguém em quem confiam e que se mostra interessado ajuda-os a restabelecer o equilíbrio emocional para também tranquilizar a criança, colaborando para um sofrimento menor com a doença.

Cabe ainda ao pediatra estabelecer um diálogo com a criança. Para tanto, é necessário que a tome como sujeito da consulta, valorizando suas contribuições e buscando meios de acessá-las. Na maioria das vezes o discurso da criança é ignorado sob a falsa premissa de que ela *não entende*. Entretanto, de maneira geral ela está sempre com as antenas ligadas. Nada lhe passa despercebido.

A criança, doente ou não, se comunica muito mais por meio da linguagem não verbal. Assim, cabe ao pediatra estar sempre atento a essa comunicação, identificando comportamentos e gestos que as crianças usam para se fazerem entendidas em suas emoções e sentimentos, assim como os sintomas físicos. Um menino de 4 anos relata a seus pais que sente dor na barriga e que não consegue respirar. Os pais, intrigados com sua associação, mas atentos à descrição do pequeno, que tenta comunicar seu mal-estar, observam que, ao mesmo tempo que diz ter dor na barriga, ele coloca a mão no peito e complementa: *nesta* barriga. Sua descrição ajuda os pais a reconhecerem a importância de buscar ajuda médica, que diagnostica um quadro de asma.

Ouvir a mãe, o pai e a criança é fruto da ampliação do olhar do pediatra sobre o que se passa não apenas com o corpo da criança. Considerar esses discursos com atenção e compreensão é fundamental na boa relação entre mãe, pai, pediatra, família e a criança, que é de fato o paciente. É necessário conjugar uma medicina baseada em evidências com uma medicina baseada em narrativas. Narrativas estas contidas nos discursos dos pais e da criança.

Mas como ouvir uma criança que muitas vezes não consegue traduzir em palavras suas emoções, seus sentimentos? E até mesmo suas dores físicas? Apesar de a formação do pediatra ser predominantemente objetiva, é importante desenvolver habilidades e adquirir conhecimento para ter um olhar subjetivo nesse exercício profissional.[2]

É fundamental considerar, entre outros dados diagnósticos, as emoções e sentimentos que afloram nas crianças, nos adolescentes, em suas famílias e no entorno em momentos de doença, assim como inferir sobre os aspectos psicoemocionais que podem estar na raiz de algumas manifestações do corpo. Estas podem também ser compreendidas como linguagem, comunicando sutilezas do funcionamento relacional da criança e das vulnerabilidades em sua constituição psíquica, que podem demandar ajuda de um profissional de saúde mental. A doença pode ser apenas a expressão aguda de algo que também está presente nas consultas de rotina voltadas à puericultura, ainda que de maneira mais sutil.

Corpo - mente - psicossoma

A tentativa de cisão do corpo e mente é o engodo que turva o olhar clínico. Pensar que um corpo adoece apenas por seu funcionamento biológico ou que a cura viria unicamente dos recursos farmacológicos e *de fora* do indivíduo é desprezar o maior aliado de um médico, o próprio paciente. Winnicott muito alertou sobre essa falsa e prejudicial separação:[3,4]

> "Estamos bastante acostumados a ver as duas palavras - mente e corpo - sendo utilizadas como uma oposição, e não faremos objeção a esse modo de usá-las na conversação cotidiana. Mas, se esses dois conceitos forem colocados em oposição numa discussão científica, algo muito diferente estará acontecendo.
>
> Se usarmos esses dois termos em oposição para descrever alguma doença, por exemplo, nos veremos imediatamente em apuros. Os distúrbios psicossomáticos, a meio caminho entre o mental e o físico, estarão colocados numa posição inteiramente precária" (Winnicott,[3] p. 333).

Nos dias atuais, quando tanto se avançou no conhecimento do psiquismo, não faz sentido um pensamento estritamente organicista. O pediatra tem que buscar uma formação suficiente plena, que contemple a complexidade humana.

Winnicott é um testemunho eloquente da necessidade de ser um pediatra que articule corpo e mente em seu olhar. Sua perspicácia o levou ao estudo minucioso do que seria um desenvolvimento saudável e das repercussões do psiquismo nas doenças do corpo valendo-se da interface pediatria e psicanálise.[3,4]

Ampliando a interdisciplinaridade com a pediatria, Kreisler estuda a psicossomática[1] na infância a partir dos anos 1960.* Entretanto, os médicos, confiantes em seu olhar clínico, não se abstêm desse instrumento de sofisticação inquestionável, porém de complexa aquisição: a experiência e o olhar atento às sutilezas do funcionamento que se articula entre o corpo e a alma.

---

* Esse tema está desenvolvido pelos autores Wagner Ranña e Rubens Volich no capítulo 39 desta publicação: "A psicossomática na clínica pediátrica: entre a pediatria e a psicanálise".

Na atualidade o pediatra se vê às voltas muito mais com doenças de fundo psicossomático do que com doenças infectocontagiosas, que sempre foram as responsáveis pelo grosso atendimento pediátrico. Intoxicações e doenças autoimunes também passaram a figurar com mais intensidade no atendimento pediátrico, porém esses tipos de patologia de algum modo também envolvem em sua gênese fatores ecológicos, culturais e psicológicos.

Os pontos importantes para o pediatra são, inicialmente, ter o conhecimento essencial de que o corpo físico da criança vem acompanhado de um corpo simbólico. Isso significa que o sintoma está associado a uma subjetividade e não apenas ligado ao diagnóstico clínico. Além disso, considerar que o sintoma da criança responde a marcas e supostas verdades familiares que são inconscientes. Embora sejam muitas vezes responsáveis por núcleos tóxicos na vida relacional que envolve os filhos, os pais não têm essa percepção, são tão vítimas quanto seus filhos e precisam de ajuda. São responsáveis, mas não culpados. Ter essa noção permite uma aproximação de núcleos psicopatológicos sem julgamentos, possibilitando um vínculo capaz de ajudá-los a perceber o que lhes escapa.[5]

Imaginemos uma situação cotidiana: a criança chega ao consultório irritada, agitada e nervosa e a mãe a descreve como insuportável e sem limites, e diz que não aguenta mais. O pediatra constata que essa criança está com um quadro de otite, que tanto justificaria o comportamento irritadiço quanto poderia ser coadjuvante do conflito entre mãe e criança, que também fica comunicado na queixa materna. Com esse olhar, o pediatra pode abrir um canal de conversa entre ambas, capaz de aliviar o sofrimento em várias dimensões. Corpo e psiquismo.

Subjetividade ao lado da objetividade

Se de um lado o advento da medicina científico-tecnológica possibilitou gigantesco progresso do diagnóstico e tratamento das doenças, por outro fez com que os médicos desviassem seus olhos do paciente, focando nos resultados dos exames laboratoriais e de imagem.

Assim, o olhar dos pediatras se perdeu em números e imagens em detrimento da intuição da experiência do ver e do sentir, tão caros aos seus colegas antigos. É preciso encontrar um equilíbrio entre as duas leituras que um médico possa fazer, valorizando e desenvolvendo seu olhar clínico para reconhecer sinais de alerta em seu paciente e se valer da alta tecnologia para ajudá-lo nessa avaliação.

Para tanto, é preciso que o pediatra se valha de sua própria pessoa, que se deixa intrigar pelas aparentes incoerências e se nortear pela intuição. Uma intuição orientada pela ciência, que não se afasta do conhecimento e da herança de Hipócrates. Um médico que empresta a si mesmo ao exercício de sua prática clínica.

Ensinar as crianças a entender melhor seus sentimentos, principalmente aqueles que interferem em sua saúde física, como raiva, ansiedade, depressão, pessimismo e sensação de solidão, é um modo de evitar o surgimento de doenças.

O pediatra como pessoa

Até aqui se priorizou um olhar em direção ao paciente, favorecendo um exercício da pediatria como excelência. Entretanto, é fundamental considerar que não é possível um médico se doar desse modo a um outro sem que considere suas próprias necessidades, colocando limites que garantam que ele possa ser uma pessoa comum e não um médico em tempo integral.

Alguns adultos, filhos de médico, relatam com ressentimento a ausência da figura do pai ou da mãe na vida familiar. Os plantões inesgotáveis com turnos desencontrados da rotina dos filhos causam um distanciamento que compromete a interação familiar.

É incoerente se dedicar ao bem-estar dos pacientes e sacrificar a própria saúde familiar e individual.

O trabalho do pediatra costuma ser solitário e muitas vezes contribui para um quadro de angústia e ansiedade que nem sempre é percebido desse modo e pode ser minimizado. As demandas que lhe são endereçadas o colocam muitas vezes em posição de sobrecarga emocional. Um dos fatores está relacionado à figura do médico no imaginário cultural, imbuído de poderes e onipotências que são falsos.

É essencial que ele próprio tenha um espaço de processamento psíquico para tudo que lhe é demandado no dia a dia de seu trabalho, ao lado de suas próprias questões e vida pessoal.

Os profissionais de saúde lidam diretamente com as fragilidades humanas que são expressas na própria relação médico-paciente e, no caso do pediatra, com a criança e sua família. Mesmo cuidando para se manter nesse lugar de acolhimento, é preciso ter consciência de que esses profissionais funcionam como depositários das projeções familiares, com as quais precisará ter continência e compreensão, funcionando como um *ego* auxiliar em momentos em que os pais não podem conter suas angústias.

Muitas vezes esses estados mentais parentais são convertidos em ações de culpabilização do pediatra ou até mesmo em conflitos, desconfianças e acusações que, numa leitura psíquica, seriam referentes a projeções de sentimentos que nutrem por si mesmos, no permanente questionamento que se impõem sobre serem bons pais. Se o pediatra tem consciência dessa dinâmica intrapsíquica, que é inconsciente, poderá receber os *ataques* servindo como um continente de confiança, sem reagir, e aguardar que os pais tenham condições de conversar sobre seus sentimentos e dores com relação ao que possa estar se passando com seu filho.

Na fantasia onipotente de que um médico não pode falhar está o peso que os pais costumam se impingir de que também não podem falhar como pais. Com isso, as questões relativas ao desenvolvimento ou eventuais quadros de doença dos filhos são vistos como negligência de seus lugares parentais. O resultado é um permanente sentimento de culpa e insuficiência, que, por ser insuportável, é compartilhado com o médico por mecanismos inconscientes conceitualmente chamados de *projeção*.

Por todas essas questões, a palavra *limite* é mais que necessária e fundamental na prática e na ética médica, seja no âmbito emocional ou nos recursos da própria medicina, além da vida pessoal. Há necessidade absoluta de respeitar os limites do corpo e da possibilidade de trabalho tenso e contínuo, assim como a necessidade de sono, de lazer, de interesses que não sejam a própria medicina e que, portanto, se preservem adequadamente.

Um dos autores deste capítulo escutou certa vez um depoimento de uma colega, também pediatra, de grande experiência e competência, que relatou ter se sentido mal durante um plantão, com uma dor forte no peito e abdome. Entretanto, seguiu trabalhando até o final de seu turno sob efeito de analgésicos fortes. No fim do plantão, exausta, consultou um colega e foi encaminhada para uma série de exames, inclusive uma ressonância magnética. Dentro do tubo de exame se deu conta do risco que havia corrido e do quanto sua vida estava sobrecarregada. Ela estava deixando que a profissão lhe sugasse a vida.[6]

Importante ressaltar que os profissionais que atuam institucionalmente, sobretudo em caráter de urgência, trabalham sobre a pressão da falta de tempo para ouvir adequadamente o paciente, além da falta de equipe técnica suficiente para uma divisão de responsabilidades, o que lhes exige um excesso de horas de disponibilidade e consequente exaustão. A escassez de profissionais em contraposição à demanda excessiva de atendimentos impede que o médico se dedique ao paciente nos padrões propostos neste capítulo. É urgente uma reforma nessa direção.[7]

Em todas as associações que se buscou abordar neste capítulo sobre *o pediatra de corpo e alma* está o reconhecimento da complexidade dessa prática e da urgência de que essa ampliação seja objeto de atenção de cada profissional individualmente e das instituições formadoras, a fim de que ofereçam recursos para um olhar dirigido também à saúde mental.

Referências bibliográficas

1. Winnicott DW (1941). A observação de bebês numa situação padronizada. In: Winnicott DW. Da pediatria a psicanálise: obras escolhidas. Rio de Janeiro, 2000.
2. Kardosh FP, Ferreira FL. O uso do brincar na pediatria: o highlight da consulta pediátrica. In: Affonso RML (org.). Ludodiagnóstico: do brincar livre na natureza à clínica infantil on-line. São Paulo: Vetor; 2022. p. 161-8.
3. Winnicott DW (1949). A mente e sua relação com o psicossoma. In: Winnicott DW. Da pediatria à psicanálise: obras escolhidas. Rio de Janeiro, 2000.
4. Freud S (1920). Além do princípio do prazer. Edição standard brasileira das obras psicológicas completas de Sigmund Freud. v. XVII. Rio de Janeiro: Imago; 1980. p. 17.

5. Winnicott DW (1971). O brincar: uma exposição teórica. In: Winnicott DW. O brincar e a realidade. Rio de Janeiro: Imago; 1975. p. 59-77.
6. Goldenstein E. Quando os médicos (des)cansam. São Paulo: Casa do Psicólogo; 2013.
7. Goldenstein E. O fator humano na prática médica. São Paulo: Casa do Psicólogo; 2007.

Seção 2
Criança do século XXI

Coordenação
Fernando Lamano Ferreira
Renata Pereira Condes

Capítulo 4

Aprendizagem no ritmo de cada criança

Carmen Orofino

Os bebês e as crianças pequenas são movidos pela paixão de conhecer. Ao nos determos em observá-los em movimento, percebemos que todos os momentos do dia são oportunidades de grandes descobertas. Uma grande diversidade de pesquisas tem procurado descrever aspectos dos processos de aprendizagem dos bebês, dentro da inesgotável variedade de caminhos que percorrem para aprender, valorizando as funções de exploração sensorial e de experimentação, tão importantes no início da vida. Cada vez mais somos chamados a prestar atenção *nesse bebê*: percebido como ativo e competente desde muito cedo, capaz de tomar iniciativas, realizar ações projetadas, se interessar espontaneamente pelo ambiente e de estabelecer uma relação ativa com o adulto que cuida dele.

É sabido que são as condições humanas e materiais desse ambiente que possibilitam que o bebê reconheça e desenvolva suas capacidades o que torna importante refletir sobre tais condições. Seu desenvolvimento, sua capacidade de tomar iniciativas e realizar projetos estarão profundamente relacionados com a maneira como interage nesse ambiente, e é a partir dessas interações, da leitura sensível do meio, do encontro com as múltiplas informações, que construirá uma teia de possibilidades de movimento e caminhos de expressão. As possibilidades de relação e comunicação serão melhores e mais completas à medida que se ampliarem as condições desse ambiente, para que então a criança possa dar contorno a seu pensamento por meio do movimento, o que contribui para que ordene ideias e emoções.

Lembrando que o bebê constrói o conhecimento a partir da apropriação de experiências que para ele são significativas. Será destacado aqui o valor particular da aprendizagem durante sua atividade autônoma, realizada pela própria iniciativa, e o valor aportado a esse processo pela relação entre ele e o adulto, como propõe a abordagem pikleriana.

Corpo e conhecimento

As observações e reflexões sobre a construção do conhecimento pelas crianças reforçam nossas crenças de que as ações voluntárias e executadas de forma ativa serão para elas muito mais importantes do que atos conduzidos ou impostos. O entendimento dessa *inteligência corporal*, onde a criança elabora suas questões por meio da experiência, é apoiado pelos estudos do desenvolvimento motor, entendido como um processo endógeno.

Entretanto, em nossa cultura familiar e institucional, tais estudos ainda não chegam a resultar em um olhar para os bebês como seres capazes, desejosos, cheios de tenacidade, que podem ser autores do próprio desenvolvimento. É comum serem ainda considerados como aqueles a quem, para que possam se desenvolver, é preciso ensinar tudo, ou fazê-los realizar atividades, instigados pelos adultos que controlam e manipulam seus corpos, com estimulações externas ou então mantendo-os imobilizados, sentados apoiados ou instalados em aparatos que os impedem de agir. Dessa maneira, seus movimentos ficam restritos àqueles decididos e instigados pelos adultos, que, na intenção de ensinar ou estimular, podem vir a privá-los da possibilidade de realizar ações por sua própria iniciativa, e de realizar pequenas conquistas a partir do próprio desejo e ação. O que aqui se descreve como atividade autônoma e sentimento de competência dos bebês e das crianças pequenas é muitas vezes desconhecido em seu sentido ou confundido com *tarefas* ou conquistas esperadas e determinadas pelos desejos dos adultos a partir do que acreditam favorecer seu desenvolvimento.

Para os bebês e crianças pequenas, movimentar-se é uma necessidade. Eles são impulsionados pela atividade corporal contínua, aprendem essencialmente com o corpo, agindo pelo prazer de atuar e exercitar o movimento. Todos os momentos do cotidiano são oportunidades de percepção e ação, fontes de pesquisas e descobertas. Esse desenvolvimento, especialmente nos primeiros anos, envolve o corpo inteiro em um complexo processo de organização, em busca de seu equilíbrio, onde as aquisições acontecem de modo simultâneo, progressivo e crescente, mas não linear. Em boas condições de vida, carregam em si os meios para interessar-se pelo ambiente e fazer conexões, mobilizando todo o seu corpo para aprender e organizar seu pensamento.

O mesmo princípio de continuidade se aplica às pesquisas com os objetos, nas ações de agarrar, passar de uma mão para a outra, bater um objeto no outro, encaixar, empilhar, enfileirar, classificar, ordenar, colecionar e transportar. Assim, dia a dia, a criança continua descobrindo novas possibilidades, recomeçando várias vezes a mesma experiência. Realiza constantemente pequenos ajustes em seus movimentos, tanto nas grandes explorações corporais como na manipulação dos objetos, enriquecendo e integrando seu conhecimento a respeito destes, de sua ação sobre eles e de seu próprio corpo no espaço. Neste capítulo interessa compreender como se pode dar esse reconhecimento de si e do mundo e refletir sobre como podemos chegar ao entendimento do desenvolvimento da criança a partir da própria iniciativa, ponderando sobre as ações dos adultos.

Emmi Pikler – um novo olhar sobre os bebês e seus processos de aprendizagem

As intervenções dos adultos, ao desejarem ensinar certas habilidades motoras às crianças, além de desnecessárias, não são úteis a seu desenvolvimento, uma vez que as crianças trazem consigo uma *programação* que lhes permitirá passar por todas as etapas do desenvolvimento da motricidade por sua própria iniciativa. Foi o que concluiu Emmi Pikler, pediatra húngara, nascida no início do século XX, reconhecida por seu trabalho pioneiro no Instituto "Pikler-Lóczy" de Budapeste, fundado em 1946 como um abrigo que acolhia crianças no pós-guerra e que é hoje um importante centro de educação, formação e pesquisa que leva seu nome. Suas observações do comportamento de bebês e crianças pequenas propiciaram descobertas que podem ser consideradas revolucionárias, ainda hoje.

Emmi Pikler, agregando pensamentos ligados, entre outros, à pediatria, pedagogia e psicanálise, foi uma observadora perspicaz de bebês e crianças em seus primeiros anos. Suas investigações rigorosas, sistemáticas e amplamente documentadas foram realizadas inicialmente como pediatra de família e depois como diretora do instituto. Tais pesquisas destacaram-se pelo pioneirismo, pela sensibilidade e rigor na observação e pelo respeito às necessidades e particularidades das crianças, que eram observadas em seus espaços de vida, sem proposições ou intervenções dos adultos.

Pikler, no início de sua carreira como pediatra, acompanhou de perto o desenvolvimento global de crianças junto às famílias que atendia. Em suas visitas regulares, observando as crianças e as interações entre pais e filhos, com frequência percebia que os pais esperavam de sua criança ações para as quais ela ainda não estava preparada, incentivando-a a realizar aquilo que não sabia fazer e causando, assim, insegurança e dependência. Instigada pela perspectiva de que isso poderia ser diferente, Pikler iniciou suas orientações no sentido de convocar os pais a observarem e conhecerem melhor seus filhos, procurando olhar para aquilo que cada criança era capaz de fazer por sua própria iniciativa. Apoiou-os nessa observação das habilidades inatas de seus filhos, quase sempre ignoradas, e na transformação de alguns de seus comportamentos.

As primeiras pesquisas concentraram-se principalmente nas atividades motoras e manipulativas e colaboraram com o reconhecimento de que a *motricidade livre** tem um valor fundamental no desenvolvimento dos bebês e crianças pequenas. Procuraram objetivar e testar com processos científicos as hipóteses relativas às consequências do respeito a essa liberdade de movimentos no desenvolvimento global da criança. Por meio do seu trabalho no instituto, Pikler teve a oportunidade de comprovar cientificamente tais hipóteses, graças às observações realizadas com 722 bebês deixados livres em seus movimentos, atestadas depois pela convivência com mais de 4 mil bebês e crianças pequenas, o que lhe possibilitou conceituar e colocar em prática uma abordagem inovadora e incomum no cuidado de crianças em seus primeiros anos de vida.

Tal trabalho de investigação permitiu constatar que a criança, desde bem pequena, se tem a oportunidade de mover-se livremente em um espaço seguro no chão, partindo de posições que já consiga dominar, buscará seu equilíbrio estático e dinâmico a partir de suas sensações corporais. Foi observado que o desenvolvimento de sua motricidade acontecerá naturalmente e que as diferentes posturas ligadas a esse desenvolvimento aparecerão em uma ordem cronológica regular, seguindo uma progressão motora sucessiva de estágios de aquisição *programados geneticamente*, composta de uma série de movimentos e posturas que garantem essa continuidade natural no aprendizado.

Emmi Pikler, desde o princípio, preocupou-se em educar o olhar para aquilo que o bebê é capaz de fazer. Ela e suas colaboradoras descreveram o grande número dessas capacidades do bebê, que pode ser ativo por si mesmo. Desde muito pequeno, manifesta grande interesse pelas atividades e descobertas realizadas e utiliza-se de estratégias muito peculiares na organização de suas pesquisas e descobertas, integrando suas aquisições, o que contribui para o surgimento da noção da própria competência. Dentro de um contexto de estabilidade física e emocional, desfrutando de tempo e tranquilidade para mover-se a partir da própria iniciativa, sem a intervenção dos adultos, será capaz de percorrer todo esse caminho por meio de pequenas e constantes conquistas a partir de sua própria iniciativa.

Constataram também que a evolução do desenvolvimento motor acontece em uma sucessão semelhante para todas as crianças, mas em ritmos e tempos individuais muito variáveis, que não influenciam a qualidade das aquisições. As tabelas de observação de Emmi Pikler demonstram que as amplitudes de idade entre as crianças na aquisição de novas posturas e movimentos podem ser muito grandes. O ritmo adotado pela criança favorecerá a integração dos movimentos, posturas e atividades ligados à manipulação dos objetos, sempre de acordo com sua maturação.

Segundo Pikler:

> "Quando a criança não é levada a querer realizar movimentos, posturas que excedam seu nível de desenvolvimento, ela mesma não exigirá sua execução antes de ser capaz de realizá-los por conta própria. A alegria da criança educada segundo esses princípios vem das tentativas autônomas no decorrer de cada fase do desenvolvimento motor. Ela não desanima durante essas tentativas, nas quais o adulto não intervém. Sua alegria aumenta ainda mais quando consegue dominar sozinha um novo movimento, uma nova postura. Então quer que seu ambiente perceba isso; e a mãe ou a educadora que cuida dela, mantendo com ela um bom relacionamento, sente-se feliz junto com ela. Essa alegria é compartilhada".[2]

Pikler mostrou, portanto, que uma criança suficientemente bem cuidada, em segurança física e psíquica, tem a capacidade, desde o nascimento, de ser autora de sua atividade, sabendo regular-se e avançar de acordo com a maturação de seu sistema neurossensório-motor, para realizar suas várias aquisições, como virar de bruços, rolar, se arrastar, sentar-se, ficar de pé, segurar objetos e manipulá-los. Ela é capaz de realizar por si mesma todas essas aquisições, não sendo necessário ensiná-la, ajudá-la ou apressá-la.

Diante dos resultados obtidos em suas pesquisas, Pikler e suas colaboradoras puderam constatar que, tanto na família quanto nos espaços educativos, nem o *ensino* nem a intervenção direta

---

* Motricidade livre, segundo Agnès Szanto Feder,[1] significa "permitir que a criança, em qualquer idade, descubra, experimente, exercite e depois mantenha ou abandone ao longo do tempo todas as formas de movimento que ela tenha interesse durante a sua atividade autônoma. O adulto nunca coloca a criança em uma posição ou a incita a realizar um movimento que ela não possa fazer sozinha com tranquilidade, um movimento que não tenha aprendido anteriormente, por iniciativa própria, durante sua atividade autônoma".

do adulto, a realização de exercícios motores ou o uso de diferentes aparatos, como cadeirinhas ou andadores, são condições que beneficiam o bom desenvolvimento motor. Não foi encontrada nenhuma indicação que justifique ser adequado antecipar posturas às quais as crianças não chegaram pela própria inciativa e de onde não conseguem sair com autonomia.

Ressalta-se que a criança que descobre e aprende através da motricidade livre o faz em meio a suas atividades cotidianas, em seu espaço de vida, de acordo com seu interesse contínuo e integrado, diferente da aprendizagem por meio da interferência do adulto. Segundo Feder,[3] "a idade de aquisição de um movimento é a que corresponde ao momento em que o bebê o faz de maneira espontânea, sem que tenha sido colocado nessa situação e o produz no transcurso de sua atividade".

A partir dessas premissas, vemos como inconsistentes as ponderações sobre as vantagens das posturas impostas à criança com o objetivo de facilitar seu desenvolvimento e seu contato com o mundo exterior. Cabe ressaltar que a criança que é colocada sentada ou em pé antes de dominar essas posições estará em desvantagem tanto em relação ao reconhecimento do ambiente e de sua ação sobre ele, na aquisição do próprio equilíbrio, quanto em seus deslocamentos e a manipulação dos objetos. Ao ser colocada em posições que não domina, permanece dependente dos adultos, pois, como seu equilíbrio é precário, sente-se mais insegura em seus movimentos, solicitando mais ajuda do adulto.

Isso não acontecerá quando já conseguir chegar por si à posição sentada e abandoná-la, ou ficar de pé apoiando-se por conta própria, pois, ao construir os caminhos para chegar a essas posições, terá agido a partir de todas as posturas anteriormente adquiridas, chegando e saindo dessas posições com movimentos fluentes e harmônicos, usando todo o seu corpo. Se o desenvolvimento se der no contexto dessa liberdade, com o progresso das aquisições como fruto da própria iniciativa, essa segurança se repetirá nas ações de subir e descer, na aquisição da marcha e nos movimentos subsequentes.

As crianças a quem é dado o direito ao movimento livre, agindo de maneira autônoma, mesmo quando ainda não conquistaram a posição sentada, são capazes de brincar em diferentes posições, até que cheguem a essa posição por si mesmas. As observações mostraram também que as crianças que utilizam diversas posturas para brincar não apresentaram atraso do ponto de vista do interesse e da manipulação dos objetos, concentrando-se em suas investigações com muita atenção. Cabe ressaltar que a criança, sem a tensão causada pelo desequilíbrio, pode desfrutar com mais tranquilidade de suas pesquisas relacionadas aos objetos. Estando segura em suas posições e posturas, estará à vontade, será mais habilidosa e desfrutará de melhores condições para a concentração e para o desenvolvimento de seu pensamento.

As contribuições do Instituto Pikler-Lóczy, segundo Golse:

> "São portadoras de uma visão do bebê e de seu desenvolvimento que garante a unidade da pessoa desde muito pequena e que, ao mesmo tempo, nos permite garantir a sua liberdade e sua dignidade no seio de uma ética do cuidado e da prevenção, que não deixa de nos impressionar."[4]

Os estudos do instituto podem muito colaborar com nossas reflexões a respeito do desenvolvimento do bebê e da criança pequena. Os aportes relacionados às atividades livres e espontâneas destacam a importância, nesse desenvolvimento, não só do espaço de relação com a mãe ou cuidador principal, mas também de seu próprio espaço quando é deixado consigo mesmo. Esse olhar para o desenvolvimento dos bebês e crianças pequenas dá a oportunidade, também ao adulto, de observar e perceber toda a riqueza proporcionada por essa atividade, bem como a importância de proporcionar ao bebê um ambiente físico e emocional que garanta que a realize por si mesmo. Valoriza a continuidade do trabalho de internalização e integração das pequenas conquistas cotidianas em seu desenvolvimento sensório-motor. A descoberta do valor desse *espaço*, para além do tempo de interação com o adulto, oferece suporte ao processo de individuação do bebê.

Criança – competências e conquistas

É sabido que mais importantes para a criança do que as próprias aquisições são os processos que vivencia continuamente, impulsionada por seu desejo, podendo testar, verificar, reformular e confirmar hipóteses, a partir de sua atenção e experimentação. A experimentação espontânea, acompanhada pela progressiva maturação neuromuscular, permite que a criança se organize paulatinamente e se desenvolva com segurança. É possível, portanto, evidenciar muitos benefícios dessa atividade autônoma na construção dessa personalidade em desenvolvimento.

À medida que cresce, quando asseguradas as condições adequadas, a criança continuará enfrentando os novos desafios com espírito questionador, amplitude de interesses e iniciativa. Continuará investindo em cada descoberta e complexificando suas perguntas, de acordo com sua maturação global. As repetidas experiências de tentativa e erro, dificuldades e sucessos alimentam o prazer pela atividade realizada por ela mesma, reforçando sua segurança interior para perseverar em suas tentativas, sem que viva as dificuldades como um fracasso, mas como parte da experiência. Ao acumular essas vivências, será mais capaz de prever e antecipar os efeitos de suas ações, aprendendo a planejar e avaliar riscos e experimentando o sentimento de conquista e espírito de iniciativa.

O respeito ao ritmo do desenvolvimento da criança, que é capaz de aprender a partir da própria iniciativa e movimento, parece fundamental para a construção do senso de seu próprio valor e de sua autoestima. Ciente de que suas necessidades são reconhecidas e de que suas decisões sobre si mesma são legítimas, caminha em direção à tomada de consciência de si e de sua individualidade. Nesse contexto, demonstra capacidade de concentração e atenção a si mesma, experimentando e descobrindo suas possibilidades motoras, em seu próprio ritmo. Desde bem pequena é capaz de perceber e gerir esse ritmo, que será regulado por sua maturação neurológica e por suas capacidades de integração psíquica. Regulando sua atividade e intercalando-a com tempos de pausa, é capaz de, por vezes, interromper uma pesquisa, mover seu corpo mudando de posição, buscar uma atividade mais simples em momentos de cansaço ou dificuldade, parar para observar e se reorganizar, retornando em seguida à mesma ou a outra atividade. Essa capacidade autorreguladora, comum em todas as crianças absortas em sua própria brincadeira, permite que, por si mesma, alterne seus momentos de atividade, pausa, assimilação e integração.

A movimentação ativa da criança promove o reconhecimento do próprio corpo. O bebê, por meio do exercício das suas capacidades, descobre e toma consciência das suas diferentes partes, organiza-as gradualmente por meio das repetições e experiências anteriores, integrando nessa aprendizagem associações cada vez mais complexas. É importante ressaltar que cada criança será capaz de atividade autônoma quando a ação a que se propõe estiver de acordo com a maturação de seu sistema biológico, funcional, emocional e cognitivo.

Educada dentro desses princípios, a criança se movimenta com segurança e prudência, aprofunda o conhecimento de seu corpo em movimento, refina os reflexos para se proteger e verifica se é capaz de assumir pequenos riscos, desenvolvendo maior prudência. Aprende a não se colocar em risco quando se depara com desafios que estão em desacordo com seu próprio desenvolvimento motor e reage com movimentos mais fluidos às pequenas quedas e desequilíbrios que possam surgir durante a atividade.

Segundo Feder:[3]

> "Quando uma criança enfrenta uma situação que lhe parece difícil – quer dizer, se ela dispõe de meios para se dar conta de que é difícil –, ela toma suas precauções. Ela pode decidir não agir. Mas, se decidiu agir, ela será atenta, prudente, usará gestos lentos. Ela saberá parar no seu limite, antes que não seja mais possível dominar a dificuldade. Eventualmente ela voltará atrás. Essa é a situação ideal, é o que deveriam poder fazer todas as crianças".

À medida que se desenvolve, torna-se mais capaz de se autorregular e fazer escolhas, sendo capaz de processar as informações e reajustar suas próprias ações. A complexidade dos movimentos vai evoluindo ao mesmo tempo que suas possibilidades de discernimento para perceber as reações de seu próprio corpo, reorganizando constantemente suas estratégias de aprendizado.

Por meio da liberdade de movimentos e do domínio de sua motricidade, a criança pode encontrar uma forma de expressar suas emoções, organizá-las e apaziguá-las, contando com a presença e a continência do adulto. Tratando-se do movimento como um recurso expressivo e, portanto, como uma maneira de nos colocarmos no mundo, cada um de nós vai se revelando por meio do movimento de diferentes maneiras: originais, singulares e em diferentes tempos. Esse movimento, aos poucos, evolui para a busca de individualidade e comunicação.

O desenvolvimento da atividade autônoma das crianças, porém, não significa, de maneira alguma, indiferença do adulto. Ao considerar a criança um sujeito de ação, capaz de iniciativa e decisão quanto ao uso de seu corpo no espaço, ele desempenha um importante papel, organizando um ambiente adequado às necessidades da criança em cada fase de seu desenvolvimento e oferecendo condições para sua atividade. Myriam David[5] apresenta os diferentes aspectos desse espaço preparado: primeiramente, o *espaço-tempo*, que pede um olhar para o momento adequado para a brincadeira autônoma, quando a criança não está cansada nem com fome, está satisfeita em suas necessidades básicas, mas também em um tempo suficiente para suas pesquisas; e o *espaço-lugar*, onde possa se mover com liberdade e segurança, que seja conhecido e regular para ela. Para que o tempo de brincadeira da criança seja frutífero, David propõe em seguida que se leve em consideração também *o conteúdo desse espaço*, organizado a partir da observação de interesses e da fase do desenvolvimento da criança, *e um espaço no qual a criança possa se entregar à sua própria iniciativa*, sem que o adulto necessite intervir.

O favorecimento da liberdade motora é parte de uma atitude de respeito à criança, mas que envolverá a necessidade de presença por parte de quem acompanha esse desenvolvimento. Toda criança, ao realizar uma aquisição, necessita compartilhar sua alegria e satisfação com um adulto que é importante para ela.

O adulto que acompanha a experiência da criança

Estar junto é certamente um momento privilegiado tanto para a criança quanto para o adulto. É essencial, porém, refletir a respeito do papel do adulto que acompanha de perto esse desenvolvimento, seja na família ou em espaços institucionais. É comum constatar que, diante da intensidade dos desejos e tentativas da criança de mover-se ou conquistar algum objetivo, o adulto que a acompanha sente-se tentado a intervir, com a intenção de ajudar ou facilitar sua atividade, corrigindo, mostrando como fazer ou fazendo por ela. Mas é possível que esse tipo de interferência, muitas vezes causada pela intenção de proteger ou a preocupação de que não venha a se desenvolver de acordo com o padrão esperado, interrompa seu processo de autorregulação e de aprendizagem. Uma vez que a inteligência do bebê é puramente emocional, sensorial e motora, longe de ter os efeitos esperados, a superestimulação, através de uma grande quantidade de informações que é incapaz de compreender, não adequadas a seu estágio de desenvolvimento, apresenta o risco de gerar tensões e inseguranças. Por outro lado, segundo Pinelli,[6] "ao menos que esteja fragilizado pela ausência de cuidados que lhe ofereçam a segurança de que necessita, o bebê que integrou perfeitamente os limites de seu corpo sabe, por instinto, quais movimentos fazer e quais não fazer".

É certo que o adulto que acompanha a experiência da criança exerce um papel fundamental em sua aprendizagem e que sua presença é uma âncora importante e necessária nesse processo. Uma das formas desse *estar junto* é a aproximação por meio da observação, uma maneira privilegiada e particular de ir ao encontro da criança e de procurar conhecê-la em suas necessidades e particularidades. Uma observação atenta permite aos adultos a atenção contínua ao progresso das crianças, fornecendo valiosas pistas sobre o que a criança é capaz de fazer e descobrir por si, quais são seus interesses, perguntas e sua maneira de buscar soluções. Ao oferecer essa qualidade de atenção para sua criança, o adulto a encoraja, fortalece e alimenta a relação entre eles.

Anna Tardos apresenta estudos[7,8] nos quais detalha a riqueza das atividades de manipulação dos objetos pelos bebês e, ao mesmo tempo, as características de seus diferentes estados de atenção ao brincar. Jean Robert Appell[9] igualmente apresenta diversos pontos de observação[10] da criança em suas ações cotidianas, como o interesse e a tonicidade, entre outros. Estudos desse tipo podem colaborar com o entendimento de que tais experiências, além de favorecerem o desenvolvimento cognitivo de bebês saudáveis, podem ser alicerce de observação para possível detecção de psicopatologias ou transtornos no desenvolvimento.

Por meio da observação, mesmo sem interferir na atividade da criança, o adulto transmite mensagens, oferece respostas não verbais, promove um diálogo. A criança é sensível a esse olhar atento e interessado, que coloca luz em sua atividade. Ao se deter para observar, permitindo que a criança prossiga em uma ação por ela iniciada, o adulto comunica que sua atividade foi apreciada, que é algo importante. Esse tipo de interação fortalece a criança e a protege das sensações de fracasso quanto ao que ela ainda não é capaz de realizar no momento, mas que fará um pouco mais tarde. As intenções e esforços da criança são percebidos e valorizados.

Ao valorizar exclusivamente as conquistas e não os processos, corre-se o risco de avaliar o desenvolvimento de maneira segmentada, tanto na falta de percepção de possíveis problemas como nas antecipações de preocupações temendo o atraso e gerando tensões desnecessárias. As pequenas e constantes conquistas em um desenvolvimento mais lento precisam ser olhadas de modo diferente da ausência de conquistas ou estagnação no desenvolvimento. Para Szanto-Feder,[11] uma vida ativa e sua própria atividade autônoma são tão essenciais para as crianças de desenvolvimento lento como para as outras, e em ambos os casos deve-se preservar a motivação, a iniciativa e o sentimento de confiança.

Segundo Pikler:

> "As crianças cujo ritmo de desenvolvimento em certos aspectos é mais lento do que a média estão particularmente expostas a esse perigo, já que os fazem exercitar funções em momentos em que lhes falta amplamente a maturação para essas áreas. São colocadas passivas, em posições cada vez mais evoluídas do que as adquiridas anteriormente. Exigem-se delas ganhos discordantes em relação aos que seriam realmente capazes por si mesmas. É sempre dessa maneira que se tornam dependentes, inábeis, desajeitadas, para crianças saudáveis cujo desenvolvimento é simplesmente um pouco mais lento do que a média".[9]

Dentro desse pensamento, valoriza-se a segurança da criança em detrimento da precocidade, podendo-se afirmar que, principalmente nos primeiros anos de vida, é mais vantajoso que cada uma realize suas atividades de maneira ativa e dentro de suas próprias possibilidades e nível de desenvolvimento do que estar sempre *devedora* em relação a si mesma.

É sabido que existem diversas áreas do aprendizado além das ligadas à atividade autônoma. Em particular, pode-se destacar o caminho da socialização percorrido pela criança, construído inicialmente em sua relação com a mãe e em seguida com aqueles que fazem parte de sua socialização primária. Essas relações serão primordiais nos processos de comunicação, sua percepção de si e diferenciação do outro. Apesar da grande importância da atividade livre do bebê e da criança pequena, será na relação estável e segura com o adulto que a criança encontrará os nutrientes físicos e psíquicos necessários para que possa se desenvolver de maneira saudável.

Faz-se importante destacar aqui o grande valor dos momentos partilhados com o adulto durante os cuidados corporais como trocas e alimentação. Se nesses momentos o bebê puder se sentir respeitado, dispondo de tempo para entender o que acontece, poderá participar a sua maneira, interagir, colaborar, responder, tornar-se ativo. Nesses encontros, guiado pelo adulto, ele percebe seu corpo e entende que pode agir, sendo visto como alguém que participa, que interage e se percebe como um ser interessante, capaz de realizar coisas interessantes. Eis aqui a relação de confiança: o adulto acredita que o bebê tem seus próprios recursos, e este, por sua vez, tem certeza de que pode contar com sua presença, se precisar. O olhar do adulto o assegura e o tranquiliza para que possa investir na atividade livre e continuar brincando. Podemos aqui nos reportar ao que Winnicott[13] chama de a "capacidade de estar só" na presença do outro.

A alternância desses momentos de atividade espontânea com os momentos de encontro com o adulto vai dando ao bebê um sentimento de potência na presença. Experimentando nesses pequenos momentos a capacidade de estar consigo mesmo, quando está concentrado em uma atividade a que se propõe, o bebê mostra a seus cuidadores que eles não precisam *se ocupar dele* o tempo todo. Ele *sabe* que eles estão lá. Durante breves momentos, que podem ser maiores ou menores de acordo com o momento do dia, a criança pequena se entrega a seus propósitos, suas curiosidades, atenta a tudo aquilo que experimenta com seu corpo, nesse *estar juntos* mesmo estando separados. É, portanto, por meio dessa relação individual e confiante com o adulto, que é respeitoso com seus ritmos individuais, suas preferências e suas capacidades, que a segurança da criança se constrói. Esse espaço entre o adulto e a criança, que é construído junto, vai se preenchendo de boas lembranças, de boas histórias vividas em conjunto, e é isso que permite que a criança possa se distanciar com autonomia.

Os sentimentos que unem o bebê a seus adultos primordiais exercem um importante papel durante esse processo de conquista de autonomia. À medida que vivencia esses momentos de intensa segurança em seu cotidiano, a criança se sente abastecida e, quando vai brincar, sem a intervenção direta dos adultos, pode integrar tudo o que viveu nos momentos em que estiveram juntos, assumindo atitudes cada vez mais autônomas. Na interação com o espaço e com os objetos, pode se voltar com interesse e alegria para o mundo exterior, pois os momentos de asseguramento que viveu com o adulto permanecem com ela.

Nessa perspectiva de segurança afetiva, somos convidados a permitir que as crianças evoluam de acordo com suas capacidades e desejos de modo a poderem agir o mais livremente possível, dentro dos contornos claramente oferecidos pelo adulto. Se conseguirmos distinguir, observar com o devido silêncio e não intervir, teremos o prazer de nos encantarmos com o que encanta a criança.

Referências bibliográficas

1. Szanto-Feder A. Développement de la motricité au premier âge selon Emmi Pikler. Quèbec: actes du Symposium et colloque international – L'enfant, un monde à re-connaître. Collectif, Éditions du RCPEM, 2012.
2. Pikler E. Mover-se em libertad. Madrid: Narcea; 1969.
3. Szanto-Feder A. L'enfant qui vit, l'adulte qui réfléchit. Paris: PUF; 2015.
4. Golse B. L'approche piklerienne, au carrefour des neurosciences et de la psychanalyse. Journal de la Psychanalyse de l'Enfant. 2015/1, v. 5.
5. David M. Prendre soin de l'enfance. Toulose: Érès; 2014.
6. Pinelli A. Porter le bébé vers son autonomie. Toulouse: Érès; 2004.
7. Tardos A. Les différents formes de l'attention du nourrisson au cours de son activité autonome et pendant ses interactions avec l'adulte. Anna Tardos em Grandir autonome. Toulouse: Érès; 2017.
8. Tardos A. The researching Infant. The Signal. 2010 Jul-Dec.
9. Appell JR. Il va bien! Spirale. 2020/3; 95:139-41.
10. Appell JR. Il va bien! Érès, "Spirale" 2020/3, n. 95.
11. Szanto-Feder A. L'enfant qui vit, ládulte qui réfléchit. Paris: PUF; 2015.
12. Pikler E. Importance du mouvement dans le développement de la personnalité: initiative, compétence. In: Caffari R (org.). Autonomie et activités du bébé. Toulouse: Érès; 2017.
13. Winnicott D. De la pédiatrie à la psychanalyse. Paris: Payot; 1969.

Bibliografia

Appell G, Bogaers N, Scheutrer E. Les premières années de Bébé. Toulouse: Érès, 2019.

Appell Jr. Il va bien! Toulouse: Érès, «Spirale» 2020/3 n. 95.

Bullinger A. (org.). La fonction proprioceptive – de la construction d'un ancrage corporel au sentiment d'exister. Toulouse: Érès, 2022.

Caffari R. (org.). Autonomie et activités du bébé. Toulouse: Érès, 2017.

Chokler M. El concepto de autonomía en el desarrollo infantil temprano – Coherencia entre teoría y práctica. Publicado en http://www.eubios.net/index.php?page=5&topic=38 Distribuido por Pikler-Lóczy Euskal Herriko elkartea.

David M. Prendre soin de l'enfance. Toulose: Érès, 2014.

David M, Appell, G. Maternagem insólita. São Paulo: Omnisciência 2021.

Falk J. (org.). Educar os três primeiros anos. São Paulo: Junqueira e Martin editores, 2015.

Falk J. (org.). Abordagem Pikler – educação infantil. São Paulo: Omnisciência, 2016.

Garnier P. De quoi les jeunes enfants sont-ils capables? Quèbec: Le furet, N.101/juin 2021.

Golse B. La naissance de la pensée entre affects et cognition. (Dans Le développement affectif et intelectuel de l'enfant). Issy-les-Moulineaux: Elsevier Masson, 2008.

Ignácio R. Aprendendo a andar, aprendendo a confiar. São Paulo: Associação Comunitária Monte Azul, 2002.

Kálló E.; Balog G. As origens do brincar livre. São Paulo: Omnisciência, 2017.

Mauvais, P. Penser les soins aux tout-petits avec Emmi Pikler et Donald Winnicott. Toulouse: Érès, 2022.

Pinelli A. Porter le bébé vers son autonomie. Toulouse: Érès, 2004.

Pikler E. Importance du mouvement dans le développement de la personnalité: initiative, compétence. In: Caffari R, org. Autonomie et activités du bébé. Toulouse, Érès, 2017.

Pikler E., Tardos A. Grandir autonome. Toulouse: Érès, 2017.

Rasse, M. e appell, J. (org.). L'approche piklérienne em muiti-accueil. Paris: Erès, 2017.

Szanto-Feder A. Lóczy – Un nuevo paradigma? El Instituto Pikler es um espejo de múltiples facetas. Mendoza: Ediunc, 2006.

Tardos, A. La observación del bebé por parte de su madre o sustituto: efectos en sus propias actitudes y en la imagen que se forman del niño. RELAdEI (Revista Latinoamericana de Educación Infantil), 5 (3), Monográfico Pikler-Lóczy, 21–25. Disponible en HYPERLINK "http://www.reladei.net"www.reladei.net 2016.

Tardos A. The Researching Infant. The Signal: Jul-dec 2010.

Truchis C. L'eveil de votre enfant. Paris: Albin Michel, 2009.

Capítulo 5

Singularidades – respeito às diferenças

Patrícia Vieira

La escuela es un lugar de recuperación de sueños
Silvia Bleichmar*

Introdução

Nos últimos anos temos acompanhado um grande debate em torno da educação inclusiva. Alguns grupos apontam que a Lei Brasileira de Inclusão (LBI) caiu sob um sistema frágil e doente que mal dava conta dos alunos que tinham. Outros acreditam que seria a abertura da escola para a diversidade uma saída possível para uma transformação no sistema educacional como um todo.

Passados 8 anos da promulgação da LBI, os embates continuam e poucas práticas, especialmente no sistema público de educação, surgiram com eficiência. Encontramos professores perdidos, alunos mal atendidos, equipes de saúde e educação num fogo cruzado sem saber qual atitude tomar.

O objetivo deste capítulo é apresentar uma reflexão a partir de uma prática realizada entre os anos de 2010 e 2017 com formação de professores e projetos de educação inclusiva na cidade de São Paulo.

Talvez esteja longe de ser um caminho, mas um espaço de pensamentos e de sonhos que teve a psicanálise como referencial teórico que me permitiu ouvir os educadores e alunos, acolhendo-os em suas diferenças e igualdades.

Pretendo numa primeira parte fazer um breve histórico sobre a LBI, depois entrar na questão da escola, com todo o colorido que envolve esse universo. Por último, aproximar a psicanálise da educação, compartilhando a experiência principalmente com o grupo de educadores que tive no período mencionado.

Lei Brasileira de Inclusão – breve histórico

Há décadas profissionais que trabalham com educação acompanham a perda da identidade da instituição educativa. Foram discutidas e recriadas diferentes metodologias e teorias que abarcassem as questões de ensino e de aprendizagem. Ora se contemplava o sujeito aprendente e seu desenvolvimento, ora o alvo era o conteúdo minuciosamente repetido e aprendido.

* Silvia Bleichmar foi doutora em Psicanálise pela Universidade de Paris VII, professora de graduação e pós-graduação da Faculdade de Psicologia de Buenos Aires e autora de vários livros, traduzidos em diversos idiomas. Faleceu em agosto de 2007.

Os alunos que não se encaixavam nos modelos tradicionais e nos modernos, como a proposta da escola nova, eram encaminhados para instituições especiais a fim de serem adaptados à sociedade.

Nesse período, a lógica presente na educação era classificatória, ou seja, alunos eram agrupados por categorias, nas quais os iguais ficam juntos e os diferentes são excluídos.

A ideia de alienação de si e de seus próprios direitos coloca o sujeito numa relação de dependência de um grupo que, de acordo com certos critérios, está apto à participação na sociedade e com livre acesso à cidadania. Portanto, o indivíduo com necessidades especiais estava fora do sistema regular de ensino e também da sociedade a que pertencia.

Nas décadas de 1960 e 1970, com os movimentos de direitos humanos e a desinstitucionalização manicomial, iniciou-se um processo que se poderia resumir como a tomada do lugar de direito das pessoas com necessidades especiais na sociedade e na escola regular.

A Declaração de Salamanca foi um marco para a educação inclusiva, que forneceu as diretrizes para a formulação e a reforma de políticas e sistemas educacionais. A Lei Brasileira de Inclusão, Lei n. 13.146, foi assinada em 2015, e desde então as escolas públicas e privadas têm buscado diferentes práticas que sejam suficientemente boas para o desafio que é incluir.

O princípio fundamental na prática inclusiva está na relação entre os envolvidos no processo de ensino-aprendizado. É na relação com o outro que definirei quem sou e vice-versa.

A quem contempla a lei de inclusão?

A LBI contempla 4 diagnósticos:

- Transtorno do Espectro Autista (TEA);
- deficiência intelectual;
- deficiência sensorial;
- altas habilidades (superdotação).

Para esses diagnósticos, a criança tem direito de se beneficiar de todos os aparatos e recursos previstos na lei. Não é obrigatório apresentar laudos e diagnósticos médicos ou psicológicos para que a matrícula seja efetivada na rede regular de ensino. Essa prática é ilegal, porém infelizmente muitas escolas ainda condicionam a matrícula à apresentação desses documentos.

Quadros de ansiedade, depressão, dislexia e transtorno de atenção e hiperatividade (TDAH) não estão incluídos na lei, e para esses casos a escola deve oferecer uma flexibilização de maneira a atender à necessidade dos alunos que apresentam tais condições.

É necessário esclarecer que muitas vezes uma criança que apresente um quadro de deficiência intelectual, por exemplo, também tenha alguns comportamentos secundários (hiperatividade) a seu diagnóstico primário, e nesses casos ela estará dentro da Lei de Inclusão.

Segundo Galery,[2] existem várias ações federais que têm por objetivo assegurar o direito à educação das pessoas com deficiência tanto nas escolas públicas como nas particulares.

Dentro dessas ações, enfocarei o Plano de Ensino Individualizado (PEI), pois acredito que essa ação desperta mais interesse tanto das famílias como das instituições escolares, além de ser um caminho possível para práticas inclusivas. Mais adiante no texto apresentarei um projeto de educação subjetiva que foi inspirado no PEI.

O PEI é fundamental para atingirmos o objetivo da inclusão escolar. Ele parte de uma avaliação do aluno em todas as áreas do conhecimento e de seus interesses e motivações. Trata-se de uma avaliação biopsicossocial que tem como foco identificar o que a criança já tem de conhecimento e seu potencial, ou seja, o que ainda pode alcançar de maneira gradativa.

O ponto de partida é sempre o que a criança já sabe. Para tanto, conhecer seus interesses é fundamental para o sucesso da inclusão escolar, assim como a insistência em desenvolver habilidades potencialmente apontadas na avaliação. Não se acomodar com o que já se tem é uma ordem para quem se propõe a trabalhar com inclusão.

É possível, a partir de um interesse repetitivo de uma criança com TEA, por exemplo, ampliar a zona de conhecimento e aprendizagem dessa criança. Você parte do interesse para motivá-la em outras aquisições que serão importantes para ela.

Nos princípios da educação inclusiva está a premissa de que a relação substitui a lógica classificatória que ainda domina nosso sistema educacional. A relação pressupõe o encontro de dois ou mais sujeitos e toda a gama de comportamentos decorrentes desse encontro.

A singularidade e as diferenças de nossos alunos devem ser as ferramentas de um trabalho pedagógico. Abafar ou negar as diferentes possibilidades de ser não ajuda o processo de aprendizagem e inclusão. Igualar todos os sujeitos por meio de códigos, comportamentos ou categorias não fornecerá elementos para uma aproximação efetiva dos recursos daquele indivíduo.

Começamos a entrar já nessa parte do texto com alguns conceitos da psicanálise que podem ajudar não somente na questão da inclusão escolar, mas também na da educação.

Quando citei anteriormente que a lógica classificatória é substituída pela relação entre os envolvidos no processo de aprendizagem, contemplei o encontro entre sujeitos que estão para além da rotina escolar, que estão inseridos numa cultura e que têm uma história que os constitui.

Para a psicanálise, a construção da subjetividade se faz a partir de laços e relações que se estabelecem entre a cria humana e o representante da função materna, e seu desenvolvimento está condicionado a esse laço.

O repertório de cuidados e a presença materna na lida com o bebê incluem o modo de amar da mãe (aqui usado como função). Quando ela troca o bebê, fala com ele, alimenta-o, canta e olha para ele, faz cócegas nele, nina-o e banha-o, age no sentido de constituir os acervos e substratos para que a função simbólica, a inteligência e todo o restante se desenvolvam.

A vida psíquica será possível por meio dessas experiências constantes, além dos cuidados e das modulações oferecidos pela função materna na medida justa, pois todos nós sabemos que a mesma mãe que oferece também priva e frustra.

Na aprendizagem temos uma relação em que o sujeito aprendente carrega não só a sua história como também outros aparatos e sistemas com os quais ele e seu educador têm que lidar.

Sara Paìn,[3] reconhecida psicóloga e doutora em epistemologia genética, afirma que a aprendizagem é um processo dinâmico e que determina a maneira como o sujeito lida com a realidade. Para a autora, a aprendizagem é possível pela articulação das seguintes dimensões: biológica (sistemas do corpo humano), social (transmissão da cultura), cognitiva (inteligência) e afetiva (constituição do sujeito).

A condição biológica é o motor que possibilita ao ser humano agir em direção aos objetos e se relacionar com eles, aprimorando seus esquemas.

Somente a dimensão biológica não é suficiente para que a aprendizagem aconteça; é apenas uma parte de um sistema que inclui a dimensão afetiva pelo contato com o outro significativo que prepara carinhosamente o terreno para que o conhecimento seja compartilhado.

Os esquemas encontram-se no sujeito, mas é necessária a presença de outro para que eles possam entrar em ação, captando os sinais, ampliando, generalizando a experiência e transformando-a novamente em conhecimento.

Podemos observar que tanto o conceito de sujeito da psicanálise como o de sujeito da educação fazem referência à presença de um outro e a relação entre eles. O outro será o *disparador* do laço afetivo que nutrirá toda a caminhada do pequeno *infans* na vida.

Muitas vezes o que encontramos nas escolas é uma visão classificatória do professor diante de seu aluno, na qual os programas curriculares e os conteúdos estão à frente de quem aprende. Quando isso ocorre, o sujeito se perde e o processo de aprendizagem fica comprometido por muitos sintomas.

Portanto, na sala de aula é necessário que o educador considere não só o desenvolvimento cognitivo e a funcionalidade do aparato biológico de seu aluno. A relação que se estabelece entre essas dimensões é a grande chave para entendermos as dificuldades e as modalidades de aprendizagem dos estudantes de maneira geral, sejam eles de inclusão ou não.

Escola aberta à diversidade

A escola que tem o objetivo de ser inclusiva trabalhará com uma proposta que contemple os diferentes estilos de aprendizagem e com a relação que se estabelece com todos os envolvidos nesse processo. A escola será mais um espaço de auxílio à constituição psíquica desses alunos, promovendo encontros, vínculos, atividades e espaço para o sujeito vir a ser.

Começamos então a delinear a proposta de educação subjetiva pelo início: a entrada da criança na escola por meio da LBI.

Um grupo de professores da rede pública da cidade de São Paulo me relata que em suas salas de aula os alunos de inclusão estão ali somente porque existe uma lei que obriga as escolas a atenderem essas crianças no sistema regular. Não há proposta e nenhuma orientação do que é possível e do que não é permitido pela lei. Há sempre a ameaça iminente de um processo jurídico ou de algum escândalo nas redes sociais.

Outro grupo de professores, agora de uma escola particular da cidade de São Paulo, compartilha outra questão no momento da entrada na escola:

> "É comum também no atendimento aos pais escutarmos a seguinte frase: tenho um filho com TEA... ou tenho um filho Down e pela lei tenho direito de matriculá-lo nessa escola. O nome da criança ou a percepção de que ela possa ter o desejo de aprender ao seu modo aparecem quando muito no final da entrevista".

Então a entrada na escola não se dá pelo desejo ou pelo reconhecimento de um sujeito que tem, sim, seus direitos, mas antes de tudo é um ser que precisa ser visto, ouvido e acolhido em sua singularidade.

Vamos um pouco mais adiante com outra vinheta, já na sala de aula, de uma professora de ensino fundamental:

> "Recebi José em minha sala de aula sem ter a mínima ideia de quem era e nem do que fazer com ele. No primeiro ano, as crianças já iniciaram seu processo de alfabetização e José nem falava, apenas grunhia e se arrastava pela sala. As crianças se assustavam com ele, mas também tentavam contato com esse amigo tão diferente. Éramos vinte e cinco alunos, eu e José perdidos em nossas dúvidas e em nossas tentativas de fazer algo. Como vou alfabetizar esse aluno até o final do ano? Como darei conta dele na sala de aula e nas atividades com outras crianças? Nem sei o que ele tem, se é um deficiente intelectual, ou se é um autista? Enfim não sei de onde ele veio e nem para onde ele vai".

Essa professora relata sua angústia, seu fracasso e sua impotência diante da tarefa de receber e conduzir José e os demais alunos de sua turma. Esse tipo de relato pode ser facilmente encontrado nos grupos de professores das escolas públicas e particulares do nosso país.

Um caminho para pensarmos o desabafo no depoimento anterior seria por meio do conceito de *função de reconhecimento* proposto por Alfredo Jerusalinski.[4] Segundo esse autor, é pelo verdadeiro olhar e da função cuidadora da mãe que o sujeito pode ser visto e reconhecido em sua real condição. É por meio do reconhecimento de quem se é que o sujeito se sente encorajado a ir além de sua condição.

Diz Jerusalinsky:[4]

> "Para que a função de reconhecimento se opere, para que a função especular se opere, é necessário que a função materna se estenda até o ponto em que as condições constitucionais da criança permitam um encontro" (p. 19-20).

É essa qualidade de encontro que acredito ser necessária na relação professor/aluno, na qual, para além das técnicas e procedimentos, estejam presentes dois sujeitos que se reconheçam e que se encorajem mutuamente a continuar, ir adiante de suas possibilidades. Como adultos, devemos ir ao ponto em que está a criança, identificar suas possibilidades e, por meio da relação, propor outro espaço de aprendizagem no qual seja respeitado seu ritmo, seu desenvolvimento e principalmente o seu ser.

Kupfer[5] ressalta que:

> "... a escola de nossos dias busca ser inclusiva supondo que bastará incluir ou pôr para dentro de seus muros uma ou outra criança diferente, quando se trata, ao contrário, de produzir profundas e estruturais mudanças, que permitam a introdução da noção de diferença em seu fundamento educativo".

A mudança estrutural e profunda à qual se refere Kupfer[5] começa exatamente pelo reconhecimento do sujeito, ou seja, ele está numa escola pelo desejo de aprender, por ter determinada possibilidade de buscar o conhecimento, um lugar na sociedade a que pertence, e não somente pelo poder da lei, que, na tentativa de igualar, acaba acentuando as diferenças.

Pensar em mudanças estruturais profundas numa instituição educativa não é tarefa fácil e rápida, especialmente para uma cultura que valoriza tão pouco o professor e a escola. Não é à toa que temos observado nos últimos meses tantos ataques a esse espaço de socialização, de transmissão de valores e de conhecimento.

Sugiro que o eixo principal de qualquer proposta de práticas inclusiva nas escolas comece pela escuta e valorização do trabalho do educador. É ele o grande motor dessa engrenagem. Se ele estiver inseguro quanto a sua posição e a seu conhecimento, não teremos o movimento disparador descrito na primeira parte do texto.

Outra mudança que a meu ver é necessária é a criação de espaços diferenciados de aprendizagem. Se estamos falando de subjetividade e diversidade, temos que desmontar a ideia da sala de aula com fileiras de carteiras, aulas expositivas, material predefinido. Salas ambientes com diferentes materiais e possibilidades em seu uso garantem a aprendizagem mais significativa e o desenvolvimento do potencial levantado na avaliação do PEI. Esta é a função das ações previstas na lei: nortear o trabalho e as atividades de cada aluno.

Incluir de verdade significa pensar no indivíduo que carrega uma história única, acreditar que por trás de toda diferença há alguém que precisa ser visto e encontrado no olhar do outro. Não se trata de deixar o sujeito caminhar em seu processo livre e sem rumo, perambulando pela escola; ao contrário, é trilhar esse caminho junto, oferecendo o alimento na hora certa e na dose certa.

À medida que o educador sustenta sua prática norteado pelo sujeito, torna-se mais livre das amarras excessivas dos métodos e técnicas a serem seguidos. Ouvir e reconhecer o sujeito são os primeiros passos para incluirmos e para acreditarmos que em aprendizagem nada está predeterminado.

Uma escola democrática inclui, é para todos e para cada um; nesse sentido, seus eixos principais são o respeito às diferenças e a convivência num espaço onde todos aprendam de maneira singular e criativa. A possibilidade de aprender, de produzir e ser *autor* de seu processo de conhecimento é uma meta a ser atingida por todos, cada um a seu tempo e por caminhos apropriados.

A inclusão escolar e o trabalho com a diversidade na sala de aula não são tarefa exclusiva dos professores, mas de toda a sociedade e ser humano que se propõe a redesenhar a escola como um todo. Não se trata de tarefa fácil, como já disse anteriormente, e somente a lei não conseguirá resolver uma questão social; assim, incluir é um trabalho de todos nós. Todos estamos incluídos no universo de exclusão que é a educação brasileira.

Fica aqui o convite para viver o cotidiano de maneira lúcida, criativa e saudável, pois os desafios nos conduzirão a novas buscas num processo contínuo e sem fim.

Referências bibliográficas

1. Frase retirada do Facebook de Silvia Bleichmar.
2. Galery A. O que é (e o que não é) inclusão. In: Galery A (org.). A escola para todos e para cada um. São Paulo: Summus; 2017.
3. Paín S. Dimensões do processo de aprendizagem. In: Paín S. Diagnóstico e tratamento dos problemas de aprendizagem. Porto Alegre: Artes Médicas; 1985. p. 15-20.
4. Jerusalinsky A. Quais são as condições prévias para uma verdadeira inclusão familiar, social e escolar das crianças com problemas no desenvolvimento? In: Fernandes CM, Rassial JJ (org.). Crianças e adolescentes: encantos e desencantos. São Paulo: Instituto Langage; 2012.
5. Kupfer MC. A educação terapêutica: uma nova abordagem das relações entre psicanálise e educação. In: Kupfer MC, Pinto FSC. Lugar de vida, vinte anos depois: exercícios de educação terapêutica. São Paulo: Escuta/Fapesp; 2010.

Capítulo 6

Brincadeira sem espaço na agenda

Denise de Sousa Feliciano

... é importante destacar que quem se ocupa de uma criança pequena
sente se agitando dentro de si a criança que foi ou quis ser.
Victor Guerra

É possível que o título deste capítulo soe paradoxal. Brincar faz parte do universo infantil. É o que consideraríamos como a definição da infância por excelência. Agendas são invenções que podem servir de boa ajuda como lembretes de compromissos ou outras tarefas que permeiam a organização da vida cotidiana de um adulto. Em sua origem, uma agenda seria um instrumento auxiliar que pouparia uma pessoa de se preocupar em reservar espaço mental para guardar as responsabilidades que fugiriam à rotina já estabelecida e integrada no dia a dia.

Entretanto, é necessário trazer neste livro destinado aos pediatras um capítulo que os alerte para uma inversão de valores sobre todos esses elementos mencionados: criança, infância, brincar, agendas, tarefas. Sobretudo, urge pensar na soberania que a agenda adquiriu na vida cotidiana não apenas dos adultos, mas também das crianças, desde muito cedo em suas vidas.

Os pediatras Kardosh e Lamano,[1] movidos por semelhante preocupação, trouxeram como ilustração o caso de Ana, uma criança de 7 anos que foi levada para consulta por apresentar apatia até mesmo para brincar. Ao longo da consulta os pais descreveram sua rotina: saíam todos de casa às 06:15 e só voltavam às 20:30. Durante esse período, Ana ficava em atividades escolares e extraescolares. Não havia tempo para uma brincadeira que não fosse direcionada.

Infelizmente o exemplo relatado por eles não é uma exceção. A clínica psicanalítica com crianças escancara essa questão ao receber pais preocupados com filhos irritadiços, apáticos, sem amigos, que não interagem com a família, com distúrbios alimentares, com dificuldades escolares. Porém, ao propormos um processo psicoterapêutico que exige um horário regular em sua rotina, encontramos dificuldades para estabelecê-lo. Uma agenda sem pausas é o usual. As crianças se levantam cedo e vão para a escola regular, depois têm atividades extracurriculares em dias alternados, que ocupam suas tardes e início da noite. Banho e jantar precisam ser abreviados para que haja espaço para as tarefas de casa antes de irem dormir, cedo, por conta do dia seguinte, que logo virá.

O motivo alegado para tantas atividades é oferecer uma boa formação para que os filhos possam ter recursos para enfrentar o mercado de trabalho, no futuro. Que possam ser no mínimo bilíngues, que pratiquem vários esportes, lutas marciais para se defender. E que façam reforço em escolas de aprendizagem, que os *ensinem a aprender*!

Desnecessário. A criança aprende na apreensão curiosa do mundo a seu redor. Uma criança sadia é observadora e investigativa, explora e faz descobertas empiricamente. Além disso, o que não é considerado nessas escolhas é que, além da própria sobrecarga de atividades e da consequente exaustão, são atividades orientadas e inscritas em métodos com objetivos preestabelecidos que muitas vezes impõem competitividade e o cumprimento de metas de aprendizagem, supostamente para que se tornem seres humanos *melhores*. Os pais supõem que, por serem atividades lúdicas, as crianças podem aprender brincando. Ledo engano.

As crianças precisam essencialmente do brincar espontâneo, imaginativo, criativo. A orientação da brincadeira tolhe parte de sua criatividade e do necessário movimento psíquico que o brincar livre e sem hora marcada pode oferecer. A brincadeira fora da agenda!

Na raiz dessa questão está a desvalorização da infância como experiência em si mesma. As crianças são consideradas indivíduos do futuro, o que compromete sua possibilidade de encontrar espaço para ser o indivíduo-criança no presente.

Não se trata de uma questão atual. No livro *O desaparecimento da infância*,[2] de 1982, Neil Postman, sociólogo e especialista em comunicação, explica que a infância não existiu na Idade Média. Tendo sido foco de atenção entre 1860 e 1950, a especificidade do que pode se chamar de *infância* vem sofrendo um declínio significativo desde então, num apagamento das fronteiras adulto-criança, expondo-a a um viver que desconsidera suas demandas mais significativas. Essa carência compromete também a geração de adultos que, pela falta do brincar, não constroem estruturas capazes de lidar com as responsabilidades e demandas da maturidade.

Isso porque *brincar* é a atividade psíquica por excelência para o processamento das angústias que fazem parte do desenvolvimento saudável, como veremos mais adiante no texto.

A ideia de agenda é associada a uma população mais favorecida do ponto de vista socioeconômico, mas vemos essa mesma dinâmica acontecer em classes sociais de menor poder aquisitivo, ainda que de maneira diversa. Noticiários e documentários trazem com alguma frequência os alertas sobre populações de baixa renda nas quais as crianças são incluídas no trabalho da família, carentes de mão de obra para o sustento do lar. Exercem muitas vezes trabalhos de grande esforço físico e são obrigadas a cumprir muitas horas nessas obrigações, o que também não deixa nenhum espaço para o brincar. Além disso, são privadas da escola e consequentemente da socialização e da brincadeira compartilhada com outras crianças. Na região metropolitana, muitas são expostas ao sol e a chuva como vendedores ambulantes, sem qualquer consideração com sua condição de desenvolvimento individual e social, o que impõe um sofrimento que nem sempre pode ser escutado pelos adultos que deveriam garantir seu bem-estar.

Outra questão que merece atenção é a exposição excessiva ao uso de telas,* que traz prejuízos significativos para o desenvolvimento global. Equivocadamente, alguns pais alegam: "Prefiro encher meu filho de atividades a largá-lo em casa na frente da TV ou do computador". Essa atitude apenas substitui um malefício por outro, e também sugere uma fragilidade no papel de autoridade dos pais e no manejo dos limites. Impotentes para regulamentar o uso desses equipamentos e sustentar as regras, buscam alternativas que distraiam os filhos e não os coloquem no lugar de autoridade, além da convicção de que estariam favorecendo uma melhor qualidade de vida para as crianças, tornando o seu tempo mais útil.

Ainda no que se refere às telas, é frequente que as crianças façam uso delas sem a supervisão de um adulto, ficando expostas a conteúdos que ainda não são capazes de assimilar ou simbolizar, notadamente aqueles que estimulam a violência, o consumo ou a hipersexualidade. A excitação despertada por esses conteúdos, sobretudo na ausência de espaços narrativos que possam contextualizá-los, pode trazer uma sobrecarga emocional que não encontra elaboração.

São vários aspectos dessa questão que precisam ser considerados para uma melhor discriminação da dinâmica de cada família. De todo modo, parece nítido que, independentemente do nível social e das motivações, o tempo da criança tem sido preenchido com atividades de adultos.

Sem que haja uma conclusão simplista de causa e efeito, é fundamental considerar que cada vez mais vemos crianças exaustas, que brincam pouco e com transtornos psicoemocionais que ressoam no funcionamento de seu organismo. A não consideração dos ritmos naturais, impondo aceleração nos tempos da criança, traz consequências para seu desenvolvimento e saúde global,

---

* Vários órgãos de saúde, como a Organização Mundial da Saúde (OMS), posicionaram-se limitando o uso de telas para crianças abaixo de 5 anos, discriminando de acordo com a idade.

sobretudo mental. Não à toa, observa-se na contemporaneidade um aumento considerável de diagnósticos e tratamentos que, por sua vez, também se afastam das carências nas necessidades da infância.*

Kardosh e Lamano, no mesmo artigo já mencionado, ressaltam também a importância do brincar na natureza, citando pesquisas que elencam os muitos ganhos para uma melhor qualidade de vida, tanto no funcionamento do organismo quanto na socialização e no desenvolvimento emocional.

O brincar na natureza muitas vezes tem sido negligenciado nas grandes cidades, seja por questões de segurança ou pelo apelo de *marketing* que muitas vezes as leva aos parques fechados de *shoppings*, onde os pais podem deixar seus filhos se divertindo em segurança, com monitores, enquanto aproveitam o tempo para seus outros interesses. Entretanto, a natureza oferece uma experiência ímpar, não apenas pelas necessidades de desenvolvimento motor supridas na liberdade de correr livremente, mas pelo contato com a própria sazonalidade do meio ambiente e sua biodiversidade.

Futuro promissor?

Criança precisa de tempo e de ócio para que possa livremente desenvolver suas potencialidades inatas. Porém, a premência imposta pela sociedade atual vai na contramão de um ritmo mais lento, que garanta tempo livre de atividade. Ecoa uma espécie de pressuposto de que não se pode perder tempo e de que é preciso manter a criança ativa, de que só assim ela poderá se desenvolver saudavelmente.

O excesso de informação com vistas a um aprendizado mais rico – que exaure a criança – está baseado na ideia de oferecer oportunidades para que essa criança seja, no futuro, um adulto competitivo no mercado de trabalho. No entanto, o resultado é que esse adulto se torna competente em suas áreas de atuação, mas muito despreparado para lidar com as relações e todos os afetos de seu psiquismo, o que lhe traz muita dificuldade e até mesmo complicações mentais importantes diante de algumas vivências de maior complexidade emocional.

Outro aspecto que se observa na busca de preenchimento das agendas dos filhos é a ideia de *gastarem* energia, como uma espécie de precaução contra a *energia acumulada*, que, nessa conjectura, seria responsável pela irritabilidade. Se por um lado as crianças de fato têm necessidade de movimento motor, também precisam de tranquilidade para explorar curiosamente os estímulos disponíveis nas sutilezas, nos detalhes. Crianças são observadoras e precisam poder apreender o mundo em seu ritmo e no seu tempo.** E a falta desse espaço pode ser um dos fatores de ansiedades e de irritabilidade.

O excesso de atividades oferecido pelos adultos muitas vezes pode revelar a pouca disponibilidade e condição psíquica para se envolverem com o universo infantil. Ao cuidar dos filhos, impõem-se uma lista de tarefas que deixa muito pouco espaço para as trocas compartilhadas de um modo mais disponível, lento, íntimo e, principalmente, prazeroso. Sem se darem conta, os próprios pais se exaurem no ritmo frenético que proporcionam a si e aos filhos e, por fim, esperam que as crianças durmam para que possam aproveitar de seu próprio tempo *livre das crianças.*

É muito difícil para alguns adultos acessarem o próprio infantil – a criança que um dia foram. Com isso, o desnível é grande para a possibilidade de prazer compartilhado e os afasta cada qual em seu próprio universo, restando trocas tarefeiras e agendas sem espaço de interação e crescimento mútuo.

Importante considerar que as próprias crianças não têm consciência desses excessos. Na maior parte das vezes, são elas que querem e pedem para participar dessas atividades, motivadas pelo grupo de amigos e pelo desejo de *não ficarem de fora.* O desejo da criança é onipotente e transbordante, mas é fundamental a regulamentação de um adulto para o desenvolvimento saudável. São os pais que precisam ter uma noção dos limites e manejá-los com presença e vigilância. Essa condição vem da autoridade conquistada e necessária, que muitas vezes é negligenciada pelo equívoco de ser confundida com autoritarismo.

---

* Arianne Angelelli, em seu texto "Medicalização da infância", faz importantes considerações sobre esse tema (capítulo 32 deste livro).

** Remeto o leitor ao capítulo 4, "A aprendizagem no ritmo de cada criança", de Carmen Orofino.

O que é o brincar na vida mental?

A primeira relação entre o brincar da criança e os processos mentais foi feita por Freud[3] em 1920, ao observar uma curiosa e recorrente brincadeira na qual seu neto de 18 meses jogava para longe um carretel de madeira, exclamando *ó-ó-ó-ó*, que aos poucos foi compreendido como sua tentativa de pronunciar a palavra alemã *Fort* (= ir embora). A observação aguçada e interessada de Freud ajudou-o a compreender o *brincar de ir embora* que a criança fazia, sobretudo quando a mãe se ausentava. Um modo de elaboração da ausência e separação. Aos poucos a brincadeira de seu neto foi ganhando complexidade, quando ele amarrou um cordão no carretel, fazendo-o desaparecer por trás de uma cortina, para em seguida reaparecer sob seu comando. Nessa etapa, pronunciava, animado, a expressão *Dá*, que se traduz por "ali" e compõe o jogo completo de controlar o ir e vir, desaparecimento e retorno.

Melanie Klein,[4] primeira analista de crianças, considerando que o brincar seria um meio de acesso ao inconsciente infantil, propôs o brincar como técnica psicanalítica no trabalho com crianças. De acordo com Souza,[5] Klein percebeu que, com materiais gráficos e brinquedos, poderia também estabelecer um contato com elas, além do sentido simbólico que o jogo representava, que contribui para a compreensão dos mecanismos mentais infantis.

> "A incapacidade para brincar é um imenso prejuízo para pessoas de qualquer idade, pois obsta o contato com a realidade. Essa situação paradoxal só tem sentido se se pensar que a fantasia não é o único elemento em trânsito durante o jogo. O brincar é um modo essencial de se estabelecer contato com as realidades interna e externa, de explorá-las e de aprender sobre si mesmo e sobre o mundo" (Souza,[5] p. 132).

Segundo Barros,[6] o olhar de uma mãe sensível ao universo infantil e muito interessada em psicanálise e em seu próprio processo analítico com Sándor Ferènczi, vivenciado durante a terceira gravidez, ajudou Melanie Klein a capturar e ampliar o que Freud havia intuído em sua primorosa observação das crianças. Ambos, pioneiros na investigação da mente e com refinado estudo dos estados mentais, ganharam na complexidade de suas teorias ao se voltarem para a criança, mais precisamente para o aspecto infantil da mente, que se conserva no adulto.

O brincar também ganhou destaque na obra do pediatra e psicanalista Donald Winnicott, que explorou esse universo de maneira significativa, dedicando muitos de seus livros ao tema. Em *O brincar e a realidade*,[7] diz:

> "É com base no brincar, que se constrói a totalidade da existência experiencial do homem. Não somos mais introvertidos ou extrovertidos. Experimentamos a vida na área dos fenômenos transicionais, no excitante entrelaçamento da subjetividade e da observação objetiva, e numa área intermediária entre a realidade interna do indivíduo e a realidade compartilhada do mundo externo aos indivíduos" (p. 43).

Winnicott considerou também a importância do brincar na criatividade não só na arte, mas para lidar com o improviso na imprevisibilidade que a vida apresenta, destacando que é por meio do brincar e da fantasia que a criança adquire experiência. Para esse autor, o brincar é "a prova evidente e constante da capacidade criadora, que quer dizer vivência"[8] (p. 163). Além disso, a brincadeira ajuda a criança no controle da ansiedade e na possibilidade de lidar com seus medos e angústias. Por meio dos jogos simbólicos e do faz de conta, as crianças elaboram situações vividas, planejam e sonham o futuro.

Sonhar o futuro não significa acumular conhecimentos intelectuais, mas ser capaz de lidar de maneira criativa com demandas e adversidades, conservando a integridade psíquica e a busca de soluções que considerem o mundo interno e externo do indivíduo, sobretudo as relações interpessoais.

Porém, antes mesmo de a criança adquirir a capacidade de simbolizar, o brincar tem importância fundamental na interação e no desenvolvimento do vínculo na relação inicial com os pais. O bebê bem pequeno já mostra essa competência ao brincar com o próprio corpo e a voz que depois se expandem para os objetos ao seu redor. Com o tempo vai surgindo a busca de companheiros no brincar e do prazer de compartilhar. Segundo Winnicott, brincar com outras crianças é fundamental numa relação para que surja a amizade e, nesse contexto, para ampliar a possibilidade de perceber e conhecer o outro como separado e diferente.

No desenvolvimento da intersubjetividade, Guerra[9] propõe um termo, *inlerludicidade*, que seria o encontro gratificante e lúdico entre o bebê e seus pais:

> "Um dos objetivos fundamentais do bebê e da criança pequena seria encontrar no outro uma maleabilidade lúdica que também lhe permita coconstruir sua vida psíquica: expressar seus desejos, integrar as vivências da mente e do corpo, explorar e tolerar a sua 'adaptação' à realidade, e elaborar situações potencialmente angustiantes" (p. 124).

Outro autor que mostrou o valor e a importância do brincar e dos jogos simbólicos foi Jean Piaget, relevante estudioso da psicologia evolutiva, que muito contribuiu com seus conceitos a respeito da inteligência infantil. Piaget[10] faz referência à função essencial do jogo na vida da criança, contribuindo para o desenvolvimento:

> "Obrigada a adaptar-se, sem cessar, a um mundo social de mais velhos, cujos interesses e cujas regras lhe parecem exteriores, e a um mundo físico que ela ainda mal compreende, a criança não consegue satisfazer as necessidades afetivas e até intelectuais do seu *eu* nessas adaptações [...] É, portanto, indispensável ao seu equilíbrio afetivo e intelectual que possa dispor de um setor de atividade cuja motivação não seja a adaptação ao real, senão, pelo contrário, a assimilação do real ao eu" (p. 51).*

Em síntese, é preciso atentar à importância do brincar livre, criativo, dos momentos de *ócio*, por assim dizer, nos quais a brincadeira pode acontecer de modo espontâneo, situações essas que favorecem e muito um desenvolvimento infantil saudável.

O brincar que acontece no ambiente escolar, nas atividades extracurriculares, como natação, esportes, atividades artísticas, é importante, mas não pode subtrair da criança o tempo livre, de estar consigo mesma, em brincadeiras que não sejam diretivas, que não tenham regras e definições vindas de fora e não construídas pela própria criança no aqui e agora.

Brincar sozinho, brincar com companheiros ou brincar com os pais são situações diferentes entre si, e todas muito importantes. Frequentemente os pais se preocupam quando observam que seus filhos não sabem brincar sozinhos, ou demandam demais a presença deles, além de não gostarem de sair de casa nos fins de semana. Esse é um dado curioso, que precisa chamar a atenção do pediatra a intervir: quando tudo parece bem com a criança mas ela não brinca, há um sinal de alerta que pode fazer o clínico indagar a si mesmo sobre a saúde psíquica dessa criança e mesmo de sua família.

Em suma, criança precisa brincar para ser saudável. Brincar é a atividade por excelência para um pleno desenvolvimento em todos os níveis. Referimo-nos aqui a um brincar espontâneo, inventivo e descompromissado de um aprendizado formal. A atividade psíquica do brincar é responsável pela elaboração dos conflitos que acontece na busca de equilíbrio entre o imaginário e o ambiente, com suas demandas muitas vezes frustrantes e que impõem sentimentos de desconforto e mesmo tédio. Esses sentimentos nem por isso são maléficos; ao contrário, precisam ser experimentados para o pleno desenvolvimento dos recursos mentais que favorecem uma melhor interação com o ambiente e a solução de problemas.

Tons da contemporaneidade

Se as armadilhas que atravessam e capturam a infância já vêm de outras gerações, as novas demandas impostas pela contemporaneidade acentuam essa tendência e criam exigências que têm sido responsáveis por um adoecimento em vários níveis, quer seja mental ou fisiológico.

O processo de ter um filho implica o desenvolvimento da parentalidade, que está intimamente ligado à capacidade de ser afetado emocionalmente pelo estado mental mais primitivo do filho, com marcas que não são acessadas pela memória e que dependem de como tenham os próprios pais vivido na infância.

* Remeto o leitor ao capítulo 37, "Pós-pandemia: juntando os cacos", de Cleyton Angelelli e Denise de Sousa Feliciano, como complemento às considerações sobre os possíveis efeitos para o psiquismo das crianças, do fato de ficarem em casa com pais ocupados com suas atividades de trabalho.

> "Esse fluir da temporalidade também poderia ter consequências nos vínculos intersubjetivos, base da relação com uma criança, já que essa concepção implicaria tanto a desautorização do passado, com a perda de referenciais para os próprios pais, como não aceitar nem habilitar os movimentos regressivos próprios do *infantil*" (Guerra,[9] p. 232).

Pais com rotinas sobrecarregadas de tarefas, anseios profissionais e competitividade ficam sem espaço mental para a complexidade de um resgate das próprias marcas infantis, que funcionam como uma regressão para ajudá-los na compreensão das necessidades e linguagens dos filhos. Esses pais se veem impossibilitados de acessar emocionalmente suas crianças, pelo aprisionamento em um círculo vicioso de afazeres realizados muitas vezes de maneira automática e sem tempo para uma avaliação e uma escolha mais significativa que permita priorizar o uso de seu próprio tempo.

Esse cenário é ilustrado no filme *Hook: a volta do Capitão Gancho*, de Steven Spielberg. Numa das cenas, observamos o pai falando ininterruptamente no celular enquanto coloca os filhos para dormir, sem escutar seus apelos para que conte histórias e esteja com eles. Trata-se na verdade de Peter Pan, que teria crescido e se esquecido de quem era, sendo então convocado por Sininho a lembrar como é ser criança e incluir os filhos nessa aventura.

Pediatra Peter Pan

O pediatra é alguém que precisa conservar sua face criança para compreender seus pacientes. Mais ainda: para compreender e ajudar os pais a se conectar com os filhos.

As demandas endereçadas a esse profissional revelam sinais importantes sobre uma possível falta de interação pais-filhos. A própria incidência de um corpo que adoece comunica a contrapartida psíquica de um sofrimento. É preciso que o pediatra seja capaz de observar a dinâmica que invade a relação ao pediatra para abrir espaço de conversa, tanto com os pais quanto com as próprias crianças. Ele deve ajuda-los a desenvolver uma linguagem e uma interação que implique passarem tempo de qualidade juntos; dito de outro modo, partilharem do prazer dessa interação em atividades que sejam significativas para ambos.

Boa parte das vezes os pais são bem-intencionados e querem saber como oferecer o melhor a seus filhos. Eles só não sabem como brincar. Esqueceram. E vão precisar de ajuda para descobrir o prazer de brincar junto com os filhos em vez de apenas tentarem garantir que acumulem conhecimento formal.

Lembro-me de uma família que chegou ao consultório com uma criança de 3 anos e uma queixa um tanto difusa. Aos poucos fui percebendo uma criança bem-comportada, com um vocabulário sofisticado. Durante as sessões conjuntas com os pais, vagava pela sala pegando um e outro brinquedo, mas sem se entreter. Observei que os pais davam muita atenção à criança conversando com ela, mas era uma fala elaborada, como se falassem com um adulto. O trabalho foi conduzido no sentido de ajudá-los a brincar juntos, pais e filho. A certa altura, com mais confiança, declararam que não sabiam brincar e, emocionados, supuseram que nem mesmo tinham brincado em suas infâncias. Na relação com o filho, sentiram que algo lhes faltava, mas não estava claro de início. Sintonizados com ele, haviam acessado a própria criança interna, que parecia também, inconscientemente, pedir ajuda para a carência de seus próprios aspectos infantis.

É fundamental informar os pais sobre a importância do brincar. Ajudá-los a abrir espaço nas próprias agendas e na dos filhos para um brincar livre, que é o que mais favorece o desenvolvimento harmônico e a formação de uma boa bagagem para o futuro. Ajudá-los a se disponibilizar internamente para, com curiosidade, observar seus filhos e se manter sintonizados com os interesses deles em cada idade. Com seus limites e seu potencial, sem necessariamente intervir, estimulando, apenas favorecendo. O potencial de desenvolvimento das crianças só precisa de espaço e tempo para acontecer. É importante estar atento ao ritmo delas e oferecer o tempo que lhes é necessário.

O brincar na agenda dos pais

As agendas dos pais e dos filhos, repletas de afazeres, na verdade revelam um sinal importante a ser observado por um pediatra atento: é difícil regredir ao universo infantil. Por um lado, porque as responsabilidades da vida adulta que estão representadas na agenda servem como uma espécie de porto seguro, como se fosse uma ameaça ter espaços livres. Afinal, o que o desconhecido trará? O imprevisto e o improviso demandam disponibilidade e criatividade. Em um mundo onde tudo precisa ser sabido e programado, essa condição pode soar inquietante. Além disso, toda essa previsibilidade estabelecida deixou os pais *enferrujados* na capacidade de brincar, na espontaneidade, nas trocas prazerosas e descompromissadas.

Sentar-se no chão com os filhos e se divertir, se sujar, bagunçar, soam como transgressão de uma *adultice* crônica e comprometida com metas e resultados. O objetivo é que os filhos cresçam saudáveis e competentes, e para tanto o brincar *banal* parece insuficiente. Eles apenas não sabem mais brincar. Precisam aprender de novo. E as crianças são as mais competentes para ensiná-los.

Antes de tudo, para poder brincar é preciso estar junto, com interesse. Não há necessidade de estímulo. A criança descobre sozinha como brincar, é inventiva e pode facilmente convocar e estimular um adulto disponível ao seu lado. Afinal, criança é criança!

Referências bibliográficas

1. Kardosh FP, Ferreira FL. O uso do brincar na pediatria: o highlight da consulta pediátrica. In: Affonso RML (org.). Ludodiagnóstico: do brincar livre na natureza à clínica infantil on-line. São Paulo: Vetor; 2022. p. 161-8.
2. Postman N. O desaparecimento da infância. Rio de Janeiro: Graphia; 1999.
3. Freud S (1920). Além do princípio do prazer. In: Freud S. Obras completas. Souza PC, trad. São Paulo: Companhia das Letras; 2010.
4. Klein M. A técnica psicanalítica através do brincar: sua história e significado. In: Obras completas de Melanie Klein. v. 3. Rio de Janeiro: Imago; 1991 [Trabalho original publicado em 1955].
5. Souza ASL. Melanie Klein e o brincar levado a sério: rumo à possibilidade de análise com crianças. In: Gueller AS, Souza ASL (org.). Psicanálise com crianças: perspectivas teórico-clínicas. São Paulo: Casa do Psicólogo; 2009.
6. Barros IG. Melanie Klein, mulher, mãe, psicanalista. In: Socha A (org.). Melanie Klein: autobiografia comentada. São Paulo: Blucher; 2019.
7. Winnicott DD (1957/1964). O brincar e a realidade. São Paulo: Ubu Editora; 2019.
8. Winnicott DW. A criança e seu mundo. Rio de Janeiro: LTC; 1982.
9. Guerra V. A vida psíquica do bebê: a parentalidade e os processos de subjetivação. São Paulo: Blucher; 2022.
10. Piaget J. A equilibração das estruturas cognitivas: problema central do desenvolvimento. T Cabral A, trad. Rio de Janeiro: Zahar; 1976.

Capítulo 7

Criança tecnológica

Renata Pereira Condes

A tecnologia e seus avanços permeiam a humanidade há tempos, trazendo, simultaneamente, conquistas e progressos, além de dilemas e desafios nos âmbitos social, cultural, político, relacional e subjetivo. A palavra "tecnologia" tem origem na língua grega, em que *tékhne* significa arte, técnica, construção, e *lógos*, estudo ou ciência, ou seja, trata-se de um "conjunto de processos, métodos, técnicas e ferramentas relativos à arte, indústria, educação", ou ainda "conhecimento técnico e científico e suas aplicações a um campo particular".[1] Apesar dessa definição ampla, utilizaremos neste capítulo a ideia de tecnologia vinculada ao contexto da informática e da internet, amplamente desenvolvida nas últimas décadas: as chamadas Tecnologias da Informação e Comunicação, redes sociais e internet.

O que significa pensar em *criança tecnológica*? De que criança se trata? Vinculado à noção de infância, o que o adjetivo "tecnológica" pode nos revelar? Quais as repercussões da tecnologia eletrônica e da virtualidade a que assistimos e que produzimos em nossas crianças? Que impactos observamos nas relações e nas subjetividades?

O mundo digital e virtual rodeia nossa existência e é parte integrante de nossas vidas e relações. Para além dos aparelhos de televisão e rádio, hoje convivemos com computadores, *smartphones* e *tablets*, os quais, com os mais variados aplicativos, possibilitam serviços, "relações", conversas, compras, estudos, entretenimento, entre tantos outros. Basta um clique ou um deslizar de tela que uma nova cena aparece, que uma resposta é enviada ou que um serviço é oferecido e executado. Novos modos de brincar, novos modos de se relacionar, desafiando sem precedentes a relação com o tempo, o espaço e o outro, uma vez que são aparelhos "sem fronteiras"[2] de um sujeito "*wireless*".[3]

Durante as sessões de psicoterapia, Manuela, 11 anos, articulada e extremamente verbal, fala de si para a terapeuta a partir das imagens contidas na galeria de seu celular: "Assim eu me lembro do que é importante para te contar e do que eu vivi nessa semana".

É inegável que a era digital trouxe benefícios e facilidades, servindo mais rapidamente ou aproximando pessoas distantes geograficamente. Contudo, o que ela produz nas relações dos mais próximos e, mais especificamente, nas relações primeiras da criança com seus principais cuidadores? Que marcas ela deixa na constituição subjetiva e nas relações das crianças com seu entorno? Que impactos traz ao desenvolvimento global dos pequenos?

O desenvolvimento cognitivo, motor, social, psíquico e relacional ocorre durante toda a infância e adolescência, contudo sabe-se que os primeiros tempos de vida são primordiais. Sob diferentes perspectivas, a pediatria enfatiza a importância dos primeiros mil dias de vida do bebê, tempo oportuno para o desenvolvimento cerebral, o estabelecimento de ciclos neurobiológicos e circuitos sensoriais, além do estabelecimento de um vínculo de apego seguro.[3] A psicanálise também dá ênfase a esses primórdios, que nomeia tempos precoce do desenvolvimento, e ressalta a necessidade da relação criança-adulto cuidador como fundante da subjetividade e do desenvolvimento emocional.

O uso de dispositivos eletrônicos pelas crianças – inclusive bebês – é notável em diversos ambientes: escola, casa, parques, restaurantes. A preocupação com a frequente exposição a telas é comum entre profissionais da infância, e já há um manual de orientação produzido pela Sociedade Brasileira de Pediatria (SBP)[3] preconizando cuidar do tempo de tela e de conteúdos assistidos ao longo da infância e da adolescência. Por exemplo, recomenda-se que bebês de até 2 anos não sejam expostos a telas (mesmo que passivamente); crianças de 2 a 5 anos devem ter a exposição limitada a 1 hora por dia; de 6 a 10 anos, de 1 a 2 horas por dia; entre 11 e 18 anos, de 2 a 3 horas por dia, incluindo jogos eletrônicos. Ressalta-se que todas as exposições a telas deveriam ser supervisionadas por um adulto. Em consonância com essa preocupação, o Manual Diagnóstico e Estatístico de Transtornos Mentais, em sua 5ª edição (DMS-5), traz critérios para pensar o vício em *videogames* como transtorno de jogo pela internet.[4] Mais recentemente, a CID-11 incluiu o uso abusivo de jogos eletrônicos e tecnologias digitais, *game disorder*, como um transtorno que pode viciar.[5]

Gueller[6] faz um alerta sobre a relação de dependência cada vez mais precoce que as crianças têm estabelecido com os objetos eletrônicos, apresentando dificuldades importantes em conseguir se desligar deles. De fato, Nobre e colaboradores[7] realizaram uma pesquisa para averiguar o tempo de tela e seus fatores determinantes em crianças de 24 a 42 meses e constataram que a maioria era exposta a tempo superior ao recomendado (mais de 2 horas por dia); as tecnologias mais acessadas foram a TV e o celular.[7,8]

O uso cada vez mais precoce da tecnologia nos direciona a refletir sobre o primeiro tempo da infância e todas as suas peculiaridades para a constituição subjetiva.

O bebê humano, ser desamparado e dependente, precisa de outro ser humano que dele se ocupe para sobreviver física e mentalmente. Os estudos de Spitz[9] e de grandes nomes da psicanálise, como Freud e Winnicott, mostram que o bebê precisa ser recebido, acolhido e cuidado em uma relação com um outro significativo que interaja, realizando trocas físicas e afetivas; que nomeie as possíveis sensações do bebê e hospede em si as angústias e estados mentais do pequeno; que suponha os possíveis desejos e necessidades dele; que sustente, acolha, reconheça e testemunhe seus gestos, expressões e movimentos como portadores de desejos e de endereçamento ao cuidador nessa relação.

Além disso, nesses primeiros anos de vida o corpo e a motricidade do bebê assumem aspecto central no desenvolvimento físico e emocional: é por meio dos sentidos, da exploração do espaço e da manipulação dos objetos que a criança conhecerá o mundo e se engajará em trocas relacionais, período esse que Piaget[10] denominou inteligência sensório-motora. Seguindo essa linha de raciocínio, Bernardino[11] afirma que "a relação com as telas deixa o corpo de fora, tanto o corpo do bebê, da criança, quanto o corpo dos outros humanos" (p. 159).

Corpo e psiquismo seguem intimamente unidos nesses primeiros anos de vida e apenas se desenvolverão na e a partir da relação com outro ser humano. Como afirma Jerusalinsky,[12] "Não nascemos apropriados do nosso corpo. Esta é uma operação que pode se constituir ou fracassar" (p. 44). A possibilidade de essa relação se constituir passará, necessariamente, por outro humano que consiga nomear e interpretar os estados corporal-psíquicos do bebê, emprestando sua experiência, seu saber, suas representações, suas palavras. É essa operação que está em jogo em cenas cotidianas da relação pais-bebê, por exemplo, quando o bebê mostra algum desconforto e os pais nomeiam "está doendo, já vai passar" ou quando há um estado de satisfação após uma refeição: "barriguinha cheia, que gostoso!". São oferecidas as condições de apropriação do próprio corpo e de representações dos afetos.[12]

Sobre essas questões, Bernardino[11] aponta que o processamento dos impulsos e das excitações corporais pode ficar prejudicado, uma vez que a criança se encontra imóvel, paralisada e passiva diante da TV – e podemos estender isso às telas de modo geral – e não é demandada de maneira mais ampla a criar, escolher, transitar entre papéis nas brincadeiras etc.

Pois bem, uma das questões que circundam essa reflexão está posta: como as telas e a tecnologia impactam essa construção corpo-mente dos primeiros tempos de vida? Poderão *substituir* as condições estruturantes da subjetividade que se operam nas relações e interações humanas?

Há aqui um paradoxo que nos chama atenção. Ao mesmo tempo que as telas parecem *substituir* a presença tão importante do outro – da figura humana cuidadora e disponível para a criança –, elas também realizam, e nesse ponto paradoxalmente, *uma superoferta da presença*, conforme nomeia Dunker.[13] Com os dispositivos eletrônicos há sempre a presença constante de uma imagem, um vídeo ou um jogo que está ao alcance de um clique ou toque na tela. Há uma disponibilidade contínua, e isso "introduz uma novidade intersubjetiva, a crença de que o outro está sempre disponível"[13] (p. 125).

Outra faceta que merece nossa atenção diz respeito ao fato de que as telas da era digital estimulam essencialmente a visão e a audição: vemos as crianças *vidradas* nas telas. A ausência ou a não utilização dos demais órgãos dos sentidos e do movimento corporal, que aos poucos permitem dar significados às sensações e às futuras percepções, dificultam à criança desenvolver um senso integrado de si no próprio corpo. A esse respeito Jerusalinsky[2] afirma que o "excesso sensorial da era digital" (p. 31) deixa a "criança apassivada, como espectadora e expectadora de um verdadeiro bombardeio de percepções que excita o corpo e que, muitas vezes, não vem acompanhado dos recursos simbólicos para tramitá-los" (p. 29). É fácil compreender que, quanto menor for a criança e mais exposta estiver à tela, mais as dificuldades de simbolização se farão ver, em função do próprio momento do desenvolvimento cognitivo e emocional.

Na predominância das imagens que o mundo virtual nos coloca, a interação muitas vezes se resume ao usuário – o dispositivo tecnológico aparta a presença do outro, tão fundamental para as trocas, as identificações e a construção do senso de si. Aparta também a possibilidade de imaginar ao ter a imaginação já preenchida pela imagem e pelos sons da tela!

Desde Freud[14] sabemos que a criança dá voz a seus conflitos, angústias e fantasias pelo brincar. Ao analisar o brincar de seu neto com o carretel, em que ele o fazia sumir e aparecer – "aqui e lá"/"*fort da*" –, Freud entendeu que a cena representava o controle sobre a presença e a ausência da figura materna. Posteriormente, Winnicott[15] enfatizou a importância do brincar na subjetividade humana, afirmando: "É no brincar, e somente no brincar, que o indivíduo, criança ou adulto, pode ser criativo e utilizar sua personalidade integral: e é somente sendo criativo que o indivíduo descobre o eu (*self*)" (p. 80).

O brincar é uma atividade prazerosa, livre de imposições, em que são reproduzidos vivências e sentimentos de maneira ativa, transferindo fantasias, medos e culpas aos objetos com os quais se brinca. É o mundo do faz de conta, da liberdade expressiva, do fantasiar, do construir e descontruir, do começar, terminar e recomeçar. Ou, como diz Mendes,[16] "É brincando que a criança aprende a dividir, a respeitar o outro, a internalizar as regras sociais, a elaborar os seus conflitos, a lidar com as frustrações, e desenvolve a criatividade, a autonomia etc." (p. 8).

Na contemporaneidade observamos um aumento da inserção de eletrônicos no cotidiano e no brincar das crianças. As telas ocupam um novo lugar dentro do lúdico, sendo objeto de muito interesse delas e sobrepondo-se às brincadeiras tradicionais. Parece existir uma coexistência do brincar no mundo digital das telas (vídeos, jogos eletrônicos etc.) e do brincar mais tradicional, em que o corpo e o faz de conta são os elementos principais (esconde-esconde, pega-pega, mamãe e filhinho, fazer comidinha, escolinha etc.).[17] Disso decorre que os eletrônicos se constituem como uma nova oferta de brinquedos às crianças, sendo inclusive oferecidos a elas, muitas vezes, no lugar dos brinquedos mais tradicionais.[2]

O brincar criativo supõe um espaço-tempo vazio; supõe uma ausência, que pode ser preenchida criativamente pelas invenções e pela imaginação. O excesso de jogos, vídeos e desenhos na tela transporta a criança de autora para espectadora da situação, como bem coloca Jerusalinsky.[12] As cenas são *apresentadas* e não construídas e imaginadas pela criança; muitas vezes, a única interação dela se faz ao tocar a tela para recomeçar ou encontrar outras cenas. De fato, em pesquisa empírica realizada por Santos e colaboradores[8] foi constatado, a partir do relato de pais sobre os filhos, que estes reproduzem os comportamentos dos personagens a que assistiram em vídeos ou na televisão, comportando-se exatamente como eles, sem incluir na cena aspectos imaginativos e de criação.

Quando há um espaço-tempo vazio na vida da criança, tem-se um momento oportuno para a manifestação da subjetividade dela, que pode advir pelo brincar. Este supõe bastante trabalho psíquico, trabalho do mundo interno, lidar com aspectos conflitantes e angustiantes. Ganhar, perder; suportar, esperar; criar, recriar. Contudo, esse espaço-tempo vazio também é terreno para as angústias; observamos muitas vezes uma geração de crianças e de adolescentes entediados com o tempo livre longe das telas.[6] Sobre essas questões é importante considerar que,

> "Se uma criança pode ficar tanto tempo jogando ou assistindo, é porque a tela afasta sentimentos de solidão, angústia, raiva, culpa ou qualquer outro estado afetivo que gere tensões psíquicas e iniba fantasias e medos. Mas, desse modo, também se afastam afetos prazerosos, que dão origem a sentimentos de excitação, vivacidade, etc. e que são percebidos como proibidos ou perigosos. Do que resulta que, em ambos os casos, afastam-se afetos conflitantes, que requerem processamento psíquico" (Gueller,[6] p. 66).

Retomando a ideia de Dunker[13] apresentada anteriormente, sobre a *superoferta da presença*, fica claro que os eletrônicos podem vir a ocupar esse tempo vazio e o desconforto inerente a ele, dificultando a possibilidade da espera, da criação e do interesse pelo outro humano. Entendemos que o excesso de telas compromete o simbólico, constituído nesse interjogo presença-ausência.

Além disso, fica posta uma suposição de que o outro estará sempre disponível e presente: "Fixa-se uma maneira de estar permanentemente com o outro em presença, o que confirma a suposição de que ele está sempre interessado em nos ofertar atenção, objetos, imagens ou palavras" (Dunker,[13] p. 125). Levy e Monteiro[18] se questionam a esse respeito, salientando que nas tecnologias encontramos suporte e satisfação para nossas fantasias e vontades mais imediatas, como em um pensamento mágico "eu quero, eu tenho", o que dificulta o acesso à falta/vazio que nos é constitutivo.

Podemos neste ponto questionar: como fica a questão dos limites? Limites diante da impossibilidade de tudo termos? Limites diante das figuras de autoridade que nem tudo podem? Limites diante do começo, meio e fim das situações da vida? Limites diante do dentro (meus desejos) e do fora (realidade)?

Na frente das telas as crianças parecem estar distraídas, calmas e tranquilas, quando na realidade encontram-se passivas e vidradas. Não dão trabalho aos adultos ao redor, e estes, por sua vez, não precisam dizer não, considerar os pedidos delas, ponderar entre acatar ou se opor, por exemplo. Os limites aparecem por entidades externas à relação intersubjetiva criança-adulto cuidador, podendo ser os dispositivos eletrônicos essas entidades: o fim dos jogos/vídeos/desenhos ou mesmo da bateria que os coloca em modo *off*/desligado.[19]

Pais e escola se preocupam com cenas de "explosões" após Pedro, 6 anos, ser retirado do mundo virtual. As tentativas de reduzir o tempo diante das tecnologias produzem nele um estado de angústia e raiva diante do modo *off* e dos limites trazidos pelos cuidadores: quebrou a tela da TV e do *tablet*.

Na mesma linha das crianças, os adultos também estão rodeados e imersos no campo virtual, conectados aos próprios aparelhos eletrônicos para fins de trabalho e/ou de distração. Nota-se menor disponibilidade de tempo de qualidade e de atenção dispensados à criança quando a figura cuidadora encontra-se conectada a qualquer outro estímulo que não aos endereçamentos de gestos, sons e falas da criança. De acordo com Jerusalinsky,[2] "os eletrônicos *bugaram, desconfiguraram* a borda entre o espaço de lazer e de trabalho" (p. 35), estando as figuras parentais muitas vezes presentes fisicamente, mas ausentes psiquicamente, pois conectadas às janelas virtuais.

Nessa nova configuração das rotinas familiares de pais presentes fisicamente e emocionalmente ocupados, sobretudo após a pandemia da Covid-19, com o trabalho remoto/*home office*, os aparelhos eletrônicos são cada vez mais dispensados às crianças como meio de distração e de mantê-las *calmas* e ocupadas, sem demandar dos adultos ao redor.[8,16] Assim, seja para distrair a criança ou para não *ocupar* o adulto, por exemplo, a tecnologia entra nessa relação de maneira contundente *entre* eles.

Jerusalinsky[12] pontua que os aparelhos eletrônicos podem ficar a serviço da "economia da relação" (p. 47) da criança com os demais, na medida em que são oferecidos em estado bruto, sem a mediação necessária de um adulto. Seguindo essa linha de raciocínio, podem funcionar como "chupetas eletrônicas"[2,12] que acompanham as atividades do bebê ou da criança, como as refeições, o banho, a espera por algo, as locomoções ou os trajetos em meios de transporte, e que dificultam o engajamento e o endereçamento na relação com outro humano, além de diminuir as movimentações corporais. A criança capturada por uma tela pode sofrer de "intoxicações eletrônicas"[12,13] que revelam novos modos de sofrimento e de socialização e, portanto, repercutem na constituição subjetiva.

O conteúdo consumido e assistido pelas crianças na tela configura-se como uma sucessão de imagens e de cenas pré-programadas em que as atitudes, os gestos e os afetos da criança em nada modificam o curso dos acontecimentos, à exceção do toque na tela – mudar de vídeo, pular uma parte, finalizar, acelerar etc. Esse é um aspecto bastante característico das relações humanas, em que existe um interjogo contínuo de regulação afetiva e comportamental: à expressão do bebê/criança o outro é afetado e reage, instaurando uma troca relacional bidirecional. Ou seja, a criança afeta e é afetada pelo outro e vice-versa. Assim, as tecnologias, ao ocuparem em parte o lugar de presença de outro humano com o qual se possa interagir, brincar e trocar, põem em xeque esse aspecto tão fundamental para a subjetividade e para a constituição de relações e de possibilidades de identificação. A rigidez e o automatismo do mundo virtual em nada se assemelha com as trocas humanas, estas mais flexíveis e reguladas na e a partir da interação.[19]

João, 4 anos, passa horas do dia após a escola assistindo a vídeos do YouTube e jogos *online*. Quando pergunto aos pais que tipo de jogo e com quem ele joga, sou surpreendida com a resposta de que ele assiste a outros jogando: são adultos jogando de costas para a câmera, sem verbalizações, e a tela do jogador é filmada e postada no YouTube.

Partindo de estudos sobre o uso da TV, Mendes[16] alerta sobre as implicações da tela no sentido aqui exposto. Para ela, ao funcionar como objeto não endereçado às crianças, não as coloca como sujeitos de uma relação: "Ela escapa, assim, à obrigação simbólica fundamental da reciprocidade, estabelecendo que um fala e o outro tem que responder" (p. 4).

Ainda no âmbito das relações sociais, observa-se nas crianças mais velhas, com aumento de frequência considerável nos últimos tempos, a presença dos amigos e dos ídolos virtuais (*youtubers, digital influencers*), que se transformam em fontes de identificação. Reúne-se um grupo de pessoas – os *seguidores* – ao redor dessas figuras, seja por identificação com alguma característica sua ou com o conteúdo postado e compartilhado em rede.[18]

Há que refletir sobre a possibilidade de troca e de reciprocidade em relações dessa natureza, haja vista que o investimento permanece unidirecional – da criança para o ídolo virtual – e que a vida soa pouco interessante e gratificante em comparação com a vida postada nas redes sociais ou nos vídeos do YouTube. Disso decorrem dois pontos importantes para esta reflexão: a frustração experimentada entre vida real e vida virtual e a solidão experimentada também diante das telas.

Todos, adultos ou crianças, experimentamos o contato com uma realidade virtual que mostra a vida com perfeição e satisfação plenas. Bons momentos, boas imagens, sucesso, felicidade. Uma referência irreal, com possibilidades infinitas, como bem nomeiam Levy e Monteiro.[18] A criança, por estar em processo de desenvolvimento e de separação da realidade *versus* fantasia, tem mais dificuldade para distinguir e perceber o engodo posto nessa situação, acreditando ser possível alcançá-la: "Dessa forma, a criança se depararia de uma forma mais angustiada com o desamparo, uma vez que acreditaria serem reais a facilidade e as possibilidades que a internet oferece" (Levy; Monteiro,[18] p. 62).

As telas como brinquedos atuais podem trazer mais interatividade e conexões, em geral com pessoas que estão distantes. A observação das crianças com os aparelhos eletrônicos facilmente nos revela a solidão posta nessa atividade, já que não se trata de um brincar ou jogar em parceria, com um outro real e de corpo presente, com expressões e falas que tragam uma *afetação mútua* e que coloquem as crianças para pensar e para escolher como se colocar na relação. Como adverte Jerusalinsky,[12] os eletrônicos em nada demandam das crianças em termos de conversação, apenas emitem sons aos quais elas reagem e que passam repetir como autômatos. Para a autora, muitas crianças pequenas que apresentam ecolalias ou movimentos estereotipados recebem o diagnóstico de transtorno do espectro do autismo (TEA) quando, na realidade, podem estar sofrendo de intoxicações digitais.

Devemos atentar aos comportamentos das crianças e dos adolescentes de preferirem sempre, ou quase sempre, a tela aos pais, aos amigos, às atividades sociais ou físicas. Quando pequenos o risco se torna ainda maior, haja vista o momento de constituição subjetiva, conforme já apresentado neste capítulo. Quando maiores, um dos grandes impactos se dá na socialização, que fica bastante limitada. Como bem pontua Mendes[16] ao enfatizar o risco da *substituição*:

> "O problema é agravado quando a interação com esses aparelhos é substituída pela interação parental e, posteriormente, pela interação social. Quando a criança perde o interesse pela exploração do ambiente em que vive e pelas atividades físicas. Quando as crianças e/ou adolescentes preferem ficar sozinhas com seus aparelhos, sem a presença do outro" (p. 5).

Os riscos ao desenvolvimento parecem ser numerosos diante de um uso precoce e prolongado, e chegam como queixas nas consultas pediátricas; dentre eles, destacam-se: questões cognitivas, como falta de concentração; questões de saúde mental, como depressão, quadros de ansiedade e de adição à tela; questões físicas, como obesidade e sedentarismo, dificuldades com o sono, problemas de visão, transtornos posturais; questões comportamentais, como diminuição das interações com familiares e amigos, problemas de aprendizado, exposição a comportamentos de risco e conteúdos impróprios.[3,7,16,18]

Compreende-se que os riscos estão relacionados ao cruzamento das variáveis dos aspectos quantitativos (tempo de tela), qualitativos (finalidade e mediação do uso) e precocidade do uso (idade e momento do desenvolvimento). A ideia se destaca porque existem efeitos positivos que podem advir de um uso cuidadoso, como aquisição de mais conhecimentos, dispositivo para atividades escolares, interações com crianças em diferentes contextos, auxílio na formação do pensamento.[8,16]

Há uma convergência da literatura quanto ao uso mediado da tecnologia pela presença de um adulto, que pode funcionar como figura que facilita a elaboração e o entendimento do que está sendo visto e exposto nas telas, estimulando o desenvolvimento da linguagem e permitindo trocas e conversas sobre a experiência. Isso difere radicalmente de deixar a criança sozinha com a tela e com os conteúdos assistidos.

Para tanto, parece ser importante que pais e os profissionais da saúde e da educação sejam informados e orientados a respeito do uso abusivo das tecnologias na infância, para que se posicionem e se responsabilizem pelos efeitos que podem vir a surgir e criem outros modos de interação e conexão entre eles.

Por fim, não podemos deixar de pensar que mais importante do que a presença ou ausência das tecnologias na vida das crianças – isso, por sinal, seria impossível – é o uso que se faz delas. O uso e seus possíveis efeitos deflagram aspectos da subjetividade de cada um e devem ser compreendidos a partir do entendimento de características da relação familiar e da educação oferecida à criança.[13,19] A esse respeito recorro às palavras de Dunker:[13]

> "Pais que usam a vida digital como pacificador, que não falam, nem se interessam ou participam do universo simbólico que esta traz consigo, que demonizam a cultura digital, como se ela fosse uma droga ou uma má companhia da qual devem proteger seus filhos, estão contribuindo, direta ou indiretamente, para a intoxicação digital de seus filhos e para a crença, esta sim perigosa, de que o demônio está nos objetos e nas linguagens e não no que fazemos com elas" (p. 132-133).

Assim, finalizo com a questão a ser continuamente pensada em relação às *crianças tecnológicas*: Qual é o uso que está sendo feito dos eletrônicos? E a serviço de quê esse uso acontece e se mantém? Essa atitude crítica, curiosa e investigativa em relação às novas maneiras de viver, interagir e brincar que a contemporaneidade nos traz pode ser estimulada pelos pediatras diante das famílias e dos pacientes.

Referências bibliográficas

1. Michaelis Dicionário Brasileiro da Língua Portuguesa. Disponível em: https://michaelis.uol.com.br/moderno-portugues/busca/portugues-brasileiro/tecnologia/.
2. Mendes ED. Impasses na constituição do sujeito causados pelas tecnologias digitais. Revista Subjetividades [periódico online] 2020; [citado 12 fevereiro 2023]; 20(2). Disponível em: https://doi.org/10.5020/23590777.rs.v20iEsp2.e8984.
3. Jerusalinsky J. Que rede nos sustenta no balanço da web? – o sujeito na era das relações virtuais. In. Baptista A, Jerusalinsky J (org.). Intoxicações eletrônicas: o sujeito na era das relações digitais. São Paulo: Ágalma; 2021. p. 13-38.

4. Eisenstein E et al. #menos tela #mais saúde. Manual de Orientação. Grupo de Trabalho Saúde na Era Digital. Sociedade Brasileira de Pediatria; 2019. https://www.sbp.com.br/fileadmin/user_upload/_22246c-ManOrient_-__MenosTelas__MaisSaude.pdf.
5. Manual diagnóstico e estatístico de transtornos mentais: DSM-5. 5. ed. Porto Alegre: Artmed, 2014.
6. World Health Organization. ICD-11 for mortality and morbidity statistics. Version: 2019 April. Geneva: WHO; 2019 [citado 02 maio 2023]. Disponível em: https://icd.who.int/en.
7. Gueller AS. Droga de celular! Reflexões psicanalíticas sobre o uso de eletrônicos. In. Baptista A, Jerusalinsky J (org.). Intoxicações eletrônicas: o sujeito na era das relações digitais. São Paulo: Ágalma; 2021. p. 63-77.
8. Nobre JNP et al. Fatores determinantes no tempo de tela de crianças na primeira infância. Ciência e saúde coletiva [periódico online] 2021; [citado em 15 fevereiro 2023]; 26(3): 1127-36. Disponível em: https://doi.org/10.1590/1413-81232021263.00602019.
9. Santos TAS, Rezende KTA, Santos IF, Tonhom SFR. A influência da tecnologia no desenvolvimento da criança pré-escolar e escolar. Investigação qualitativa em saúde: avanços e desafios [periódico online] 2020; [citado 03 fevereiro 2023]; 3:592-608. Disponível em: https://doi.org/10.36367/ntqr.3.2020.592-608.
10. Spitz R. O primeiro ano de vida. São Paulo: Martins Fontes; 1991 (Trabalho original publicado em 1965).
11. Piaget J. O nascimento da inteligência na criança. 4. ed. São Paulo: LTC; 1975.
12. Bernardino LMF. Da babá "catódica" aos duplos virtuais: os novos 'outros' da infância contemporânea. In. Baptista A, Jerusalinsky J (org.). Intoxicações eletrônicas: o sujeito na era das relações digitais. São Paulo: Ágalma; 2021. p. 146-65.
13. Jerusalinsky J. As crianças entre os laços familiares e as janelas virtuais. In: Baptista A, Jerusalinsky J (org.). Intoxicações eletrônicas: o sujeito na era das relações digitais. São Paulo: Ágalma; 2021. p. 13-38. p. 39-55.
14. Dunker CIL. Intoxicação digital infantil. In. Baptista A, Jerusalinsky J (org.). Intoxicações eletrônicas: o sujeito na era das relações digitais. São Paulo: Ágalma; 2021. p. 117-45.
15. Freud S. Além do Princípio de Prazer. In: Edição standart brasileira das obras psicológicas completas de Sigmund Freud. vol. XVIII. Rio de Janeiro: Imago, p. 11-76, 1996. (Trabalho original publicado em 1920).
16. Winnicott DW. O brincar e a realidade. Rio de Janeiro: Imago; 1975.
17. Quatrin AN, Cassel PA. Entre o brincar e a tela: as repercussões no desenvolvimento emocional infantil. Res Society and Development [periódico online] 2020; [citado 18 março 2023]; 9(8). Disponível em: http://dx.doi.org/10.33448/rsd-v9i8.5827.
18. Levy ES, Monteiro LF. Internet e psicanálise: considerações sobre seus efeitos na forma de subjetivação da criança. Estudos de Psicanálise [periódico online] 2019; [citado 08 fevereiro 2023]; 52:59-68. Disponível em: http://pepsic.bvsalud.org/scielo.php?script=sci_arttext&pid=S0100-34372019000200007.
19. Fernandes CM, Eisenstein E, Silva EJC. A criança de 0 a 3 anos e o mundo digital. Sociedade Brasileira de Pediatria [Internet]; 2018; https://www.sbp.com.br/fileadmin/user_upload/A_CRIANCA_DE_0_A_3_ANOS_E_O_MUNDO_DIGITAL.pdf.

Capítulo 8

Epigenética – o DNA não define a criança

Fabíola Isabel Suano de Souza

Introdução e histórico

O conceito do DOHaD (*Developmental Origins of Health and Disease* ou Origens Desenvolvimentistas da Saúde e da Doença) surgiu a partir dos achados segundo os quais o ambiente influencia no desenvolvimento dos órgãos e sistemas no início da vida – período intrauterino e primeiros anos –, com repercussões em curto e longo prazo na saúde dos indivíduos e das populações.[1]

As diretrizes do DOHaD têm sido representadas e promovidas há mais de 30 anos por uma sociedade científica composta predominantemente por cientistas e membros das universidades, envolvendo 800 membros de mais de 100 diferentes países.[1] São missões propostas pela sociedade DOHaD: o aprimoramento do conhecimento das bases fisiológicas e fisiopatológicas de como o ambiente, em fases precoces da vida, influencia no desenvolvimento dos órgãos e sistemas no ser humano e no risco para doenças crônicas não transmissíveis e a promoção de pesquisas sobre as origens desenvolvimentistas das doenças, envolvendo cientistas de diversas áreas e países.

As diretrizes do DOHaD, apesar de bastante atuais e relevantes em face do elevado percentual de doenças crônicas não transmissíveis no mundo, não são novas. Hipócrates (460 a 360 a.C.) escreveu em seu Tratado 27 sobre a natureza da criança que "a vida antes do nascimento tem profundo impacto sobre a saúde mais tarde". No início do século XX, dois epidemiologistas ingleses (Kermach, 1930, e Forsdahl, 1977) descreveram maior risco de morte por doenças cardiovasculares em populações de menor nível socioeconômico. Entretanto, foi David Barker (1938 a 2013) a maior liderança sobre as premissas do DOHaD, tendo em vista que *Hipótese de Barker* é um termo mundialmente conhecido.

David Barker e Clive Osmond publicaram na revista *Lancet*[2] em 1989 resultados da coorte de Helsinki, que mostrou clara associação entre baixo peso ao nascer e doença coronariana na vida adulta. No início da divulgação desses achados do grupo de Southampton, a comunidade científica mostrou-se cética, tendo em vista que não havia, até então, conhecimento sobre os mecanismos envolvidos nos achados epidemiológicos evidenciados. Com o avanço das pesquisas experimentais e a descrição detalhada dos mecanismos relacionados a *programação* e *prevenção* de doenças em longo prazo, houve a consolidação desse conhecimento, que hoje encontra ampla aplicabilidade no dia a dia da promoção de saúde.

A importância do DOHaD ganhou repercussão além da pesquisa quando, em 2010, a Organização das Nações Unidas (ONU) lançou o programa chamado *One Thousand Days* (Mil Dias), que contou com o apoio de governos, sociedade civil e setor privado. No documento final, que relatou as principais diretrizes da Assembleia Geral da ONU em 2011, apareceu pela primeira vez a afirmação de que a "saúde materna e da criança está intrinsecamente relacionada com doenças crônicas não transmissíveis e seus fatores de risco...".[3]

Segundo esse documento, para reduzir a desnutrição, a obesidade e as doenças crônicas não transmissíveis no mundo seria fundamental o investimento na saúde e na nutrição de gestantes e crianças até 2 anos de idade (9 meses de gestação + 2 anos de vida = mil dias – *One Thousand Days*).

A denominação "mil dias" (*One Thousand Days*) foi amplamente divulgada e hoje é bastante conhecida pelos profissionais de saúde que atuam além da pesquisa, assistência e comunidade em geral. Ela tem embasado políticas públicas que envolvem a saúde da criança e da mulher dentro e fora do Brasil. Entretanto, essa nomenclatura tem sido desaconselhada, pois sabe-se hoje que o impacto do ambiente no desenvolvimento de órgãos e sistemas se dá muito além dos primeiros anos de vida.[4]

Mecanismos

Com a ampliação das pesquisas relacionadas ao DOHaD foi possível identificar os mecanismos envolvidos no processo que justificam os achados epidemiológicos propostos pela *Hipótese de Barker*. Sucintamente, esses mecanismos podem ser reunidos em três grupos:[5]

a) mudança permanente das estruturas;
b) aceleração do envelhecimento celular;
c) modificação da expressão gênica (Figura 8.1).
   i. metilação de DNA;
   ii. acetilação de histonas;
   iii. micro-RNAs.

Crianças que tiveram baixo peso ao nascer apresentam maior risco para desenvolvimento de doenças crônicas não transmissíveis, incluindo hipertensão arterial sistêmica e doença renal crônica ao longo da vida.[6] O menor tamanho renal e a redução do número de glomérulos – resultado do crescimento intrauterino restrito – podem justificar esses achados.

A condição nutricional da gestante influencia no peso ao nascer, no risco de excesso de peso e no diabetes ao longo da vida de seus filhos. Identifica-se com maior frequência e intensidade marcadores de estresse oxidativo em placenta de gestantes que têm sobrepeso e obesidade com relação às eutróficas. Essas alterações placentárias influenciam na transferência de nutrientes e oxigênio para o feto durante o período intrauterino, influenciando na formação do tecido adiposo e na resistência a ação da insulina[7] (b: aceleração do envelhecimento celular).

O expossoma pode ser conceituado como a exposição cumulativa que um organismo pode sofrer desde o nascimento até a morte, com impacto na saúde ou no desenvolvimento de doenças. Esses estímulos podem ter origem endógena (p. ex., infecções e estresse psicológico) ou exógena (p. ex., poluição e tabagismo). A ação de fatores sobre o expossoma pode levar o organismo a respostas como alterações epigenéticas secundárias a fatores ambientais e nutricionais. O expossoma pode relacionar-se ao risco de desenvolvimento de doenças crônicas não transmissíveis como a obesidade (c: modificação da expressão gênica).[8]

Os fatores epigenéticos, atualmente mais conhecidos, envolvem a metilação de DNA, a acetilação de histonas e a presença dos micro-RNAs. Eles interferem na transcrição e tradução do DNA de maneira complexa e dinâmica, aumentando ou reduzindo a expressão gênica. O principal alvo dos fatores epigenéticos são as ilhas CpG, regiões localizadas próximo à região promotora dos genes.[9]

A metilação de DNA acontece quando um grupo metil é incorporado à estrutura de um ou vários genes. Genes metilados e hipometilados têm sua expressão silenciada e aumentada, respectivamente. As histonas são estruturas nas quais o DNA é enrolado e compactado. Quando elas estão sob a forma deacetilada (agrupadas) há maior dificuldade na transcrição do DNA, e na conformação acetilada (relaxadas) a fita de DNA fica mais exposta e, portanto, pode ser mais facilmente transcrita. Os micro-RNAs são pequenos RNAs (21 a 24 nucleotídeos) que influenciam na tradução do RNA mensageiro e, portanto, na síntese proteica.[10,11]

Expressão gênica: metilação de DNA

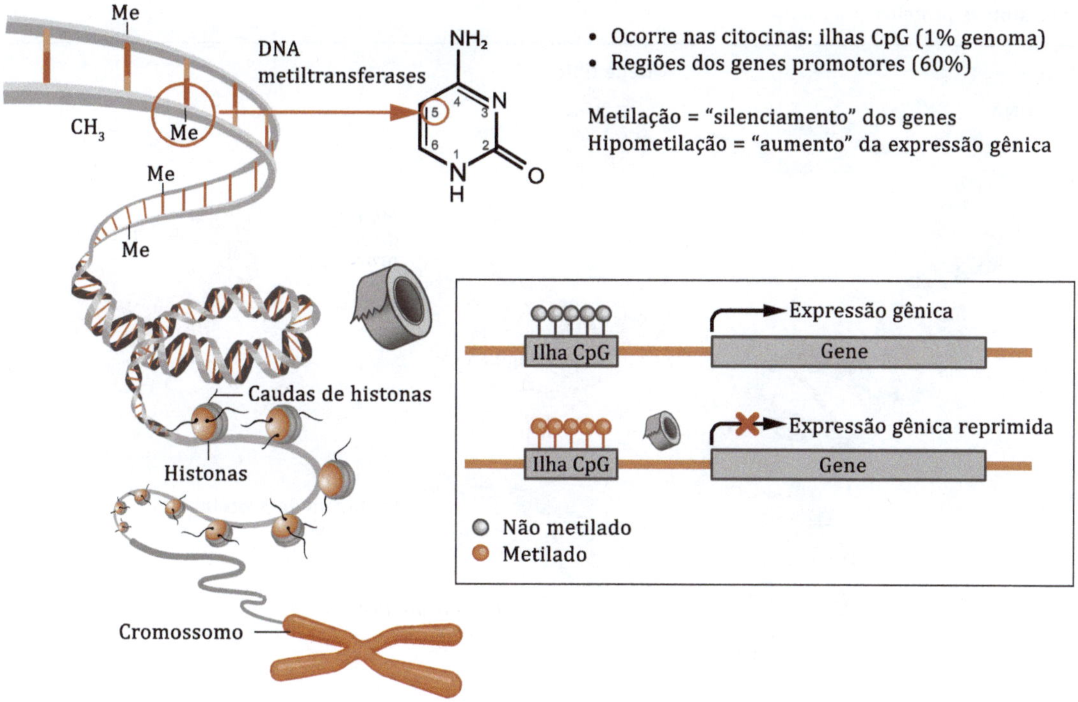

Expressão gênica: acetilação de histonas

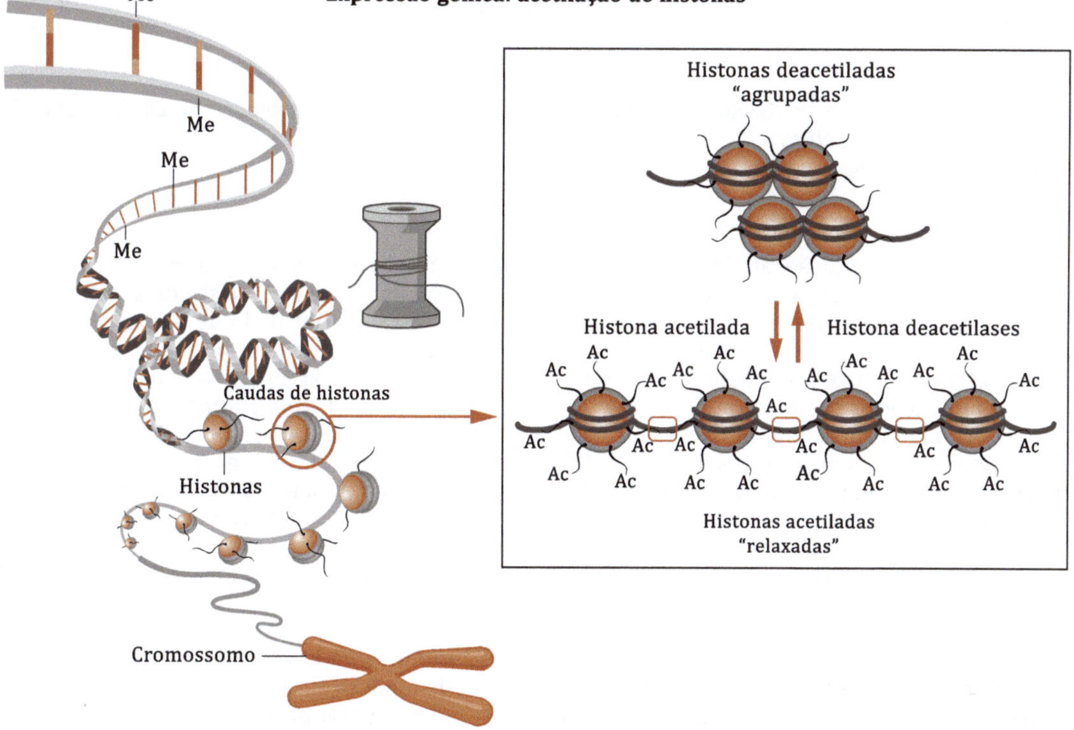

continua

Expressão gênica: micro-RNAs

Micro-RNAS: pequenos RNA (19 a 22 nucleotídeos) que influenciam na tradução do RNAm e na síntese proteica

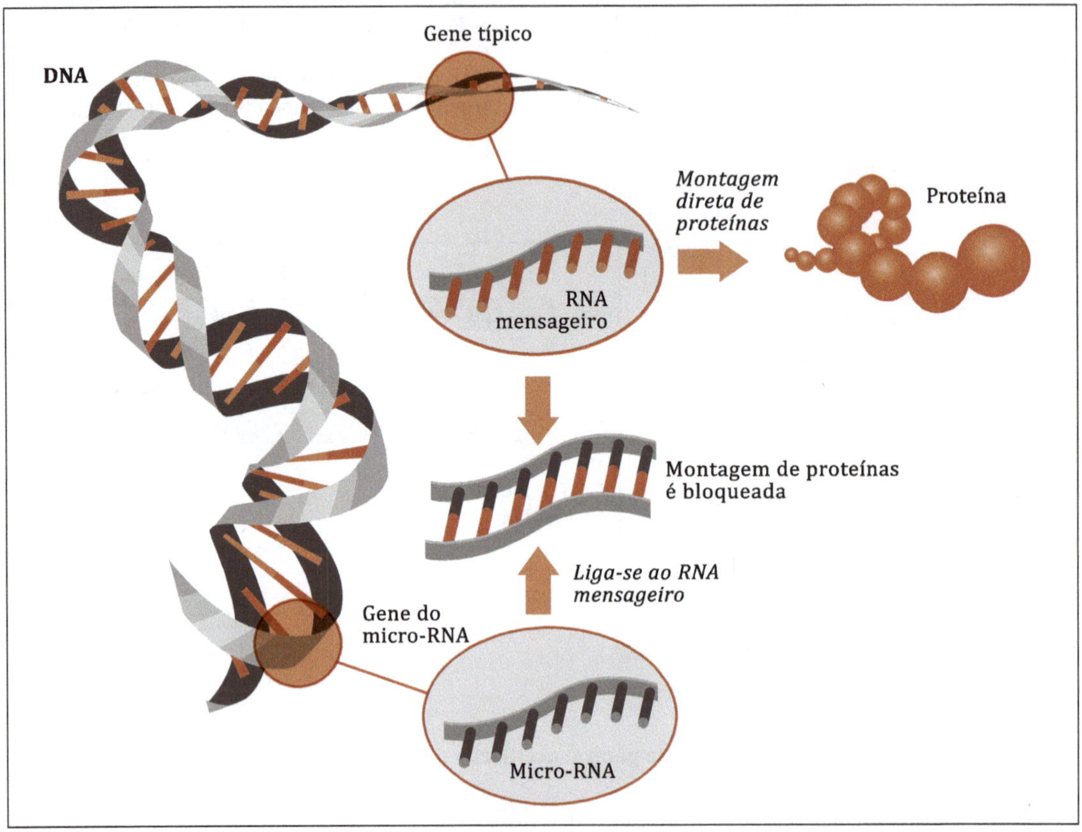

Figura 8.1 Mecanismos envolvidos na alteração da expressão gênica (metilação de DNA, acetilação de histonas) e micro-RNAs.
Fonte: Modificado de Ong, TP; Suano-Souza FI, 2022.

Durante a gestação, a condição nutricional (desnutrição e obesidade), doenças (diabetes e hipertensão), infecções, a exposição a fatores químicos (tabaco, dioxinas, pesticidas, bisfenol A e arsênico) e o estresse influenciam no risco de doenças dos filhos por meio de fatores epigenéticos. O tabagismo e a obesidade paterna também se relacionam com marcadores epigenéticos nas células germinativas que aumentam o risco de obesidade da prole ao longo da vida.[12]

Publicações relacionadas à coorte da Fome na Holanda (Dutch Hunger Winter Cohort) descreveram as repercussões da desnutrição aguda durante a gestação sobre a saúde da prole (filhos e netos), em longo prazo. Os filhos de mulheres desnutridas no início da gestação apresentaram maior risco para o desenvolvimento de doenças psiquiátricas, cardiovasculares, diabetes, obesidade e alguns tipos de cânceres. Por sua vez, os netos do sexo masculino das mulheres que passaram fome no final da gestação apresentam maior risco de obesidade, principalmente perivisceral.[11] Parte desses achados da Dutch Hunger Winter Cohort pode ser atribuída a fatores epigenéticos.

O *UK pregnancies better eating and activity trial* (*Upbeat-trial*) é um ensaio clínico com mais de 1.500 gestantes obesas do Reino Unido que foram randomicamente alocadas em dois grupos. O grupo controle recebia as orientações tradicionais – saúde mental, alimentação saudável, redução do sedentarismo e adoção de estilo de vida saudável – no pré-natal proposto pelo NHS (National

Health System – Sistema Nacional de Saúde do Reino Unido), e o grupo intervenção era submetido a 8 encontros presenciais que envolviam estratégias sistematizadas de orientação nutricional, estímulo à prática de atividade física e melhora do estilo de vida. Os autores acompanharam as mulheres desde o início da gestação até o parto e continuaram seguindo seus filhos. As gestantes do grupo intervenção adotaram hábitos alimentares e estilo de vida mais adequados e ganharam 0,55 kg a menos de peso durante a gestação em comparação às do grupo controle. Os filhos de mulheres do grupo intervenção também tiveram menor adiposidade aos 6 meses de vida; esse efeito protetor foi maior no grupo de lactentes amamentados.[12,13]

No *Upbeat* as oscilações glicêmicas maternas durante a gestação associaram-se a modificações significativas no epigenoma dos recém-nascidos de maneira diversa no grupo intervenção e controle, sugerindo que as mudanças no estilo de vida, alimentação e atividade física influenciaram nos marcadores epigenéticos dos filhos.[14]

O padrão de metilação de DNA (*epigenoma-wide-association*) analisado por meio de sangue de cordão umbilical difere entre recém-nascidos pré-termo e termo de modo significante.[15] O significado clínico dessas diferenças ainda não é completamente compreendido, mas certamente será importante no avanço do cuidado de recém-nascidos pré-termo nos próximos anos.

A prática do aleitamento materno é um dos fatores relacionados à proteção da saúde de indivíduos e populações. A amamentação influencia a expressão de vários genes por meio da metilação do DNA e pela presença de inúmeros micro-RNAs no leite materno. Esses micro-RNAs são espécie-específicos e atuam sobre o gasto energético, o sistema imunológico, a resposta inflamatória e o amadurecimento do trato gastrintestinal.[16] Estudo de coorte comparou a influência do aleitamento materno na metilação do DNA em lactentes amamentados exclusivamente, de maneira parcial ou em uso exclusivo de fórmulas infantis. Os autores mostraram que a amamentação exclusiva até 4 a 6 meses de vida associava-se com maior percentual e diversidade de metilação do DNA, entre o nascimento e 10 anos de idade.[16]

O leite materno de mães de recém-nascidos pré-termo contém um padrão de micro-RNAs diferente, na fração lipídica e não lipídica, daquelas nutrizes que tiveram RNT com até 4 semanas de lactação.[17] Os 9 micro-RNAs que diferiram no grupo pré-termo influenciam na expressão de 4 genes envolvidos com o crescimento, adiposidade e resposta imunológica, órgãos e sistemas que apresentam particularidades importantes na evolução de recém-nascidos pré-termo.

Implicações práticas

A incorporação dos conceitos das origens desenvolvimentistas na assistência individual e nas políticas públicas amplifica e abre novas perspectivas sobre a promoção de saúde para indivíduos e populações. São várias intersecções que já existem e podem ser aprimoradas no planejamento familiar, assistência pré-natal, puerpério e puericultura, agora ampliado para quase todas as idades. Esse é um bom exemplo de como a pesquisa traz respostas claras para os desafios do dia a dia dos profissionais de saúde que atuam de modo integrado na promoção da saúde.

Referências bibliográficas

1. Hanson M. The birth and future health of DOHaD. J Dev Orig Health Dis. 2015 Oct; 6(5):434-7. doi:10.1017/S2040174415001129. Epub 2015 May 25. PMID: 26004094.
2. Barker DJ, Winter PD, Osmond C, Margetts B, Simmonds SJ. Weight in infancy and death from ischaemic heart disease. Lancet. 1989 Sep 9; 2(8663):577-80. doi:10.1016/s0140-6736(89)90710-1. PMID: 2570282.
3. Pentecost M, Ross F. The first thousand days: motherhood, scientific knowledge, and local histories. Med Anthropol. 2019 Nov-Dec; 38(8):747-61. doi:10.1080/01459740.2019.1590825. Epub 2019 Apr 4. PMID: 30945948.
4. Roberts VH, Smith J, McLea SA, Heizer AB, Richardson JL, Myatt L. Effect of increasing maternal body mass index on oxidative and nitrative stress in the human placenta. Placenta. 2009 Feb; 30(2):169-75. doi:10.1016/j.placenta.2008.11.019. Epub 2008 Dec 18. PMID: 19100619; PMCID: PMC2657925.

5. Fernandez-Twinn DS, Hjort L, Novakovic B, Ozanne SE, Saffery R. Intrauterine programming of obesity and type 2 diabetes. Diabetologia. 2019 Oct; 62(10):1789-801.
6. Weber JA, Baxter DH, Zhang S, Huang DY, Huang KH, Lee MJ et al. The microRNA spectrum in 12 body fluids. Clin Chem. 2010 Nov; 56(11):1733-41. doi:10.1373/clinchem.2010.147405. Epub 2010 Sep 16. PMID: 20847327; PMCID: PMC4846276.
7. Victora CG, Bahl R, Barros AJ, França GV, Horton S, Krasevec J et al.; Lancet Breastfeeding Series Group. Breastfeeding in the 21st century: epidemiology, mechanisms, and lifelong effect. Lancet. 2016 Jan 30; 387(10017):475-90. doi:10.1016/S0140-6736(15)01024-7. PMID: 26869575.
8. Brasil. Ministério da Saúde. Secretaria de Atenção Primaria à Saúde. Departamento de Promoção da Saúde. Guia alimentar para crianças brasileiras menores de 2 anos. 2019. p. 256.
9. Ong TP, Suano-Souza FI. Nutrição no início da vida: evidências científicas para prevenção das doenças. Barueri: Manole; 2022.
10. Huypens P, Sass S, Wu M, Dyckhoff D, Tschöp M, Theis F et al. Epigenetic germline inheritance of diet-induced obesity and insulin resistance. Nat Genet. 2016 May; 48(5):497-9.
11. Bleker LS, Rooij SR, Painter RC, Ravelli AC, Roseboom TJ. Cohort profile: the Dutch famine birth cohort (DFBC) – a prospective birth cohort study in the Netherlands. BMJ Open. 2021 Mar 4; 11(3):e042078.
12. Poston L, Bell R, Briley AL, Godfrey KM, Nelson SM, Oteng-Ntim E et al. Improving pregnancy outcome in obese women: the UK pregnancies better eating and activity randomised controlled trial. Southampton (UK): NIHR Journals Library; 2017 Apr. PMID: 28671801.
13. Patel N, Godfrey KM, Pasupathy D, Levin J, Flynn AC, Hayes L et al. Infant adiposity following a randomised controlled trial of a behavioural intervention in obese pregnancy. Int J Obes (Lond). 2017 Jul; 41(7):1018-26.
14. Antoun E, Kitaba NT, Titcombe P, Dalrymple KV, Garratt ES, Barton SJ et al.; Upbeat Consortium. Maternal dysglycaemia, changes in the infant's epigenome modified with a diet and physical activity intervention in pregnancy: secondary analysis of a randomised control trial. PLoS Med. 2020 Nov 5; 17(11):e1003229.
15. Melnik BC, Stremmel W, Weiskirchen R, John SM, Schmitz G. Exosome-derived microRNAs of human milk and their effects on infant health and development. Biomolecules. 2021 Jun 7; 11(6):851.
16. Smyczynska U, Bartlomiejczyk MA, Stanczak MM, Sztromwasser P, Wesolowska A, Barbarska O et al. Impact of processing method on donated human breast milk microRNA content. PLoS One. 2020 Jul 15; 15(7):e0236126.
17. Carney MC, Tarasiuk A, DiAngelo SL, Silveyra P, Podany A, Birch LL et al. Metabolism-related microRNAs in maternal breast milk are influenced by premature delivery. Pediatr Res. 2017 Aug; 82(2):226-36.

Capítulo 9

As contribuições da neurociência

Vera Regina Jardim Ribeiro Marcondes Fonseca

Quando uma psicanalista/psiquiatra visita a neurociência do desenvolvimento

All that breaths é o título de um documentário de Shaunak Sen sobre o trabalho de Nadeem e Saud. Esses dois irmãos de Nova Delhi criaram um hospital para tratar os gaviões feridos na cidade, excluídos do atendimento veterinário público por serem aves não vegetarianas. O premiado filme foi descrito como extremamente tocante por sua mensagem humanista de respeito a todas as criaturas vivas, a tudo que respira, independentemente de suas *pulsões* e modo de vida. Do mesmo modo, nós que trabalhamos com crianças nos vemos comprometidos pela vida que vai se desdobrando ao longo do desenvolvimento, independentemente do ângulo pelo qual este seja visto.

Quando uma criança joga um martelo no irmãozinho, quando outra se esconde no armário para não encontrar o pai, e outra ainda não quer dormir por temer seus pesadelos, temos presente em todos os casos o sofrimento individual e familiar, e o desafio de compreender as emoções violentas que impactaram tanto o comportamento.

Podemos olhar o desenvolvimento e sua psicopatologia por diversos ângulos: cognição, integração, pulsões, busca de objeto, os padrões de relação diádica, as vicissitudes na regulação emocional e outras mais. Podemos conjeturar sobre o sentimento violento de exclusão e arrancamento do menino que ataca o irmão, sobre o terror persecutório diante da figura paterna (dissociada da função protetora que ela também pode ter) e do passeio assustador à própria floresta interna durante o sono... Mas qual síntese pode ser feita quando integramos a narrativa psicanalítica sobre o desenvolvimento com a psicologia evolucionista e a neurociência, já que nenhum fenômeno humano opera isolado da materialidade? Se na sala de análise podemos compartilhar, por vezes de modo muito intenso, a vivência de nosso paciente, teremos que abrir uma nova janela para perceber as diferentes dimensões dessa vivência.

É este o convite que faço ao leitor: acompanhe comigo a visita que vou fazer às áreas vizinhas da psicanálise, com o objetivo de trazer outros conceitos e outra linguagem que podem se agregar àquela que usamos, definindo o campo mais amplo do desenvolvimento humano.

De onde vem e como se forma o cérebro?

Imagine o embrião humano, no início de sua viagem para se transformar em feto, num ritmo de rápida multiplicação celular: a partir do ectoderma, sua camada mais externa (que irá também formar a pele), cria-se uma placa. Esta, por volta da quarta semana, dobra-se sobre si mesma, dando origem ao tubo neural, que logo irá ser preenchido por líquor. Em pouco tempo a parte mais anterior do tubo irá originar formações vesiculares, que ao fim se desdobram em 5 grandes regiões cerebrais, precursoras do:

1) córtex e gânglios da base;
2) tálamo e hipotálamo;
3) mesencéfalo;
4) ponte e cerebelo; e
5) medula (Figura 9.1).*

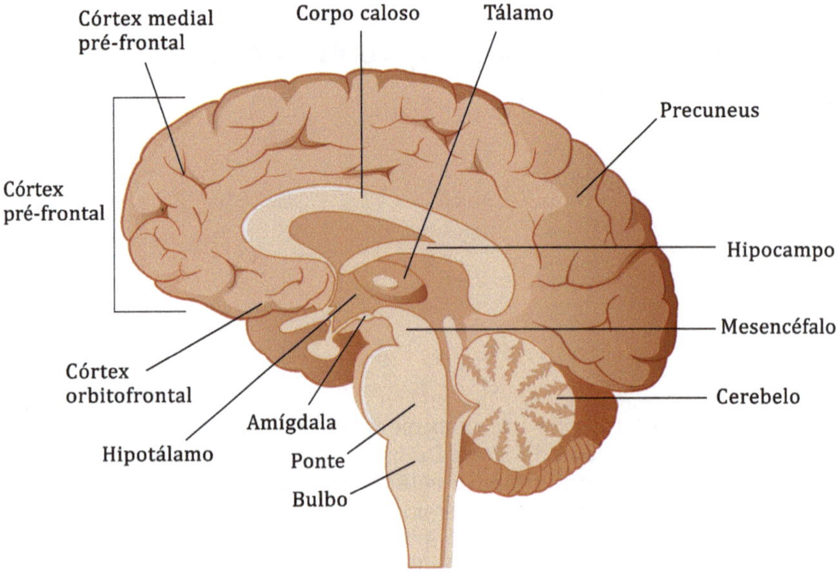

Figura 9.1 Cérebro e suas grandes regiões.
Fonte: Desenvolvida pela autoria do capítulo.

Em seguida, as células do tubo neural vão se dividindo e se diferenciando em neurônios** e em células da glia (que nutrem e protegem os neurônios). Os neurônios migram para áreas diferentes do cérebro, onde irão se especializar em diversas funções, lançando as fibras axonais, que estabelecerão as sinapses, responsáveis pela comunicação entre as células, e originando os circuitos cerebrais. Tais circuitos são revestidos pela mielina, que facilita a transmissão elétrica entre as células. Todos esses componentes têm um papel relevante no funcionamento do sistema: "Bilhões de fibras semelhantes a fios cruzam o cérebro, formando redes labirínticas que transmitem mensagens entre diferentes regiões... Os cientistas chamam esse espaguete sinalizador de 'conectoma', constituindo uma espécie de gráfico dos trilhões de conexões neurais no cérebro" (Konkel,[1] p. 112001-1).

A partir de tais dados, podemos imaginar que aquelas vesículas iniciais que, em ritmos diferentes, originaram as diversas parte do sistema nervoso, estão em grande atividade para estabelecer vias de comunicação não só entre si, mas também com o mundo: os grupos de neurônios e

* Córtex cerebral é a camada mais externa do cérebro, composta pelos corpos dos neurônios. Seus prolongamentos, os axônios e dendritos, ficam abaixo do córtex e compõem, junto com outros núcleos mais profundos, a parte subcortical. O córtex pré-frontal é considerado a sede dos processos mentais mais sofisticados. Sua porção orbitofrontal, junto com outras estruturas subcorticais (a amígdala, o hipotálamo e o hipocampo), forma o sistema límbico, responsável pelo processamento das emoções (Figura 9.1).

** As células básicas do cérebro, e seus prolongamentos, os axônios e dendritos.

seus prolongamentos (dendritos e axônios) expandem-se como uma árvore para captar e processar o mundo, e compreender o interior do próprio corpo e o que é exterior ao mesmo.

O termo "conectoma", acima mencionado, liga-se ao conceito de reentrada, usado por Edelman e Gally[2] para descrever a mais importante característica anatômica do cérebro, que possibilita uma troca contínua e multidirecional de informações (sinais) entre seus vários neurônios e grupos destes, estabelecendo pontes (vias neuronais) entre diferentes regiões (p. ex., entre o córtex cerebral e núcleos subcorticais, como o sistema límbico, assim como entre os dois hemisférios via corpo caloso). Essa rede extensa permite a sincronização e a integração da atividade neural, levando a uma troca multidirecional de sinais ao longo de fibras axonais e estabelecendo ligações dentro de cada área e entre diferentes áreas. O amplo potencial de troca de informações no cérebro tem a contrapartida na possibilidade de interrupção/inibição dessas trocas (o que permite circular ou retirar informações da consciência, p. ex., nas dissociações).

As conexões tridimensionais extremamente densas que se criam caracterizam um funcionamento típico de sistemas complexos, nos quais, em função da interação mútua das inúmeras variáveis ao longo do trajeto, o resultado é dificilmente previsível. Como exemplo dessa complexidade, temos o fato de que os fatores genéticos não determinarão linearmente os resultados do desenvolvimento: a variação é a regra, e mesmo gêmeos univitelinos terão cérebros diferentes. Assim, cada cérebro/mente é único, uma combinação extremamente singular de *soluções* pessoais no pano de fundo das determinações filogenéticas.

O enorme potencial de trânsito está também ligado à plasticidade, ou seja, à possibilidade de estabelecer circuitos neuronais adaptados a um determinado ambiente. "A plasticidade neural... pode ser definida como a capacidade do sistema nervoso de mudar sua atividade em resposta a estímulos intrínsecos ou extrínsecos, reorganizando sua estrutura, funções ou conexões" (Mateos-Aparicio; Rodríguez-Moreno,[3] p. 1).

Resumindo, uma característica central do cérebro é a multiplicidade potencial de trajetos e trocas de informação tanto com o próprio corpo, incluindo cérebro e mente, como com o ambiente externo.

Plasticidade, filogênese e desenvolvimento do cérebro/mente

A psicologia evolucionista assume que a caça e a coleta foram o modo de vida característico no ambiente humano adaptativo por mais de 90% da existência do *Homo sapiens* (cerca de 200 mil anos) e de mais de 99,5% de nossos ancestrais hominídeos (1,8 milhão de anos). Isso implica que a formação de nossas mentes/cérebros reflete as adaptações necessárias específicas ao modo de vida de caça e coleta, particularmente no que concerne ao modo de criação dos bebês.

Hrdy[4] conjectura que a existência de cuidados compartilhados (também chamados de alomaternidade), necessários na vida nômade, possivelmente teve um papel na gênese das amplas capacidades sociais típicas do humano, como o monitoramento do estado mental e emocional do outro, assim como a tendência a compartilhar emoções e a colaborar, ainda que também a competir. Esse estado caracterizaria nossa hipersociabilidade, anterior à emergência da linguagem e à capacidade de simbolização.

Nessa mesma linha, Björklund[5] salienta que o desenvolvimento infantil, ao propiciar ajustes (ainda que nem sempre eficientes) diante das experiências com o ambiente, desempenhou um papel fundamental na evolução da espécie. Ele acredita que a neotenia* típica e prolongada de nossa espécie, diferentemente de outros primatas, determinou uma expansão do período de dependência e de desenvolvimento cerebral, favorecendo a plasticidade e a adaptação ao ambiente, fundamentais para elevar a chance de sobrevivência.

Ramachandran[6] afirma que poderíamos nos chamar *Homo plasticus*, uma vez que usamos a plasticidade como uma peça central da evolução cerebral, não apenas na infância, mas também na idade adulta.

Já enfatizamos a plasticidade como uma resposta evolutiva às mudanças do ambiente, mas como seria exercida a influência deste sobre o cérebro em desenvolvimento?

---

* Conservação de características infantis.

A poda de sinapses e a adaptação ao ambiente

Comecemos com o termo "epigênese", bastante presente nos textos mais atuais que exploram a interação gene-ambiente. Classicamente, ele se refere às influências mútuas entre dotação genética e experiências que determinam o desenvolvimento dos seres vivos.

O conceito atual de epigênese implica que a expressão genética não é linear, nem definitiva, nem em bloco, mas depende de outros fatores que irão *ligar ou desligar* o gene. O termo também inclui uma interação diferencial entre fatores genéticos e influências ambientais. As pesquisas clássicas com macacos rhesus relatadas por Suomi[7] ilustram a variabilidade da interação gene-ambiente no que se refere à qualidade de cuidados maternos: o indivíduo heterozigoto com um alelo curto no gene que transporta serotonina apresentava um fator de risco para consumo excessivo de álcool em condições de cuidados maternos deficientes. Mas, o mesmo gene representava um fator protetor, quando comparado com indivíduos com o alelo longo do gene, em condições ideais de cuidados maternos. Winograd e colaboradores,[8] em revisão sobre o tema, trazem os dados de uma pesquisa em que a ocorrência de depressão na idade adulta se ligava a maus-tratos na infância, mas apenas em indivíduos que apresentavam pelo menos uma cópia do alelo curto do gene transportador de serotonina, mas não entre homozigotos (sem o alelo).

Changeux[9] denomina envelope genético a dotação espécie-específica que irá determinar, do nível mais primário para o mais complexo, o desdobramento das conexões cerebrais; ele salienta que o aumento da complexidade funcional do cérebro não foi acompanhado de complexidade genômica. Diante da *simplicidade* de nosso envelope, com menor número de genes que o milho, por exemplo, fica claro que foi o desenvolvimento, no qual o organismo vai se modificando em resposta ao ambiente, que possibilitou a espantosa complexificação de nossa espécie.

Voltemos agora àquele momento, descrito no início do capítulo, em que os neurônios estão migrando e se agrupando: a seleção dos grupos neuronais e sinapses, num modelo comparado com a seleção darwiniana,* privilegiará e manterá os grupos e sinapses mais usados, evidenciando que, sobre o envelope genético, outras influências proximais e distais ocorrerão.

Assim, a variabilidade decorrente da permeabilidade neuronal ao ambiente, particularmente nos primeiros meses de vida, será sobreposta à variabilidade genômica.

Se a seleção de grupos neuronais é importante, a eliminação de sinapses e a inibição dos circuitos desnecessários ou prejudiciais terão um papel central no desenvolvimento. Entre 2 e 3 anos a criança atinge o pico de densidade sináptica (aumentando 10 vezes no primeiro ano e chegando a 15 mil sinapses por neurônio logo após), e em seguida haverá o processo de eliminação daquelas, ocorrendo em períodos variáveis de acordo com a região cerebral. As primeiras podas sinápticas sofrem maior influência dos genes, e a poda seguinte será moldada pelas influências ambientais, seguindo a lei do uso/desuso. A estabilização da atividade de eliminação se dará próximo à puberdade, ainda que se mantenha até pelo menos a terceira década de vida.

Portanto, a poda de sinapses será a modo de modelar o mapa cerebral às condições de vida do indivíduo.

A expansão das conexões, que se traduz em aumento radical do volume cerebral, revela como a janela do desenvolvimento cerebral se abre para as influências das interações entre os indivíduos, sua cultura e sua história ontogenética. Dessa história faz parte a integração dos estímulos sensoriais recebidos (do corpo e do ambiente), assim como a regulação dos estados emocionais.

Centralidade das relações na arquitetura cerebral – mapeando *self* e outro

Sabemos então que o ser humano apresenta acentuada neotenia, assim como um cérebro bastante plástico, que possibilita um grau elevado de adaptação a seu nicho ecológico específico: a relação com outros humanos.

---

* A teoria chamada de darwinismo neural postula que "o cérebro opera com base em dois processos: um processo de desenvolvimento, que envolve a competição darwiniana entre populações de neurônios limitadas apenas em parte pelos genes, e um processo de aprendizado, realizado por um processo seletivo... que temporariamente fortalece ou enfraquece as conexões neuronais" (Hopkins[10]).

Em 1988, Bråten[11] descreveu seu conceito de "outro virtual", uma representação inata de outro, atualizada nas relações com o cuidador, em um sistema de reciprocidade.

Vários estudos, utilizando análise de vídeos da interação face a face de bebês e seus cuidadores, mostraram que esses padrões de relação são estabelecidos precocemente (por volta dos 4 meses) como uma verdadeira "estrutura interacional"[12] inferida pelos comportamentos e expectativas de cada elemento da dupla. Essa estrutura pode ser também pensada como circuitos ou caminhos neuronais estabelecidos ao longo da relação diária com o cuidador.

Trazendo mais elementos para o que se observava como *organização diádica*, foi descrito em 1992 um conjunto de neurônios do macaco que se ativavam tanto ao executar uma ação quanto ao ver a ação realizada à sua frente. Deu-se a eles o nome de neurônios-espelho (MN, da sigla em inglês), por refletirem a ação de outro indivíduo. Em pouco tempo as pesquisas se multiplicaram, revelando a existência desses neurônios em várias espécies (desde o homem até roedores e aves) e locais do cérebro. A abundante produção de artigos científicos sobre o tema teve um pico em 2012, para depois ir diminuindo até se estabilizar. Atualmente, atenuado o calor da novidade, já está estabelecido que o sistema espelho tem uma enorme importância para as relações diádicas, triádicas e grupais, pois participam do esquema de compreensão do outro: as informações relativas ao outro são mapeadas nas estruturas cerebrais reconhecidamente responsáveis pelo mapeamento do *self*,[13] evidenciando a natureza relacional dos circuitos cerebrais e sua prontidão para serem influenciados pelo ambiente humano.

Os achados atuais configuram um *mecanismo de espelho*, mais que simples grupos de neurônios, com uma distribuição mais ampla e configuração mais flexível do que se imaginava anteriormente. Esses mecanismos estariam envolvidos na construção de um senso de *self* e de outro, processo no qual cada parte é definida pela outra (os conceitos de *self* e outro são indissociáveis).

Mesmo o registro de experiências de uma gratificação para si próprio e para o outro é simultaneamente mapeado, como mostra uma pesquisa em que os macacos registravam no córtex cingulado anterior uma experiência de recompensa tanto referente a si mesmos como ao parceiro, ou à dupla. Entretanto, após ter essa parte do córtex destruída, a resposta pró-social foi prejudicada ou abolida, revelando o envolvimento da estrutura na identificação com o parceiro.

O sistema espelho "agrega flexibilidade (ao funcionamento cerebral), permitindo aos indivíduos *antecipar eficientemente, mais do que apenas reagir* ao (comportamento do) outro" (Bonini e colaboradores,[13] p. 773-4 – destacado pela autora). Essa afirmação vai de encontro à descrição que Beebe e colaboradores[12] fazem da estrutura interacional (vista anteriormente), que inclui, já aos 4 meses do bebê, certas expectativas perante o cuidador, e não apenas uma reação a suas ações.

Além da prontidão do bebê para reconhecer o outro e entrar em relação com ele, pré-requisito para desenvolver um senso de si mesmo e de outro, dados de pesquisa salientam a importância das trocas corporais como organizadoras de um senso de *self*.[14]

Apego e regulação

O desenvolvimento das estruturas cerebrais da criança (particularmente o córtex pré-frontal orbital) depende do contato adequado com um adulto. Schore[15,16] faz as seguintes considerações:

- O córtex orbitofrontal (COF) é especializado no processamento das experiências relacionais com os outros seres humanos e tem conexões importantes tanto com o sistema límbico quanto com o sistema nervoso autônomo, que regula as respostas somáticas envolvidas nas emoções.
- É no COF que se encontram as mais altas concentrações de opioides e dopamina do córtex, indicando seu envolvimento com as experiências de apego, inscritas no hemisfério não dominante direito. Ele amadurece entre os 10 e os 18 meses, representando um período de mudança da organização do sistema.
- Sendo a regulação das emoções uma tarefa importante do desenvolvimento, as experiências de regulação com o cuidador (regulação diádica) modulam a neuroquímica do cérebro em desenvolvimento. "Ao propiciar estimulação socioafetiva adequadamente modulada, a mãe facilita o crescimento de conexões entre as estruturas límbicas corticais e as subcorticais, que intermedeiam as funções autorreguladoras." (Schore,[15] p. 33)

Tomemos o seguinte exemplo: um bebê de 40 dias acaba de acordar com um barulho forte. Ele pode chorar, apelando para o cuidador, no que chamamos de regulação diádica, ou pode tentar resolver sozinho (desligando-se, p. ex., e voltando a dormir), por meio da autorregulação. Geralmente o bebê lança mão de ambas as formas, em graus e com consequências diferentes, dependendo de seu temperamento (Dale e colaboradores[17]). Um desequilíbrio marcante nesses modos pode caracterizar um estado desviante, quando o bebê usa excessivamente a regulação diádica, ou, ao contrário, aposta muito mais na autorregulação, não tirando proveito da relação com o cuidador para ajudar na regulação de seus estados emocionais.

No bojo das trocas interacionais, e de maneira indissociável delas, o cuidador também propicia uma regulação corporal ao bebê, de natureza concreta: o cheiro da mãe pode diminuir a secreção de cortisol diante de um estímulo ameaçador, o toque materno estimula o hormônio de crescimento e a proximidade física e o calor interferem na secreção de alguns neurotransmissores, facilitando o alívio do estresse e desativando a amígdala.[18]

DMN - rede de modo padrão

Já chegando ao fim do passeio, tendo deixado para trás a infância inicial, está o DMN (*default mode network* ou rede de modo padrão). Esse conceito me desperta grande interesse desde que o conheci, como se finalmente estivesse encontrando algo há muito intuído, mas ainda sem nome. Para os que ainda não o conhecem, trata-se de um circuito descoberto por acaso, em pesquisas com ressonância magnética funcional, usada para avaliar os circuitos ativados ao executar certas tarefas. Notou-se que, no período de descanso entre as tarefas, determinada rede se mostrava ativa, configurando um circuito que seria o modo padrão de funcionamento do cérebro. Os estudos se multiplicaram, descrevendo o DNM como uma estrutura sofisticada organizada em subsistemas distintos que convergem em núcleos centrais altamente conectados a outras áreas. Está envolvido na cognição social, no senso de si mesmo (*self*) e do outro, na prospecção do futuro, na memória autobiográfica, entre outros. Já que foi evidenciado na pausa entre execução de tarefas, não é de espantar que seu funcionamento esteja em competição com os circuitos de execução e com o sensório. É interessante notar que o DMN está também presente em primatas não humanos, reforçando a ideia de seu papel na modulação das interações sociais.

Seu trajeto conecta o sistema límbico (sede do processamento de emoções, aprendizado e memória) com o tálamo e o córtex, passa pelo pré-cúneo (imaginação visuoespacial, lembranças, experiências em primeira pessoa, de agência e tomada de perspectiva), pelo córtex medial pré-frontal (intenções, metas e plano de ação), pelo hipocampo (memória recente) e pelo lobo temporal (memória espacial). Imagino-o como um circuito que circula informações importantes, construídas ao longo da vida, relacionadas ao senso de *self* perante o outro, à imaginação espacial, às lembranças, à prospecção do futuro etc.

Crucial para nosso tema, porém, é o fato de o DMN ser formado ao longo do desenvolvimento, como também o é nosso senso de *self*, nossa colocação no mundo social, enfim, todo o nosso *arranjo* ligado a quem somos e como vivemos e sobrevivemos no grupo ao qual pertencemos.

A coordenação progressiva de seu funcionamento com outros importantes circuitos, como CEN (*central executive network*, que administra as informações para a tomada de decisões) e SN (*salience network*, responsável por decidir em qual estímulo focalizar a atenção), é função do amadurecimento de um controle cognitivo flexível e de habilidades sociais.

Esse amadurecimento é influenciado pela qualidade das interações precoces com o cuidador; as pesquisas mais recentes têm explorado o efeito do ambiente humano na conectividade funcional entre as redes neurais mais importantes e particularmente entre a amígdala e o córtex pré-frontal.

No bebê a termo pode-se identificar um *proto-DMN*, que irá lentamente progredir em sua ligação com os vários núcleos até os 9 anos, quando já se esboçam com mais clareza a consciência de si mesmo e a capacidade de autorreferência, ou seja, atribuir características e uma história próprias a si mesmo.[19] O amadurecimento e a conectividade entre os núcleos continuam a progredir ao longo da adolescência, o que provavelmente se associa à maior sensibilidade às pistas e ao refinamento das respostas sociais típicos da fase. Mas é apenas aos 21 anos que o DMN se mostra em sua forma final.[20,21]

Quando me refiro ao fato de esse conceito ser intuitivo, quero dizer que percebemos em nós mesmos o funcionamento incessante da mente, sobretudo quando não estamos envolvidos em uma tarefa que demande focalizar a atenção (trabalho esse a cargo do SN). Há certas características um tanto automáticas (quando, p. ex., ficamos ruminando a respeito de uma decepção com um colega) e outras mais exploratórias (quando, no meio de um estado relaxado, temos uma ideia nova sobre como escrever um texto). Percebemos, no fim, que nossas defesas estão impressas em determinado modo de funcionar, e que esse circuito *contém* quem somos, em seus aspectos conscientes e inconscientes.

Para completar a noção de que o DMN seria um *retrato* circuital do funcionamento de nosso cérebro/mente, é importante salientar a correlação entre o DMN e a patologia: ele se forma de modo atípico nos estados autísticos, mostra-se deteriorado nos quadros de Alzheimer e apresenta hiperconectividade na depressão (talvez caracterizando a falta de flexibilidade e a circularidade da ideação depressiva) e na esquizofrenia.

Considerações finais

Nosso passeio começou na embriologia do sistema nervoso e de sua característica essencial de reentrada, que expressa uma conectividade impressionante, configurando um potencial enorme de troca de informações com o meio interno (o corpo e a mente/cérebro) e externo (o ambiente social e concreto); vimos como tais características anatômicas e funcionais se ligam à plasticidade e à fina adaptação ao meio; vimos também que o ambiente, o nicho ecológico por excelência da criança, é o núcleo familiar, que irá influenciar a abertura do *envelope genético* de cada indivíduo, modulando a maturação das conexões sinápticas e marcando profundamente, via apego, a abertura para o mundo social. Uma série de documentos recém-publicados pelo Centro de Desenvolvimento Infantil de Harvard, intitulada *Place matters:* the environment we create shapes the foundations of healthy development,[22] explora a questão de como o ambiente inicial, em suas várias dimensões, irá impactar o presente e o futuro das crianças.

A unicidade mente/cérebro, que tentei enfatizar ao longo deste texto, é claramente evidenciada ao final da viagem, quando chegamos ao DMN. Essa estrutura intrigante revela que lá está o desenho, impreciso e enigmático, de como funcionamos, com as limitações e recursos construídos ao longo de uma vida, mais ou menos flexível, mas sempre com aberturas potenciais para o desconhecido.

Referências bibliográficas

1. Konkel L. The brain before birth: using fMRI to explore the secrets of fetal neurodevelopment. Environ Health Perspect. 2018 Nov; 126(11):112001. doi:10.1289/EHP2268.
2. Edelman G, Gally J. Reentry: a key mechanism for integration of brain function. Front Integr Neurosci. 2013; 7:63.
3. Mateos-Aparicio P, Rodríguez-Moreno A. (2019) The impact of studying brain plasticity. Front Cell Neurosci. 2019 Feb 27 – Sec. Cellular Neurophysiology v. 13. Disponível em: https://doi.org/10.3389/fncel.2019.0006.
4. Hrdy SB. Mothers and others: the evolutionary origins of mutual understanding. Cambridge; London: The Belknap Press; 2009.
5. Björklund DF. How children invented humanity: the role of development in human evolution. New York: Oxford University Press; 2021.
6. Ramachandran VS. The tell-tale brain: a neuroscientist's quest for what makes us human. New York: Norton; 2011.
7. Suomi SJ. How gene-environment interactions influence emotional development in Rhesus monkeys. In: Coll C, Bearer E, Lerner RM (org.). Nature and nurture: the complex interplay of genetic and environmental influences on human behavior and development. New York: Psychology Press; 2003. p. 35-52.
8. Winograd M, Coimbra C, Landeira-Fernandez J. O que se traz para a vida e o que a vida nos traz: uma análise da equação etiológica proposta por Freud à luz das neurociências. Psicol Reflex Crit. 2007; 20(3). Disponível em: https://doi.org/10.1590/S0102-79722007000300009. Acesso em: 11 set. 2023.

9. Changeux J. Epigenesis, synapse selection, cultural imprints, and human brain development: from molecules to cognition. In: Houdé O, Borst G (org.). The Cambridge handbook of cognitive development. Cambridge: Cambridge University Press; 2022. p. 27-49.
10. Hopkins B. Theory of neuronal group selection (TNGS). Postado em 22 de maio de 2019. Disponível em: https://www.lancaster.ac.uk/fas/psych/glossary/theory_of_neuronal_group_selection_-tngs/. Acesso em: 11 set. 2023.
11. Bråten S. Dialogic mind: the infant and the adult in protoconversation. In: Carvallo ME (org.). Nature, cognition and system. Dordrecht: Kluwer Academic Publishers; 1988. p. 187-205.
12. Beebe B, Lachmann FM, Jaffe J. Mother-infant interaction structures and presymbolic self and object representations. Psychoanalytic Dialogues. 1997; 7:133-82.
13. Bonini L, Rotunno C, Arcuri E, Gallese V. Mirror neurons 30 years later: implications and applications. Trends Cogn Sci. 2022; 26(9):767-81. doi:10.1016/j.tics.2022.06.003.
14. Fotopoulou A, Tsakiris M. Mentalizing homeostasis: the social origins of interoceptive inference. Neuropsychoanalysis. 2017; (19)(1):3-28.
15. Schore AN. Affect regulation and the origin of the self: the neurobiology of emotional development. Hove: Lawrence Erlbaum; 1994.
16. Schore AN. Affect dysregulation and disorders of the self. New York; London: W. W. Norton & Company; 2003.
17. Dale L, O'Hara E, Keen J, Porges S. Infant regulatory disorders: temperamental, physiological, and behavioral features. J Dev Behav Pediatr. 2012 Apr; 32(3):216-24. doi:10.1097/DBP.0b013e3181e32c4f.
18. Hofer MA. The emerging synthesis of development and evolution: a new biology for psychoanalysis. Neuropsychoanalysis. 2014; 16:3-22.
19. Bathelt J, Geurts H. Difference in default mode network subsystems in autism across childhood and adolescence. Autism. 2021; 25(2):556-65.
20. Dégeilh F, Bernier A, Leblanc É, Daneault V, Beauchamp MH. Quality of maternal behaviour during infancy predicts functional connectivity between default mode network and salience network 9 years later. Developmental Cognitive Neuroscience. 2018; 34:53-62.
21. Rebello K, Moura LM, Pinaya WHL, Rohde LA, Sato J. Default Mode network maturation and environmental adversities during childhood. Chronic Stress (Thousand Oaks). 2018; (14)2:2470547018808295. doi:10.1177/2470547018808295. PMID: 32440587; PMCID: PMC7219900.
22. National Scientific Council on the Developing Child. Place matters: the environment we create shapes the foundations of healthy development. Working Paper No. 16. 2023. Disponível em: https://developingchild.harvard.edu/. Acesso em: 11 set. 2023.

Seção 3

Tornando-se pai e mãe no contexto da modernidade

Coordenação

Arianne Angelelli

Eduardo Goldenstein

Capítulo 10

Reprodução assistida e suas repercussões no consultório do pediatra

Renata Viola Vives

As sociedades contemporâneas têm se caracterizado cada vez mais por diferentes apresentações subjetivas, mudanças sexuais e novos modelos de família, que colocam em jogo a subjetividade e a alteridade dos sujeitos. Foi a partir da década de 1960, com a liberação sexual e o advento da contracepção, que começou a haver uma recusa da maternidade como destino, como um dever da mulher, e consequentemente o rompimento com os modelos maternos e/ou femininos vigentes das gerações precedentes.

A mulher, a maternidade, o feminino se reinventaram. Nesse contexto, a maternidade se viu afastada do modelo social masculino, acabando por se constituir num privilégio. A taxa de nascimento diminuiu nos países ocidentais, a idade (em média) da primeira gestação foi postergada e a esterilidade se tornou voluntária. Nesse mesmo contexto surgiram as tecnologias reprodutivas, que trouxeram mudanças significativas ao intervirem nos corpos. Estamos no campo das subjetividades em transição, que nos desafiam, bem como desafiam nossas certezas, crenças e teorias.

A reprodução assistida é um termo sob o qual se designa uma série de métodos e técnicas que possibilitam a realização de gestações que não aconteceriam espontaneamente, isto é, que colocam a intervenção médico-tecnológica como condição para sua ocorrência. Ela tem se mostrado uma forma moderna e amplamente divulgada de resolver a ausência de filhos.[1]

Contudo, como nos aponta Fiorini,[2] desde as origens da cultura nunca houve dúvidas do que é ser uma mãe. Os estudos genéticos também nos dão certeza do que é ser um pai, mas sabe-se que as tecnologias de reprodução assistida desafiam atualmente nossas certezas, redefinido os conceitos de maternidade, paternidade e filiação.

A fertilização assistida com gametas próprios, com gametas doados, o congelamento de óvulos ou embriões, os embriões excedentes, a gestação por substituição, os bancos de sêmen, a doação de embriões, as gestações gemelares, as perdas gestacionais e a prematuridade são soluções ou consequências da medicina e dos avanços na reprodução assistida. Embora façam parte da vida de muitos pais e crianças que encontramos em nossa clínica, essas experiências nem sempre são inscritas psiquicamente, ou seja, podem se dar sem que os sujeitos tenham realmente processado o seu significado para si mesmos. Assim, são situações vividas, mas não pensadas, não simbolizadas por esses sujeitos.

Na reprodução assistida observa-se a fragmentação do processo reprodutivo: um útero, as trompas, os ovários, os óvulos, os espermatozoides – e assim por diante – e a qualidade atribuída a eles: bons, ruins, novos, velhos etc. Se temos fragmentos, temos trocas possíveis, doações, cedências, compras, vendas. Mercados se estabelecem, lícitos ou não. Temos a busca por tecnologias de reprodução assistida de indivíduos solteiros, casais homoafetivos, a busca *post mortem*. Uma gama de novas possibilidades que se abrem.

Infertilidade

O nascimento de um filho sempre é fonte de angústias, que podem ser negadas ou recalcadas, podendo ser mais ou menos conscientes, mas sempre instaladas no psiquismo dos envolvidos. Quando estamos diante de um casal, este deve migrar da conjugalidade para a parentalidade; se estamos diante de um indivíduo, do mesmo modo encontraremos a inclusão de novos papéis e desafios em face desse nascimento. Entretanto, quando nos deparamos com nascimentos oriundos de tecnologias de reprodução assistida, deve-se ter em mente que essa tecnologia poderá funcionar como um *terceiro* nessa relação, já que, em vez de um encontro sexual, pais e filhos terão que se ver com uma cena ou um conjunto de cenas tecnológicas, exames médicos, procedimentos, equipe médica, além de doadores e receptores (em muitos casos) e uma série de fantasias e angústias que não pertenceriam ao universo da reprodução dita *natural*. Isso tudo depois de muitas feridas vividas pela infertilidade.

Considera-se infértil o casal que após 1 ano de tentativas, sem o uso de métodos contraceptivos, não consegue engravidar. A infertilidade atinge de 15% a 20% da população em todos os países e vem aumentando consideravelmente. Na maioria dos casos de infertilidade, vê-se uma demora dos casais ou indivíduos em buscar algum tipo de tratamento, seja ele médico ou psicológico. A infertilidade é comparada à incapacidade, à mulher seca ou até a *não ser mulher*, e no homem é sinônimo de impotência ou de pouca virilidade.

Para Tubert,[3] o casal configurará seu desejo de ter um filho a partir da queda de sua onipotência narcísica, que se relaciona com a fantasia de ser perfeito e completo.

Assim, o desejo de um filho de um homem e de uma mulher surge quando ambos reconhecem que necessitam um do outro, não para alcançar a plenitude, mas como parceiros das precariedades, das faltas. Desse modo o casal consegue investir um espaço necessário para receber o bebê, dando-lhe um lugar simbólico e incluindo-o em uma linhagem.

Bydlowski[4] afirma que para que se concretize uma gravidez é necessário que cesse o *desejo de não querer* a criança. Para a autora, esse gesto, aparentemente simples, revela-se de muita dificuldade, porque pressupõe a tomada de apropriação do desejo, que nunca é um sentimento puro, mas sempre ambivalente. Quando pensada em termos da concepção de um bebê, a ambivalência se expressa na existência de desejos e sentimentos contraditórios, como querer ter um filho, mas, ao mesmo tempo, não o querer. Esses desejos e sentimentos conflitantes muitas vezes permanecem inconscientes e desconhecidos até pela própria mulher.

Explicitamente desejados, como afirma Bydlowski,[4] os bebês se tornaram mais raros. Aqui se pode discutir de que desejos tratamos: do consciente e manifesto, percebido pela pessoa, ou do desejo Inconsciente? Lembrando que o desejo consciente pouco nos fala de suas raízes inconscientes.

Contudo, por vezes pressionadas por uma sociedade que dita o sucesso para ter um bebê, as mulheres passam a viver, comer, meditar, fazer exercícios em função dos tratamentos de reprodução assistida. A vida passa a ser o tratamento. A rotina exagerada gera uma dificuldade a ser administrada junto com o resto da vida. Vejam: a vida passa a ser tratada como *resto*, pois o grande e único objetivo é ter um bebê. O corpo feminino passa a ser controlado, está alheio à mulher.

A contracepção e o aborto programado tinham dado à mulher a liberdade de fazer o que se queria, quando queria, e essa liberdade levou à postergação da maternidade e ao próprio risco do fracasso. As mulheres desafiam-se e se arriscam a não poder ter um filho para daí decidirem tê-lo. Às vezes esse tempo demora por demais, criando grandes sofrimentos.

Nesse contexto, a *infertilidade* foi aumentando consideravelmente e a gravidez foi se dando cada vez mais tarde, com as mulheres cada vez mais exigentes e com pressa de engravidarem. "O filho não vem, logo quero um." Chatel[5] afirma que o desejo pelo filho se tornou tão estranho que é preciso que ele não venha para querê-lo. Anteriormente se tinha um filho sem que a mulher soubesse se o queria ou não. Agora se quer um filho sem fazê-lo.

É preciso lembrar que a sexualidade dos casais sofre profundas modificações à medida que aquilo que ficava circunscrito ao privado passa a ser público, tanto para amigos quanto para a família, que percebem que o filho não chega. Observar e monitorar o período fértil, por exemplo, pode levar o casal a deserotizar o ato amoroso, ato fecundo de encontro dos desejos, tornando esse encontro uma obrigação, fazendo-se necessária a retomada do desejo e do vínculo, mesmo que a concepção ocorra fora do corpo.

E que lugar irá ocupar esse corpo infértil? E esse corpo que não consegue gestar? O que fazer com esse corpo e com os ideais que acompanham esses sujeitos? O que fazer com o conflito entre o *relógio biológico* e seu despertar aterrorizante e entre a necessidade de espera de que a gravidez se concretize? Como articular todos esses processos, representá-los psiquicamente?

Quando o filho falta, a ilusão de restituir o paraíso perdido, de desfazer-se do mal-estar das diferenças, surge com extrema força, porém, quando o filho finalmente chega, é possível que essa criança não consiga ocupar nenhum lugar simbólico.[6]

Na emergência do filho biológico também estamos diante de um ideal de maternidade e paternidade, sempre tendo como pano de fundo a infertilidade vivida, marca dilacerante e que não se apaga com a chegada do bebê.

Tubert[3] afirma que um casal não pode dar início a uma tentativa de reprodução assistida sem antes reconhecer a ausência da maternidade e da paternidade biológicas, necessitando haver um trabalho de elaboração do luto que implica a ferida narcísica.

O luto dos lutos implica três perdas fundamentais:[3]

- A perda da fecundidade em si, que pode estender-se à vida como um todo. Assumir-se infértil pode interferir no sentimento de vida.
- A perda do filho biológico desejado, construído na fantasia de cada sujeito. Essa perda implica o fracasso das identificações edípicas com os pais férteis; ou seja, as identificações com os pais da infância que foram suficientemente potentes para gerar um filho em seus corpos. Com relação a esses pais da infância, os indivíduos inférteis sentem que não conseguiram imitá-los, superá-los ou mesmo dar-lhes um neto como resultado de seu crescimento, o que faz com que se sintam culpados e em falta diante dos sonhos infantis de gerar uma descendência e ocupar, um dia, o lugar dos próprios pais.
- A perda que se localiza no meio do casal, pois com frequência só uma das partes é biologicamente infértil, o que ocasiona sentimentos persecutórios e de culpabilidade quando o cônjuge suspende sua fertilidade potencial em função do outro e precisa fazer um luto que não lhe diz respeito.

Surgem muitas perguntas, principalmente a respeito das consequências psíquicas sobre os indivíduos e o fruto dessas tecnologias, ou seja, o filho, a criança por vir. E serão essas crianças que frequentarão os consultórios pediátricos, marcadas pelas frustrações do casal parental, como reveladoras de sua infertilidade, bem como serão essas crianças que carregarão os segredos familiares, tão comuns quando da utilização de técnicas reprodutivas.

Maternidade

A maternidade até então sempre foi uma categoria pouco questionada, e a figura da mãe idealizada sempre teve relevância na cultura com aspectos do sagrado, como a imagem da Virgem Maria. A maternidade sempre foi considerada um mandato da natureza, sustentando a ideia de um destino feminino indiscutível.[7]

Como aponta Fiorini,[2] a idealização do materno também é a fonte de insatisfação em certas mulheres. Um mal-estar na cultura por um conflito entre a maternidade e a renúncia a uma sexualidade autônoma ou a outros campos criativos e de realização pessoal. Assim, torna-se necessário diferenciar reprodução de maternidade simbólica, sendo a primeira da ordem do natural e a segunda implicando a relação do amor, do desejo e da criatividade.

A autora afirma que essa necessidade de redefinir o materno com relação à feminilidade implica também redefinir a masculinidade e ampliar o conceito de paternidade. Diante das novas formas de reprodução e famílias, a paternidade estaria ligada à ideia de uma *função terceira*, da mesma maneira que o materno deveria ser considerado para além da maternidade na mulher. A maternidade precisa estar desarticulada da subjetivação feminina, de modo que tanto a *maternidade* como a *identidade* da mulher possam ser vistas como configurações múltiplas, ligadas a novos modos de articulação simbólica. Enfim, para ser mulher não é necessário ser mãe.

Maternidade por meio da doação de gametas

Uma das questões que podem ser observadas em mulheres que se tornam mães por técnicas de reprodução assistida diz respeito a um estado mental de não estarem desempenhando-se de acordo com suas expectativas prévias, ou seja, uma sensação de não serem mães suficientemente boas, já que toda mãe tem um modelo ou um desejo de mãe ideal.

O conceito de mãe suficientemente boa logo se ligou ao conceito de função materna, e esta, por sua vez, sempre esteve associada, na literatura psicanalítica, à figura da mãe, ainda que seja preciso pensar que não é a figura concreta, mas alguém que exerça a maternagem e as funções de cuidado e sustentação do bebê. A função materna é essencial para o desenvolvimento humano e em especial para o excelente desenvolvimento de todas as capacidades psíquicas da pequena criança.

Para Winnicott,[8] a mãe tem três funções, sendo a primeira delas o *holding*, que permite a continuidade do ser, pela adaptação da mãe às necessidades do bebê, cujo cuidado constante atua no sentido de evitar que este experiencie demasiadas rupturas em seu ambiente. O *handling*, por outro lado, entendido como o manejo e a manipulação do bebê, permite a coordenação do funcionamento corporal e do *self*, já que nesses primórdios a constituição do sentimento de *self* da criança liga-se às sensações corporais e à experiência da integração entre o corpo e o psiquismo. A outra função da mãe poderia ser pensada como a apresentação do objeto, na medida em que a mãe se adapta à capacidade de o bebê ser apresentado ao mundo. O mundo em *pequenas doses* permite que o bebê possa sentir como reais os seus encontros com as coisas, pessoas e experiências na medida de seu próprio impulso criativo. Por outro lado, as falhas maternas de sustentação do eu (ego) do bebê, ocorrendo em qualquer um dos âmbitos acima citados, poderiam levá-lo a vivenciar uma angústia impensável, bloqueando seu desenvolvimento e sua capacidade de sentir-se real.

Diante da noção da importância da função materna, pode-se entender como as fantasias que atravessam o processo de reprodução assistida podem interferir na condição de mães (e pais) estarem tranquilos para poderem se adaptar ao bebê, de modo a facilitar seu desenvolvimento. Pensando na situação desses pais, como se entenderia um sentimento persecutório constante, essa sensação de estar em falta, de autocrítica, de falha pela infertilidade, aliada a sentimentos de culpa? Essas mulheres desenvolveriam um Superego severo quando se convertessem em mães, uma autoexigência implacável no sentido da perfeição e da rigidez em sua maneira de cuidar?

Para Dio Bleichmar,[9] na atualidade as mães estão em constante escrutínio e avaliação de suas capacidades, o que cria nessas mães um grande paradoxo: maior informação, maior obrigação e maior sentimento de perseguição. Poder-se-ia acrescentar maior distanciamento do filho, com sentimentos de inadequação e dificuldades relacionais severas com a criança.

Ainda que essa crueldade para consigo mesmas, que se liga à exigência de serem mães sempre perfeitas, possa ser observada em maternidades de reprodução natural, algumas mulheres que fazem reprodução assistida teriam esse componente mais acentuado em seu psiquismo.

Alkolombre[10] nos fala de imperativo do ideal maternal, que leva a mulher a produzir defesas psíquicas, de modo a evitar o sofrimento por perceber-se falha e faltante. As falhas, nesse sentido, podem ser entendidas como uma ferida narcísica, prejudicando a imagem que a mulher tem de si mesma, já que não consegue se enquadrar numa maternidade idealizada, demasiadamente ligada às representações que a mulher tem de si mesma como boa, suficiente e adequada. Diante da maternidade experienciada como muito distante da imaginada, o medo de perder as identificações com esse *ideal de ego* atormenta as mães, minando sua autoestima e sensação de competência. Isso pode colocar em risco sua capacidade de regulação emocional e de acessar, cuidar e relacionar-se com a criança.

Já quando o tratamento implica óvulos recebidos, por vezes vê-se uma dificuldade da mãe em ligar-se à criança, por não senti-la como própria. Por vezes essas mulheres apresentam angústia diante do fato de a criança parecer-se fisicamente com outra mulher, uma rival e, nesse sentido, mais mulher porque consegue dar à vida. "Como será quando me perguntarem com quem é parecido?"

Outra fantasia insuportável para algumas mulheres é sentir o filho mais filho do genitor/do pai do que de si própria. "Vai gostar mais do pai do que de mim." O óvulo, agora embrião, precisa ganhar corpo no tecido fantasmático da mãe, ou seja, precisa ser, de algum modo, imaginado, sonhado ou representado por ela mesma, de modo a poder ser sentido como seu.

Por sua vez, é no segundo trimestre de gestação que a mulher percebe as mudanças fisiológicas e se sensibiliza para a mudança psicológica da gravidez. Percebendo os movimentos fetais do bebê que cresce dentro de si, a gestante vai instaurando um corte na simbiose entre mãe e feto, que a faz sentir como se ela e o bebê fossem uma coisa só. A mãe percebe que o processo não está totalmente no seu controle, que o bebê terá características próprias, que ela não o domina. Essas fantasias se tornam peculiares na fertilização com doação de óvulos, considerando que as informações genéticas são somente metade conhecidas. Na mulher que não consegue relacionar-se com um bebê que não fantasia, surge a necessidade de fantasiar sua origem – a mulher que doou o óvulo –, que pode assumir duas possibilidades: a de uma mulher maravilhosa potente, fértil, ou de uma mulher horrível que doa seus óvulos-bebês, ambas influenciando a maneira como esse bebê é visto, sentido e percebido pela mãe e afetando e comprometendo a ligação mãe-bebê.[11]

Para a mulher, torna-se impossível sustentar um bebê sem rosto, e ela não consegue fantasiar nada de seu nele. A fantasia da malformação toma força, gerando um mal-estar físico e psicológico e um anseio pelo fim da gestação. Os partos prematuros tornam-se compreensíveis, com a expulsão do bebê para assim buscar as respostas às suas dúvidas.

Quando nasce, esse bebê pode continuar significando o estranho, o lugar de menos-valia, e seu nascimento pode reforçar afastamentos no casal, bem como fantasias e angústias severas. A depressão pós-parto nessas situações é comum pela dificuldade da mãe em reconhecer esse bebê e senti-lo como seu, trazendo consigo a fantasia de adultério de seu companheiro com a doadora, apresentando o parceiro como pai biológico, a doadora como mãe biológica e a receptora apenas como aquela a quem se solicita a difícil tarefa de ser mãe do bebê da outra.[11]

Na doação de óvulos, a não resolução da infertilidade pode estar muito marcada, pois a criança nascida é a representação real da incapacidade da mulher de ter um filho biológico; as características físicas presentes da doadora acionam uma fantasia de que há uma *rival*, e esta é mais forte, poderosa e capaz. Os sentimentos depressivos e a dificuldade na relação com a criança mostram essa fragilidade narcísica. O sentimento de menos-valia pode resultar em um trabalho compensatório, com atitudes de superproteção para com a criança ou seu contrário, uma grande dificuldade de entrar em relação com ela.

Pensando sob o ponto de vista das doadoras de óvulos, Quayle e Santos[12] relatam um estudo feito na Inglaterra com essas doadoras, em que se identificou que elas consideravam os óvulos parte do corpo exteriorizado e dons que poderiam ser oferecidos a outras pessoas, na expectativa de que as receptoras fossem concluir o desenvolvimento e cuidado que as doadoras haviam começado.

Alkolombre[13] também afirma que a doação de óvulos ou espermatozoides nos leva à necessidade de pensar o próprio e o *alheio* dos corpos e a novos modos de parentalidade. Por exemplo, o pai e o genitor e a mãe e a genitora. A autora coloca que, em sua experiência com pacientes que receberam doação de óvulos, ela constatou fantasias sobre outro, perigoso, anônimo, ameaçador. A incorporação de um doador desconhecido pode ocasionar ansiedades persecutórias e ameaçadoras, que remetem às questões sobre a origem.

Maternidade por cessão temporária de útero

Na cessão temporária de útero vive-se uma contradição: por um lado já se sabe da importância da presença materna e de sua vinculação ao bebê, desde antes do nascimento; por outro, a medicina de reprodução afirma que a mulher que faz a cessão temporária de útero será apenas a incubadora do desejo do outro ou dos outros, desmentindo sua importância vital nos 9 meses e talvez no restante da vida, se levarmos em conta as marcas precoces deixadas por essas experiências primitivas.

Vários autores[8,14-16] destacam o período pré-natal como rico em experiências sensoriais. Como articular essas experiências com a ideia de uma mulher que procura não se ligar ao bebê e que logo depois irá entregá-lo a outra mãe? E como pensar esse bebê que não irá encontrar/reencontrar essas experiências primitivas? O que leva uma mulher a ceder temporariamente seu útero? Seriam tentativas reparatórias com relação à mãe ou às relações fraternas experienciadas por essa mulher?

Alkolombre[13] afirma que na cessão temporária emergem aspectos do estranho, com fantasias intensas, por exemplo, do marido ao ver crescer em outro ventre seu filho, fazendo com que a gestação e a intimidade sejam vividas a três. Essas situações evidenciam o seu potencial incestuoso que parece estar também sempre presente no relato de mulheres que doam ou recebem óvulos, bem como as receptoras de embriões.

E como se pode pensar a fratria dessa criança quando a mulher já tem filhos, que irão presenciar e vivenciar a gestação da mãe e desejarão saber o que é feito do bebê gestado? Como os filhos vivenciam a gestação da mãe de um irmão que será entregue a outras pessoas?

Por outro lado, tornar uma mulher mãe por substituição é pedir que ela abra mão de seu corpo, trate-o como algo mecânico, que dissocie corpo e psique.

> Recalcando em seu inconsciente as emoções indesejáveis ligadas ao apego pré-natal, ao feto que ela está concebendo, uma mãe barriga de aluguel consegue persuadir-se de que essa empreitada não tem efeito sobre ela. [...] A mãe não consegue inscrever em seu psiquismo o bebê que ela carrega.[17]

Segredos e mentiras

No contexto das tecnologias de reprodução assistida, um dos grandes riscos é que os pais, impulsionados pelo anonimato dos doadores e com o intuito de esconderem de si mesmos todo o sofrimento vivenciado, neguem a utilização de ditas técnicas, o que interferiria diretamente na construção da subjetividade/identidade das crianças nascidas delas. Esse sistema, que Bayo-Borras[6] chama de *generalizado*, seria o silêncio/segredo/mentira sobre a origem e a concepção.

Para a autora, silenciar, não falar, é como desdenhar (desmentir?) que a concepção contou com a participação de terceiros desconhecidos. Manter o segredo implicaria que há uma informação que poucos sabem e que mais ninguém deve saber, ao passo que a mentira passa a ser a deformação da realidade, muitas vezes utilizada para sustentar o segredo, que em geral tem como argumento preservar a criança, mas que por fim preserva somente os pais, que precisam lidar com o luto da infertilidade não elaborado.

Gemelaridade como consequência das técnicas reprodutivas

As mudanças tecnológicas que dizem respeito à possibilidade de indivíduos ou casais ascenderem à parentalidade tem gerado consequências nesses indivíduos, bem como nas crianças nascidas por meio dessas tecnologias. Um desses aspectos diz respeito à gemelaridade e à prematuridade.

Por vezes esses nascimentos gemelares podem causar, por um lado, fascínio nas demais pessoas, tornando-os atraentes e por vezes invejados, ao mesmo tempo que podem causar *estranheza*. Já nos pais, a gemelaridade, além desses aspectos, pode gerar angústia intensa, em razão de nem sempre terem desejado dois bebês, mesmo sabendo das altas chances de isso acontecer.

Morgenstern e Gueller,[18] que estudam a gemelaridade, enfatizam que diante dela os pais podem ter sentimentos ambivalentes: dever cumprido – dois filhos –, ao mesmo tempo que se sentem impotentes para a criação de duas crianças, lembrando que a gemelaridade pode comprometer as possibilidades de individuação dos sujeitos, bem como pode deixar mais complexas as relações parentais e fraternas.

Para as autoras, os pais também desempenham um papel idealizado, afinal tiveram o *poder* de gerar dois bebês ao mesmo tempo. Para muitos, no imaginário social, a gestação gemelar implica potência e virilidade no homem e fertilidade exacerbada na mulher.

E quando a gemelaridade vem depois de várias tentativas fracassadas de gestação natural? Como convivem os sentimentos de inferioridade em face da infertilidade? É possível que a gestação gemelar repare os sentimentos perante a infertilidade?

> A chegada ao mundo de filhos múltiplos desafia os pais a fazerem caber em seu desejo duas ou mais crianças simultaneamente. Isso resulta num trabalho adicional de subjetivação, que exige que se estabeleçam e simbolizem laços que se constroem na simultaneidade.[18]

É frequente que os pais de gêmeos acabem por falar da dificuldade de considerar a subjetividade desses dois filhos, que se apresentam incialmente como um par. Alguns optam por não os diferenciar: acabam atribuindo a eles nomes iguais, os vestem igualmente, o que por vezes revela que só há lugar simbólico para um, ainda que haja dois bebês.

Morgenstern e Gueller[18] afirmam que a dificuldade de individualizar os bebês por vezes aparece porque, para a mãe, é como se os dois bebês fossem um só, formassem *um* completo, causando uma aglutinação, ou seja, em vez de libidinizar cada bebê, investindo em cada um deles separadamente, a mãe os junta:

> Que consequências teria essa junção? Poderíamos pensar num único psiquismo – um psiquismo para dois? Ficariam todos indiscriminados aos olhos da mãe e, nesse contexto, cada filho acabaria por se tornar um pedaço desse todo, onde um funcionaria como complementar do outro?[18]

Considerações finais

Cada criança tem uma história que a precede e que a representa no Inconsciente de seus pais, sendo originada a partir disso. Quando da utilização de técnicas de reprodução assistida vê-se um mundo de novas possibilidades e novas configurações se abrirem e que farão parte do mundo fantasmático, inconsciente, do bebê. Bebê este que seguirá o curso de seu desenvolvimento de maneira saudável tanto quanto possa ter integrado todos esses aspectos que lhe constituem, tanto quanto possa ser colocado num lugar de sujeito, inserido em uma cadeia geracional e vivendo uma relação verdadeira, não permeada por segredos e mentiras. Nesse contexto, faz-se necessário integrar todos os elementos possíveis que a utilização de tecnologias reprodutivas traz, pois todos esses estarão no imaginário do bebê, em maior ou menor grau: separação da sexualidade e da reprodução, que originou o bebê; desejo de filho *versus* demanda de filho ou desejo consciente *versus* desejos Inconscientes; ruptura do eixo temporal: data de concepção *versus* data de transferência embrionária; ruptura da diferença geracional e construção de novos laços de parentesco; o lugar dos doadores, da mulher que faz a cessão temporária de útero; o papel da infertilidade; os dilemas que envolvem os segredos da origem, entre outros.

Todos esses segredos e dilemas podem aparecer no consultório do pediatra camuflados em sintomas na criança ou em dificuldades relativas ao cuidado que esta recebe de seus pais. A criança pode ser superprotegida, ou mesmo ser muito exigida por eles, como que para compensar as suas dúvidas e fragilidades diante da infertilidade e da necessidade que tiveram de recorrer à reprodução assistida. Assim, os segredos, os lutos não elaborados sobre a maternidade e paternidade perfeitas e *naturais,* e as fantasias sobre a origem da criança podem levar os pais à necessidade de reafirmar a legitimidade dessa filiação de diversas maneiras. Esses elementos, principalmente quando permanecem inconscientes e não simbolizados, costumam atravessar as relações familiares por muito tempo. Dessa maneira, tais famílias podem necessitar de um acolhimento especial do pediatra, atento à importância do psiquismo em todos os processos de adoecimento e de saúde que se ligam ao desenvolvimento da criança.

Referências bibliográficas

1. Ramirez-Galvez MC. Exclusões e deslocamentos: reprodução assistida e adoção de crianças. Relatório de pesquisa Programa de Formação de Quadros Profissionais (2004-2006) Centro Brasileiro de Análise e Planejamento – Cebrap. São Paulo; 2007.
2. Fiorini L. Lo feminino y el pensamiento complejo. Buenos Aires: Lugar Editorial; 2001.
3. Tubert S. Psicoanálisis, feminismo, postmodernismo. In: Burín M, Dio-Bleichmar E. Género, psicoanálisis, subjetividad. Buenos Aires: Paidós; 1996. p. 49-67.
4. Bydlowski M. Procréations médicalement assistées: problèmes psychologiques et éthiques. Neuropsychiatrie de l'Enfance et de l'Adolescence. 1990; 38(12):665-8.
5. Chatel M. Mal-estar na procriação: as mulheres e a medicina da reprodução. Rio de Janeiro: Campo Matêmico; 1995.

6. Bayo-Borràs R. Éxitos y fracasos-luces y sombras: reflexiones en torno a la reproducción asistida. Intercambios, Papeles de Psicoanálisis. 2001; (6):13-9.
7. Fiorini LG. La diferencia sexual en debate: cuerpos, deseos e ficciones. Buenos Aires: Lugar Editorial; 2015.
8. Winnicott DW. Primary maternal preoccupation. In: The maternal line. London: Karnac Books; 1989. p. 307-18. [Publicado originalmente em 1956.]
9. Bleichmar ED. The dynamics between "the internal bad mother" and the construction of the "bad child". In: Holovko CS. Changing sexualities and parental functions in the twenty-first century: changing sexualities, changing parental functions. London: Routledge; 2018. p. 31-41.
10. Alkolombre P. Parentalidad y nuevas técnicas reproductivas. Revista de Psicoterapia y Psicosomática. 2017; 37(95):103-18.
11. Faria ER. Relação mãe-bebê no contexto de infecção materna pelo HIV/Aids: a constituição do vínculo da gestação ao terceiro mês do bebê. Porto Alegre: Editora da UFRGS; 2008.
12. Santos J, Quayle J. Ovodoação: vivências das doadoras de óvulos em um hospital universitário. In: Straube KM, Melamed RM (ed.). Temas contemporâneos de psicologia em reprodução assistida. São Paulo: Rio de Janeiro: Livre Expressão; 2013. p. 137-46.
13. Alkolombre P. Parentalidades e gênero: uma leitura psicanalítica. Revista Latinoamericana de Psicopatologia Fundamental. 2016; 19(4):743-54.
14. Maiello E. The role of parental mentalization in the development of attachment security: a longitudinal study. Journal of the American Psychoanalytic Association. 2012; 60(1):143-67.
15. Willheim E, Lekpeh GG. Parent-child psychotherapy with infants and toddlers: integrating clinical intervention in the attachment relationship. Psychoanalytic Inquiry. 2009; 29(4):337-53.
16. Piontelli A. From fetus to child: an observational and psychoanalytic study. London: Routledge; 1992.
17. Szejer M. Se os bebês falassem. São Paulo: Instituto Langage; 2016.
18. Morgenstern A, Gueller A. No trabalho suplementar na constituição subjetiva de gêmeos. Rev Bras Psicanálise. 2015; 49(3):53-67.

Capítulo 11

Configurações familiares na atualidade - abertura para as novas famílias

Vera Ferrari Rego Barros

Uma das grandes pautas sociais da atualidade são as novas configurações familiares, decorrentes não apenas das mudanças inerentes aos processos históricos, culturais e políticos da civilização como também dos avanços tecnológicos, em todos os campos da ciência, que incidiram sobre o modo de procriação e, consequentemente, de constituição da família.

Como consequência, os vínculos afetivos, o exercício da parentalidade e a dimensão da filiação não são mais frutos exclusivos do casamento, bem como têm se distanciado dos padrões do modelo familiar tradicional, implicando outros modos de organização e funcionamento, tais como as famílias monoparentais (seja por produção independente, distanciamento ou falecimento de um dos membros), homoparentais, reconstruídas, adotivas, mosaicos, entre outros arranjos.

Alguns fatores foram significativos para a definição desse cenário, tais como:

> "... o processo de urbanização e industrialização, o avanço tecnológico, o incremento das demandas de cada fase do ciclo vital, a maior participação da mulher no mercado de trabalho, o aumento no número de separações e divórcios, a diminuição das famílias numerosas, o empobrecimento acelerado, a diminuição das taxas de mortalidade infantil e de natalidade, a elevação do nível de vida da população, as transformações nos modos de vida e nos comportamentos das pessoas, as novas concepções em relação ao casamento, as alterações na dinâmica dos papéis parentais e de gênero".[1]

Esses elementos contribuíram para uma mudança nas atribuições e encargos dos papéis parentais na medida em que proporcionaram maior tempo livre para o exercício de outras atividades que não as tarefas do lar ou o trabalho, além do reconhecimento das competências da mulher em outros campos que não só os cuidados com a casa e com os filhos. Por outro lado, presencia-se também o compartilhamento da autoridade parental na educação dos filhos e a legitimação das escolhas de parceiros afetivos e sexuais - pautadas no interesse mútuo de vinculação e construção de família.

No campo específico do vínculo conjugal, ressalta-se o movimento pelo reconhecimento legal da união de casais homoafetivos e de seu direito à constituição de uma família, sustentado pela demanda de maior compreensão das questões de gênero e de orientação sexual por parte da sociedade.

No que se refere às inovações tecnológicas, que permitiram a abertura para os novos modos de vínculo afetivo e de filiação, ressaltam-se os métodos de contracepção, em especial o advento da pílula anticoncepcional, que dissociou o casamento da procriação, e a inseminação artificial, que permitiu a maternidade/paternidade em qualquer configuração familiar.

As famílias atuais não seguem necessariamente a composição, a dinâmica de relações e os propósitos do modelo nuclear com pai, mãe e filhos da família patriarcal. O que se observa é uma nova liberalidade na divisão de tarefas e cuidados com os filhos, na responsabilidade quanto às rotinas e à organização da casa e com o provimento financeiro. A organização e o sustento da casa por vezes são partilhados entre o casal e em outros casos são assumidos particularmente por um dos adultos, de acordo com a rotina de trabalho e a disponibilidade de tempo dos pais, sem que isso, necessariamente, implique menor compromisso para com a família.

O que mudou ao longo dos séculos?

Roudinesco[2] aponta três diferentes momentos de concepção do modelo familiar que evidenciam dinâmicas bem demarcadas nas relações:

- **Família tradicional:** a preocupação do núcleo familiar está centrada na transmissão do patrimônio, o que determina os casamentos arranjados pelos pais visando à preservação do legado. A vida sexual e afetiva dos filhos não é considerada para efeito de harmonia conjugal e familiar.
- **Família moderna:** configuração que perdurou entre os séculos XVIII e XX, fundada no amor romântico, na qual o casamento se pauta na reciprocidade do amor e da sexualidade do par.
- **Família contemporânea ou pós-moderna:** o propósito são, principalmente, as relações íntimas e a realização sexual. A natureza do casamento se modifica, passando a ser um contrato entre indivíduos, na dependência do amor e de sua duração, valorizadora da vida privada, convivendo com maior número de rupturas e recomposições conjugais.

Tangenciando essas mudanças, constatou-se um progressivo declínio da imagem do homem como senhor da família e detentor da autoridade parental, que resultou em uma crise no modo específico de vínculo e organização familiar referido a esse pai totalitário, bem como em uma dependência cada vez menor da mulher em face desse homem.

Embora fruto de um longo processo, as mudanças têm ocorrido com maior rapidez, alavancadas pela disseminação de conhecimentos, pelo compartilhamento de ideias veiculadas pelas mídias e pelo agregamento dos indivíduos nas discussões sobre a igualdade de direitos, papéis e funções na família, modos de vida e funcionamento familiar, de educação dos filhos e de liberdade de expressão, provocando inúmeros questionamentos e diferentes reações.

Se as manifestações iniciais circundavam a possibilidade de extinção do modelo familiar centrado no patriarcado, atualmente as incertezas que atravessam o imaginário social se voltam para as implicações dos novos funcionamentos familiares no processo de estruturação psíquica das crianças, uma vez que é nelas que está depositada a continuidade da linhagem familiar. Ceccarelli[3] credita esse sentimento de ameaça à sociedade ao fato de que os novos arranjos introduzem o *diferente* – algo que contesta a ordem natural e estabilizadora. Pode-se acrescentar que esse *estranho* convoca cada indivíduo a se confrontar com suas próprias crenças, valores e posições quanto aos fatos sociais, de maneira geral, e quanto a suas concepções sobre os modos de afeto e ao funcionamento familiar, de maneira específica, o que sempre é produtor de angústia, algo similar a uma crise identitária.

A quebra dos padrões tradicionais confere a essas novas composições familiares uma aura de risco aos valores instituídos, no que tange à conjugalidade e à qualidade das funções da parentalidade, mirando os possíveis problemas de subjetivação em crianças criadas por apenas um dos genitores ou por um casal do mesmo sexo. O questionamento que aí se coloca é se a falta de um dos genitores (monopaternidade) ou a presença de duas pessoas do mesmo sexo (homopaternidade) repercutem de modo particular nos processos identificatórios da criança e, por conseguinte, na organização psíquica do sujeito,[4] o que torna necessário pensarmos a família não só como composição, mas principalmente como função.

Funções da família

A família reúne duas funções essenciais: ela é ao mesmo tempo responsável pela estruturação psíquica da criança, apoiada na diferença entre as gerações e na construção identitária, e pela inserção da criança na ordem simbólica, ou seja, na ordem social da qual é tributária. Ou seja, a família é responsável não somente pelo desenvolvimento do indivíduo até a vida adulta como também por prepará-lo para viver na sociedade.

Assim, a saúde psíquica e a aquisição das competências cognitivas, emocionais e sociais pela criança, fundamentais para a vida societária, resultam do modo de vínculo e de interação familiar e da concepção da criança no imaginário dos pais. O desejo pela criança e as fantasias relativas ao papel que ela ocupará na família precedem sua concepção real, e determinam o lugar que lhe está destinado na vida dos pais, o que a historiciza e lhe promete um futuro, influenciando no modo como é exercida a parentalidade.

Pode-se afirmar que o funcionamento dos novos arranjos familiares só demanda atenção no que se refere:

- À existência das condições para que a constituição do psiquismo e da subjetividade da criança se processe de modo que ela se desenvolva satisfatoriamente.
- À capacidade da dinâmica familiar de propiciar o ambiente afetivo, cognitivo e ordenador, indispensável para certificar à criança um lugar na sociedade.

Exatamente como é esperado em qualquer configuração familiar, incluindo as tradicionais.

Como isso acontece?

Para pensar esses processos, iremos recorrer aos conceitos de função materna e função paterna.

Pensando sobre a função materna, tem-se que o laço inicial do bebê com o mundo se dá pela via dos cuidados rotineiros e da atenção às necessidades básicas. Via de regra, esses cuidados são propiciados pela mãe, primeiro objeto de amor da criança.

Nesse sentido, Jerusalinsky[5] afirma que o ser humano, ao nascimento, é um *deficiente instintivo*, porque nada em seu sistema genético-neurológico lhe indica o objeto que poderia acalmar seu mal-estar. O bebê fica exposto a suas necessidades biológicas sem recursos suficientes para saber com que ou como satisfazê-las, e só pode engendrar uma tentativa de resolução por meio de outro ser humano tutelar, o que torna vital a presença de um outro que possa se responsabilizar por ele e cuidar de sua sobrevivência. O bebê nada sabe daquilo que necessita para viver e desconhece seu semelhante, ignorando, portanto, seu pertencimento a uma espécie e sua inserção em uma sociedade.

Esse desamparo torna o cuidado inicial uma função, cujo propósito extrapola a dimensão material dos aportes dados ao bebê: o alimento, a roupa, a coberta, o colo... Porque para que se exerçam esses cuidados é preciso que a mãe se disponibilize a *emprestar* a si mesma – seu tempo, seu corpo, seu olhar, seu saber originado da filha que foi, da mãe que teve, das várias mães que conhece, para interpretar as manifestações do bebê, nomear suas necessidades e tomar seu choro como dirigido especificamente a ela, mãe, constituindo aí uma demanda amorosa. Assim, a mãe pode responder de modo a satisfazer seu bebê, possibilitando que gradualmente ele vá discriminando os meios de convocar sua presença.

As nomeações, a fala modulada com que se dirige a seu bebê, o olho no olho e a continência do colo estabelecem um diálogo entre mãe e criança, em uma intimidade que dispensa outros interlocutores, produzindo sentidos, significados e representações para aquilo que acontece com o bebê e entre ele e sua mãe. Esse processo contínuo vai retirando as sensações da criança do campo do puro desconforto fisiológico e as introduzindo no campo simbólico – o campo da linguagem, o que lhe confere sua humanidade, ressaltando-se que desde o primeiro momento de vida do bebê essa comunicação entre ambos se inicia pelas palavras proferidas pela figura materna.

Assim, essa função simbólica, à qual se dá o nome de função materna, é crucial, por ser a base da constituição do aparato psíquico da criança, tornando quem a sustenta um outro primordial à criança.

O laço inicial nos primeiros meses de vida do bebê é praticamente uma fusão, na qual mãe e filho se complementam em suas demandas, e na qual a criança incita a mãe a desejá-la, colocando-se na posição de ser tudo aquilo que a mãe poderia desejar. Mas essa vivência de plenitude, de perfeita completude, deve pouco a pouco dar lugar a um afastamento, a uma separação entre a mãe e o bebê: uma aposta de que ambos podem ter seu próprio tempo e se comprazer com isso, com uma satisfação produzida também por outras experiências, outros objetos.

No caso do bebê, é a percepção do movimento de presença – ausência da mãe, com uma questão sobre o que mais ela deseja para além dele – o que o impele a encontrar substitutos para seu apaziguamento quando ela não está presente. A chupeta, o paninho, o ursinho, a própria mão...

No caso da mãe, é a relação com o parceiro amoroso e seus outros objetos de interesse e amor o que a instiga e a convoca para fora da célula narcísica com o bebê.

Se o vínculo mãe-bebê é estruturado de maneira saudável, à função materna caberá permitir o espaço para que a criança vá conquistando sua independência e construindo sua individualidade. Mas sabe-se quão intenso é o investimento amoroso da mãe sobre o bebê. A percepção do quanto ambos se satisfazem entre si exige que uma presença terceira venha mediatizar essa vinculação, de modo que a dualidade, a relação imaginária de completude, se sujeite a uma interdição, aí sim construindo um intervalo a partir do qual a criança possa se particularizar e acessar as outras coisas do mundo disponíveis para além da relação de maternagem.

A essa presença terceira, sustentada pela figura do pai, denomina-se função paterna. Ao regular a relação da dupla mãe-bebê, ao legislar sobre as interações familiares, ao estabelecer lugares – pais/filhos, adultos/crianças –, ao apresentar os limites e ordenações do funcionamento familiar, aquele que ocupa o lugar paterno se coloca na função de representar, dentro do âmbito familiar, as interdições, regulações, normas e princípios da cultura na qual todos estão inseridos. Cabe-lhe, então, apresentar-se como representante da lei, de maneira que, ao dar limites e ao impor restrições ao modo de interação da mãe com seu filho, esvazia a fantasia imaginaria de uma possível completude, na qual nada falte, como vivida miticamente com a mãe, o que seria extremamente danoso para a criança, presa nessa ilusão.

E é justamente pelo sentimento de incompletude, como efeito do descolamento da figura materna, que essa criança pode empreender o movimento de buscar compreender o que sente e do que precisa, de reunir as palavras para se dirigir ao outro em suas demandas, de perceber seu corpo em sua complexidade e de construir uma imagem própria de si que a sustentará ao enunciar "Eu sou...", o que, ao mesmo tempo, a integra e a diferencia entre seus pares.

A partir daí, a criança poderá se confrontar com os limites e desafios do viver, criar, inventar e desejar por si mesma, para além do desejo dos pais sobre si, além de fazer laço social com seu meio, abrindo caminhos para o futuro.

A função paterna é exercida ao se fazer esse corte entre a criança e aquele que desempenha a função materna, mas, justamente por ser uma função de nomeação, isto é, que estabelece lugares, posições, relações, é preciso que alguém a sustente de maneira comprometida, que alguém deseje e se autorize a exercê-la. Mas, é importante também salientar que, para além desse comprometimento, esse alguém não pode ser qualquer um, uma vez que sua palavra deve ser legitimada e sustentada por quem exerce a função materna, a mãe ou quem maternaliza a criança.

É desse modo que, no cotidiano, pelas palavras ou atitudes da mãe, ou de quem exerce a função materna, o *Pai* sempre está presente, mesmo em sua ausência.

Isso significa que a mãe não toma a criança como seu novo parceiro se o pai está viajando, se são separados ou se não há um parceiro, porque preserva a diferença entre o conjugal e o parental, mantendo a separação mãe-filho.

Ou, em outro exemplo, é muito comum ouvirmos a mãe dizer ao filho "Pergunte ao seu pai" – remetendo ao pai como essa instância terceira e balizadora – quando se trata de alguma decisão a respeito de uma demanda dos filhos.

É importante salientar que é o fato de todos os seres humanos, quando crianças, terem vivenciado esse processo como *filhos* que os habilita, como *pais*, a reproduzirem essa dinâmica.

A transmissão cultural que é veiculada pela articulação entre as funções parentais não pode, então, implicar um *anonimato,* uma vez que a família estabelece uma continuidade psíquica entre as gerações, a partir de uma hereditariedade psicológica e social.[6,7]

Somente então o bebê pode se constituir como um sujeito e a tarefa da parentalidade é bem realizada.

E aqui é abordada a questão essencial para o tema do capítulo.

As funções materna e paterna, essenciais para a constituição psíquica da criança, são simbólicas. Isso significa que estão atreladas à dimensão do dar sentidos, significações, representações, utilizando-se das ações diárias para com a criança a fim de explicitá-las. Por isso pode-se dizer que *pai é quem cria* ou *mãe é quem cuida,* quando se entende que o exercício dessas funções depende das ações, do desejo e da relação existente entre a criança e esses seus cuidadores.

Assim se pode compreender como as funções materna e paterna precisam ser encarnadas por um adulto. E esse adulto não necessita, necessariamente, ser o pai e a mãe biológicos, mas deve com toda a certeza ser alguém que deseje estar nesse lugar e se vincule à criança, porque a finalidade essencial dessas funções é o que se precisa produzir – a emergência de um sujeito singular, diferenciado, enlaçado ao meio social que o circunda.

Além disso, como assinala Ceccarelli,[3] o lugar do pai e da mãe também não tem que ser necessariamente ocupado por um homem e por uma mulher. Enquanto *funções*, paterna e materna, a realidade anatômica de quem cria a criança não é um elemento fundamental para a construção de sua subjetividade. O que determina essa construção é a organização psíquica dos cuidadores, como se posicionam em face de sua própria sexualidade, da fantasia que têm de ser pai e/ou mãe e, principalmente, do lugar que a criança ocupa no universo psíquico dos pais, qualquer que seja o modo de concepção e filiação.

Tomando todas essas considerações em conjunto, o termo parentalidade, que compreende essa função sustentada pelos pais, muda o foco do biológico – ligado à paternidade/maternidade, inerentes ao modelo tradicional de família –, direcionando-o para o processo de constituição do psiquismo e de vincularidade. Assim, as questões se deslocam do âmbito do biológico e do jurídico (poder do estado) e colocam em tela o desejo – conjugal, de filiação, de família.[8]

É importante destacar que o nascimento não transforma a criança em filho ou filha de quem a gerou. Do mesmo modo, assim como aponta Ceccarelli,[4] "colocar uma criança no mundo não transforma os genitores em pais. O nascimento (fato físico) tem que ser transformado em filiação (fato social e político) para que inserida em uma organização simbólica (fato psíquico) a criança se constitua como um sujeito". O autor ressalta que há uma progressiva desconexão entre esses **três fatos**, uma vez que:

- As técnicas de reprodução assistida já desvincularam o nascimento da criança de seus genitores.
- A filiação – o reconhecimento de uma linhagem – não precisa ser exercida pelos pais biológicos, como no caso de crianças adotadas.
- E, por fim, no que se refere ao fato psíquico – a inserção do recém-nascido na organização simbólica familiar –, se nos modelos de famílias tradicionais isso é concretizado pelos agentes produtores de subjetividade, que são os pais, nos novos modelos encontram-se outros modos de subjetivação, com o mesmo efeito.

E aqui se pode citar a psicóloga Amanda Ferreira em sua entrevista ao *Observatório G*,[9] sobre parentalidade e criação de filhos por casais homossexuais:

> "A parentalidade não é uma função instintiva, ou seja, ela precisa ser vivenciada, aprendida para tomar forma. Desta forma, a função materna e paterna não está relacionada à pessoa 'pai' e pessoa 'mãe', mas sim a qualquer pessoa que se disponha emocionalmente a investir nessa relação através do cuidado, do amor e da adaptação ativa às necessidades da criança".

Amanda Ferreira menciona a psicanalista Vera Iaconelli* quanto ao que considera serem as funções parentais: "tratar o bebê como semelhante, prover educação, transmitir a história familiar, dar nome e sobrenome, apresentar a lei, responsabilizar-se e amar", o que vai permitir que a criança se desenvolva de maneira segura e autônoma. Abordando o processo de filiação, a autora aponta que, para qualquer configuração, os casais precisam fazer um movimento de descoberta com seus bebês ou crianças, para aos poucos irem compreendendo e assim identificando as funções que fazem mais sentido para eles e que podem exercer com melhor sustentação.

Independentemente da composição familiar, para que essas funções sejam bem sustentadas é imperativo, então, que ocorra um processo de *adoção* por parte dos pais, que não está referido à legalização jurídica da filiação. Trata-se aqui de um investimento afetivo que permite que o

---

* Psicanalista, mestre e doutora em Psicologia pela Universidade de São Paulo, membro do Departamento de Psicanálise do Instituto Sedes Sapientiae e da Escola do Fórum do Campo Lacaniano e diretora do Instituto Gerar de Psicanálise, Vera Iaconelli pesquisa, a partir do referencial psicanalítico, a constituição da parentalidade e temas que envolvem gestação, adoção, família, gênero e costumes.

desejo pela criança esteja imbricado nas funções de pai e mãe, para além da consanguinidade, das figuras de gênero, da existência de apenas um pai ou uma mãe, ou de a criança estar inserida em uma família recomposta, com outro par conjugal, que não os pais biológicos.

Ceccarelli[10] destaca que:

> "... os novos arranjos familiares não trazem nenhuma novidade e muito menos ameaças em termos de subjetivação: as coordenadas que balizam as construções subjetivas não levam em conta o sexo anatômico de quem ocupa as funções paterna e materna e não seguem um modelo único".

Pode-se acrescentar que também não decorrem de a criança viver em uma família monoparental, ser filha de pais divorciados ou ter sido adotada.

Para concluir, é possível considerar que os fatores capazes de provocar impasses na constituição psíquica de uma criança e em seu desenvolvimento se referem a haver ou não implicação do desejo dos pais no trabalho de cuidar dos filhos e de criá-los e à maneira como cada um assume o papel que lhe cabe dentro da estrutura familiar.

A seguir são elencadas algumas características de cada modalidade de configuração familiar ou parental, enfatizando as facilidades ou dificuldades de cada arranjo.

Famílias monoparentais[12]

São caracterizadas pela ausência de um dos adultos que formam a base da tipologia familiar tradicional (pai, mãe, filhos).

De modo geral, há maior independência nas decisões sobre as questões da educação e maior flexibilidade também, mas aumentam as responsabilidades quanto aos resultados e ao sucesso das escolhas.

Se a monoparentalidade é causada pela separação e distanciamento dos pais, a dificuldade pode se colocar na manutenção de um diálogo para quando o teor das decisões tornar necessária a participação de ambos os pais.

Com relação à criança, a relação de caráter dual pode implicar o não reconhecimento da privacidade necessária tanto para o adulto como para ela própria, pela **não** experiência da dimensão de intimidade, que normalmente é vivenciada quando há um casal na casa. É importante que o adulto que cuida delimite esse espaço de maneira clara, uma vez que esse espaço é necessário em qualquer relação interpessoal da criança, principalmente na convivência com seus pares.

Também é importante estar atento ao grau de permissividade do adulto para com as demandas da criança, uma vez que pode haver uma dificuldade até inconsciente de o adulto estabelecer regras, restrições, limites, em função de um sentimento de culpa pela ausência do cônjuge ou porque tende a colocar a criança no lugar do parceiro adulto, que não é parte da relação, o que pode trazer conflitos quanto à compreensão de seu lugar na família.

Famílias homoparentais ou homoafetivas

Trata-se da união de pessoas do mesmo sexo com um laço afetivo forte o bastante para um vínculo conjugal. O desejo de se tornar uma família demanda a adoção ou outro método de filiação. A presença de filhos também pode decorrer do fato de um deles já ter tido um casamento heteroafetivo anteriormente. De qualquer modo, é um modelo de união que suscita mais preconceitos, mais questionamentos, mais curiosidade, exigindo do casal maior clareza e determinação de propósitos, para que possam apoiar a criança, se mais vulnerável e imatura, nos possíveis embates que venha a enfrentar no âmbito dos laços sociais.

Por outro lado, a maior liberdade e arejamento de ideias e conceitos sobre a dimensão da afetividade, das inter-relações, das possibilidades de vinculação, permite que a criança vivencie e aprenda a desenvolver modos menos restritos e rígidos de interação com seus semelhantes, o que lhe oferece mais recursos, em vários níveis, para lidar com as exigências do mundo à sua volta.

Famílias mosaico, recasadas, recompostas[13]

As famílias recompostas a partir de casamentos de adultos que já foram casados e que eventualmente já têm filhos das outras uniões devem redimensionar seus limites e estabelecer uma dinâmica entre seus membros que considere mudanças nas relações interpessoais, uma vez que o que está em jogo são os padrões e figuras de autoridade, os papéis familiares e de poder, as estratégias educacionais e os processos de comunicação, considerando o percurso que os membros da nova família já vinham seguindo antes de se unirem.

Haverá necessidade de maior tolerância, flexibilidade e originalidade para elaborar a falta de vínculos de consanguinidade entre os membros e a redistribuição e compartilhamento de lugares, espaços, atenção, vínculos, em uma nova representação afetiva da família.

Além disso, os parentescos biológicos de ambos os lados nunca se desfazem, o que é fundamental para a continuidade da história familiar de cada criança, colocando-a como parte dessa narrativa e responsável por sua continuidade.

Do mesmo modo, o pai ou mãe, biológicos, separados, devem ser considerados nas relações e decisões sobre a criança, que não deve ser alijada de seu convívio, para que possa incorporar o sentido da nova configuração familiar.

Constituir e criar uma família, qualquer que seja sua configuração – homopaternidade, adoção, monopaternidade, famílias tradicionais, famílias separadas –, sempre trará certa dose de angústia pela impossibilidade de garantir o sucesso da empreitada, mas do ponto de vista do desenvolvimento infantil não existe, *a priori*, nenhuma evidência para dizer que um modelo é mais patogênico do que outro,[3] tendo em vista as manifestações, demandas, dificuldades e transtornos com que se depara a clínica com crianças e adolescentes, quaisquer que sejam as famílias. Nesse sentido, segundo Ceccarelli:[4]

> "... não existe uma forma de organização familiar ideal que, inequivocamente, garanta um desenrolar mais sadio para a constituição da subjetividade da criança. Se do ponto de vista social e legal as normas que definem 'família' são relativamente bem estabelecidas, do ponto de vista psíquico, as famílias são sempre construídas e os filhos, sempre adotivos, pois o que organiza uma família são os laços afetivos".

Então, a questão que deve ser colocada ao pensar nas novas configurações familiares é: a que se deve estar atento ao atender uma família?

A que se pode responder:[11]

- À maturidade emocional, flexibilidade e abertura demonstrada pelos pais, às evidências de compromisso entre os parceiros e à estabilidade da relação; à habilidade de distinguir entre as necessidades das crianças e as suas próprias, aos modos de sustento.
- À capacidade de preparar o filho para enfrentar situações adversas, visando às situações de conflito que possam ocorrer, aspecto importante quando existe a intenção de adotar uma criança, seja pela impossibilidade biológica de ter filhos ou por se tratar de um casal homoafetivo. Cabe lembrar que são situações que podem despertar maior cobrança e questionamentos, inclusive internos, e que, portanto, demandam maior grau de reflexão e amadurecimento.

Também é essencial avaliar os vínculos afetivos que constituem a rede em torno dessa criança, considerando que o desenvolvimento pleno e adequado é efeito da qualidade da atenção que lhe é destinada e de um ambiente familiar comprometido com as condições para a aprendizagem e a aquisição de recursos, sejam estes emocionais, cognitivos ou sociais, o que independe do sexo dos membros da família ou de quantos a compõem.

Para concluir, o que se pode compreender como vida familiar, por conseguinte, seria o estar em um ambiente onde a criança possa receber afeto, proteção e cuidados contínuos, sentindo-se segura e amada. Um ambiente que propicie a assimilação dos valores fundamentais da cultura e da sociedade à qual a família pertence, bem como o pleno desenvolvimento de suas potencialidades como sujeito e cidadão.[11]

O atendimento às famílias contemporâneas ensina ao pediatra que as funções essenciais das famílias não dependem, necessariamente, de sua conformação, mas sim do compromisso de responsabilidade, amor e das relações vinculares entre os indivíduos que as constituem.

Referências bibliográficas

1. Pratta EMM, Santos MA. Família e adolescência: a influência do contexto familiar no desenvolvimento psicológico de seus membros. Psicologia em Estudo (Maringá). 2007 May/Ago; 12(2):247-56.
2. Roudinesco E. A família em desordem. Rio de Janeiro: Zahar; 2003. p. 248-9.
3. Ceccarelli PR. Configurações edípicas da contemporaneidade: reflexões sobre as novas formas de filiação. Pulsional: Revista de Psicanálise. 2002 Sep; 161(15):88-98.
4. Ceccarelli PR. Novas configurações familiares: mitos e verdades, Jornal de Psicanálise (São Paulo). 2007 Jun; 40(72):89-102.
5. Jerusalinsky A. Psicanálise e desenvolvimento infantil: um enfoque transdisciplinar. Porto Alegre: Artes Médicas; 1989.
6. Kamers M. As novas configurações familiares e o estatuto simbólico das funções parentais. Estilos da Clínica. 2006; 11(21):108-25.
7. Lacan J. La familia. Buenos Aires: Homo Sapiens; 1977 (El Hombre y su Mente, 2).
8. Rodriguez BC, Gomes IC. Novas formas de parentalidade: do modelo tradicional à homoparentalidade. Boletim de Psicologia. 2012; LXII(136):29-36.
9. Observatório G [homepage na internet]. Entrevista com Amanda Ferreira sobre criação de filhos adotados por casais homossexuais. Disponível em: https://observatoriog.bol.uol.com.br/notícias/comportamento/psicologa-responde-sobre-criacao-de-filhos-adotados-por-casais-homossexuais. Acesso em: 19 abr. 2023.
10. Ceccarelli PR. Novas configurações familiares. Normalidade e Ficção; 2015. Disponível em: https://portal.sescsp.org.br/online/artigo/9469_NOVAS+CONFIGURACOES+FAMILIARES. Acesso em: 19 abr. 2023.
11. Vieira TB. Repercussões psicoemocionais para crianças inseridas em contextos homoparentais [trabalho de aprovação/conclusão do Programa de Residência Médica – Residência em Psiquiatria]. Distrito Federal: Unidade de Psiquiatria do Hospital de Base do Distrito Federal; 2011.
12. Guári M. Famílias monoparentais: pontos fortes e vulnerabilidades. 2022. Disponível em: https://amenteemaravilhosa.com.br/familias-monoparentais/. Acesso em: 24 abr. 2023.
13. Wazlawick A. As diferentes configurações familiares: desafios para a convivência e a educação [dissertação de mestrado em Educação nas Ciências]. Ijuí: Universidade Regional do Noroeste do Estado do Rio Grande do Sul; 2017.

Capítulo 12

Utopia da maternidade perfeita

Renata Carolina Garcia Lamano

[...] Serei mãe.
Das minhas próprias ideias,
Das escolhas
Do progresso.
Está bem doutor, a consulta é semana que vem
Resolvi marcar com a minha consciência
Ela diz que vou parir, mas não posso parar agora.
(Sobral, p. 41)[1]

Tornar-se mãe é um processo que requer grande esforço físico e psíquico das mulheres, além de exigências cada vez maiores. A *performance* exigida socialmente da maternidade exerce sobre as mulheres diferentes pressões, condizentes com as demandas da época histórica em que vivem.

Em tempos de inteligência artificial e redes sociais, as famílias, principalmente as mulheres, são bombardeadas intensamente com ideais de perfeição que só podem ser produzidos com uma grande equipe por trás das câmeras. O grande *pulo do gato* e motivo de sucesso nas redes é fazer a perfeição parecer natural e parte do dia a dia de pessoas comuns. Essas imagens atraem muitos cliques, *likes* e comparações com os desafios reais de uma mãe que vai aprendendo, errando e acertando à medida que seu bebê cresce.

Em todas as fases da maternidade é possível encontrar *especialistas* de internet, grandes *dicas* e conselhos que garantem excelência e sucesso como se não houvesse individualidade e o caminho das relações parentais fosse reto e homogêneo.

Muitas vezes as mulheres não contam com as redes de apoio e de cuidado com as quais podiam contar no passado: avós, tias, irmãs e outras mulheres que dividiam o cuidado e sua experiência na maternidade. Seja por morar em grandes cidades, que dificultam o deslocamento, pelo isolamento em prédios e condomínios onde não há convívio entre moradores, pelas condições precárias de trabalho ou pela exaustão, a maternidade nunca foi tão solitária como na atualidade.

Todas essas pressões sociais se descarregam inicialmente na gestante e posteriormente na mãe recém-nascida, cujas angústias serão recebidas pelo pediatra e serão resultantes do encontro entre essa carga e a capacidade de cada mulher para lidar com elas.

Ainda que fatores externos e concretos interfiram nessa relação, muito mais está em jogo. O processo até o encontro de mãe e filho inclui expectativas e idealizações, assim como a criação do vínculo nos primeiros tempos do bebê, compreendendo um complexo trabalho subjetivo.[2]

Nos consultórios pediátricos, grupos de apoio à maternidade e redes sociais pode-se presenciar a incansável e frustrante busca pela maternidade perfeita como experiência fadada ao fracasso, uma vez que a perfeição não é possível nem necessária na relação da dupla mãe-bebê.

Há 6 anos modero semanalmente um grupo de apoio à amamentação destinado a gestantes e pessoas que amamentam. As principais questões trazidas pelas mães não são sobre dificuldades técnicas e sim emocionais. Muitas gestantes e puérperas sentem-se sozinhas no seio familiar e nos consultórios pediátricos. No consultório, acompanho famílias aflitas porque não conseguem seguir esta ou aquela orientação que viram na internet.

Na falta da rede familiar, de apoio e dos encontros, a internet tomou o lugar de *ensinar* a parentalidade a pais desamparados. As famílias, principalmente as mulheres, são bombardeadas com informações técnicas e guias de todos os tipos, poucas vezes valorizando seu saber subjetivo que virá da interação com o bebê.

O pediatra, enquanto cuida também das questões orgânicas, deve encontrar seu lugar de escuta e apoio às mães em que permita a cada uma construir a maternidade à sua maneira.

Um pouco de história

A romantização e idealização da maternidade tem um contexto histórico importante para a compreensão do universo social em que as mulheres estão inseridas. Revisar e conhecer alguns dados nos ajuda enquanto profissionais a não reproduzirmos discursos romantizados e idealizadores que não condizem com a vivência de muitas mulheres.

A posição da mulher desde as sociedades estáveis, passando pela Antiguidade e Idade Média, esteve atrelada à fecundidade e à função procriadora. A maternidade em diferentes sociedades sempre foi um valor e um modo de pertencimento social das mulheres. De diferentes maneiras, por diversos costumes e normas sociais, o corpo da mulher e sua fecundidade foram vigiados e controlados pelos homens por tradição ou religião.[3]

A partir do século XVII viveu-se uma grande preocupação social pela falta de controle populacional, escassez de recursos, alta mortalidade infantil e grande contingente de crianças abandonadas. O estado e a igreja decidiram se ocupar da infância, dando destino e cuidado às crianças.[4]

Sabe-se do recorte social das práticas de atenção à infância em todas as fases da nossa história. De maneira geral, as mulheres da burguesia e nobreza se separavam de seus filhos precocemente, entregando-os às amas de leite, enquanto mulheres de classes menos favorecidas forneciam esses serviços e as escravizadas eram obrigadas a amamentar a prole de seu senhor. Dessa maneira, desenvolveu-se um sistema de proteção aos filhos dos ricos pela amamentação mercenária e uma vigilância intensa e higienista nas camadas mais pobres.[4]

A igreja, que gozava de grande poder e influência, descrevia uma maternidade santificada, e, na passagem do século XVIII para o XIX, a infância e a maternidade eram envoltas pela ideia de amor natural e instintivo. Nessa campanha, que visava atribuir à família o cuidado com as crianças para reduzir a mortalidade infantil e o número de crianças abandonadas, exaltava-se a natureza benevolente da mulher, fazendo todas desejarem procriar e zelar pela família.[3]

Assim, a maternidade deixava de ser uma obrigação imposta pelo casamento e necessidade de pertencimento social e passava a ser considerada fruto do desejo feminino e de sua realização pessoal.

A filósofa contemporânea Elisabeth Badinter refuta a ideia da existência do instinto materno natural e inerente a toda mulher usando dados históricos que evidenciam a negligência e o abandono de menores por longos períodos na história da humanidade. A sociedade, em todos os níveis sociais, e as mães toleraram durante muitos séculos o infanticídio, a negligência com recém-nascidos e o abandono da própria prole como norma vigente e aceitável. Para conservar as crianças foi necessária uma grande doutrinação e mudança de mentalidade por um longo período a fim de trazer esse cuidado centrado na mulher.[5]

Badinter argumenta que, se existisse um instinto materno, certamente existiriam comportamentos correspondentes naturais que protegessem e preservassem os rebentos em todas as épocas da humanidade.

Essas ideias podem causar estranheza e mal-estar porque não fazem parte do nosso imaginário, porém negar o instinto não é negar o amor. Badinter considera que a presença do amor entre mãe e filhos nunca foi negada e sim reconhecida, mas esse sentimento é como todos os sentimentos humanos: incerto, frágil e imperfeito. Acrescente-se a essas considerações que, ao afirmar o amor materno como um sentimento humano, entende-se que ele é construído na relação e necessita de tempo e intimidade para se constituir; não é dado de imediato ao nascimento e nos primeiros momentos. Essa perspectiva alivia as mães que se sentem inseguras, angustiadas por essa percepção e, muitas vezes, não autorizadas a falar sobre essas angústias com medo do julgamento de não corresponderem à imagem idealizada da maternidade.

Tornar-se mãe

Tornar-se mãe requer um longo processo psíquico consciente e inconsciente, no qual suas próprias experiências como filha e bebê são reeditadas e elaboradas.[6]

Durante a gestação, o bebê perfeito será fruto dos sonhos e expectativas maternas, e a antecipação é necessária para criar um lugar para esse bebê no psiquismo materno. O bebê imaginário permite o investimento dos pais e demonstra o início da construção do vínculo.

Após o nascimento do bebê, é comum o choque com a criança que não corresponde às expectativas e a percepção da mãe que não o conhece. A mulher terá de lidar com muitos desafios e perdas: perda de sua identidade, de seu ritmo, do bebê imaginário, da gravidez, do lugar de filha e ainda a pressão de precisar garantir a sobrevivência do bebê e suportar sua dependência absoluta.[6]

O pediatra é o profissional que acompanhará esses tempos iniciais de maneira mais próxima. É importante perceber que a angústia desse período pode aparecer de diversas maneiras; demandas relativas ao bebê e preocupações sem correlação clínica podem surgir insistentemente, com necessidade de avaliações repetidas e busca excessiva de informações. A função do médico é acolher e escutar, considerar a questão orgânica sem esquecer das peculiaridades dessa fase. Retornos frequentes nas primeiras semanas, sugestão de grupos de apoio à maternidade, encaminhamento a outros profissionais que podem escutar e acolher essa mãe ajudam na contenção da angústia e permitem que o processo se desenrole de maneira mais tranquila para ambas as partes.

Winnicott foi um pediatra e psicanalista que acumulou extensa experiência no atendimento de famílias acompanhadas por questões orgânicas e psíquicas. Com base em sua atuação nessas duas frentes, desenvolveu uma teoria do amadurecimento e da constituição do sujeito que pode nos guiar na observação das relações e na atuação desses processos desde fases muito iniciais da relação mãe e bebê.

Cabe dizer que Winnicott atuou ao longo do século XX, na sociedade inglesa, com a família articulada em torno do casal heterossexual tendo em vista uma divisão estrita dos papéis: mãe cuidadora e pai provedor. Assim, ele denomina a rede ao redor da criança com base na função da mãe e na função do pai presentes na estruturação psíquica. Nos contextos atuais vivenciamos configurações familiares diversas e papéis menos restritos: mães provedoras, casais homoafetivos, monoparentalidade, seja por reprodução natural, assistida ou adoção etc. A riqueza desses diferentes arranjos nos mostra que, para além do gênero e das funções, a parentalidade promove suporte para o desenvolvimento físico e emocional das crianças. Faz-se referência ao vocabulário winnicottiano com a certeza de que o desempenho das funções cabe à figura humana implicada e disposta ao cuidado durante a vida da criança, independentemente de gênero ou grau de parentesco.[7]

Uma das concepções de Winnicott é a de que as crianças nascem com um potencial singular que se desenvolverá conforme as condições ambientais que lhe forem fornecidas.

O ambiente nesse caso são os pais, e deles é a responsabilidade de prover o necessário para o amadurecimento dessa singularidade.[7]

Para que isso aconteça é necessário que a mãe vivencie o que Winnicott denomina preocupação materna primária: um estado passageiro que se inicia no final da gestação e se estende durante os primeiros meses do bebê em que a mãe se conecta e identifica com seu recém-nascido apoiada em sua própria história como bebê e em sua história como mãe dessa criança.[8]

Esse estado psíquico possibilita a identificação da mãe com o bebê e permite que a disponibilidade emocional e psíquica da mãe esteja direcionada a manter o ambiente estável para o recém-nascido.

Em seu livro *Os bebês e suas mães*,[8] o autor diz:

> "Sugiro, como vocês sabem, e suponho que todos concordem, que comumente a mãe entra numa fase, uma fase da qual ela comumente se recupera nas semanas e meses que se seguem ao nascimento do bebê, e na qual, em grande parte, ela é o bebê e o bebê é ela. E não há nada de místico nisso. Afinal de contas, ela também já foi um bebê, e traz com ela as lembranças de tê-lo sido; tem, igualmente, recordações de que alguém cuidou dela, e estas lembranças tanto podem ajudá-la quanto atrapalhá-la em sua própria experiência como mãe".

Essa sensibilidade exacerbada do estado de preocupação materna primária permite que alguns conteúdos inconscientes da mãe aflorem, permitindo que suas experiências como bebê que já foi e da mãe que está se tornando proporcionem repertório para responder a seu filho. Esse complexo trabalho psíquico não ocorre sem angústias, que muitas vezes são endereçadas ao pediatra.

Winnicott se posiciona contra ensinar a parentalidade e contra a valorização da palavra do especialista em detrimento da inclinação sensível e intuitiva, resultante do processo identificatório dos pais com seus bebês.[7]

> "... uma mãe (incluo o pai) não necessita ter uma compreensão intelectual das necessidades do lactente. Uma compreensão intelectual dessas necessidades é inútil para ela e através dos tempos as mães têm satisfeito as necessidades dos seus bebês, de modo geral."[9]

A função do médico será a de sustentar os pais em suas funções, se e quando for necessário.

Perfeição e suficiência

Nesta etapa primitiva do desenvolvimento psíquico o ambiente precisa se adaptar ao bebê de maneira suficientemente boa.[7]

Essa medida de ser suficiente remete a uma ideia distinta da perfeição: o suficiente não tenta ser mais além, portanto não está em busca do objetivo inalcançável da perfeição.

O suficiente é um tanto que a maioria dos seres humanos saudáveis psiquicamente conseguem prover.

Winnicott usa a expressão "mãe suficientemente boa", ou, como se encontra em algumas traduções de sua obra, "mãe dedicada comum". Vale ressaltar novamente que a mãe referida é aquela pessoa que está na função constante e próxima de cuidados com o bebê, é o ser humano que se ocupa do bebê, é o ambiente que se ajusta e que garante a constância e continuidade desses cuidados.

A mãe é essa figura humana constante e disposta a manter-se de prontidão para responder ao bebê e lhe proporcionar calor, movimento, contato, quietude e alimento de acordo com suas necessidades.[10]

Segundo Winnicott, nos tempos iniciais do desenvolvimento infantil é preciso que haja certa monotonia e que a situação emocional seja suficientemente simples para que o bebê consiga entender e ainda assim seja rica o bastante para atender a suas crescentes capacidades. Em seu livro *Da pediatria à psicanálise*[11] ele diz:

> "É especialmente no início que as mães são vitalmente importantes, e de fato é tarefa da mãe proteger o seu bebê de complicações que ele ainda não pode entender, dando-lhe continuamente aquele pedacinho simplificado do mundo, que ele, através dela, passa a conhecer".

Com essa resposta constante e consistente de satisfação de suas necessidades, os bebês vivem a ilusão de que são os criadores de suas satisfações, uma verdadeira ilusão de onipotência necessária nessa fase para o alicerce de sua criatividade e confiança. Com essa base segura inicial o bebê e a relação da dupla vão amadurecendo gradativamente e a mãe poderá promover a desilusão ao não oferecer as respostas satisfatórias imediatas, dando espaço à criação e à possibilidade de encontro com o outro.

Esse breve apanhado sobre uma parte da obra de Winnicott pode mostrar que há muito mais entre mãe e filho do que sonha nossa técnica. O pediatra viverá junto com a família todas essas fases, da amamentação ao desmame, do desfralde à ida para escola e socialização. Fomos ensinados a tratar uma infinidade de doenças orgânicas, mas pouco preparados para acompanhar a importância do desenvolvimento emocional das crianças. A escuta, o conhecimento dos caminhos da criação do vínculo e o respeito pelo saber materno são as ferramentas que podem auxiliar nesse caminho.

Pediatra suficientemente bom

Atrevo-me a pegar emprestado a expressão de Winnicott para mencionar a atuação do pediatra nas situações de angústias familiares em que seu saber técnico não o ajudará. Situações cotidianas em que não se trata do adoecimento físico em si, mas do desenvolvimento psíquico e emocional da criança e da família.

A humildade de suspender seu saber e o respeito ao escutar o saber intuitivo das mães o levarão a ser o catalisador de muitas elaborações psíquicas necessárias à criação do vínculo e à constituição do sujeito. Ao recuar seu saber científico sobre mães e bebês em geral, o pediatra se presta a ouvir o que aquela mãe sabe e está descobrindo sobre seu bebê. Desse modo o profissional pode legitimar o saber materno e auxiliá-la a fugir dos padrões idealizados de maternidade.[12]

A função do pediatra, em determinados momentos, não deve ser responder a todas as questões e sim dar espaço para que essas questões circulem no psiquismo materno. O pediatra está implicado em uma missão desafiadora e delicada de não ignorar questões orgânicas enquanto dá espaço para questões psíquicas e emocionais.

A teoria de Winnicott permite observar a evolução do relacionamento mãe e bebê e de suas angústias, que em algumas situações podem ultrapassar os limites da consulta pediátrica e necessitar de encaminhamento a uma escuta especializada. No consultório são presenciados casos em que mesmo o acompanhamento pediátrico próximo e continente não dá conta das angústias do período, podendo influenciar na relação da dupla mãe-bebê.

O pediatra sabe do desafio de realizar encaminhamentos bem-sucedidos, especialmente quando se trata de psicoterapia. Um encaminhamento precoce, antes que a família esteja pronta a assimilá-lo, pode gerar ruptura e busca de outro pediatra. Um encaminhamento tardio gera a ansiedade de demorar a oferecer o apoio que a família precisa.[12]

A psicanalista argentina Graciela Crespin, em sua experiência de atuação em conjunto com pediatras no serviço de proteção materno-infantil na França, elaborou um guia em três tempos para auxiliar o pediatra em casos de encaminhamento da família a uma escuta especializada.[12]

As sugestões que a psicanalista traz são empíricas, baseadas em suas experiências no trabalho conjunto com pediatras, e levam em conta os processos que estão em ação na consulta, especialmente a relação de transferência entre médico e paciente.

Os tempos do encaminhamento são tempos lógicos, desenvolvendo-se segundo uma ordem preestabelecida. O número e a duração das consultas ficam a critério do médico e variam de caso a caso.

Primeiro tempo

Corresponde à situação clássica da consulta; a família expõe uma dificuldade, um sofrimento.

Ao médico cabe fazer sua avaliação clínica, descartar problemas orgânicos e, caso não haja preocupações nessas instâncias, mostrar aos pais que tudo está bem. Em uma situação favorável essa avaliação será suficiente e a questão estará resolvida. Em uma situação desfavorável não há melhora da queixa e o pediatra precisa admitir que, por alguma razão que escapa ao seu conhecimento, as instruções não são seguidas e os pais não superaram a questão.

Essa é a situação em que o saber do médico está em xeque e que pode gerar insistência por parte desse profissional e então mais resistência. Nesse ponto também pode surgir um encaminhamento precoce à psicologia que acaba não se consumando ou que, quando acontece, não dá em nada.

Segundo tempo

Acontece após a situação desfavorável do primeiro contato, e exige humildade e respeito do pediatra diante da queixa da família. Isso porque esse é o tempo de perceber que a questão não está localizada no orgânico e real e que o saber necessário não é médico. Trata-se de suspender o saber do profissional sobre a situação e de abrir o espaço de palavra para a mãe a fim de permitir que o afeto e a angústia relativos à situação aflorem.

Crespin[12] diz:

> "Se realmente formos bastante humildes e respeitosos as mães serão capazes de nos dizer coisas surpreendentes, mas difíceis de ouvir porque com frequência essas coisas ferem nossa concepção racional. Muitas vezes nessas circunstâncias, as mães nos fazem saber que a inquietude delas funda-se numa crença, num acontecimento ocorrido na família – bebê morto

ou doente entre os próximos – ou ainda tal ou tal episódio de sua própria infância, que elas acham que vai voltar, como uma fatalidade do destino".

Cabe ao médico acolher o saber da mãe e pedir que ela retorne para avaliar a evolução da situação. Caso a angústia permaneça, é tempo de introduzir uma consulta especializada.

Terceiro tempo

É um tempo subjetivo cuja duração é impossível de avaliar. É o tempo que Crespin chama de subjetivação da questão, o hiato entre o tempo em que o profissional percebe a dificuldade e o sujeito se apropria da questão.

A partir da enunciação da dificuldade pelo pediatra pode ocorrer o que ela denomina efração, a possibilidade de o sujeito ignorar a questão como estava fazendo enquanto se ocupava de outras preocupações. A efração pode levar a nenhuma mobilização por parte da família ou à negação e ruptura. Cabe ao médico saber esperar, mantendo escuta atenta até que a família possa endereçar a demanda a escuta especializada. Muitas vezes, uma vez enunciada a questão, ainda que haja ruptura com determinado profissional, a família, no seu tempo, buscará ajuda com outro para endereçar a questão.

Considerações finais

O percurso e o sofrimento de cada mãe em busca da maternidade utópica é único e traz raízes em seu psiquismo e experiências desde a infância.

Não se deve esquecer que a esse contexto sobrepõe-se a sobrecarga em que a maioria das mulheres vive, adicionando o trabalho remunerado às tarefas da maternidade e cuidados domésticos. Modelos e apoio, antes familiares, foram substituídos pelo modelo idealizado de redes sociais; especialistas em maternidade se multiplicaram dizendo às mulheres como e o que devem fazer.

Profissionais implicados nos cuidados perinatais serão confrontados com essa realidade e devem estar preparados para, além de cuidar da saúde física dos bebês, apoiar as mães a encontrarem a maternidade possível e suficiente.

Referências bibliográficas

1. Sobral C. Não vou mais lavar os pratos. 4. ed. Rio de Janeiro: Malé; 2022.
2. Barros VFR. O pediatra como aliado na descoberta de "quem é meu bebê". In: VFR Barros. A saúde mental na atenção à criança e ao adolescente: os desafios da prática pediátrica. São Paulo: Atheneu; 2016.
3. Iaconelli V. Mal-estar na maternidade: do infanticídio à função materna [tese – doutorado em Psicologia]. São Paulo: Instituto de Psicologia da Universidade de São Paulo; 2013.
4. Ariès P. História social da criança e da família. 3. ed. Rio de Janeiro: LTC; 2022.
5. Badinter E. Um amor conquistado: o mito do amor materno. 2. ed. Rio de Janeiro: Nova Fronteira; 1985.
6. Folino CSG. O exercício da maternidade. In: Barros VFR. A saúde mental na atenção à criança e ao adolescente: os desafios da prática pediátrica. Rio de Janeiro: Atheneu, 2016.
7. Pitliuk L. Winnicott e os desafios da parentalidade. In: Teperman D, Garrafa T, Iaconelli V. Laço. Belo Horizonte: Autêntica; 2020.
8. Winnicott D. A mãe dedicada comum. In: Os bebês e suas mães. 3. ed. São Paulo: Martins Fontes; 2006.
9. Winnicott D. Provisão para a criança na saúde e na crise. In: O ambiente e os processos de maturação. Porto Alegre: Artmed; 1982
10. Winnicott D. Pediatria e psiquiatria. In: Da pediatria à psicanálise: obras escolhidas. Rio de Janeiro: Imago; 2000.
11. Winnicott D. Desenvolvimento emocional primitivo. In: Da pediatria à psicanálise: obras escolhidas. Rio de Janeiro: Imago; 2000.
12. Crespin G. A clínica precoce: o nascimento humano. São Paulo: Casa do Psicólogo; 2004.
13. Souza ASL. A importância das primeiras relações na constituição do psiquismo. In: Barros VFR. A saúde mental na atenção à criança e ao adolescente: os desafios da prática pediátrica Rio de Janeiro: Atheneu, 2016.

Capítulo 13
Do paterno ao pai terno

Arianne Angelelli

Em um atendimento domiciliar realizado recentemente, visitando uma puérpera acompanhada pela avó, tivemos uma conversa interessante, que pode ilustrar o tema deste capítulo. Nessa família recém-inaugurada, o pai se encarregava, desde o nascimento da criança, dos banhos e das *sonecas*. Era um pai muito ativo nos cuidados, de modo geral. Ocorreu que, no dia da consulta, havia se desentendido com a esposa a respeito da amamentação. Então a *bisa*, muito espantada, comentou:

> "Imagina; quando meus filhos eram pequenos, era até uma vergonha pedir qualquer coisa para o pai deles, pois quem cuidava era somente eu. Bebês eram assuntos de mulheres; agora os pais querem palpitar em tudo!".

A fala da bisavó trouxe um certo alívio para a jovem mãe, que precisava da validação de suas percepções sobre o filho. Mas, em seguida, colocamo-nos a pensar sobre as enormes mudanças que ocorreram nas últimas décadas com relação aos papéis familiares e às atribuições do cuidado.

Alguns dos aspectos exemplificados pela situação relatada foram discutidos nos capítulos anteriores desta seção, que busca pensar a contemporaneidade e as novas famílias, bem como o impacto das mudanças sociais para as mães e o maternar. Foi dito que hoje as mulheres, muito mais conscientes de sua importância e valor para além do âmbito doméstico, ainda são prisioneiras da *maternidade ideal*.

O pediatra, que acompanha os pequenos e suas famílias, também se surpreende ao perceber esse fato. Percebe que, mesmo com os pais mais engajados nos cuidados, as mães continuam muito angustiadas. Apesar de parecerem estar mais *livres* do que antigamente, elas se veem diante de uma *conta que não fecha*... querer trabalhar e amamentar, estar sempre jovem (e magra), não *sacrificar* a carreira, mas também suprir (sem falhas!) a necessidade que os filhos têm de sua presença.

Na realidade, com as crescentes atribuições femininas, que foram conquistadas a partir de muitos movimentos e reviravoltas sociais, a sociedade não se organizou, verdadeiramente, para desenvolver novos modos de cuidar dos pequenos.[1]

Assim, mães e pais não estão tranquilos: sentem que estão constantemente falhando. E o sofrimento decorrente disso tem sido percebido nos consultórios e nas ruas: mães aflitas, aumento da procura por especialistas para dar conta dos problemas de desenvolvimento infantis, medicalização das crianças... E, agora, até o pai, que também tem depressão pós-parto (!) e começa a romper o silêncio para pedir ajuda.[2]

Pode-se perguntar, então, o que está acontecendo, qual a razão desse mal-estar que vem sendo percebido no campo da parentalidade.

Foge do escopo deste capítulo discutir mais a fundo as mudanças sociais dos últimos tempos e comparar as famílias de antigamente com as de hoje. Isso não nos levaria a nenhuma conclusão, pois o importante é pensar nossa prática e nossa compreensão diante do sofrimento do paciente que chega ao consultório, a cada dia. Outrossim, é importante lembrar que todas as mudanças trazem dificuldades, mas também novos caminhos.

Um dos aspectos bons das famílias contemporâneas é a possibilidade de que os papéis sejam compartilhados. O aspecto mais difícil, talvez, é a grande insegurança e incerteza que a aceleração e a exigência dos nossos tempos têm trazido para mães e pais. A seguir serão discutidos dois aspectos importantes dos nossos tempos e seu impacto na parentalidade para, enfim, refletir sobre a paternidade, assunto deste capítulo.

Enfraquecimento do modelo patriarcal

Um dos aspectos mais importantes da nossa época é o enfraquecimento do modelo patriarcal de família. Como citado por Barros em "Configurações familiares na atualidade – abertura para as novas famílias" (capítulo 11 deste livro), muitos estudiosos, como Elizabeth Roudinesco,[3] documentam esse fenômeno. Para a autora, a maior liberdade de escolhas amorosas liga-se ao pressuposto de que a mulher, hoje, não precisa mais ser tutelada pelo homem, e pode determinar o próprio destino. Estudos relacionam essa mudança até mesmo nas histórias das heroínas da Disney, que os pediatras acompanham por procuração.[4] Já não há tantas Cinderelas e Belas Adormecidas vestindo fantasia na sala de espera, mas sim Mulans, Jasmines, Pocahontas e Meridas, meninas guerreiras cujo objetivo não é conquistar um príncipe e sim lutar e ser corajosa, praticando atos de bravura. Mesmo em *Frozen*, que fez tanto sucesso nos últimos anos, a princesa se preocupa mais com fazer as pazes com a irmã do que com encontrar um marido.

Não há como deter a roda da história: as rupturas no patriarcado foram realmente uma conquista, desde o movimento *queer* até os métodos anticoncepcionais, de reprodução assistida, o divórcio... Mas tudo isso não ocorre sem que um preço subjetivo seja pago pelas mulheres, pelas famílias e também pelos homens. Esse preço se traduz em um aumento de angústia.

A angústia liga-se ao novo, ao desconhecido e, paradoxalmente, à maior liberdade de escolha que hoje existe entre os casais. Já que os laços que ligam os adultos ao formar uma família se afrouxaram, as relações são mais líquidas[5] e balanceadas. Portanto, estão mais sujeitas ao conflito e a rupturas. Quando era o pai quem mandava e todos obedeciam, não podia haver discussão. Mas agora todos têm voz. Como coordenar todas essas vozes para manter a coesão dos laços de responsabilidade e amor que devem pautar as relações familiares?

Certamente, o pediatra, num dia normal de trabalho, tenta ouvir essas vozes todas para compor, junto aos adultos responsáveis pela criança, as melhores orientações para seus problemas. E ele percebe também, muitas vezes, que o vozerio das crianças se ergue demais, quando parece que a relação entre pais e filhos perde suas bordas e limites, e se configura uma verdadeira crise de autoridade no seio da família.

Então, o aspecto do desamparo, que caracteriza as *pontas* da vida, é um dos mais afetados nesses momentos de crise. Enquanto nossa sociedade não encontra uma alternativa para cuidar dos velhos e das crianças, já que a mamãe saiu de casa para trabalhar e o papai também parece estar um pouco *perdido*, reações familiares as mais diversas são notadas. São reações que buscam reequilibrar as dificuldades, no sentido de retomar a saúde e restituir os processos de cuidado, sob novas conformações.

Em alguns casos, os sintomas comportamentais e psicossomáticos das crianças podem estar referidos a essa problemática, como um pedido de ajuda dos pequenos quando sentem que o ambiente está instável, não confiável. Esses sintomas poderiam ser compreendidos como uma demanda de contorno, um pedido pelo direcionamento e pelo reestabelecimento da sensação de segurança de que eles necessitam para crescer. Os pais não estão surdos a esse pedido de seus filhos. Assim, assiste-se a maior mobilização masculina em todos os âmbitos, buscando romper com modelos ultrapassados para poder, enfim, aprender a cuidar também.

Aceleração e espetacularização da vida

Ao lado disso, outras mudanças importantes, como o advento das redes sociais e da nova pauta da felicidade regida pelo consumo,[6] afetaram a parentalidade. Esta parece ter se tornado um encargo muito maior, por estar demasiado ligada ao imaginário. O *imaginário* sobrecarrega o sujeito contemporâneo, que se julga livre para escolher dentre tantas opções de realização, identidade, felicidades possíveis, mas que, verdadeiramente, está cada vez mais angustiado e sem referências para se guiar na vida.[7]

Em contrapartida, as referências simbólicas são mais estáveis e ao mesmo tempo flexíveis, na medida em que guiam os pais no sentido da compreensão do *cerne* da função materna e da função paterna no cuidado das crianças. Vivenciar a si mesmos como aqueles que exercem essas funções tão importantes permite aos pais lidar com os problemas do crescimento de maneira mais criativa e responsável.

Isso ocorre porque, do ponto de vista simbólico, as funções do cuidado podem ser compartilhadas, compreendidas e vivenciadas mais a fundo. Afinal, são funções, atribuições, e não dependem exclusivamente de uma só pessoa ou de um modo único de serem realizadas.

Pode parecer até meio óbvio que, para ser uma boa mãe, não é preciso haver parto natural, amamentação exclusiva, cama compartilhada e educação montessoriana para os filhos. E que não são as fotos do "mesversário" nem o parto transmitido ao vivo que vão dar à mulher a sensação de conhecer, apropriar-se e relacionar-se verdadeiramente com criança.

Muitas vezes, porém, já recebi mulheres deprimidas por não terem conseguido o parto natural idealizado e ensaiado por muito tempo. Trabalhando com mulheres que passam por essas situações, necessitamos ajudá-las a buscar dentro de si mesmas o sentido de trazer à vida um filho que é, ao mesmo tempo, parte de si, mas também uma pessoa separada, que pode inclusive decidir nascer de um jeito que ela não imaginou.

A elaboração psíquica necessária à transição para a parentalidade diz respeito a todos os processos que uma mulher deve fazer, dentro de si mesma, para entender-se como mãe. Nesse novo papel que está abraçando, a mulher buscará em sua história e nas referências que introjetou ao longo da vida aquilo que faz sentido para si, escolhendo o que é *essencial*. Esse processo, que tem muito de introspectivo, envolve reparações, *conversas* com o passado e seu posicionamento como filha, irmã e mulher. Uma verdadeira transformação subjetiva.[8]

E os trabalhos que vêm pesquisando a transição do homem para a posição de pai também mostram a necessidade de elaborar, psiquicamente, essa passagem, que se dá de modo diferente do que acontece com a mulher, como se poderá discutir mais adiante.

Por outro lado, as referências imaginárias são mais efêmeras, sujeitas a modismos, e menos consistentes. Não se pode aprender a ser mãe em um *blog* ou por meio de um livro de autoajuda e de dicas sobre como cuidar de alguém. Ser mãe ou pai se aprende *sendo*, e resgatando as próprias narrativas, enfrentando as próprias faltas, os limites e a incerteza. No mundo perfeito do Instagram e do TikTok não faltam receitas. Como fazer a melhor lancheira, como aplicar a "psicologia positiva", como descobrir em 5 minutos se seu filho *é* TEA, TDAH ou TOD.* Nada disso parece ser suficiente para sustentar os pais na difícil travessia de verem-se responsáveis pelos pequenos, num mundo em tamanha aceleração.

Com relação ao movimento de *aceleração* da *pós-modernidade* – termo que os sociólogos vêm usando para caracterizar a sociedade pós-internet –, Ferrari conta como é difícil dedicar-se ao tempo do crescer e do cuidar quando *falta tempo* para quase tudo.[9] Angustiados, os pais se aferram a certos ditames e transformam mesmo as boas orientações recebidas em regras rígidas para seguir. Provavelmente isso ocorre por sua própria insegurança, quando as cartilhas parecem ajudar muito... Mas pode ser que *o feitiço vire contra o feiticeiro* quando o aspecto mais simbólico dos processos do cuidar não pode ser apreendido pelos pais aflitos! E assistimos então aos desmames que nunca se concretizam (porque senão não seriam *gentis*). Ou a conversas *de igual para igual* que, na verdade, evitam colocar os *nãos* mais importantes e deixam a criança confusa, sem saber bem o que os pais querem dela.

E, nesse panorama, o time de especialistas não para de crescer, em busca de *ensinar* aos pais como serem pais de seus próprios filhos.

---

* As siglas referem-se a diagnósticos psiquiátricos que já caíram no jargão comum: Transtorno do Espectro Autista (TEA), Transtorno de Déficit de Atenção e Hiperatividade (TDAH) e Transtorno Desafiador Opositivo (TOD).

Paternidade contemporânea: o pai terno

O capítulo se deterá agora sobre a paternidade e alguns de seus aspectos. Primeiro serão analisadas brevemente as muitas vantagens de uma pequena criança que tem o seu *papai* por perto, ressaltando a importância que um pai terno, um pai que cuida, pode assumir na vida do ser em desenvolvimento. Assim, as funções do pai, que se tornaram mais flexíveis nos dias de hoje, se desdobram. E o *pai terno* e o paterno, enfim, podem se intercambiar, conforme as necessidades do filho e também as possibilidades e fases da família.[10]

Nesse sentido, autores de diferentes escolas da psicologia e psicanálise têm se debruçado sobre o valor da figura paterna para o desenvolvimento. Rosa,[11] apoiada na obra de Winnicott, conta que o pai, inicialmente, não é percebido pela criança como diferenciado da mãe. Ainda assim, ele tem uma função essencial de suporte para a saúde psíquica da relação mãe/bebê. Isso ocorre porque, em se tratando dos primeiros vínculos, nota-se que a mãe precisa de um ambiente estável para poder cuidar do filho. Quando protegida ela pode, pelo menos temporariamente, poupar-se do trabalho de se haver com preocupações externas para dedicar-se ao processo delicado e exaustivo de cuidar do bebê e sintonizar-se com ele.

Guerra,[12] autor uruguaio que nos deixou recentemente, presenteia-nos, a esse respeito, com uma bela imagem: "É preciso três para que dois possam ter a ilusão de ser um". O pai seria esse *terceiro*, provendo o ambiente reassegurador. Winnicott, por sua vez, apresenta outra imagem interessante para pensar esses aspectos do início da vida. O autor traz a imagem de um círculo, formado pelos braços da mãe e no interior do qual está o bebê, mas em torno do círculo formado pelos braços da mãe está o pai, aquele que cuida do ambiente, abraçando sua mulher.[13]

É interessante pensar que, se confundimos o pai com aquele que sempre está lá para *colocar ordem* na família, assim como poderíamos imaginar se o tomássemos somente por sua valência *paterna*, poderíamos nos esquecer de quanta ternura ele é capaz. A clínica mostra que pais podem cuidar muito bem de seus bebês, podem encontrar prazer nesse cuidado e que também são muito importantes para dar *holding** à companheira, cuidando dela de muitas maneiras, principalmente nas fases iniciais e nos momentos de crise.

Porém, como toda quebra de paradigma, essa aproximação paterna não ocorre sem certa resistência da mãe, e abre espaço para disputas e conflitos. O conflito que pode advir dessa abertura dos pais ao cuidado se relaciona um pouco com a vinheta descrita no início deste capítulo. Afinal, se nas famílias tradicionais o pai não dava *palpite*, a mãe se cercava de outras redes de suporte – outras mulheres, geralmente, presentes nas famílias mais numerosas e solidárias de outrora. Já hoje, os pais ou parceiro(a)s amorosos são cada vez mais chamados a estar em contato direto com o bebê. O cuidado deve ser cada vez mais compartilhado, e *faltam braços para carregar o neném* nas famílias contemporâneas.

O ponto positivo dessa aproximação do pai é que a criança pode contar com sua ternura, sua presença, suprindo muitas vezes as dificuldades da parceira em certos âmbitos do cuidado. Mas Winnicott adverte: mesmo que alguns pais possam se sair melhor que suas parceiras quanto ao cuidado da criança; mesmo que os pais possam ser muito maternais, é importante que não entrem em disputa com a parceira,[14] lembrando-se de que ela sempre precisa de sua validação e compreensão no processo de tentativa e erro que é a aprendizagem de como ser mãe do seu bebê.

Quando a disputa entre o pai e a mãe (ou entre aquele que está mais diretamente identificado com a função materna) fica muito acirrada, costumam surgir conflitos que podem aparecer no dia a dia do consultório do pediatra, causar discórdias familiares e até mesmo interferir no desenvolvimento da criança. O pai pode ser o *fator oculto* que dificulta ou facilita o sucesso da amamentação, por exemplo, como mostram os trabalhos.[15] E a depressão paterna, cada vez mais reconhecida, é um fator importante para o desencadeamento da depressão na mãe.[2] Como agravante, é comum que a depressão do pai passe desapercebida e ele mesmo desconheça sua tristeza e desamparo, buscando lidar com as dificuldades por meio de atitudes que, em vez de trazer empatia, causam mais problemas.[10] Que pediatra não se espantou com o relato de uma mãe de bebê pequeno que chega sozinha à consulta contando que descobriu uma traição conjugal do

* O conceito de *holding* é também winnicottiano, e relaciona-se com as ideias de conter e *segurar*. O pai, de certo modo, fornece o *holding* necessário para que a mãe possa oferecer *holding* a seu bebê.[11]

parceiro, ou com os relatos de violência, negligência e piora de um quadro de alcoolismo paterno justamente quando o pai era mais necessário na família?

É importante que o pediatra possa conhecer esses aspectos da psicologia e da patoplastia da depressão do pai, para tentar, de acordo com suas possibilidades, olhar para além da díade quando um problema se apresenta, indagando-se sobre as condições psíquicas deste pai.

Feitas essas ressalvas, pode-se imaginar que uma das primeiras funções do pai, principalmente na contemporaneidade, é ser esse suporte protetor, para ajudar nas fases iniciais de adaptação entre o bebê e aquela(e) que dele cuida. (Logicamente, esse raciocínio pode ser estendido para as famílias homoparentais, já que a função *paterna* não depende do gênero daquele que a exerce.)

Falhas paternas

E então, o que se pode dizer quando o pai falha nesses momentos iniciais? Tomando o pai como o representante do terceiro reassegurador, protetor e validador da mãe, pode-se entender que suas falhas nesse momento provocam um aumento da sensação de desamparo da mulher e do bebê. Essa é uma realidade no início da vida, que só pode ser mitigada quando o ambiente familiar ou social compreende seu papel importantíssimo nesse momento. Afinal, como diz o ditado, "é preciso uma tribo para cuidar de uma criança".

Do ponto de vista do pai, falhar dessa maneira, esquivar-se, abandonar o filho, adoecer psiquicamente ou psiquiatricamente pode indicar fragilidades em sua constituição psíquica. Muitos homens, diante da rivalidade e do ciúme da situação perinatal, não conseguem cumprir seu papel. No romance *Tudo é rio* a autora Carla Madeira[16] conta a história de um pai que, movido por um ciúme patológico, agride seriamente mãe e filho ao ver o bebê sendo amamentado num momento de grande intimidade e prazer com a mãe. Uma das tarefas importantes do desenvolvimento psíquico de qualquer pessoa é poder lidar com as situações de triangularidade, ou seja, as situações em que temos de dividir o nosso amor. E, quando um bebê nasce, é isso que geralmente acontece.

Assim, alguns pais conseguem alegrar-se e tolerar *ficar um pouco de lado* em função da chegada do bebê. Outros encontram modos de transformar a rivalidade e o ciúme, e mesmo a sensação de estarem excluídos, engajando-se no cuidado do filho. Em alguns casos, exagero de cuidado, críticas severas à mãe, intransigência com o pediatra e rigidez nas condutas paternas podem significar uma dificuldade de lidar e elaborar essas emoções tão primitivas, que ficam reavivadas quando o bebê é pequeno ou nas fases de maiores crises da criança (desmame, entrada na escola, controle esfincteriano, fase das *birras* etc.).

Acostumado a estar *com a bola toda* em nossa sociedade ainda um tanto machista, na fase perinatal o pai vai para o *banco de reserva*, e nem sempre aceita ficar nessa posição. De repente ele pode entrar no meio do campo e ainda querer *apitar o jogo*, e o pediatra vai presenciar essa cena muitas vezes em sua prática cotidiana.

Do paterno ao pai terno

Acostumados que estamos a pensar nas dificuldades femininas diante da sociedade patriarcal, e no longo processo das mulheres para se libertar da condição de *seres de segunda categoria*, é possível esquecer facilmente dos problemas envolvidos na constituição da identidade masculina.

Para resumir bastante, pode-se dizer que ser homem, de acordo com os mandatos dessa mesma sociedade, nunca foi uma tarefa fácil. É interessante observar nas crianças pequenas os dizeres a respeito dos papéis de gênero. Meninos são valentes, meninos não choram como as meninas, meninos devem ser fortes, gostar dos heróis, das máquinas, dos carros, da velocidade. Sentimentos e emoções não combinam com esse semblante da masculinidade, que (ainda bem) está sendo profundamente questionado em nossa sociedade.*

Ora, o *efeito colateral* da construção do masculino se baseia justamente na negação da fragilidade, das emoções e do cuidado e manteve, por muito tempo, os homens afastados do afeto. Não raro é justamente por meio da experiência da paternidade que muitos (re)descobrem aspectos

* Aos interessados pelo tema, sugerimos o documentário "O silêncio dos homens"[17] dirigido por Luiza de Castro e Ian Leite, disponível na plataforma *youtube*: https://www.youtube.com/watch?v=NRom49UVXCE

infantis que esconderam de si mesmos, como o prazer de cuidar, de estar junto do bebê e viver, dessa maneira, aspectos de sua identificação com as próprias mães e com o bebê que foram um dia.

Porém, se a identidade masculina de um pai se alicerçou sobre uma negação maciça dos aspectos mais femininos de sua personalidade, aquilo que foi recalcado, abafado e negado pode assombrá-lo por toda a vida e se transformar em um verdadeiro medo de entrar em contato com o desamparo e a fraqueza – que ele vai ligar à ideia do que significa ser *mulher*.[18] Em alguns casos, as emoções experimentadas pelo pai no contato com o bebê podem fazer com que ele deseje se afastar, *fugir* para o trabalho, para o mundo externo; e talvez essa seria uma das raízes mais primitivas da incapacidade de um pai de acessar a própria ternura e poder *arriscar-se* a estar junto do filho.

O pediatra como agente de transformação

Na prática cotidiana do pediatra, a criança traz os seus pais pela mão: com seus fantasmas, seus silêncios, suas ausências e medos. O médico, acostumado a lidar com os problemas do corpo, pode se sentir pouco instrumentalizado para lidar com as questões emocionais. Estas, além de *fazer ruído na consulta*, dificultam ou complicam a coleta das informações e a observação das orientações prescritas, tendo efeito sobre a saúde da criança de modo geral.

E aqui não se fala apenas das doenças psicossomáticas. As relações familiares são o alicerce para o sentimento de segurança que uma criança tem, base para os processos de aprendizagem, socialização e satisfação com a vida. Assim, pensar sobre como o entorno da criança está se organizando é essencial quando se procura trabalhar o cuidado e a prevenção, por isso a importância de nos abrirmos às novas famílias, estarmos sensíveis aos problemas da contemporaneidade e atentos aos pais das crianças, que também precisam ser escutados.

O pediatra não vai fazer psicoterapia da família, mas pode expressar sua vontade de ouvir o que o pai tem a falar. Pode convidar o pai para estar presente no seguimento da criança. E, ciente da importância dessa figura como cuidador do filho, deve adaptar-se à mudança de paradigma que trouxe o pai para mais perto do berço do bebê.

E, ainda, quando o pediatra compreende a função paterna como uma verdadeira *função*, deixa de associar os problemas de limites e contorno dos pequenos com a falha ou a ausência do progenitor. Essa visão amplia o alcance das suas orientações para além do campo da puericultura, pois hoje os pais vêm à consulta sequiosos das referências que lhes faltam, nestes tempos em que a parentalidade virou assunto da mídia.

Este capítulo trouxe algumas questões psicológicas que podem atravessar o caminho do homem quando ele se vê chamado a cuidar. E sabe-se que não é fácil romper *o silêncio* desses homens, principalmente quando se afastam, como defesa contra as emoções que os desorganizam e afligem.[17] Essa defesa visa protegê-los do ciúme, da insegurança, e até de experienciar aspectos seus que o homem associa à feminilidade e à fragilidade, e com os quais não consegue lidar. Paradoxalmente, pais muito atuantes, muito presentes e muito invasivos podem também estar se defendendo dessas emoções por meio de um exagero do cuidar.

E aqui cabe lembrar o conceito grego de *kairós*, o tempo oportuno, que significa aquela janela de oportunidade de escutar a família, identificar uma dificuldade e, com delicadeza, propor uma intervenção ou orientação. Aqueles que estão escutando os homens contam que eles se cansaram de fazer o papel de *machão*, querem sair da invisibilidade[19] e estão também bastante inseguros em relação às mudanças da sociedade, com o empoderamento da mulher, as exigências constantes e a falta de suporte sistêmica às famílias. O olhar mais compreensivo e abrangente por parte daquele que cuida do filho há de ter efeitos também sobre seus pais e mães, que não precisam que alguém lhes diga como devem cuidar dos pequenos, mas que precisam ter suas angústias escutadas para encontrarem seus próprios caminhos.

Referências bibliográficas

1. Iaconelli V. Sobre as origens: muito além da mãe. In: Teperman D, Garrafa T, Iaconelli V (org.). Parentalidade. São Paulo: Autêntica; 2020.
2. Philpott LF, Leahy-Warren P, FitzGerald S, Savage E. Prevalence and associated factors of paternal stress, anxiety, and depression symptoms in the early postnatal period. Glob Ment Health (Camb). 2022 Jul 13; 9:306-321. doi:10.1017/gmh.2022.33.

3. Roudinesco E. A família em desordem. Rio de Janeiro: Jorge Zahar; 2003.
4. Moreira PV, Portela JC. A figura feminina nos filmes Disney: prática de representação identitária. PerCursos Linguísticos. 2018; 8(18):262-71. Disponível em: https://periodicos.ufes.br/percursos/article/view/19215. Acesso em: 3 jul. 2023.
5. Bauman Z. Amor líquido: sobre a fragilidade dos laços humanos. Rio de Janeiro: Jorge Zahar; 2004.
6. Dufour D-R. A arte de reduzir as cabeças: sobre a nova servidão na sociedade ultraliberal. Rio de Janeiro: Companhia de Freud; 2005.
7. Baptista A, Jerusalinsky J. Intoxicações eletrônicas: o sujeito na era das relações virtuais. Salvador: Ágalma; 2017.
8. Folino CSG. Sobre dores e amores: caminhos da tristeza materna na elaboração psíquica da parentalidade [tese – doutorado em Psicologia Escolar e do Desenvolvimento Humano]. São Paulo: Instituto de Psicologia da Universidade de São Paulo; 2014. doi:10.11606/T.47.2014.tde-02102014-161452.
9. Ferrari R. Maternidades, assombro e elaboração: uma perspectiva psicanalítica. Porto Alegre: Artes & Ecos; 2023.
10. Angelelli AMM. Do pai ao pa(i)terno: vicissitudes da constituição da paternalidade [dissertação]. São Paulo: PUC-SP; 2022. Disponível em: https://repositorio.pucsp.br/jspui/handle/handle/29541. Acesso em: 3 jul. 2023.
11. Rosa CD. O pai em Winnicott. In: Rosa CD (org.). E o pai? Uma abordagem winnicottiana. São Paulo: DWW Editorial; 2014. p. 25-62.
12. Guerra V. O ritmo na vida psíquica: diálogos entre psicanálise e arte. Ide. 2017; 40(64):31-54.
13. Winnicott DW. O bebê como organização em marcha. In: A criança e seu mundo. Rio de Janeiro: LCT; 1982. p. 26-30.
14. Winnicott DW. E o pai? In: Winnicott DW. A criança e seu mundo. Rio de Janeiro: LTC; 1982. p. 127-133.
15. Bráulio TIC, Damasceno SS, Cruz RSBLC, Figueiredo MFER, Silva JMFL, Silva VM et al. Conhecimento e atitudes paternas acerca da importância do aleitamento materno. Esc Anna Nery. 2021; 25(4):e20200473. doi.org/10.1590/2177-9465-EAN-2020-0473.
16. Madeira C. Tudo é rio. Rio de Janeiro: Record; 2021.
17. Castro L, Leite I. O silêncio dos homens. YouTube. Disponível em: https://www.youtube.com/watch?v=NRom49UVXCE. Acesso em: 20 set. 2023.
18. Ribeiro PC, Belo F. Narcisismo, gênero e sexualidade: aproximações entre Lichtenstein, Ferenczi, Laplanche e Butler. In: Birman J, Fulgêncio L, Kuppermann D, Cunha E. Amar a si mesmo e amar o outro: narcisismo e sexualidade na psicanálise contemporânea. São Paulo: Zagodoni; 2016.
19. Guidugli SKN. Um estudo qualitativo sobre o pré-natal e o puerpério na perspectiva do pai [tese]. São Paulo: Instituto de Psicologia; 2022. doi:10.11606/T.47.2022.tde-20072022-134026.

Capítulo 14

Do peito da mãe ao *peito do pai* – o fundamental processo de simbolização

Denise de Sousa Feliciano

A maior aquisição psíquica de um indivíduo é o desenvolvimento de uma mente simbólica, que possa ser capaz de transformar as experiências vividas corporalmente, em nível sensorial, em representações mentais, imagens, narrativas, memórias.

A estrutura simbólica é o que vai permitir que uma pessoa tenha segurança em si mesma e possa se separar de um outro sem se sentir ameaçada por sensação de desamparo. Melanie Klein[1] afirmou que, se a simbolização não ocorre, todo o processo de desenvolvimento do *eu* é interrompido.

Está também relacionada à possibilidade de estar só, numa vivência de *solitude*, com a escolha pela privacidade e o prazer de usufruir de momentos de isolamento, e não de *solidão*, que traz sensações de vazio existencial e leva ao desespero.

Winnicott[2] ressalta a *capacidade de estar só* como sinal de maturidade no desenvolvimento emocional primitivo:

> "... é um fenômeno altamente sofisticado, ao qual uma pessoa pode chegar em seu desenvolvimento depois do estabelecimento de relações triádicas, ou então é um fenômeno do início da vida que merece um estudo especial porque é a base sobre a qual a solidão sofisticada se constrói. [...] Embora muitos tipos de experiência levem à formação da capacidade de ficar só, há um que é básico, e sem o qual a capacidade de ficar só não surge; essa experiência é a de ficar só, como lactente ou criança pequena, na presença da mãe" (p. 32).

O processo de simbolização se dá na relação da criança com seus cuidadores primários, fundamentalmente no manejo desses cuidadores quanto a sua presença e ausência. A presença contínua da mãe (como cuidadora primária) no início de vida do bebê, período pré-simbólico, é essencial para que ele se sinta contido e inteiro. Nessa etapa, conforme observou Esther Bick,[3] a vivência é de fragmentação, como se as partes de seu corpo não fossem unidas por uma pele. É preciso que a mãe, como objeto primordial sintonizado com as capacidades inatas de seu bebê, possa viver com ele gradações de afastamento, até se fazer ausente, quando percebe que a criança já construiu dentro de si a segurança interna necessária para isso.

Afastar-se do corpo da mãe, criando uma representação psíquica dessa relação, é um dos pilares da saúde mental. O desmame é a excelência para que essa condição se estabeleça. Desmame não apenas relacionado ao ato de interromper o aleitamento na mudança nutricional, mas à experiência psíquica que está no cerne desse afastamento corporal, que se inicia pela convicção da mãe de poder se separar do bebê e permitir que ele estabeleça novas relações. O desenvolvimento global da criança inclui o tempo todo a correspondência representacional psíquica.

A entrada de um terceiro na relação diádica original em geral é feita pelo pai ou alguém que desempenhe nessa dinâmica o lugar de *função paterna*, que inaugura a abertura da criança para o mundo.

Do corpo ao símbolo

No nascimento, o corpo do bebê se separa concretamente do corpo da mãe, do qual até então recebia sem esforços a nutrição necessária para suas funções vitais. O feto recebe passivamente todo o suprimento fisiológico do qual necessita, para todas as funções ainda incipientes de seu próprio organismo. Os órgãos maternos maduros e saudáveis executam as funções de sustentação vital para as quais o corpo do feto ainda não tem maturidade suficiente.

Essa vivência é análoga ao que se passa na experiência psíquica da mãe com seu bebê. Ela oferece seu *eu* maduro ao *eu* rudimentar do bebê, que não tem condições de processar em níveis mentais os estímulos que lhe chegam, sejam do próprio corpo ou do ambiente externo. Para essa função materna, o seio pode ser um facilitador por ser ainda uma experiência corporal, porém em um nível relacional, ainda que o bebê não faça de início essa discriminação e o tome como se fosse parte de si mesmo.

No final da gestação o ambiente intrauterino já não conserva o mesmo conforto de antes e se torna insuficiente e desconfortável, culminando com as contrações que inauguram a turbulência do nascimento. Na mudança de ambiente vital, supõe-se uma vivência aterrorizante, na qual as sensações de vazio e desamparo são imperativas. Contudo, a experiência disruptiva do parto, que impõe ao bebê o que se poderia chamar de *fim de mundo*, pode ser atenuada se ele encontra a mãe, que o contém em seus braços, e a pele quente de um seio que conforta, antes mesmo de alimentá-lo, desempenhando um importante papel reorganizador. Uma primeira e fundamental experiência de prazer contrapondo-se ao intenso desprazer. Marcas que são fundantes na constituição mental.

Um recurso importante para essa passagem é o *clampeamento tardio do cordão umbilical*, colocando o bebê sobre o corpo da mãe e aguardando até que o cordão pare de pulsar. Além da importante função fisiológica de permitir maior fluxo sanguíneo rico em ferro, colocá-lo junto ao seio antes da separação concreta do corpo da mãe permite o reencontro com seu cheiro e voz – reconforto, segurança e contorno para a sensação de fragmentação que o bebê está experimentando. O *cordão umbilical*, assim, é substituído por um *cordão psíquico* com a mãe. Um primeiro grau de simbolização.

Essa vivencia tão significativa e inaugural na qual o seio é apresentado como referência de segurança após uma vivência de desamparo faz com que a possibilidade de que o bebê estabeleça uma boa relação com o seio seja ampliada. Os pediatras dizem que para o sucesso da amamentação é importante que o bebê mame em sua primeira meia hora de vida, que ficou conhecida como a *Golden Hour*.

Nesse encontro inaugural, o bebê ainda não tem fome, mas quando ela vier uma mãe disponível e atenta vai perceber os sinais de seu incômodo e oferecer o seio antes que ela se torne insuportável. A proximidade da mãe nesses primeiros dias de vida é fundamental. Minimiza as sensações de desconforto que seu *eu* imaturo não pode sustentar. O desconforto excessivo nessa fase é uma vivência de terror, porque está acima da capacidade do bebê processá-lo em seu aparelho psíquico rudimentar. As marcas dessa vivência dificultam a construção da segurança interna. A mãe precisa garantir a continuidade sem episódios de rupturas do conforto, até que ele vá se fortalecendo.

O *eu* no nascimento não tem coesão, e a vivência psíquica do bebê é de se sentir fragmentado na ausência da mãe ou de quem a substitua. Os cuidados maternos essenciais permitem que haja a sensação de integração que é chamada de *pele psíquica*.[3,4] O bebê não percebe a mãe como um outro; ele a vê como uma parte de si e tem a ilusão de que *cria* o seio quando precisa dele.[5] Essa ilusão onipotente só é possível com uma mãe muito presente, em uma relação quase fusional, que garanta a continuidade.

O peito do pai

Mesmo que o bebê no início de vida esteja praticamente colado a sua mãe, é importante ressaltar que sua imaturidade psíquica não discrimina que ela seja outra pessoa. Nessa fase ele só precisa dessa *função materna* que dá a ele uma espécie de *pele psíquica* que garante sua sensação de integridade. Porém, muitas vezes o pai supõe que haja uma relação da qual ele não apenas é excluído como não tem nela um lugar, porque não tem peito e o bebê só quer mamar. Nem uma coisa nem outra.

O pai não tem o peito de leite, mas tem o importante *peito simbólico* de nutrir a mãe de cuidados para que ela possa se sentir confortável e acolhida em suas próprias necessidades. É extremamente exaustivo para a mãe ficar nesse lugar fusional do início, sendo essencial que ela possa receber apoio do pai ou de alguém que exerça função de sustentação, para que ela sustente o bebê. Ter um tempo para si e se desligar por um tempinho das necessidades do bebê é essencial para a produção e a descida do leite, que é mais plena se a mulher está descansada e emocionalmente estável. O *estresse* e o cansaço desencadeiam o tão temido leite escasso.

O *peito do pai*, portanto, é que dá condições para uma amamentação satisfatória, que consequentemente acalma o bebê e permite maior período de sono e bem-estar a todos.

Mesmo junto ao bebê, o pai, com seu peito paterno, tem lugar. Durante a noite, após a mamada que satisfaz a fome, o pai pode oferecer ao bebê seu embalo e calor, aprendendo sobre suas necessidades e preferências.

Com frequência alguns homens não sabem o que fazer ante a exaustão materna. "Eu não tenho peito" é um argumento comum que os afasta e traz para a mulher o sentimento de solidão e sobrecarga que muitas vezes leva a conflitos entre o casal. A amamentação pode tornar-se um fardo para a mulher, pela sensação de aprisionamento. A aparente resignação com a noção de que o pai precisa dormir para trabalhar e ela própria está em licença-maternidade e *não tem que trabalhar no dia seguinte* é falsa e pode tornar fonte de ressentimento. O trabalho de um bebê exige não somente os cuidados de higiene e nutrição, mas a uma entrega afetiva significativa, que demanda plenas condições emocionais de seus cuidadores.

Tudo isso depende da convicção de todos sobre os vários lugares que cada um ocupa nessa engrenagem, sem que haja uma qualificação entre eles. Pais articulados desse modo constroem também entre si um fortalecimento da relação de parceria nesses novos papéis identitários que o nascimento de um filho impõe ao homem e à mulher.

O *peito do pai* como proteção para a díade mãe-bebê

A função primordial de ser uma continuidade para o bebê impõe a presença próxima e atenta do objeto primário, que em geral é a mãe. Trata-se de uma *experiência fusional*, de extrema dedicação e disponibilidade, na qual duas pessoas – mãe e bebê – vivem como uma só, o que exige um intenso trabalho psíquico. Trata-se de receber empaticamente as emoções do bebê na forma bruta – de angústias e vários outros afetos – e processá-los em sua mente madura, o que significa nomeá-los e significá-los, oferecendo conforto e prazer. Isso pode ser exemplificado na conversa terna de uma mãe com seu bebê, no embalo que faz em seus braços enquanto também pode cantar suavemente, de modo que a turbulência dos estímulos que lhe chegam são substituídos pela capacidade da mãe de oferecer seu corpo e mente para algo que Winnicott nomeou como *maternagem*.

Sua tarefa será facilitada se ela puder contar com o apoio e a mente do pai para fazer algo semelhante por ela, mãe: garantir um ambiente estável, confortável e amoroso, cuidando para a continuidade da dupla.

O pai, metaforicamente, funciona como um seio que alimenta e sustenta essa dupla, em uma proteção do ambiente externo, que se transforma em psíquico.

O *peito do pai* como sustentação simbólica da passagem da díade para tríade

A presença concreta do corpo da mãe é crucial no início de vida do bebê. Ele é a matriz das experiências significativas na adaptação dele ao ambiente. Porém, o bebê não pode ficar colado ao seu corpo para sempre, nem por um tempo excessivo ao necessário para que a criança adquira o equipamento que lhe permita ser um indivíduo, sujeito.

É a gradativa substituição do próprio corpo por sua representação como experiência transformada em estrutura psíquica que dá autonomia à criança e ao futuro adulto. Winnicott[5,6] categorizou esse processo em três tempos: *dependência absoluta*, *dependência relativa* e *rumo à independência*. Trata-se de um percurso maturacional para as competências inatas do bebê, seu potencial herdado que vai naturalmente em direção ao desenvolvimento, mas precisa fundamentalmente de um ambiente favorável. Falhas ambientais bloqueiam o potencial do bebê e impedem que ele atinja o grau necessário para se socializar e ser um indivíduo capaz de se responsabilizar pelas demandas individuais e coletivas.

Na *dependência absoluta* o ambiente, aqui representado pela mãe ou por quem a substitua, precisa estar totalmente identificado com o bebê, suprindo todas as suas necessidades. O bebê, aqui, não tem consciência de uma mãe. Ela é parte dele. Para Winnicott,[5] a mãe é quem mais tem essa condição porque naturalmente, se for mentalmente saudável, adquire extrema sensibilidade em um processo de regressão ao estado mental primitivo de um bebê. O bebê que ela própria foi um dia. O autor nomeou esse estado *preocupação materna primária*, que naturalmente se disponibiliza à mulher no final da gestação e durante as primeiras semanas. O primeiro trimestre de vida pós-nascimento, no qual a imaturidade do bebê nesses primeiros 100 dias demanda uma atitude que se assemelha à perinatal, foi também nomeado pelo antropólogo inglês Ashley Montagu *exterogestação*,[7] teoria a que em 2002 o pediatra Harvey Karp deu voz em defesa de um quarto trimestre gestacional fora do útero.

O peito pode ser um importante aliado quando a mãe, atenta aos sinais sutis de desconforto, oferece-o sempre que supõe que o bebê o quer, em *livre demanda*, em lugar de oferecê-lo dentro de horários preestabelecidos e regulares.

No estágio da *dependência relativa*, sua presença contínua ainda é fundamental, mas com breves afastamentos, pausas, respostas menos imediatas. A diferença fundamental está na percepção de ser separado da mãe e no fato de ser necessário um movimento seu para que ela possa lhe atender. Como exemplo pode-se mencionar uma cena em que o bebê acorda com fome e chora para comunicar sua necessidade e chamar alguém para atendê-lo. A mãe se aproxima, fala com ele, mas não oferece de imediato o peito. Entretanto, ele se acalma porque sabe que em breve vai mamar. Embora com fome, outros prazeres o acalmam e o ajudam a adiar a necessidade de alimento concreto.

Ao findar o primeiro semestre de vida, muito acontece na rotina do bebê em termos de socialização. A mudança nutricional e a passagem do aleitamento exclusivo para a inclusão de outros alimentos são representantes dessa entrada da criança em um mundo com muitas outras pessoas além de sua mãe. O pai, nessa etapa, adquire importância significativa, tanto pela representação desse universo social quanto para impedir que mãe e bebê se mantenham em uma relação dual quando já têm aparato psíquico para a inclusão de terceiros. O alimento é um deles.

Com essa nova aquisição já é possível, gradualmente, também adiar as mamadas, regulando com noções de dia e noite sem a necessária prontidão da livre demanda.

É um gradativo desmame, que pode levar ainda alguns meses, mas já se instala nessa relação e será favorecido com a atitude do pai ou de quem possa exercer a *função paterna*. O *peito do pai* é uma referência e vai ajudar nessa passagem do peito da mãe ao peito do pai, ajudando na consolidação da simbolização.

O *peito do pai* pode ser associado também ao *eu*, se nos lembrarmos de que o gesto de bater no próprio peito dá essa noção de autonomia e individuação. Obviamente a referência nessa etapa é a base rudimentar de um longo percurso, que vai percorrer toda a infância e puberdade. Entretanto, é nesse primeiro tempo e na dinâmica que percorre a gestação e os 2 anos de vida, ou mil dias, que essa potencialidade ganha força motriz em direção ao pleno desenvolvimento.

Dores saudáveis do crescimento

O nascimento impõe ao bebê muitos esforços, e o primeiro deles é o respirar inaugural, que dolorosamente coloca seu pulmão em funcionamento. Todos os demais órgãos terão processo análogo a partir de então, o que demanda do bebê um movimento orgânico que lhe impõe desconfortos variados e eventualmente dor, uma dor que poderia ser chamada de benéfica, vital e constitutiva.

A dor, então, diferentemente das associações que em geral se faz de que teria de ser evitada a qualquer custo, é absolutamente parte do que é chamado desenvolvimento saudável. As condições de autonomia fisiológica de um indivíduo e seu representante psíquico são permeadas por sensações de desconforto, que são vividas como dolorosas e associadas a malefícios, o que nem sempre é verdade.

Nessa linha de raciocínio, o processo de desmame tem sido negligenciado na tentativa de evitar as dores que o acompanham, que nada mais são que a gama de sentimentos inerentes aos importantes processos vitais, seja em nível fisiológico ou psíquico. Analogamente é preciso se lembrar da tão conhecida *dor do crescimento.*

Nos últimos tempos, de uma compreensão equivocada e não discriminada do que seriam dores constitutivas em contraposição ao que seriam dores derivadas de patologias, que impõem sobrecarga psíquica, surgiu uma ideia de *desmame gentil.* Na base dessa ideia parece estar a suposição de que se pudesse evitar os muitos afetos próprios de um desmame, como a dor e o luto da despedida, o medo do novo, a hesitação em seguir no desconhecido, além do reconhecimento de sinais da agressividade do bebê que se rebela, cujas vivências são essenciais a um desenvolvimento saudável.[8]

Ser gentil não significa *não frustrar.* Não há como evitar as dores saudáveis da vida, que são constitutivas do indivíduo, base de sua saúde mental. E é o gradativo contato com esses afetos que ajuda a criar recursos para lidar com eles. O desmame é um dos momentos importantes que marcam o aprendizado de lidar com o luto. Falhas nessa capacidade levam o indivíduo ao aprisionamento nos processos de perda que não se conclui, o que é chamado de melancolia e depressão.

Para Freud,[9] a incapacidade de se entristecer e se enlutar pelas perdas impede que o indivíduo consiga elaborá-las, mantendo-se em um contínuo estado de melancolia. A depressão como doença tem suas raízes na melancolia e impede que haja a elaboração normal para sua superação.

É preciso lembrar que as etapas mais significativas da vida – nascimento, desmame, adolescência, maternidade/paternidade – incluem algum tipo de dor e desconforto derivados do luto pelo que se deixa para trás somado às inquietações sobre o desconhecido do que virá. Porém, se a tristeza é inerente a essas passagens, é importante conseguir manter certa dose de curiosidade e estímulo para o que se ganha no lugar.

No desmame, a perda do seio concreto e da sensorialidade do corpo da mãe colado ao do filho, existe a conquista de novas competências, autonomias, descobertas. Considerar que não há só perdas permite que as dores das passagens sejam proporcionais às capacidades do indivíduo de lidar com elas.

Nessa busca de fazer um desmame que implique se esquivar das dores desse processo, espera-se que o próprio bebê possa se autodesmamar quando lhe convier. Porém, o bebê não tem recursos para essa discriminação. Precisa contar com a mente de seus cuidadores para os processos adaptativos às rotinas que lhe são confortáveis. Ele não tem noção dos limites e da repercussão de uma escolha a longo prazo. Precisa de adultos. Ao supor que o bebê deva por si só desmamar no tempo de escolha pessoal, impõe-se a ele uma sobrecarga emocional.

O desmame precisa ser apresentado e mediado pelos pais. A criança não pode ter o peso da decisão de se autodesmamar. Pais atentos podem manejar o ritmo desse processo, e a criança precisa poder viver e expressar raiva. Uma das importantes aquisições psíquicas do indivíduo vem da possibilidade de construir com os pais uma relação segura, fruto da constatação de que os pais podem sobreviver a seus ataques, fantasiados ou não, e continuar a amá-los. Impor limites e tolerar a reação de frustração e ódio é um dos desafios parentais que contribuem para a construção de um vínculo genuíno, que será modelo para as demais relações de sua vida.[10]

O desmame é o declínio natural de um período de amamentação bem-sucedida que se faz em etapas.[11] No primeiro trimestre de vida o bebê precisa da mãe muito perto e da possibilidade de mamar quando quiser, dia e noite. No segundo trimestre ele começa a perceber algo além de si mesmo e que a mãe não é parte dele. Poderá começar a absorver pequenas regulações, que incluem a discriminação entre o ritmo noturno e o diurno. Aos 6 meses a introdução dos novos alimentos introduz a criança em um mundo compartilhado, e sua sobrevivência não vem mais do corpo materno, representando a entrada em um grupo social.[12]

Se a mãe estiver sintonizada com o bebê, vai percebendo os sinais de prontidão que ele comunica ao longo desse percurso e gradativamente diminui a frequência das mamadas sem ceder aos protestos. Afinal, mesmo estando pronta, a criança hesita em abandonar o lugar já conhecido e confortável para o que não conhece. Soma-se a isso o sentimento de luto materno pela perda de *seu bebê*. Porém, essa dor pode ser amenizada pelo prazer de ver o filho crescer e se tornar independente. São as dores saudáveis da vida.

O pai ou seu substituto é um importante aliado nesse percurso. É quem pode ajudar a fazer esse novo *clampeamento simbólico* da separação dos corpos mãe-bebê convocando o filho para o *peito do pai*. Marca assim o simbólico e o édipo, representante da triangulação original, nuclear na saúde mental. E sempre haverá o cordão psíquico imaginário, que a criança levará dentro de si para a vida.

Nesse percurso, o peito gradativamente passa de *corporal* para *simbólico*. As marcas vividas no nível sensorial vão adquirindo representação e podem ser substituídas por recurso imaginário. O *peito* se torna *seio*. Mas para isso é fundamental que haja uma significativa experiência sensorial e afetiva que o atual bebê leve para toda a vida, a fim de que o peito se transforme no símbolo da capacidade de amar.

O desmame em seu sentido amplo, a separação e o luto são aprendizados fundamentais para uma estrutura mental saudável.

O pediatra atento aos sinais de alerta

O pediatra ocupa um lugar privilegiado e coadjuvante no desenvolvimento mental saudável. Assim como a puericultura nasceu do reconhecimento de que é preciso intervir quando algo não vai bem nos marcadores de desenvolvimento fisiológico, é preciso incluir nesse campo observacional os aportes do desenvolvimento psicoemocional.

A rotina da criança em sua família indica quando algo precisa de acompanhamento profissional. Nem sempre há necessidade imediata de encaminhamento para um profissional de saúde mental, pois a abertura de um canal de conversa entre os pais e o pediatra já permite que algumas dificuldades sejam reconhecidas e cuidadas pelas próprias condições dos pais. Porém, é importante não adiar essa indicação quando o pediatra não percebe uma evolução.

Sendo esse período de tornar-se pais um tempo de intensas mudanças identitárias e aprendizados que requerem repertórios da vida infantil, os abalos e eventuais impossibilidades podem ser apenas circunstanciais. Uma conversa com um pediatra que possa ser empático* com os desafios que esse momento representa pode significar uma retomada de competências que por vezes ficam embotadas na turbulência emocional.

Mães que comparecem sempre sozinhas com o bebê às consultas dos primeiros meses podem revelar dificuldade do pai em encontrar seu lugar nessa dinâmica inicial. É frequente que, diante das novas demandas familiares, um pai possa se ausentar por longos períodos por conta de um repentino excesso de trabalho. O que nem sempre fica claro no nível consciente é que se trata de um refúgio para um fazer que se sente mais confortável e competente do que o universo incerto e desconhecido de um bebê.

Referências biliográficas

1. Klein M (1930). A importância da formação de símbolos no desenvolvimento do ego. In: Amor, culpa e reparação. Rio de Janeiro: Imago; 1996.
2. Winnicott DW (1958). A capacidade de estar só. In: O ambiente e os processos de maturação. Rio de Janeiro: Artmed; 1983.
3. Bick E (1968). A experiência de pele em relações arcaicas. In: Melanie Klein hoje. v. 1. Rio de Janeiro: Imago; 1991.
4. Barros IG (2013). Primórdios da estruturação psíquica como se apresentam na clínica. Revista de Psicanálise de Ribeirão Preto – Berggasse; 19, v. IV, n. 1.
5. Winnicott DW (1956). Preocupação materna primária. In: D. W. Winnicott: textos selecionados – Da pediatria à psicanálise. Rio de Janeiro: Francisco Alves; 1993.

* Recomenda-se a leitura do Capítulo 3 – Um pediatra de corpo e alma, escrito por Denise de Sousa Feliciano, Fernanda Pilate Kardosh e Eduardo Goldenstein.

6. Winnicott DW (1963). O desenvolvimento da capacidade de se preocupar. In: O ambiente e os processos de maturação. Rio de Janeiro: Artmed; 1983.
7. Guevara A. Gestação para além do útero. Disponível em: https://www.spsp.org.br/PDF/Materia-exterogestacao.pdf. Acesso em: 20 set. 2023.
8. Klein M (1936). O desmame. In: Amor, culpa e reparação. Rio de Janeiro: Imago; 1996.
9. Freud S (1915/1917). Luto e melancolia. In: Sigmund Freud: obras completas. v. 12 Souza PC, tradutor. São Paulo: Companhia das Letras; 2010.
10. Klein M (1952). Sobre a observação do comportamento dos bebês. In: Inveja e gratidão. Rio de Janeiro: Imago; 1991.
11. Winnicott DW (1964). A amamentação como forma de comunicação. In: Os bebês e suas mães. São Paulo: Martins Fontes; 1999.
12. Winnicott DW (1965). Desenvolvimento emocional primitivo. In: Da pediatria à psicanálise. Rio de Janeiro: Imago; 2000.

Capítulo 15

Pediatra eletrônico – rede social e excesso de informação

Eduardo Goldenstein

Amanda, mãe de Sara, paciente antiga e fiel, pessoa amável e gentil, conseguiu há algum tempo me deixar irritado. Pensando com mais calma hoje, até acho que não precisava me irritar tanto. O motivo foi que Amanda resolveu por conta própria, sem minha autorização, medicar sua filha Sara. A automedicação é sempre motivo de desentendimento entre mim e a mãe ou pai ou qualquer outra pessoa que esteja cuidando da criança. Afinal, convenhamos, a criança não é um tubo de ensaio no qual se possa experimentar remédio, portanto só deve ser medicada por necessidade absoluta e dentro de parâmetros médicos restritos. Como nós, pediatras, bem sabemos, não há medicação inócua, não há medicamento absolutamente desprovido de algum efeito colateral, seja ele leve ou não.

Um velho ditado popular, muito adequado para os dias de hoje, diz que de médico e louco todos nós temos um pouco. A obsessão de medicar pequenas dores, pequenos incômodos, doenças que se resolvem em si mesmas e que dispensam qualquer tipo de medicação, é uma constante tanto no meio médico como no meio leigo e traz em si mais malefícios do que benefícios.

A medicação é vista pelo leigo como uma espécie de *tábua de salvação*, sempre disponível para resolver problemas "médicos" que nem sempre são problemas médicos reais. De certo modo é isso que atrapalha a natureza em sua tentativa constante de manter as pessoas hígidas. Hoje todo mundo tem sua *farmacinha*, todo mundo conhece *um bom remédio natural que não faz mal*. Muitas vezes o leigo, ansioso e sem paciência, acha que pode prescindir do médico, assumindo ele mesmo esse lugar indevido. Essa é uma prática bastante disseminada entre as mães ansiosas e sempre ocupadas, sem tempo a perder.

O famoso *boca a boca* entre as mães se atualizou por meio das redes sociais. São comuns os grupos de mães que se formam nessas redes com base nos mais variados critérios. Nesses grupos há uma troca constante de informações, entre as quais se destacam recomendações tanto de médicos quanto de remédios *usados e testados* em suas crianças. Diria tratar-se da automedicação eletrônica.

Nos dias atuais, com o advento e o crescimento das redes sociais e congêneres, a automedicação sofreu um *upgrade* digno de nota com a ajuda de imagens já consagradas de atores, cantores, esportistas, enfim, de pessoas de grande projeção na mídia. Esses leigos passaram a propagar nas redes sociais questionáveis benefícios de certos remédios cuja venda interessava à indústria farmacêutica e similares. A imagem de pessoas famosas acompanhadas de um discurso altamente pensado e repensado induz o público das redes sociais a aceitar esse discurso sem maior questionamento e dúvida, contribuindo assim para a automedicação referida anteriormente.

Além disso, as redes sociais, e isso se ampliou na pandemia de covid-19, abriram espaço para *lives* de profissionais, nem sempre médicos, da área da saúde ou a ela relacionados. Mais uma vez nem tudo que foi e é falado e transmitido nessas *lives* se sustenta em pressupostos consistentes. Ao contrário, muito joio se misturou ao trigo, muito assunto polêmico, e sem consistência, foi dado como verdade absoluta em certo momento para logo ser fortemente questionado em outro momento. Certamente muitas dessas *lives* contribuem para a automedicação.

As crianças são sempre motivo de preocupação das mães. Não há mãe que não se preocupe com o desenvolvimento físico e psíquico de seu filho. Diga-se de passagem, mãe e pai. Essa preocupação muitas vezes exagerada torna a automedicação muito frequente no universo mãe e filho. O mito de que alguns remédios podem ser usados com tranquilidade nas crianças sem que haja efeitos colaterais importantes é falso e perigoso.

As mídias sociais, com pouca cerimônia, vendem a ideia que toda criança, sadia ou não, necessita sempre de alguma medicação, como se as crianças dependessem disso para sua sobrevivência. É comum as famílias terem em casa medicamentos *recomendados* pelos *doutores* da mídia social para *casos de emergência*. O exagero é tão grande que já tive uma paciente que se preocupava em morar próximo a um hospital para o caso de ter alguma intercorrência médica com seu filho.

Medicamentos específicos para as diversas fases de crescimento e desenvolvimento das crianças são fartamente anunciados na mídia eletrônica e sempre vinculados e associados com carinho, amor, proteção, preocupação, como se a boa mãe fosse sempre a que oferece a seu filho uma *medicação* mais do que adequada para o momento. Os remédios infantis são hoje anunciados e valorizados por terem cor e sabor do agrado da criança. Não à toa, muitas crianças *adoram* seus remédios e até pedem bis. É o primeiro passo para acostumar a criança a tomar remédio de maneira excessiva e desnecessária

O surgimento da mídia e das redes sociais facilitou a vida dos especialistas de *marketing* farmacêutico. Isso porque os marqueteiros perceberam que era mais produtivo *vender* o remédio para o consumidor do que para o médico. Assim, a propaganda do medicamento passou a ser dirigida diretamente ao usuário, em uma mensagem permeada de cientificismo e modernidade. A ideia era a de que assim o consumidor final passasse a exigir de seu médico um remédio *moderno* e atualizado, sob pena de considerar esse médico desatualizado e ultrapassado caso não o conhecesse e não indicasse. Por isso é frequente os meios de comunicação anunciarem o tempo todo novas conquistas medicamentosas ou pesquisas em torno de novos medicamentos com a promessa de extinguir doenças crônicas até então sem possibilidade de cura. Com isso fica na cabeça das pessoas a possibilidade futura de se livrar de doenças crônicas até então dadas como incuráveis, por meio de drogas atualizadas e modernas que poderão ser exigidas dos médicos em um futuro próximo.

Outras questões referentes ao pediatra eletrônico e ao uso na pediatria tanto das redes sociais quanto das mídias sociais serão trazidas à baila neste capítulo.

Há mais de 50 anos, quando iniciei minha vida profissional como médico, o telefone era o meio mais adequado para a comunicação externa com o paciente. Na época não havia bipes ou celulares, e mesmo assim a comunicação se fazia. Recados eram deixados nas secretárias eletrônicas das residências e consultórios dos médicos (pediatras) e ouvidos quando possível, sem pressa e sem afobação. Os pequenos pacientes e suas mães podiam esperar tranquilamente pelo retorno das ligações sem grandes mal-entendidos. Quando havia uma urgência médica, os casos que não podiam esperar iam para os prontos-socorros infantis, porque era a única solução viável. O esperar fazia parte da vida.

Atualmente a espera se tornou algo insuportável. Tudo tem de ser resolvido na hora, naquele minuto e segundo. Tudo passou a ser urgente. A pressa é sempre inimiga da perfeição; o excesso de telefonemas, a comunicação excessiva médico-paciente acaba por causar cansaço no médico e provocar mau humor tanto do médico como do paciente. Talvez sejam esses exageros os responsáveis pelo número cada vez maior de casos de estresse em médicos.

O telefone fixo praticamente foi abandonado, as secretárias eletrônicas desapareceram, o fax virou objeto pré-histórico, a paciência das pessoas diminuiu sensivelmente. O aparecimento do telefone celular, na verdade um pequeno computador de bolso, contribui mais ainda para a impaciência das pessoas, e obviamente criou nas mães uma falsa necessidade de contato imediato com seu pediatra.

Com a pandemia de covid-19, as coisas se complicaram mais ainda, aumentando a insegurança, a dúvida e mesmo a ansiedade de toda uma sociedade sob o domínio do medo de uma doença desconhecida. Restrições e limitações ao livre trânsito das pessoas, com seu confinamento obrigatório e necessário, devido à facilidade de contágio em grupos aleatórios, obrigaram inclusive as crianças a abandonar espaços públicos como escolas, parques, ruas e afins. Com isso surgiram importantes conflitos de ordem psicológica e emocional entre pais e filhos, e entre filhos e pais.

Conflitos familiares antes tolerados e administrados passaram a ser causa de adoecimento físico e psíquico das crianças. Crise de birra, de ciúme, de raiva, distúrbios orgânicos diretamente relacionados com tensões e desentendimentos passaram a ser frequentes. Separações dos pais, casos de morte, excesso de horas de televisão recheada de notícias trágicas e ameaçadoras, nem sempre verdadeiras, excesso de uso das famosas telinhas, *videogames* violentos e impróprios, dificuldade de brincar e viver em espaços restritos, bem como a nostalgia decorrente da quebra da rotina escolar, fizeram com que as crianças passassem a ser excessivamente medicadas e diagnosticadas com doenças até então sem importância e obrigaram os adultos a tomar decisões muitas vezes inoperantes e mesmo impróprias.

Impossibilitados de ter contato presencial com seus médicos e psicólogos para receber orientação e conduta adequadas, muitos pais valeram-se da facilidade da internet para achar uma solução para seus filhos. Desse modo acentuou-se uma prática de orientação médica e psicológica via telinhas. Nada contra; foi a solução mais adequada para o momento.

As *lives*, palestras *online* de assuntos médicos nem sempre conduzidas por médicos, passaram a ser rotineiras. Floresceram os aconselhamentos médicos, as *receitas* eletrônicas sugeridas aos pacientes, boa parte delas sem nenhum embasamento médico. Assim como *o papel aceita tudo*, as telinhas também aceitam tudo. Separar o joio do trigo é complicado; se há informações sérias e preciosas transmitidas por essas *lives*, sem dúvida outras confundem e enganam. Até porque algumas delas são montadas dentro de estratégias de *marketing* para melhor vender remédios e soluções mágicas para a cura de doenças.

Se algo da internet tira o bom humor dos pediatras, é o fato de muitos pais e mães se munirem dessas montanhas de informações geradas pela internet para *discutir* com esses profissionais diagnósticos e tratamentos infantis. Quem pode dar diagnóstico e solução para os problemas certamente é o médico, experiente e treinado para tanto, não o paciente, influenciado de maneira pouco ética pelo *canto da sereia*, porém o esclarecimento de dúvidas, a informação básica sobre a doença e toda a sua estratégia de tratamento são um direito inequívoco do paciente. Nos casos pediátricos, dos pais e até da criança.

Os pais, assim como os médicos, devem ter muito em mente que o excesso de informações confunde, atrapalha, gera erros. É o que diz Walter Benjamin em *A obra de arte na era de sua reprodutibilidade técnica* quando faz uma reflexão sobre a transformação da experiência humana pela cultura de massa e a disseminação de informações em uma sociedade cada vez mais tecnológica. Para esse autor, a rapidez com que as informações são transmitidas e a facilidade de acesso a elas podem levar à superficialidade e à perda do pensamento reflexivo. No contexto do excesso de informações, é fundamental destacar a importância do discernimento e da crítica consciente por parte dos indivíduos. Walter Benjamin alerta sobre o risco da passividade diante da avalanche de informações, enfatizando a necessidade de um pensamento crítico e de uma abordagem reflexiva para assimilar e processar as informações que nos cercam.

O *Dr. Google* já virou uma caricatura irônica da realidade. É ele o grande detector do *conhecimento médico*. Na verdade, para o público de mães e pais aflitos com seus filhos que *vivem doentes*, ele substitui os clássicos livros que nossas mães tanto usaram, e tanto consultaram, como *Meu filho, meu tesouro*, do médico norte-americano Benjamin Spock, ou, aqui no Brasil, *A vida do bebê*, do Dr. Rinaldo De Lamare.

A grande diferença entre esses livros clássicos e o *Dr. Google* é que este último simplesmente acessa e transmite informações que não são filtradas e também não são direcionadas para as mães em uma tentativa de orientá-las e acolhê-las em suas dúvidas e ansiedades. A ideia do Dr. Spock e do Dr. De Lamare sempre foi tranquilizar as mães, ensiná-las a ter calma, a esperar ou adotar pequenas medidas importantes em alguns casos clínicos e jamais fornecer informações pertinentes aos médicos, no caso pediatras.

Com certeza absoluta o Dr. Spock, com *Baby and child care*, publicado em 1946, um dos livros mais vendidos do século XX (50 milhões de exemplares entre 1946 e sua morte, em 1998), revolucionou a maneira de ver e tratar as crianças desde seus primeiros dias. O Dr. Spock, aliás, foi um dos primeiros pediatras a estudar a psicanálise, e a premissa de seu livro para as mães era a de que elas *sabem mais o que você pensa*. Suas ideias influenciaram várias gerações de pais, ensinando-os a serem mais flexíveis com seus filhos e a tratá-los como indivíduos. Nada a ver com o *Dr. Google*, que como dito anteriormente, compromete-se unicamente a fornecer informações. Só informações. Nenhuma orientação contida nessas informações.

Permito-me neste momento relembrar uma frase famosa do não menos famoso Chacrinha: "Eu não vim para explicar, vim para confundir".

Gestos, expressões faciais, até mesmo alguns tiques e movimentos corporais, fazem parte do nosso modo de se comunicar. As telas, grandes ou pequenas, limitam a percepção desses gestos, expressões e movimentos e, mais do que isso, dificultam a observação integral do paciente que fala e se comunica de maneira não somente oral. Aos pediatras é ensinado, ou deveria ser, o quanto é fundamental a observação, a escuta, a visualização detalhada e por inteiro da criança doente que sofre, que tem dor, que busca, via olho no olho, um acolhimento médico adequado. Tocar o paciente, percuti-lo, apalpá-lo, senti-lo com as próprias mãos, auscultá-lo, faz parte do chamado exame físico do paciente e é preconizado como essencial em uma boa prática clínica. Obviamente a consulta médica virtual não permite esse procedimento. A medicina virtual pode ajudar bastante nos diagnósticos e tratamentos das crianças, porém jamais substitui o chamado encontro médico.

Permita-me usar um caso real adaptado para exemplificar. Uma mãe já no final de gravidez leva seu filho mais velho, de 6 anos, a um pronto-socorro. A criança apresenta quadro de febre e gânglios aumentados. O pediatra o examina detalhadamente, tira uma história muito rápida e muito sucinta sobre a criança e, ao mesmo tempo, comunica à mãe sua preocupação com um dos gânglios apalpados, propondo que o menino seja examinado naquele mesmo momento por uma médica oncologista. Essa médica também se assusta com o gânglio e propõe a retirada no mesmo momento; ela imediatamente convoca um cirurgião para fazer o procedimento. O cirurgião vem e, mais velho e experiente, examina o gânglio antes de fazer o procedimento; contraindica-o, alegando ser um gânglio reacional. A sensação de alívio provavelmente não elimina por completo o estresse que essa mãe passa, o que aliás vai interferir em seu trabalho de parto, que se inicia aproximadamente uma semana após esse fato. Se tudo isso tivesse acontecido em uma consulta não presencial, provavelmente as coisas correriam de modo diferente: o médico não teria examinado o gânglio, portanto não teria sugerido a presença da oncologista ou do cirurgião. A história seria outra, talvez com outras consequências. Consultas virtuais não substituem consultas presenciais.

A medicina atual exige muito do médico, e entre essas exigências está a da constante atualização. Sem a ajuda da internet e, portanto, das bibliotecas virtuais isso não seria possível. Assim, a internet presta uma grande contribuição ao médico, e obviamente ao pediatra. Mais ainda, a internet participa de maneira contundente no uso de aparelhos usados tanto para diagnósticos como para outras finalidades médicas, como aparelhos cirúrgicos e anestesia.

A discussão atual é sobre os limites a serem estabelecidos para o uso consciente e racional da internet e das mídias sociais e eletrônicas. Não é porque temos em mãos algo tão poderoso quanto a internet, os computadores, o telefone celular, enfim, toda a mídia social e eletrônica que devemos usá-los sem critério. Assim como um cirurgião não pode prescindir de bisturi, pinças cirúrgicas e tantos outros materiais fundamentais ao ato cirúrgico, nós, pediatras, não podemos prescindir de aparelhos tradicionais necessários para consultas pediátricas como estetoscópio, otoscópio, eventualmente laringoscópio etc. Dados obtidos pela internet mediante operações matemáticas não substituem os obtidos pelos nossos *computadores* internos, visão, audição, tato, olfato, gosto.

Para finalizar, é interessante falar sobre a intuição médica, essencial ao êxito da boa conduta médica. Essa intuição vai sendo construída passo a passo nos longos anos de formação profissional e funciona bem, muito bem, quando o médico se vê frente a frente com um paciente enfermo. Um gesto não habitual do paciente, um detalhe antes desapercebido no ser desse paciente, uma frase dita pelo enfermo se referindo a sua dor e incômodo, uma energia diferente sentida pelo médico, traz à baila a intuição desse profissional, fazendo-o visualizar e pensar em enfermidades e doenças até então não pensadas. A intuição médica se acentua no contexto presencial e decai muito nas consultas *online*: a limitação das telas, a impossibilidade de ter uma visão lateral mais ampla contribui para isso.

Conclusão do capítulo: a tecnologia da comunicação veio para ficar e ajudar, porém é necessário e importante ter toda a atenção, reflexão e cuidado para com ela. O senso crítico deve sempre prevalecer.

Referências bibliográficas

1. Benjamin W. A obra de arte na era de sua reprodutibilidade técnica. Porto Alegre: L&PM; 2018.
2. Desmurget M. A fábrica de cretinos digitais: os perigos das telas para nossas crianças. Editora Vestígio; 2021.
3. Fisher M. A máquina do caos. São Paulo: Todavia; 2023.

Seção 4
Socialização e singularidade

Coordenação
Fernando Lamano Ferreira
Rosa Miranda Resegue
Vera Ferrari Rego Barros

Capítulo 16

Bullying e cyberbullying

Karen Scavacini
Fernando Lamano Ferreira

— Na minha época essas coisas aconteciam
e estamos aqui, todos inteiros.
— Isso é coisa dessa geração *mi mi mi.*
— Hoje em dia tudo é *bullying.*

Frases como essas são comuns em rodas de conversa e grupos de *WhatsApp* de pessoas que já estão com seus 30 a 40 anos ou mais. Além de retratarem quão fora da realidade dos fatos estão, mostram a incapacidade de perceber a velocidade de mudança que o mundo contemporâneo enfrenta e a falta de sensibilidade para tratar um assunto tão sério.

Apesar de o *bullying* existir desde sociedades antigas, é importante reconhecer que seu impacto não pode ser subestimado. Infelizmente esse tipo de violência tem trazido consequências trágicas, como casos de suicídio. Essas perdas são um lembrete doloroso de que nem todos estão presentes conosco. Além disso, muitos daqueles que passam pelo *bullying* levam consigo cicatrizes emocionais profundas. Apesar de frequentemente ser minimizado como *brincadeiras da infância* ou um *rito de passagem*, é crucial compreender que pode estar intrinsecamente relacionado a diversos desfechos negativos para a saúde mental.

Embora haja uma abordagem empírica que rotula a geração atual como *mi mi mi*, caracterizada por muitos como de pouca resiliência, é importante destacar que essa mesma geração está desempenhando um papel crucial no combate a diversas formas de violência e injustiças sociais que estão profundamente enraizadas em nossas sociedades há séculos. Essa geração está se posicionando e dizendo *basta* diante de problemas como o racismo, a violência contra mulheres, a homofobia e, inclusive, o *bullying.*

Essa postura ativa e engajada é digna de elogios, pois está promovendo mudanças significativas e desafiando estruturas opressivas que perduraram por gerações. Ao denunciar e enfrentar essas formas de violência, a geração atual está contribuindo para a construção de uma sociedade mais igualitária e justa. É fundamental reconhecer e apoiar esses esforços, em vez de desqualificar a geração como sendo *mi mi mi*. Juntos, podemos fortalecer essas vozes e trabalhar em prol de um futuro mais inclusivo e livre de violência.

Quanto à prevalência do *bullying,* pode haver grande variabilidade entre os diferentes países e também a depender do tipo de estudo, mas os números variam geralmente de 10% até mais de 65%, enquanto os do *cyberbullying* variam de 6,5% a 35,4%.[1,2] Um estudo realizado pela Unicef envolvendo mais de 100 mil alunos de 18 países constatou que dois terços deles relataram ter sido vítimas de *bullying.*[1] Os impactos desses comportamentos na saúde mental e física das crianças e adolescentes são graves e duradouros

Mas, afinal, o que é *bullying*?

O *bullying* é uma forma específica de violência *entre pares* que pode ser definida como um *padrão repetitivo* de comportamento agressivo, em que a vítima é alvo de ataques persistentes. Esse comportamento ocorre em um contexto em que há um *desequilíbrio real ou percebido de poder* entre os envolvidos.[3] É importante destacar que o *bullying* não tem uma motivação justificável, diferenciando-se de outras formas de violência, como brigas ocasionais, atos de racismo ou vingança, por exemplo.

Trata-se de um comportamento agressivo, sistemático e perseguidor, com possibilidade de danos muitas vezes irreparáveis, uma vez que afeta indivíduos em pleno desenvolvimento físico e psicológico, cujo ego ainda não se fortaleceu o suficiente para compreender e superar os ataques.[4] Do ponto de vista psicológico, o *bullying* é uma dinâmica cruel que compromete a formação da identidade das crianças e adolescentes.[3]

As abordagens da psicologia humanista, psicanálise, terapia cognitiva comportamental e *Gestalt* terapia convergem para a ideia de que o *bullying* pode ser causado por uma série de fatores emocionais, cognitivos e comportamentais, que incluem baixa autoestima, insegurança, necessidade de poder e controle, crenças distorcidas, projeção de emoções e ajuste criativo disfuncional. É importante ressaltar que esses fatores não justificam ou desculpam a prática do *bullying*, mas ajudam a entender as motivações por trás desse comportamento e a desenvolver intervenções terapêuticas e preventivas mais eficazes.

O *bullying* pode assumir diferentes tipos, sendo o direto e o indireto os mais comuns. O *bullying* direto envolve atos de agressão física e verbal, como bater, ameaçar, xingar e roubar, sendo mais prevalente entre os meninos.[2] Já o *bullying* indireto ocorre por meio de ações que visam à exclusão social, como isolamento, indiferença, disseminação de boatos e difamação. Essa forma de *bullying* é observada com maior frequência entre as meninas.[5]

Quase sempre os ataques são combinados nos mais diversos tipos de maus-tratos. Em raros casos a vítima de *bullying* é atacada por apenas uma categoria de agressão. A conjunção dos diversos tipos de *bullying* aumenta em muito a possibilidade de a vítima sofrer uma exclusão intensa e traumática.[6]

Para compreender melhor o fenômeno do *bullying*, precisamos conhecer seus protagonistas. As crianças e jovens podem estar envolvidos na condição de agressores (também chamados de autores), vítimas (alvos) ou ainda vítimas-agressores, que são aquelas pessoas que inicialmente foram vítimas de *bullying*, mas posteriormente assumiram o papel de agressores. Há ainda a figura dos espectadores (testemunhas), que têm papel crucial tanto na manutenção do *bullying* como ao assumir importante responsabilidade nas estratégias de mitigação.

Os autores têm como características certa popularidade, boa compreensão social e emocional, são pessoas perspicazes e conhecem a fragilidade daquele a quem têm a intenção de ferir. Portanto, o *bullying* envolve um pressuposto afetivo, não apenas cognitivo, que é a indiferença ao estado psicológico do outro.[7] Tais características podem ter sua origem em lares desestruturados ou no próprio temperamento da criança. Nesse caso as manifestações de desrespeito, ausência de culpa e remorso pelos atos cometidos podem ser observadas desde muito cedo.

Em famílias em que a dinâmica promove a violência, seja ela física, sexual ou psicológica, as crianças frequentemente reproduzem esses comportamentos no ambiente escolar, assumindo às vezes o papel de agressor ou até mesmo de vítima de *bullying*. O agressor, que tem a violência como modelo de comunicação, muitas vezes enxerga nela o único meio de interagir com o mundo. A crueldade que ele experimenta em casa, mesmo como vítima, acaba sendo transposta para as relações com os colegas na escola, transformando-o em um agressor. Ou seja, uma criança vítima de um poder abusivo no ambiente familiar ou social pode tornar-se, quando encontra a oportunidade, o agente causador de dor ou humilhação, transformando o outro em vítima, um modo psíquico de gritar sua agressividade.[8]

Diversos fatores podem contribuir para prejuízos na formação dos valores individuais, como a ausência familiar, uma educação marcada pela violência, a substituição do afeto por objetos materiais e a permissividade no processo de educação. Aqueles que recebem uma educação excessivamente permissiva acreditam ter total liberdade para agir como desejam. Em consequência, priorizam constantemente sua própria vontade, mesmo que isso possa causar danos aos sentimentos dos outros.

Juvonen e Graham[9] apontam que, em alguns casos, o *bullying* pode ser um modo de ganhar *status* e poder social na escola ou entre os pares. Os autores afirmam que os agressores podem buscar essa posição de destaque por meio do uso da violência física ou verbal, da intimidação e da humilhação dos colegas mais vulneráveis. A busca pelo poder pode ser influenciada por fatores culturais que valorizam a competição e o individualismo em detrimento da cooperação e empatia.[9]

As vítimas de *bullying*, também conhecidas como *alvos*, geralmente apresentam características como timidez, déficit em habilidades sociais, baixa autoestima, estratégias de enfrentamento limitadas, regulação emocional deficiente e pouca assertividade.[3] O alvo costuma ser aquele que é percebido como *diferente* entre as crianças e jovens. A aparência física é frequentemente a razão mais comum para o *bullying*. Entre os grupos mais vulneráveis estão crianças e adolescentes pertencentes a minorias étnicas, linguísticas ou culturais, migrantes, refugiados, pessoas com deficiências físicas e de aprendizagem, bem como aqueles cuja orientação sexual, identidade ou expressão de gênero não se conformam às normas sociais ou de gênero tradicionais. Vale ressaltar que a prevalência de violência é de 3 a 5 vezes maior entre estudantes LGBTQIA+.[2]

Em geral, as vítimas enfrentam dificuldades para denunciar os ataques em função da falta de confiança nos adultos, do medo de repercussões e retaliações, do receio de não serem levadas a sério, da preocupação de desapontar os pais ao serem consideradas frágeis e covardes; às vezes até se sentem culpadas e acreditam merecer a violência.

Há ainda aqueles jovens que se tornam vítimas-agressoras: após serem vítimas de *bullying*, reproduzem a violência sofrida em outro alvo ainda mais frágil e vulnerável.

Os espectadores são as pessoas que testemunham o *bullying*, mas não adotam nenhuma medida direta para interromper a violência. Podem tomar atitudes passivas ou neutras, seja por medo de serem a próxima vítima, seja porque a violência já faz parte de seu contexto cultural, e por isso agem com indiferença ou ainda por um sentimento e preocupação de pertencimento. Há também os espectadores que não participam ativamente dos ataques, mas estimulam o autor por meio de risadas e palavras de incentivo, por exemplo.[4,6]

E o *cyberbullying*?

As violências *online*, também conhecidas como ciberviolências, referem-se a formas de agressão, intimidação, discriminação e abuso que ocorrem no ambiente digital. Essas manifestações podem ocorrer em várias plataformas *online*, como redes sociais, fóruns de discussão, jogos *online* e aplicativos de mensagens. As vítimas das violências *online* podem enfrentar diversos tipos de ataques, incluindo *cyberbullying*, *stalking* virtual,* vazamento de informações pessoais e difamação *online*, tornando-se uma preocupação crescente na sociedade contemporânea pela disseminação e pelo amplo acesso à internet e às tecnologias digitais.

O advento da era digital trouxe consigo uma série de desafios, e a propagação instantânea e ampla das informações na internet pode resultar em danos reputacionais significativos, afetando negativamente a vida pessoal e profissional das vítimas.

O *cyberbullying* é definido como o uso da tecnologia para intimidar, ameaçar, ofender ou humilhar outra pessoa, seja por meio de mensagens de texto, *e-mails*, redes sociais, entre outros.[10] Segundo a literatura, a definição do *bullying* e do *cyberbullying* é um desafio para os pesquisadores, uma vez que se trata de fenômenos multifacetados e que envolvem diversas variáveis, como a idade, o gênero, a cultura e o contexto socioeconômico. Por isso é importante levar em conta não apenas o comportamento agressivo em si, mas também o impacto que ele causa na vítima e no ambiente em que ocorre.[10]

Por sua vez, Kowalski e colaboradores destacam que a motivação para o *cyberbullying* pode ser diferente daquela observada no *bullying* presencial. Segundo os autores, a facilidade de anonimato e de alcance do agressor no ambiente virtual pode favorecer comportamentos agressivos que, muitas vezes, não são expressos pessoalmente. Além disso, o *cyberbullying* pode ser usado como meio de vingança, como resultado de conflitos pessoais, como meio de diversão ou simplesmente para se sentir poderoso.[10]

---

* *Stalking* virtual é o uso da internet ou de qualquer outro meio eletrônico para provocar assédio e intimidação a determinada vítima.

Alguns sinais de *cyberbullying* no ambiente *online* incluem recebimento de mensagens ofensivas ou ameaçadoras, exclusão deliberada de grupos ou conversas *online*, comentários negativos e humilhantes em postagens e fotos e compartilhamento não autorizado de informações pessoais ou imagens constrangedoras.

Consequências

Inúmeras são as consequências do *bullying* na saúde física, mental e social, sendo elas determinadas por múltiplos fatores, como frequência, duração, idade em que ocorre, gravidade e tipo de violência. Além disso, também há associações quanto ao papel do participante, ou seja, se agressor, vítima ou vítima-agressor, sendo as vítimas o grupo com maior prejuízo indiscutivelmente. Mesmo aqueles que pararam de sofrer *bullying* durante a idade escolar mostraram alguns efeitos prolongados em sua saúde, autoestima e qualidade de vida mesmo décadas depois quando comparados àqueles que não sofreram *bullying*.[11]

Quando o *bullying* ocorre em casa, entre irmãos, há maiores índices de distúrbios emocionais como baixa autoestima, autoagressão e depressão, aumentando o risco de vitimização em outros ambientes.[12]

Os efeitos educacionais nas vítimas de *bullying* são significativos e vão desde o medo de ir à escola e a diminuição da capacidade de concentração na sala de aula até maiores índices de absenteísmo, menor desempenho e piores resultados acadêmicos, sendo as vítimas mais propensas a abandonar os estudos após o término do ensino médio.[2,12] Na vida adulta há associação com pior qualificação educacional e menores salários comparados aos de seus pares.[12]

Ainda na infância e adolescência, o *bullying* está associado a baixa autoestima, drogadição, transtornos fóbicos, síndrome do pânico, ansiedade, depressão e maior frequência de autolesão, além de ideação e tentativa de suicídio.[2,12]

Estudos têm mostrado uma forte ligação entre esses modos de agressão e o aumento do risco de comportamentos autodestrutivos. Vítimas de *bullying* e *cyberbullying* podem experimentar sentimentos de desespero, isolamento social, baixa autoestima e desesperança, o que pode ocasionar maior vulnerabilidade para a ideação suicida e até mesmo para o suicídio.[13-15]

É fundamental lembrarmos que suicídio é sempre multifatorial e que a tecnologia é caracterizada como mais um dos possíveis fatores ao lado de questões sociais, culturais, biológicas, econômicas, psiquiátricas, psicológicas e situacionais.[16]

As consequências físicas de curto prazo incluem escoriações, ferimentos cortantes, hematomas, fraturas etc. Há ainda sintomas de natureza psicossomática que são muito comuns, como dores abdominais e de cabeça, cansaço, inapetência, alterações do sono etc. Sob o ponto de vista orgânico, ser intimidado pode alterar as respostas fisiológicas ao estresse, interagir com uma vulnerabilidade genética e impactar no sistema imune, aumentando a suscetibilidade às doenças. Além disso, o estresse provocado pelo *bullying* podem desencadear processos de inflamação crônica e problemas de saúde em decorrência disso.[11]

Outro ponto importante é que o *bullying* e o *cyberbullying* são fatores de risco que podem desencadear ataques em escolas. Estudos demonstram que indivíduos que foram vítimas de *bullying* ou *cyberbullying* têm maior probabilidade de desenvolver comportamentos violentos e retaliatórios como modo de lidar com a agressão sofrida.[15,17] Esses comportamentos podem culminar em ataques violentos nas escolas, como os casos de tiroteios em massa. A disponibilidade de meios letais, bem como o efeito contágio propagado pela mídia, são outros fatores relacionados.

Quando avaliados os efeitos do *bullying* na vida adulta, os agressores estavam mais propensos à drogadição e ao tabagismo, podendo apresentar piores qualificações educacionais, além de estarem mais sujeitos a crimes e delinquência. Já as vítimas apresentam mais frequentemente problemas internalizantes, depressão, sintomas psicossomáticos e experiências psicóticas.[11]

Caminhos e soluções

O ponto de partida de qualquer ação contra o *bullying* é admitir sua existência dentro de determinado ambiente, geralmente a escola.

Não basta existirem cartazes e regras a serem cumpridas sob o risco de punição. As regras e normas de convivência precisam ser validadas pelos alunos para que estes encontrem sentido em cumpri-las. Uma pesquisa nacional mostrou que cerca de 99% dos jovens entrevistados sabiam das consequências do *bullying*, ou seja, há o conhecimento, o que precisa é o processo de prevenção fazer sentido dentro de determinada realidade, havendo envolvimento e pertencimento do grupo de trabalho.[7] O sentimento de pertencimento da criança perante a escola aumenta à medida que o *bullying* diminui.[12]

Além disso, ações punitivas isoladas podem causar a marginalização dos jovens envolvidos, impedindo que eles adquiram habilidades positivas e comportamentos mais saudáveis. Portanto, é importante considerar abordagens que priorizem a criação de um ambiente propício para a formação moral e a convivência harmoniosa entre os indivíduos.[4] Hinduja e Patchin[15] destacam a importância de adotar uma abordagem preventiva e educativa para o *bullying* e o *cyberbullying*, que envolva não apenas a punição dos agressores, mas também a conscientização e a formação dos jovens para o respeito à diversidade, à empatia e à solidariedade. Segundo esses autores, é fundamental que os pais, educadores e profissionais de saúde trabalhem em conjunto para promover uma cultura de paz e diálogo, em que o diálogo e a colaboração sejam valorizados acima da competição e da violência.[15]

A convivência ética no combate ao *bullying* e a promoção de valores positivos são fundamentais para lidar com a ausência de aspectos morais observados nos agressores. É necessário que educadores e responsáveis tenham consciência da importância de um olhar atento tanto para as vítimas quanto para os espectadores e os agressores. Estes últimos também necessitam de apoio para vivenciar situações em que possam se identificar como membros de um grupo baseado em valores hierarquizados em suas personalidades, que não sejam a intolerância ou a falta de respeito.[3]

Transformar a influência e a popularidade entre pares que surgem por meio da violência em uma liderança positiva pode ser um dos caminhos promissores no modo de lidar com o *bullying*.

A família desempenha um papel fundamental no enfrentamento do *cyberbullying*. Alguns passos que podem ser dados incluem incentivar o diálogo aberto e honesto com os filhos; ensinar empatia e respeito; educação digital envolvendo uso ético, limites e supervisão das tecnologias, enfatizar a importância da denúncia ajudando-os a entender que não denunciar pode perpetuar o comportamento abusivo; além, é claro, de ser um modelo positivo para as crianças e adolescentes.

As razões para o *cyberbullying* são complexas e multifatoriais, sendo importante compreendê-las para desenvolver estratégias eficazes de prevenção e intervenção holística, envolvendo diversos setores da sociedade, como a escola, a família, a comunidade e os profissionais de saúde.[18]

E o pediatra, onde entra nisso tudo?

Não é sempre que o pediatra está por perto quando os casos de *bullying/cyberbullying* acontecem, já que em geral, nas idades mais frequentes em que esses tipos de violências ocorrem, as consultas costumam ser anuais. Porém, diante de tantas repercussões físicas, mentais e emocionais, o pediatra tem de estar preparado para detectar e conduzir os casos.

Como referido, as vítimas de *bullying/cyberbullying* têm muita dificuldade em denunciar. Para que a criança possa falar (ou transparecer) sobre isso, ela precisa encontrar na consulta pediátrica um lugar onde se sinta segura, percebida, ouvida e acolhida. E um dos caminhos principais para que isso ocorra se mostra quando escutamos verdadeiramente a criança. Essa *escuta* pode e deve ser exercida desde muito cedo, ainda bebê. O pediatra deve aprender a *escutar* a criança antes mesmo de ela aprender a falar.

A seguir são apresentados alguns sinais que podem ajudar familiares e pediatras a tentar identificar situações que possam sugerir o envolvimento do paciente nos casos de *bullying*:

- Sinais frequentes de traumas (ferimentos, hematomas etc.). Estar atento quando a vestimenta é inadequada ao clima, por exemplo, usar roupas de manga comprida ou calças em dias quentes na tentativa de esconder lesões.
- Recusa e pânico na hora de ir para a escola.
- Queda abrupta no rendimento escolar.
- Recusa em ir para a escola.
- Dores (de cabeça e de barriga são mais frequentes) constantes como motivo para faltar às aulas.

- Perda frequente de objetos (no caso de alvo) ou aquisição de objetos (no caso de autor).
- Agressividade (podendo estar mais presente em casos de vítimas até do que em casos de agressores).
- Alterações repentinas no humor.
- Tendência ao isolamento.
- Busca de amizades fora da escola.

Ao perceber que algo não vai bem, mesmo que a hipótese de violência não esteja tão clara, o pediatra pode pedir retornos mais frequentes, tentando favorecer, assim, um ambiente de confiança ao mesmo tempo que a criança possa se sentir mais cuidada.

Scavacini* defende que os profissionais da área da saúde sejam capacitados para incluir em entrevista inicial e durante consultas a anamnese digital. Ela consiste em identificar, acolher e orientar o paciente e os pais com relação às vivências e desafios do digital, especialmente em períodos de vulnerabilidade.[14]

O pediatra pode, juntamente com a família e a escola, propor intervenções preventivas e terapêuticas como educação e conscientização, ambiente escolar seguro e acolhedor, tratamento para crianças e adolescentes afetados e, para os que praticam *bullying* e *cyberbullying*, monitoramento e educação sobre o uso saudável da tecnologia, além de intervenção precoce nos casos detectados.

Pediatras, educadores, familiares ou qualquer outro cuidador *jamais* devem atribuir a culpa à vítima, tampouco minimizar o problema. Vale enfatizar essa orientação, pois em nossa sociedade é medida comum, tanto em casos de *bullying* como em outros tipos de violência (principalmente estupro!), culpabilizar a vítima.

Considerações finais

O *bullying* e o *cyberbullying* são atos de violência que, apesar de serem associados geralmente ao ambiente escolar, refletem traços de uma sociedade que tem como referencial nas relações humanas a busca de poder e de dominação, em que há uma banalização da violência e que tem um olhar para a infância e para a formação humana muito aquém do que seria necessário. Portanto, as medidas para a solução desses problemas extrapolam os muros das escolas.

Em face de tantas consequências na saúde física e mental, com repercussões individuais e coletivas, e por se tratar de um assunto diretamente ligado à infância e à adolescência, o pediatra deve estar cada vez mais preparado para lidar com o tema.

Referências bibliográficas

1. Unesco. Violência escolar e bullying: relatório sobre a situação mundial. Brasília, DF. 2019. Disponível em: https://unesdoc.unesco.org/ark:/48223/pf0000368092. Acesso em: maio 2023.
2. Bottino SMB, Bottino CMC, Regina CG, Correia AVL, Ribeiro WS. Cyberbullying and adolescent mental health: systematic review. Cadernos de Saúde Pública. 2015; 31(3):463-75. https://doi.org/10.1590/0102-311X00036114.
3. Tognetta LRP, Ferraz KD, Bicudo BSA, Trambaiolli DNS. Bullying e cyberbullying: quando os valores morais nos faltam e a convivência se estremece. Rev Ibe Est Ed. 2017 Jul 5; 12(3):1880-90. Disponível em: https://periodicos.fclar.unesp.br/iberoamericana/article/view/10036. Acesso em: 8 jun. 2023.
4. Garcia ML. Sobre bullying: considerações psicanalíticas. Disponível em: https://www.psicanaliseclinica.com/sobre-bullying/. Acesso em: 26 set. 2023.
5. Sociedade Brasileira de Pediatria (SBP). Bullying. Novembro de 2017. Disponível em: https://www.sbp.com.br/fileadmin/user_upload/20032d-GPA_-_Bullying.pdf. Acesso em: 26 set. 2023.
6. Silva ABB. Bullying: mentes perigosas nas escolas. 2. ed. São Paulo: Globo; 2015.

* Há um curso gratuito de educação digital para profissionais da saúde que pode ser acessado por meio do *site* https://bemestar.digital/.

7. Vinha TP, Tognetta LRP. Construindo a autonomia moral na escola: os conflitos interpessoais e a aprendizagem dos valores. Rev Diálogo Educ (Curitiba). 2009 Dec; 9(28):525-40. Disponível em: http://educa.fcc.org.br/scielo.php?script=sci_arttext&pid=S1981-416X2009000300009&lng=pt&nrm=iso. Acesso em: 8 jun. 2023.
8. Martins NV, Almario A. Bullying, uma perspectiva sobre o agressor. Revista da Universidade Ibirapuera (São Paulo). 2012 Jul/Dec; 4:17-21.
9. Juvonen J, Graham S. Bullying in schools: the power of bullies and the plight of victims. Annual Review of Psychology. 2014; 65(1):159-85. doi:10.1146/annurev-psych-010213-115030.
10. Kowalski RM, Limber SP. Psychological, physical, and academic correlates of cyberbullying and traditional bullying. Journal of Adolescent Health. 2012; 53(1):S13-S20.
11. Wolke D, Lereya ST. Long term effects of bullying. Arch Dis Child. 2015; 100:879-85
12. Armitage R. Bullying in children: impact on child health. BMJ Paediatrics Open. 2021; 5:e000939. doi:10.1136/ bmjpo-2020-000939.
13. Klomek AB, Snir A, Apter A, Carli V. Self-harm and suicide among youth: risk factors, warning signs, and implications for prevention. International Journal of Environmental Research and Public Health. 2019; 16(24):4823.
14. Scavacini K. Anamnese digital. In: Scavacini K, Pessoa GC, Ignoto RMT (org.). Saúde mental na era digital: desafios e fundamentos. Instituto Vita Alere. São Paulo; 2023. p. 4-16.
15. Hinduja S, Patchin JW. Bullying beyond the schoolyard: preventing and responding to cyberbullying. Corwin Press, 2018.
16. Scavacini K. Suicídio: um problema de todos. Novo Hamburgo: Sinopsys; 2022.
17. Salmivalli C. Bullying and the peer group: a review. Aggression and Violent Behavior. 2010; 15(2):112-20.
18. Hinduja S, Patchin JW. Cyberbullying: theory, prevention, and intervention. In: Ybarra ML, Diener-West DA (eds.). Cyberbullying in schools: a research-based guide to resources. Springer, 2018. p. 21-36.

Capítulo 17

Considerações sobre sexualidade e identificações de gênero

Cândida Sé Holovko

> ... quando se coloca a ênfase sobre a multiplicidade psíquica e as camadas de conflitos, sobre a pulsão, a dinâmica psíquica, não faz nenhum sentido falar em termos de categorias unificadas e enrijecidas de masculinidade e feminilidade e de diferença binária entre os sexos.
>
> Ayouch (2014)

É com satisfação que festejo a edição desta coletânea da pediatria que se dedica à saúde psíquica da criança e do adolescente no século XXI, em intercâmbio interdisciplinar. Os pediatras são os profissionais de referência e os primeiros a serem procurados pelas famílias quando pais se deparam com algum mal-estar corporal, comportamental ou psíquico de seus filhos. Debater questões ligadas à sexualidade e ao gênero, em função das enormes controvérsias sobre esse tema na atualidade, é urgente. As inúmeras transformações no âmbito social, discursivo, jurídico e cultural impactaram saberes constituídos nessa área e exigem de nós, profissionais da saúde, uma postura de abertura e reflexões permanentes.

Como seres humanos profundamente desamparados, dependemos da sustentação do nosso entorno psicossociocultural encarnada no início da vida pelas figuras de nossos cuidadores primários. A sexualidade de uma pessoa, que inclui identificações de gênero e orientações de desejo, está conectada a sua história e suas vicissitudes, fortemente marcada pelas interações com seu grupo primário, étnico, cultural, pelo campo do Sexual, tecida com seu modo singular de ser.

Feminilidade, assim como masculinidade, são conceitos desde sempre imprecisos e polêmicos na psicanálise, e à medida que nos debruçamos sobre eles mais obscuros nos parecem e mais nos apresentam a complexidade de suas múltiplas determinações.

Acredito que a feminilidade e a masculinidade não podem ser pensadas em função de uma natureza essencial das mulheres e dos homens, mas são construídas nos interjogos psíquicos conscientes e inconscientes com seus cuidadores, marcados pelas contínuas transformações da sociedade como um todo, incluindo seus dinamismos econômicos e históricos. O feminino na mulher e o masculino no homem têm sido impregnados pelo que a cultura determina como ideal de feminilidade e masculinidade e pelas inter-relações desses mandatos culturais com a construção de subjetividades.

Freud,[1] sempre genial, já em 1925 escreveu: "todos os indivíduos, graças à disposição bissexual e à herança genética cruzada, reúnem em si caracteres masculinos e femininos, de modo que a masculinidade e a feminilidade puras permanecem construções teóricas de conteúdo incerto" (p. 298).

Abordar questões de sexualidade e gênero expõe os inumeráveis desafios colocados aos pediatras e profissionais da saúde que enfrentam situações inusitadas nos consultórios, e no seio da instituição familiar, com suas configurações tão inéditas. Como bem descreveu Roudinesco,[2] da família moderna, fortemente marcada pelo espírito da sociedade de tradição patriarcal, constituída principalmente pelo núcleo de um casal heterossexual dedicado aos cuidados dos filhos, chegamos às famílias pós-modernas. Dos anos 1960 em diante, essas famílias pós-modernas se constituíram sob novas bases, prevalecendo as trocas amorosas e sexuais independentemente do gênero de seus membros, com casamentos legalmente instituídos entre *gays*, lésbicas, transgêneros, incluindo famílias monoparentais e recompostas. Decorrentes dessas novas configurações familiares, e do exuberante desenvolvimento de tecnologias, surgiram novas possibilidades de abordagem das funções parentais, das psicossexualidades masculina, feminina, transgênero e das novas filiações. Essas novas possibilidades trouxeram, entre outras, para a centralidade do discurso social as problemáticas das identificações de gênero, da bissexualidade,* dos múltiplos e surpreendentes caminhos do desejo sexual.

Atualmente, nos consultórios dos médicos e dos psicanalistas, nota-se uma crescente presença de púberes e adolescentes tentando definir-se em termos de gênero, afirmando que são *trans* ou *não binários*.** Encontram-se também muitos jovens que não se definem mais como heterossexuais ou homossexuais, mas afirmam serem bissexuais ou assexuais. Muitas vezes nos deparamos com adolescentes angustiados não sabendo como posicionar-se em grupos que pressionam em direção a comportamentos sexuais ou identificações nas quais não se reconhecem. Nesse sentido, abordar propostas psicanalíticas sobre o tema das sexualidades e de gênero neste livro pode ser útil, em especial para pediatras, que com sua escuta atenta dão um primeiro acolhimento às demandas de seus pacientes e de seus pais, que geralmente se apresentam muito desorientados com essas temáticas.

Psicossexualidades em Freud e subjetivação

A sexualidade em Freud é antes psicossexualidade, resultante de múltiplos e complexos fatores, intrinsecamente ligada à construção da subjetividade e que vai sendo constituída desde o início da vida. O jogo das forças pulsionais de vida e de morte na interação com as pessoas significativas do entorno familiar tem papel relevante na maneira como a sexualidade é vivida. Freud ressignifica a noção de sexualidade afastando-a da genitalidade e aproximando-a de algo mais amplo, como sendo qualquer forma de gratificação ou busca de prazer que ocorre desde o início da vida, apoiada nas funções vitais ligadas à sobrevivência.

O fundamento da sexualidade infantil, e que será a base para a sexualidade do adulto, encontra-se inicialmente no processo de apoio. Freud, em seu texto de 1905, "Três ensaios sobre a teoria sexual", explica essa noção de apoio da sexualidade sobre as necessidades vitais, exemplificando com a função da alimentação. Afirma ele: "A atividade sexual se apoia inicialmente sobre uma das funções que servem à conservação da vida e se torna independente somente mais tarde. A necessidade de repetição da satisfação sexual é em seguida separada da necessidade de ingestão de alimentos". Esse autor descreve a constituição dos autoerotismos da criança nessas zonas de apoio, que vão ser carregadas de energia sexual ou libido.*** Freud[3] (1905) propõe que o desenvolvimento da psicossexualidade se dá em torno dessas zonas erógenas – oral, anal, fálica –, que conformam a sexualidade infantil, que por sua vez será posteriormente reativada na puberdade, levando à aquisição da sexualidade genital.

* Noção que Freud introduziu na psicanálise por influência de Wilhelm Fliess: todo ser humano teria constitucionalmente disposições sexuais simultaneamente masculinas e femininas que surgem nos conflitos enfrentados pelo sujeito para assumir seu próprio sexo (Laplanche-Pontalis, p. 55).

** Aqueles que não se identificam como *homens* e *mulheres* costumam ser chamados de gênero não binário ou gênero fluido.

*** Libido é a energia postulada por Freud como substrato das transformações da pulsão sexual. Freud refere-se a libido quanto ao objeto (deslocamento dos investimentos), quanto à meta (p. ex., sublimação) e quanto à fonte da excitação sexual (diversidade das zonas erógenas) (Laplanche-Pontalis, p. 265).

Em Freud a energia sexual, a libido, que comanda os destinos do desejo, é plástica, polimorfa e capaz de satisfazer-se com diferentes objetos e com os mais variados fins, e carregará sempre todas as potencialidades da sexualidade infantil em qualquer fase da vida. As fases do desenvolvimento libidinal infantil vão, para Freud, permitir a constituição da complexidade das identificações e dos desejos. A descrição do complexo de Édipo* completo, positivo e negativo dá subsídios para a compreensão da bissexualidade psíquica operando em todos os indivíduos. Em psicanálise considera-se que há sempre uma pluralidade de identificações concernentes ao masculino e ao feminino, que atuam em cada sujeito de maneira particular.

No início da vida um bebê só conhece partes de seu corpo que são estimuladas por meio dos cuidados oferecidos pelas pessoas significativas de seu ambiente. Chega um momento em que o bebê experimenta a integração dessas experiências corporais e a alegria de perceber que aquela imagem refletida no olhar do outro, como um espelho, é ele mesmo. Como a noção do Eu vem do que é refletido pelo outro humano, dificilmente vemos nosso corpo como ele é, mas condicionado pelo olhar do outro, inclusive pelos mandatos transgeracionais, marcado pelas fantasias, memórias e experiências significativas. Nesse sentido há sempre um aspecto fantasioso, ficcional, nessa apreensão do Eu, que inicialmente é um Eu corporal.

Questões de gênero

A noção de gênero foi introduzida pelo sexólogo John Money em 1955, retirando-o da gramática para o campo das ciências a partir de estudos com bebês intersexuais, que não se encaixavam nas noções binárias típicas de corpos masculinos ou femininos, os chamados hermafroditas. Money considerava que a cultura e o social tinham um papel mais preponderante na construção da identificação de gênero do que os caracteres biológicos.

A ideia de gênero que surgiu desses estudos foi introduzida na psicanálise, nos anos 1968, por Robert Stoller, que atribuiu ao sexo uma definição biológica, ligada à anatomia genital, ser homem ou mulher, e ao gênero uma definição sociopsicológica cultural. Segundo esse autor (1968-1993),[4] "A identidade nuclear de gênero é uma convicção de que a designação do sexo da pessoa foi anatômica e psicologicamente correta. É o primeiro passo em direção à identidade de gênero fundamental da pessoa e a conexão em torno da qual a masculinidade e a feminilidade gradualmente se desenvolvem [...] Em torno dos dois ou três anos de idade, quando podemos observar a masculinidade definida nos meninos e a feminilidade nas meninas, ela está tão estabelecida que é quase inalterável" (p. 29). Essa noção de uma identidade de gênero fixa com pouca possibilidade de variação e muito atada ao sexo biológico será questionada por vários psicanalistas, entre eles Laplanche.

Laplanche,[5] em "O gênero, o sexo e o sexual", amplia enormemente a noção de gênero e sexualidade ao nos lembrar que a sexualidade humana chega à criança por uma tradução que ela faz dos gestos e das mensagens da sexualidade dos adultos quando realiza os cuidados com seu corpo. O adulto vai fazer uma *sedução generalizada* implantando a sexualidade na criança. Para Laplanche,[5] o termo principal para definir o gênero é a atribuição. Um pai e ou uma mãe atribuem, por exemplo, um gênero masculino a um menino, dizem "É um menino" e lhe dão um nome masculino, colocando-o dentro de uma categorização reconhecida social e politicamente.

---

* Conjunto organizado de desejos amorosos e hostis que a criança sente com relação aos pais. Sob sua forma dita positiva, o complexo apresenta-se como na história de Édipo-Rei: desejo da morte do rival que é a personagem do mesmo sexo e desejo sexual pela personagem do sexo oposto. Sob sua forma negativa, apresenta-se de modo inverso: amor pelo progenitor do mesmo sexo e ódio ciumento ao progenitor do sexo oposto. Na realidade, essas duas formas encontram-se em graus diversos na chamada forma completa do complexo de Édipo. Segundo Freud, o apogeu do complexo de Édipo é vivido entre os 3 e os 5 anos, durante a fase fálica; seu declínio marca a entrada no período de latência. É revivido na puberdade e superado com maior ou menor êxito em um tipo especial de escolha de objeto. O complexo de Édipo desempenha papel fundamental na estruturação da personalidade e na orientação do desejo humano. Para os psicanalistas, ele é o principal eixo de referência da psicopatologia; para cada tipo patológico procuram determinar as formas particulares de sua posição e de sua solução (Laplanche--Pontalis, p. 77).

O mesmo ocorre com as meninas, mas em alguns casos os cuidadores podem atribuir um gênero de menino a uma criança que nasce com pênis, quando poderiam estar desejando uma menina. Laplanche postula que os desejos dos adultos se infiltram nas mensagens corporais e afetivas enviadas à criança (fantasias, expectativas inconscientes e pré-conscientes). Diz ele que é o *Sexual* pulsional, ou seja, a sexualidade infantil dos pais, o que vai fazer *ruído* na atribuição de gênero. "A atribuição é um conjunto complexo de atos que inclui a linguagem, e os comportamentos significativos do meio" (p. 166-167).

Trata-se de uma atribuição contínua, ou seja, de mensagens prescritivas. A atribuição inscrita no social, nas estruturas institucionais de uma sociedade determinada, tem forte influência, mas o que se inscreve com maior impacto no psiquismo em desenvolvimento do bebê, segundo Laplanche, vem do pequeno grupo próximo da criança, do *Socius*: pais, avós, tios, tias, irmãs, irmãos, primos etc. O sexo que entra em relação de simbolização não é o sexo da biologia, mas sim, em grande medida, o sexo de uma anatomia fantasmática profundamente marcada pela cultura na qual esse bebê está inserido.

No título de seu texto, Laplanche explicita os termos que serão definidos assim: "O *gênero é plural.* É geralmente duplo, com masculino-feminino, não o é por natureza. É muitas vezes plural como na história das línguas e na evolução social. *O sexo é dual.* Ele o é pela reprodução sexual e também por sua simbolização humana, que fixa e engessa a dualidade em presença-ausência, fálico-castrado. O *Sexual* é *múltiplo, polimorfo.* Descoberta fundamental de Freud, ele fundamenta-se no recalque, no Inconsciente, na fantasia. É o objeto da psicanálise" (p. 155).

Sobre as ideias de Laplanche escreve Ayouch:[6] "Essas mensagens são, todavia, ambíguas: carregam tudo aquilo que o adulto pensa acerca das mulheres e dos homens, mas também todas as dúvidas, ambivalências, incertezas e conflitos inconscientes dos pais. O infante precisa simbolizar esses enigmas e encontrar um recurso para traduzir essas mensagens plurais do gênero em termos do sexo anatômico e binário" (p. 67).

Toda psicossexualidade da criança estará marcada pela maneira como recebeu e processou essas mensagens enigmáticas sobre seu gênero, pela constituição das zonas erógenas que formam sua sexualidade infantil fantasmática. Essas experiências serão ressignificadas e reorganizadas na puberdade com a precipitação das fortes cargas hormonais. O púbere-adolescente terá um grande trabalho psíquico para acomodar as transformações corporais abruptas, as novas identificações e as diferentes demandas sociais e psíquicas a serem elaboradas. Sabe-se que esse período será marcado por diferentes lutos a serem processados, como o luto pelo corpo infantil, o luto pelos pais da infância, o luto por uma sexualidade que agora já tem consequências internas e externas etc. Haverá uma influência cruzada dos efeitos biológicos da puberdade com a sexualidade infantil fantasmática reativada.

Laplanche constata que a atribuição de gênero tem levado ao longo do tempo a determinadas posições de domínio dos homens sobre mulheres na sociedade ocidental, distribuindo os lugares do homem, da mulher e tornando vulnerável todo indivíduo com características femininas. Essa questão tem conquistado relevância na contemporaneidade, sendo amplamente discutida principalmente com relação às violências de gênero contra mulheres e pessoas transgênero que se desviam das normas do binarismo masculino-feminino.

Tenho grande afinidade pela maneira como Laplanche expõe suas ideias sobre gênero, o que pode nos fazer pensar que a diversidade de gênero e de sexualidades que observamos atualmente são resultado de complexos processos de identificações vividas pelo sujeito humano ao logo de sua infância, adolescência e vida adulta. Nesse sentido, quando nos referimos ao feminino ou masculino como categorias binárias restritivas, muito frequentemente estamos fazendo referência aos papéis de gênero condicionados pelos determinantes socioideológicos de época que incidem em nossa compreensão do que é feminino/masculino. Concepções bastante questionáveis hoje em dia, mas que têm forte impacto na constituição das fantasias, dos desejos, da construção do psiquismo e das teorias e da clínica psicanalítica.

Experiência trans

A condição transgênero nos remete a um universo no qual as expressões do masculino e do feminino estão mescladas em sua aparência andrógina, expondo encarnada a bissexualidade constitutiva do todo indivíduo.

Transgênero é um termo abrangente; além de incluir pessoas cuja identidade de gênero é o oposto do sexo atribuído (transexuais = *homens trans* ou *mulheres trans*), pode incluir pessoas que não são exclusivamente masculinas ou femininas (intersexuais, travestis ou pessoas que são chamadas de *queer* gênero, entre outros). Refere-se a alguém cujo sentimento psicologicamente arraigado de ser um homem, uma mulher, ou nenhuma das duas categorias, não corresponde à atribuição de seu sexo anatômico no nascimento. As identificações de gênero não devem ser confundidas com as orientações sexuais, ou seja, orientações do desejo em direção aos parceiros. Ser transgênero não implica uma orientação sexual específica. Essas pessoas podem manifestar desejos heterossexuais, homossexuais, bissexuais, assexuais, pansexuais etc. Podem inclusive considerar rótulos convencionais de orientação sexual como não apropriados para elas.

Transexuais são geralmente pessoas que muito precocemente na vida têm a convicção de que a anatomia não lhes pertence, que houve um engano da natureza ao lhes apresentar um corpo que lhes é estranho.

A transexual, designada como homem no nascimento e transicionando para mulher, ou seja, *mulher trans*, assim como o homem trans, considera-se colocada do lado equivocado. Trata-se de uma convicção consciente e inconsciente e que surge geralmente desde a infância. É frequente a exacerbação da angústia e muito sofrimento psíquico no início da puberdade, quando os caracteres sexuais secundários aparecem de maneira evidente, em dissonância com a vivência psíquica de sua identificação de gênero. Essas experiências podem provocar uma busca desesperada por bloqueadores de hormônios, depois harmonização focada na direção do gênero vivenciado e cirurgias de redesignação sexual. Uma resposta rápida do meio médico ou familiar pode acarretar em alguns casos situações desastrosas, enquanto em outros a avaliação da urgência não pode ser desprezada. Cada caso deve ser abordado de maneira singular.

Atualmente vemos muitos jovens afirmando que são gênero *queer*. Na origem do termo, *queer* designava o estranho, o incomum, o bizarro, mas aos poucos esse termo foi se associando à identidade sexo-gênero. *Queer* passou a ser utilizado para referir-se a pessoas homossexuais e/ou sexo-gênero não normativo, não binários. Segundo Pérez,[7] "No final do século XX, a denominação é reapropriada para reivindicar um posicionamento cultural e político, ser *queer* não é algo do que se envergonhar, muito pelo contrário, é uma maneira de indicar que esse posicionamento sexo-gênero também é um modo de resistência política" (p. 187).

As precursoras do movimento *queer* foram a filósofa Judith Butler e semióloga e teórica feminista Teresa de Lauretis, em 1990. Lauretis abordou a teoria *queer* na universidade da Califórnia em um projeto para resistir à homogeneização cultural e sexual nos estudos *gay*-lésbicos acadêmicos. Propôs incluir nesses estudos entrecruzamentos do gênero com as raças, na intenção de reinventar outro horizonte discursivo para pensar as sexualidades. Como escreve a filosofa Pérez:[7] "Um dos objetivos dos estudos *queer* são as estruturas de normalidade e anormalidade que organizam nossa sociedade e a formação de comunidades que celebrem a multiplicidade do humano, para que a repetição seja proveitosa e a diferença com respeito ao outro não se traduza em violência e exclusão" (p. 187).

Acredito que essas ideias sobre ser *queer* são muito atraentes ao universo adolescente, pois abrem possibilidades de expressão da complexidade e multiplicidade do humano, do polimorfismo sexual, além de propiciar maneiras de resistir e se rebelar contra o que é instituído. Deve-se também levar em conta que a puberdade-adolescência é um tempo de muitas transformações. A utilização apressada de um termo que define um gênero ("Sou não binário", "Sou *queer*," "Sou trans") ou uma orientação sexual ('Sou hétero", "Sou *gay*"," Sou lésbica", "Sou bissexual") pode ser uma maneira defensiva de evitar a angústia do não saber, de esperar o tempo das definições.

Essas apresentações de gênero nos convocam a refletir sobre as concepções do binarismo sexual (homem-mulher, masculino-feminino, ativo-passivo) e das fortes determinações culturais dos papéis de gênero, tão presentes na cultura ocidental.

Não é fácil preservar o sentimento de integração das identificações mesmo quando, em relação à sexualidade, há um apoio forte na anatomia, os chamados cisgêneros, cuja identidade de gênero coincide com a anatomia. A base empírica pode dar um suporte mais firme à ilusão de consistência de si mesmo. No caso dos transgêneros, e mais especificamente das/dos transexuais, esse desencontro da vivência de gênero com um corpo que não dá essa base de apoio produz inúmeras angústias muitas vezes insuportáveis.

Infância e juventude trans – controvérsias psicanalíticas

As vidas de pessoas não conformes com o gênero sempre existiram, em épocas e comunidades diferentes, e puderam inclusive ser legitimadas pelas sociedades e culturas específicas, mas nas sociedades ocidentais foram por muitos anos ocultas e até mesmo violentamente reprimidas. Entretanto, nos últimos 60 anos vão se tornando mais visíveis, aceitas e acedendo às legalidades e direitos que por muitos anos lhes foram negados.

Na literatura psicanalítica não há unanimidade no enfoque teórico-clínico sobre os transgêneros. Vários psicanalistas trabalham as noções de gênero vinculadas com os processos de subjetivação – Laplanche,[5] Bleichmar,[8] Fiorini,[9] entre outros, têm uma visão não patológica da experiencia trans, enquanto outros psicanalistas as abordam como organizações predominantemente *borderline*. Com relação aos transexuais, Sammartino,[10] Argentieri[11] e Quinodoz[12] afirmam que nos transexuais convivem cindidas áreas psicóticas e neuróticas. Na área psicótica predominaria o delírio corporal, o pensamento concreto, as confusões sujeito-objeto, o vazio representacional, o ato não mentalizado, em uma luta entre aspectos masculinos ou femininos rejeitados, enquanto na parte neurótica seriam encontrados conteúdos mais simbólicos, capacidade de auto-observação, de associação de ideias, de produção de sonhos.

Nos anos 1980 ainda se considerava a homossexualidade, na medicina, assim como na psicanálise, como perversão e os/as transexuais como psicóticos que deliravam sobre seus corpos. Entretanto, em 2013 a Organização Mundial da Saúde (OMS) retirou a transexualidade da lista internacional de classificação de doenças mentais.

Penso que psicanalistas, pediatras e profissionais da saúde poderiam se aproximar dessas experiências trans com um enfoque aberto, sem pré-juízos, sem uma concepção *a priori* patológica. Nessa linha de reflexão, considero significativo um debate ocorrido em 2021 entre psicanalistas – Oren Gozlan (Toronto), Laurel Silber (Filadélfia), Eve Watson (Dublin) e Tobias Wiggins (Athabasca) – focados na pesquisa e na clínica com crianças e adolescentes transgênero.

Acredito que as conjecturas que apresentam nesse encontro podem ser valiosas para uma escuta mais sensível também dos pediatras. Assim, diante de uma criança ou jovem que não se reconhece com seu gênero, sugerem: Estou usando a criança ou jovem como extensão de minha própria subjetividade? Há alguma maneira de minhas próprias ansiedades e medos sobre o gênero se mostrarem na forma como conceitualizo as articulações da criança? Estamos seguros do que quer essa pessoa?

Silber relata a situação de uma menina que perde o pai ainda bebê. Ao crescer, quer ver fotos e saber como o pai era. Ressente-se de não ter tido a oportunidade que seu irmão maior e sua mãe tiveram de conviver com ele. Começa a surgir uma diferença entre ela e todos os que tiveram a oportunidade de conhecê-lo pessoalmente. De repente essa menina de 3 anos diz para a família: "Eu sou um menino". Silber pergunta se a mudança na identidade de gênero não estaria ligada a esforços dessa criança para lidar com o luto do pai. Ele conjectura que, na busca dessa menina pelo pai, ela é como ele. A menina precisa sentir sua conexão com ele em seu corpo, estar mais perto do pai como os outros da família estiveram. Ao dizer "Eu sou um menino", pode estar comunicando algo inacessível, na intenção de que chegue até a mãe para ser reconhecido. O gênero, aqui, pode ser um veículo para comunicar muitas experiências internas que precisam de um outro para ouvi-las.

Relatam outra situação em que um menino diz à mãe que é uma menina. Nesse relato a mãe não responde: "Oh, ok, você é uma menina, conte-me mais sobre isso". A não resposta da mãe fez com que a criança se fechasse em si mesma e se deprimisse. A criança estava dizendo que tinha algo para mostrar, e, em lugar de refletir, metabolizar e jogar com palavras ou brincadeiras sobre a experiência da criança, o silêncio criou um muro entre a criança e o adulto.

Esses autores acreditam que reconhecer a afirmação de gênero de alguém necessariamente não fechará possibilidades de que este possa mudar com o tempo. Acham importante levar em consideração o sofrimento dessa pessoa de habitar seu mundo, dar reconhecimento da existência de sentimentos e emoções que parecem ininteligíveis.

Esses estudiosos questionam o uso precoce de bloqueadores da puberdade e de terapia hormonal em crianças que experimentam a transexualidade. Deve-se proteger as crianças e adolescentes de tomar decisões que alterem seus corpos e dar um tempo até que sejam mais independentes.

Um dos desafios que encontram com os jovens é a resistência destes em falar sobre a história pessoal e seus significados psíquicos. Pensam que pode estar relacionado com as inúmeras informações que os jovens recebem pelas mídias sociais que tendem a enfatizar a aparência física, o corpo como lugar de mudança, e desprezam os fatores psicológicos em jogo.

Gozlan comenta que a transição de gênero também envolve uma demanda de mudança no outro, na medida que há expectativa de ser reconhecido e nomeado diferentemente. Nesse sentido, lembro que a necessidade que os pais têm de fazer o luto pela filha ou filho que sempre tiveram, com um determinado nome cuidadosamente escolhido e carregado de memórias e significado para eles, é um aspecto negligenciado na literatura sobre esse tema.

Wiggins levanta a questão de como escrever sobre gênero e trauma sem patologizar a experiência trans. Propõe que a ideia de conformidade com qualquer tipo de resultado fixo é uma fantasia, uma fantasia cisgênero que cria muitos problemas para as pessoas trans.

Sobre como responder na prática às solicitações de avaliação e indicação de procedimentos médicos, Gozlen diz que não indica nenhuma intervenção específica, mas dá cartas aos adolescentes informando a respeito de suas capacidades para tomar decisões por si mesmos e conviver com ambivalências.

Considerações finais

Penso que seria desejável que os pediatras e profissionais da saúde escutassem as demandas das crianças, púberes e adolescentes de mente aberta, sem pré-conceitos, pois estamos vivendo um momento de transição também social e cultural. Nosso tempo é trans!

Como Fiorini,[9] creio que é importante verificar qual é o tipo predominante de funcionamento psíquico e defesa operando em cada experiência trans particular. Se o/a paciente transgênero utiliza predominantemente defesas do tipo desmentida ou mecanismos de cisão de aspectos da realidade, podemos supor que estão em ação problemáticas psíquicas mais sérias. Entretanto, nem sempre é o caso, e a pessoa pode ser capaz de realizar sublimações, ter acesso ao reconhecimento da alteridade, da diferença entre sexos e gêneros, dos limites da realidade de seu corpo e de seus desejos, pode ser capaz de manter relações amorosas estáveis e respeitosas.

Compete ao profissional de saúde tolerar a angústia, observar como ela impacta a vida da criança e do jovem, verificar com o paciente o que significam as demandas de transição e como isso afeta sua possiblidade de conviver em comunidade, considerando que o gênero está em constante reconfiguração ao longo da vida, ressignificando-se nas diversas experiências afetivas e identificações com as mais variadas figuras significativas do entorno psicossocial.

Os psicanalistas não têm respostas prontas nem universais sobre o tema dos transgêneros.

Não podemos esquecer que nossa sociedade ainda é profundamente transfóbica e que esses indivíduos irão encontrar muita rejeição, humilhações, além de forte violência física. Importante lembrar que por trás de uma demanda consciente de transição de gênero, seja ela qual for, há muitas possibilidades inconscientes que o profissional deve buscar e procurar pensar junto com seu paciente, não necessariamente ligadas a transtornos mentais. Considero que não é possível pensar o gênero fora do contexto sociocultural e de uma visão hipercomplexa, que se afaste do reducionismo dos binarismos (masculino ou feminino) tão incorporados na apreciação dessa temática.

Tendo em mente o polimorfismo da sexualidade e a variedade de gêneros que a criatividade humana pode gerar, creio que no momento devemos suspender apreciações apressadas e constatar que as diversidades sexuais estão aí, demandando um olhar e um compromisso de estarmos o mais próximos possível do sofrimento de cada pessoa que nos procura em sua maneira singular de se apresentar. Reconhecimento, aceitação e tolerância com o diferente é o nosso desafio!

Referências bibliográficas

1. Freud S. Algumas consequências psíquicas da diferença anatômica entre os sexos. In: Obras completas. v. 16. São Paulo: Companhia das Letras; 2011. [Trabalho original publicado em 1925.]
2. Roudinesco E. A família em desordem. Rio de Janeiro: Jorge Zahar Editor; 2003.
3. Freud S. (1905). Três Ensaios obre a teoria da sexualidade. In: Obras psicológicas completas: edição standard brasileira. Rio de Janeiro: Imago; 1996.

4. Stoller R. Masculinidade e feminilidade: apresentações de gênero. Veronese MA, tradução. Porto Alegre: Artes Médicas; 1993.
5. Laplanche J. O gênero, o sexo e o sexual. In: Laplanche J. Sexual: a sexualidade ampliada no sentido freudiano – 2000-2006. Porto Alegre: Dublinense; 2003.
6. Ayouch T. A diferença entre os sexos na teorização psicanalítica: aporias e desconstruções. Revista Brasileira de Psicanálise. 2014; 48(4):58-70.
7. Pérez M. Teoria queer, ¿para qué¿ ISEL. 2016; 5:184-98.
8. Bleichmar S. Paradojas de la sexualidad masculina. Buenos Aires: Paidós; 2006.
9. Fiorini LG. La diferencia sexual en debate: cuerpos, deseos y ficciones. Buenos Aires: Lugar Editorial; 2010.
10. Sammartino ME. Transexualidad y supervivencia psíquica. Controversias en Psicoanálisis de Niños y Adolescentes. 2022; 30:22-42.
11. Argentieri S. Travestismo, transexualismo, transgêneros: identificação e imitação. Jornal de Psicanálise – Instituto de Psicanálise "Durval Marcondes" da SBPSP. Tema – Masculinidades Feminilidades: Releituras (SBPSP). 2009; 42(77):142.
12. Quinodoz D. Finalización de análisis de un-una paciente transexual: un ejemplo de validez general. Psicoanálisis. 2002; 25:349-73.
13. Fiorini LG. Novas configurações familiares: funções materna e paterna. In: Cortezzi CM, Holovko CS (orgs.). Sexualidades e gênero: desafios da psicanálise. São Paulo: Blucher; 2017.
14. Gozlan O et al. Transgender children: from controversy to study in the psychoanalytic study of the child London: Routledge; 2011.
15. Preciado PB. Testo junkie: sexo, drogas e biopolítica na era farmacopornográfica. Ribeiro MPG, tradução. Edições N-1; 2018.
16. Quinodoz D. Un-una paciente transexual em psicoanálisis. Psicoanálisis. 1997; 19:499-526.
17. Zac M. Interpelaciones de una psicoanalista de ninõs- as y adolescentes en relación a la sexualidad y el fenómeno trans en la actualidad. Conferencia proferida na Jornada Cowap, 2022. Texto no prelo.
18. Laplanche J, Pontalis JB. Vocabulário de Psicanálise. 2. ed. São Paulo: Martins Fontes, 1970.

Capítulo 18

A sexualidade "experimentante" da adolescência e o assombro geracional

Lígia Bruni Queiroz

No processo de escrita deste texto, ficou nítido o desafio de traduzir em palavras minha experiência como hebiatra (médica de adolescentes) com relação ao cuidado das questões sexuais na adolescência. O termo sexualidade *experimentante*, logo no título do capítulo, evocou a reflexão a respeito do trajeto epistemológico a ser percorrido, pois também sou psicanalista. Escrever sobre sexualidade na adolescência contemporânea ganhou mais uma camada de complexidade, suscitando-me uma série de questionamentos.

Quais as possíveis implicações do termo *experimentante*? Trata-se de legitimar ou deslegitimar a experiência adolescente? Contribui para mais uma visão estereotipada sobre a adolescência, reforçando o discurso estigmatizante sobre essa *fase* da vida? Poderia reforçar a concepção mais nociva de adolescência, aquela que toma os sujeitos como seres indefinidos, que não sabem quem são, o que desejam, muito menos o que estão fazendo e sentindo?

A sexualidade *experimentante* também pode remeter ao vértice epistemológico do risco, como se as experiências sexuais na adolescência tivessem predominantemente o tom de descuido em face do exercício sexual, remetendo ao sentimento de invulnerabilidade diante da gravidez e da aquisição de infecções sexualmente transmissíveis. As políticas públicas voltadas para adolescentes e jovens são frequentemente pautadas pela concepção do risco, o que leva à elaboração de programas de saúde fragmentados, distantes do almejado cuidado integral, interdisciplinar e intersetorial, que reuniria os setores da saúde, cultura, educação e assistência social.

Como os adolescentes se sentiriam ao ler este texto? Eles se reconheceriam como sujeitos *experimentantes* ou se incomodariam com a possibilidade de terem suas experiências sexuais esvaziadas de sentido e significado, pois, para os adultos, essa *fase* da vida não deve ser levada a sério, visto que nela tudo é confuso e transitório?

No texto "A transitoriedade", publicado em 1916, Freud[1] discorre sobre o valor da estética existencial diante do reconhecimento e aceitação da transitoriedade em oposição ao sentimento de tristeza e impotência que o transitório tende a suscitar. No texto, Freud nos conta das reflexões que tivera ao passear com dois amigos, já no final da Primeira Grande Guerra, "por uma rica paisagem num dia de verão", e da importância de ser capaz de apreciá-la, ainda que a possibilidade de fruição seja limitada, diante da chegada implacável do inverno. Freud ressalta o valor da transitoriedade como uma espécie de raridade no tempo, algo a ser vivido e apreciado, mas admite haver uma dificuldade psíquica nisso, relacionada à revolta contra o luto, contra a perda de algo que amamos ou admiramos, e prossegue em sua argumentação a partir dos construtos metapsicológicos acerca da teoria do luto.

Ora, uma das grandes tarefas dos adolescentes é elaborar psiquicamente uma série de lutos, como nos apontaram Aberastury e Knobel[2] em seus estudos sobre a adolescência a partir da teoria psicanalítica. Os autores ressaltam a necessidade de elaboração de três grandes lutos: pela perda do corpo infantil, do papel infantil e dos pais da infância.

Pelo vértice sociológico, não sendo crianças nem adultos, categorias sociais bem definidas, os adolescentes habitam uma espécie de moratória social, sobretudo nos centros urbanos, caracterizada por um período de intensa escolarização e posterior profissionalização. Mas a vida não cessa de acontecer enquanto crescem, estudam e se desenvolvem. O tempo adolescente é o tempo do presente e da abertura para novos modos de laços sociais, o que deve ser considerado na tessitura de vínculos com os profissionais de saúde.

E se a sexualidade *experimentante* na adolescência abrigar uma nova forma de narrativa, configurada a partir das diversas experiências de (des)pertencimento a determinado momento histórico-social? Como narrar na atualidade os acontecimentos do corpo e os lutos enfrentados pelo distanciamento da infância e da família? Considerar que os adolescentes vão experimentar, por meio da linguagem, uma nova forma de ser humano, e estabelecer novos tipos de laços de amizade – dentro e fora do ambiente virtual e sob a influência das mídias digitais –, reconhecer identidades e elaborar as novas experiências corporais, sociais e sexuais, tudo isso me levou a refletir sobre a questão geracional presente e atuante nas relações de cuidado em saúde. A vinheta clínica a seguir torna mais vivas e encarnadas essas considerações.

No início dos anos 2000 uma adolescente me dizia em consulta: "Sou sapiossexual, sinto atração pela inteligência da pessoa, tanto faz se é menino ou menina". Naquele momento, do espanto fez-se a busca por aproximação de uma nova gramática, de um novo léxico que surgia aos nossos ouvidos: as novas narrativas a respeito das experiências sexuais e de identidade de gênero. Há quase 20 anos essa denominação em torno das possibilidades de orientação sexual ainda não era frequente. Eu estudava, em minha pesquisa de mestrado,[3] os conceitos sociológicos e antropológicos sobre adolescência e juventude, em um recorte interdisciplinar, e me ocorreu pensar no clássico conceito de geração formulado pelo sociólogo húngaro Karl Mannheim[4] e por Marialice Foracchi,* em solo brasileiro. Me permiti afetar pelas experiências subjetivas e sociais dos adolescentes na contemporaneidade: a despeito do compartilhamento do mesmo tempo histórico, vivemos em temporalidades interiores distintas, uma época distinta de si mesma.[4]

A atualização da categoria social de geração como uma noção multidimensional, dinâmica, que abrange desigualdades de classe, gênero, étnico-raciais e culturais, é constante nas publicações sociológicas sobre o tema.[6] O conceito de geração ainda carece de aprofundamentos teórico-metodológicos de pesquisa que possam contribuir para a construção de instrumentos analíticos capazes de mapear e dar forma à singularidade de experiências concretas, contribuindo para os estudos sobre juventude e gerações, como conclui Weller em seu artigo de revisão conceitual.[7]

No campo da literatura, Olga Tokarczuk,[8] premiada escritora e pensadora contemporânea, discorre sobre a atual diferença de gerações: "este deve ser o primeiro momento da história em que as distâncias entre gerações são tão grandes" (p. 19). A escritora atribui o fenômeno ao desenvolvimento da inteligência artificial e ao acesso à informação: "Enquanto os netos se embrenham em aplicativos sempre novos, os avós assistem a seus programas preferidos na televisão. As bolhas na internet se estendem para o mundo real, o que se torna particularmente perceptível no caso dos idosos" (p. 20).

Nesse sentido, o filósofo francês Michel Serres já havia formulado em sua obra *Polegarzinha* a hipótese de que o contato nativo das novas gerações com o *smartphone* reconfigurou a

---

* De maneira bastante sucinta, recupera-se a concepção de geração elaborada por Foracchi a partir do trabalho seminal de Mannheim: "o conceito sociológico de geração não se baseia exclusivamente na definição social da idade, mas encontra, no conflito, a sua categoria constitutiva. A impregnação conflitiva se consubstancia nas atitudes de oposição e de recusa do estilo predominante de existência social, redefinindo-se no plano pessoal, institucional e societário, sendo, por conseguinte, compartilhada por jovens e adultos num idêntico comportamento de ruptura". Para a socióloga, "a juventude não é passível de delimitação etária; ela representa, histórica e socialmente, uma categoria social gerada pelas tensões inerentes à crise do sistema. Sociologicamente, ela representa um modo de realização da pessoa, um projeto de criação institucional, uma alternativa nova de existência social" (Foracchi,[5] p. 160).

experiência de ser humano em sua totalidade constituinte, desde a formação de um novo corpo até distintas formas de organização de existência social, cultural, institucional e política: "eles não têm mais o mesmo corpo, a mesma expectativa de vida, não se comunicam mais da mesma maneira, não percebem mais o mesmo mundo, não vivem mais na mesma natureza, não habitam mais o mesmo espaço" (Michel Serres,[9] p. 19).

Idosos e jovens se diferenciam na atualidade não apenas pela linguagem, mas pela própria experiência do ritual cotidiano, dos padrões de consumo e estilo de vida e das distintas concepções de futuro, de sobrevivência e recuperação ambiental. Pesquisas estadunidenses revelam mudanças no estilo de vida de adolescentes e jovens, a exemplo da redução do interesse em dirigir o próprio carro – símbolo histórico de autonomia entre os jovens norte-americanos –, justificada em parte pela crise econômica, mas também pela preferência concedida a outros meios de locomoção, como a bicicleta, os transportes públicos e até mesmo a caminhada.[10]

O modo tradicional de perceber o ser humano está em questionamento diante da crise climática, da pandemia, dos limites do modelo de desenvolvimento econômico neoliberal, da desigualdade étnico-racial e, também, pelo esfacelamento da divisão do humano em dois sexos. As transidentidades, ou as identidades não binárias, revelam cada vez mais que a sexualidade humana tem se constituído, nas palavras de Tokarczuk,[8] "numa espécie de *continuum* de características com intensidades variadas e não estão em oposição polar" (p. 18).

Em fevereiro de 2023, a revista *Cult* publicou um dossiê sobre infância, gênero e normatividade, colocando no centro do debate o questionamento sobre o diagnóstico de uma suposta "epidemia trans". Pesquisadores das questões de gênero, sexualidade e infância, oriundos das áreas da psicologia, psicanálise, antropologia e linguística, de diversos lugares do Brasil, contribuíram com artigos em torno das transidentidades. Os autores trouxeram à baila os pontos de tensionamento ao ampliarem a discussão para além dos limites do corpo e de suas intervenções. Ao deslocarem a centralidade do debate de gênero para o debate sobre os saberes de nosso tempo, fica evidente a existência do medo atribuído ao avanço da diversidade, do desconhecido, de um novo plural, medo esse que tende a expulsar os corpos transicionais em vez de optar por sua hibridez.[11] O medo do encontro com a alteridade.

Na constituição do corpo teórico em que se funda a psicanálise, a sexualidade está na base estrutural do sujeito, tem sua matriz na mais tenra infância, é polimorfa e plural. Desse modo, a sexualidade ganha um estatuto muito mais amplo do que a busca pelo prazer genital e a finalidade reprodutiva.

A adolescência é justamente o momento do estranhamento de um corpo até então familiar. A puberdade transforma o corpo infantil em um corpo diferente e inquietante, e aqui é oportuna a aproximação com o conceito freudiano *Das unheimliche*, traduzido para o português de tantas maneiras, como "O Estranho", "O Inquietante", "O Estranho Familiar" ou "O Infamiliar". O vocábulo contém uma nítida ambivalência, pois é composto pelo prefixo de negação, *un*, seguido pelo elemento que é negado, *heimlich*, adjetivo que vem do substantivo *heim* (lar, morada – tão próximo do inglês *home*). O corpo adolescente – sua morada –, púbere, em um processo psíquico de negação/estranhamento: tão íntimo e secreto quanto inquietante.[12] Viver as possibilidades desse novo/familiar/estranho corpo faz parte da adolescência.

Durante a pandemia de covid-19, adolescentes e jovens tiveram seus corpos impedidos do convívio com seus pares. O isolamento físico trouxe muitas implicações e seus desdobramentos são percebidos ainda hoje, sobretudo no âmbito da saúde e no ambiente escolar: alterações do sono, do peso corporal, dos hábitos alimentares e de atividade física; insegurança em transitar nos espaços e transportes públicos; medo do contato físico e constrangimento com o próprio corpo (muitos adolescentes mantêm o uso da máscara de proteção como forma de esconder o rosto); empobrecimento do repertório social para resolução de conflitos; dificuldade de relacionamento com amigos e educadores; maior contato interpessoal pela internet, por meio de redes sociais e aplicativos de comunicação; aumento do tempo de tela para jogar *online*, assistir a filmes e vídeos (cada vez mais curtos, os chamados *shorts*), ouvir música, consumir peças publicitárias e afins.

A modalidade dos encontros amorosos e de relacionamentos afetivos na adolescência muitas vezes é remota, digital, *online* e virtual. O tempo e o espaço das experiências sexuais na adolescência são esses também? Por isso a relevância da denominada saúde digital na infância e adolescência, contemplada na área da pediatria – a exemplo das publicações dos Grupos de Trabalho em Saúde

Digital da Sociedade Brasileira de Pediatria[13] – e nas pautas das políticas públicas de saúde para essa população.*

Além das reflexões em torno do conceito de geração, recuperar essa vinheta clínica atualiza a necessidade de acomodação das novas narrativas sobre as experiências sexuais e de identidade de gênero na contemporaneidade, ampliando as possibilidades de cuidado da saúde sexual e reprodutiva na adolescência. Nesses 20 anos na clínica com adolescentes e jovens, entramos em contato com uma nova gramática: novas palavras, novas expressões, novos termos foram surgindo para narrar as experiências singulares de quem cuidamos. A busca por atribuição de sentido existencial para o que se vive é incessante e elaborada *a posteriori*, sobretudo na relação intersubjetiva, seja com amigos, familiares, educadores, nos espaços religiosos, com profissionais da saúde, entre outras tantas possibilidades de encontros que cada adolescente terá em sua trajetória de vida.

O contato com a narrativa sobre sexualidade no microcosmo do espaço relacional de cuidado em saúde pode ser comparado ao método da pesquisa etnográfica em antropologia: esse deixar-se afetar pelo assombro, por um idioma e uma cultura pouco familiares. Uma espécie de etnografia que desperta o interesse do profissional de saúde para uma escuta genuína sobre como os adolescentes estão pensando, sentindo, agindo e elaborando as diversas experiências de vida.

O encontro com a alteridade adolescente na contemporaneidade é aspecto fundamental para a construção de uma relação de confiança e estabelecimento de vínculo intersubjetivo favorecendo o cuidado à saúde integral, para que possam ser reconhecidos em suas demandas singulares e coletivas.

Referências bibliográficas

1. Freud S. A transitoriedade. In: Introdução ao narcisismo, ensaios de metapsicologia e outros textos [1914-1916]. São Paulo: Companhia das Letras; 2010.
2. Aberastury A, Knobel M. Adolescência normal: um enfoque psicanalítico. 5. ed. Porto Alegre: Artes Médicas; 1986.
3. Queiroz LB. A medicina de adolescentes no Estado de São Paulo de 1970 a 1990: uma dimensão histórica [dissertação]. São Paulo: Faculdade de Medicina da Universidade de São Paulo; 2011.
4. Mannheim K. O problema sociológico das gerações. In: Foracchi MM (org.). Karl Mannheim: sociologia, São Paulo: Ática; 1982.
5. Foracchi MM. A juventude na sociedade moderna. São Paulo: Livraria Pioneira; 1972.
6. Sousa JTP. Apresentação do dossiê: a sociedade vista pelas gerações. Política & Sociedade. 2006; 8:9-29.
7. Weller W. A atualidade do conceito de gerações de Karl Mannheim. Soc Estado. 2010; 25(2):205-24.
8. Tokarczuk O. Escrever é muito perigoso: ensaios e conferências. São Paulo: Todavia; 2023.
9. Serres M. Polegarzinha. 2. ed. Rio de Janeiro: Bertrand Brasil; 2015.
10. Davis B, Dutzik T. Transportation and the new generation: why young people are driving less and what it means for transportation policy. Frontier Group Phineas Baxandall, U.S. PIRG Education Fund. 2012. Disponível em: https://pirg.org/wp-content/uploads/2012/04/Transportation-the-New Generation-vUS_0.pdf. Acesso em: 2 maio 2023.
11. Favero S, Ambra P. A anatomia de um pânico moral. In: Epidemia trans? Um debate sobre infância, gênero e normatividade. Rev Cult (São Paulo: Bregantini). 2023 Feb; 290(26):12-39.
12. Freud S. O infamiliar. Belo Horizonte: Autêntica; 2019/1919.
13. Grupos de Trabalho Saúde Digital da Sociedade Brasileira de Pediatria. Disponível em: https://www.sbp.com.br/departamentos/grupos-trabalhos/saude-digital/. Acesso em: 1 maio 2023.
14. Linha de Cuidado para a Saúde na Adolescência e Juventude para o Sistema Único de Saúde no Estado de São Paulo. São Paulo: LCA&J; 2021. Disponível em: http://saudeadolescentesejovens.net.br/. Acesso em: 2 maio 2023.

* É possível consultar no livro interativo, disponível para acesso *online*, o capítulo sobre saúde digital na adolescência e juventude, elaborado pelos pesquisadores responsáveis pela construção da Linha de Cuidado para a Saúde na Adolescência e Juventude para o Sistema Único de Saúde (SUS) no Estado de São Paulo.[14]

Capítulo 19

Sair para beber ou beber para sair – particularidades do uso de álcool em adolescentes

Benito Lourenço

Introdução

De forma geral, somos uma sociedade muito tolerante ao consumo do álcool. Nas reuniões de família, *happy hours*, celebrações de datas especiais e encontros sociais, o consumo de bebidas alcoólicas está presente no dia a dia de muitos, seja de forma direta, como consumidores de produtos alcoólicos, seja de forma indireta, convivendo com quem os consome.

Entretanto, no atendimento pediátrico de adolescentes e jovens, essa questão se apresenta frequentemente revestida de nuances específicas que requerem estratégias especiais de educação, discussão e enfrentamento. Vale lembrar, já no início deste capítulo, que a população de adolescentes se enquadra na categoria de orientação *álcool zero*, por representar uma população bastante vulnerável.

É fundamental que se elabore um olhar crítico sobre a complexidade desse tema e que pediatras e profissionais de saúde se descolem de uma postura unicamente moralista ou alarmista e adotem estratégias mais adequadas de orientação para uma relação madura dessa população com o álcool.

Falar sobre os efeitos de qualquer substância envolve a consideração de três variáveis fundamentais: o sujeito que está consumindo, com suas particularidades físicas, emocionais e psíquicas, a substância consumida, com suas propriedades específicas e o contexto no qual essa substância é utilizada, por exemplo, entre amigos em uma festa, sozinho em casa ou em uma situação de vulnerabilidade de um indivíduo que vive na rua, entre outros.

O álcool deve ser compreendido como uma substância psicoativa, que atua no cérebro, interferindo na atividade mental, com ação fundamentalmente depressora. Nas primeiras doses é possível perceber um efeito de relaxamento, com a sensação de estar mais solto e sociável, decorrente do efeito de desinibição causado pelo álcool, que pode, inclusive, afetar o senso de limites.[1] Entretanto, deve-se destacar no início de um capítulo que pretende discorrer sobre a relação do adolescente com a bebida que o álcool, como qualquer substância, é um produto químico sem alma: não fala, não pensa e não simboliza – isso é atribuição exclusiva de humanos.

Não existem níveis seguros de consumo para o álcool; existem indivíduos que, por exemplo, mesmo ingerindo doses pequenas, têm maior vulnerabilidade genética à dependência ou a doenças hepáticas.[2] Frequentemente os usuários de álcool utilizam expressões como *beber pouco* ou *beber muito*, mas essas expressões são vagas e dificilmente interpretadas. A própria recomendação dos rótulos *beba com moderação* pode ser questionada por cada consumidor. Para entender as diretrizes de consumo e colocá-las em contexto, utiliza-se o conceito de dose padrão, a quantidade de etanol puro contida nas bebidas alcoólicas. Seja qual for a bebida, se é destilada ou fermentada, se é servida em copo, lata ou taça, o que se consome é o mesmo álcool: o etanol. A percepção equivocada do consumidor com relação à quantidade de álcool presente nas bebidas impede que ele faça um controle adequado de seu consumo. Enfim, o que interessa é álcool está indo para o organismo, independentemente do tipo de bebida.

Ainda não existe um consenso internacional de dose padrão, pois ela pode variar em cada país de acordo com a cultura e os hábitos de consumo locais.[2-4] O conceito mais difundido, do National Institute on Alcohol Abuse and Alcoholism (NIAAA), órgão do National Institute of Health (NIH), é de 14 g.[2] Essa é a quantidade aproximada de álcool presente em uma lata de cerveja (350 mL), uma taça de vinho (150 mL) ou uma dose de destilado (45 mL).

Os padrões de consumo são orientados por aspectos médicos, sociais e psicológicos. Da mesma forma que o conceito de dose padrão, existem variações nas definições de padrões de consumo elaboradas por diferentes organizações.[4] O NIAAA estabelece diretrizes que levam em consideração o sexo e a idade. Assim, o consumo moderado, para homens de até 65 anos, vai até o limite de 14 doses em uma semana (não todos os dias), com no máximo 4 doses em um único dia. Para mulheres, o limite é de 7 doses em uma semana (não todos os dias), com, no máximo, 3 doses em um único dia.[2] A Organização Mundial da Saúde (OMS) estabelece como dose padrão 10 g de etanol puro, e recomenda que homens e mulheres (adultos) não excedam 2 doses por dia e se abstenham de beber pelo menos 2 dias por semana.[3] Essas diretrizes, entretanto, não se aplicam para adolescentes com menos de 18 anos. No Brasil não há definição de dose padrão como parâmetro de moderação, mas somente como porção padrão para efeito de rotulagem nutricional, sendo 10 g de etanol.[4]

Uma dose padrão nem sempre corresponde à maneira como uma bebida é de fato servida. Por exemplo, diversos coquetéis são feitos com várias bebidas diferentes ou misturadas, e é bastante provável que contenham mais álcool do que uma dose padrão. Além disso, a quantidade que um indivíduo ingere pode não ser padrão quando reiteradamente se enche o copo antes de terminar a bebida.

O consumo de bebidas alcoólicas é absolutamente inaceitável em determinadas situações, chamadas de *álcool zero*, por exemplo, para menores de 18 anos (o NIAAA considera os menores de 21 anos), grávidas, indivíduos com algumas doenças e pessoas que vão dirigir veículos ou operar máquinas.[2] Como já apresentado neste capítulo, não existem níveis seguros de álcool para a população geral; nesse subgrupo específico, essa constatação ainda é mais verdadeira.

O sistema nervoso central dos adolescentes ainda se encontra, de certa forma, em desenvolvimento. A neurociência demonstra que a formação e o refinamento funcional cerebral ainda continuam ocorrendo no início da terceira década de vida. Durante a adolescência, áreas do cérebro associadas a respostas emocionais e sistemas de recompensa se desenvolvem antes daquelas associadas ao funcionamento executivo, julgamento, autocontrole e tomada de decisão. Essa maturação desigual resulta em maior suscetibilidade ao envolvimento em comportamentos de risco e impulsivos, incluindo o uso de substâncias, sejam elas lícitas ou ilícitas, e aumenta a vulnerabilidade aos efeitos de reforço e recompensa das drogas.[1,5,6]

Nessa etapa da vida, os adolescentes são mais suscetíveis aos danos causados pelo álcool no próprio desenvolvimento da circuitaria cerebral, predispondo a um risco maior de uso problemático futuro.[1,5,6] Não existem dúvidas de que a adição é uma doença pediátrica, de instalação precoce nos indivíduos suscetíveis. Outro problema do uso do álcool em menores de 18 anos é o de que, sob o efeito do álcool, o jovem fica mais inclinado a comportar-se de modo arriscado, com consequências negativas que afetam colegas, famílias e a comunidade.[7]

Outra situação ou padrão de consumo, particularmente importante entre adolescentes, deve ser destacado: um jovem que não bebe durante a semana e ingere, em um fim de semana, em uma festa do tipo *open bar*, uma quantidade excessiva de doses em um curto período. Esse padrão é reconhecido na literatura científica como *binge drinking* ou *beber episódico pesado* (BPE). O NIAAA entende o BPE como um padrão de uso que ocorre quando mulheres adultas bebem 4 doses ou mais em um período de 2 horas ou quando homens adultos ingerem 5 doses ou mais nesse mesmo período.[2] O BPE está relacionado a um risco maior de prejuízos como o blecaute alcoólico, acidentes (incluindo os de trânsito) e comportamentos em que a avaliação de risco fica comprometida, como a prática de sexo inseguro ou o envolvimento em brigas. Assim, um padrão de *só bebo no fim de semana* pode não ser tão inofensivo quanto parece.

A definição de uso nocivo do álcool da OMS não considera a quantidade ingerida, mas, se há consequências sociais e de saúde para o consumidor, para as pessoas próximas a ele e para a sociedade em geral.[3] Além disso, é nocivo o uso associado ao maior risco à saúde. Um jovem de 18 anos que faz uma ingestão, por exemplo, de quantidade moderada de álcool, mas reiteradamente pega sua motocicleta para voltar para casa, ou uma jovem que bebe apenas 1 vez no mês, mas que pratica um BPE, ambos podem ser considerados como relacionados ao uso nocivo do álcool. Esse cenário complexo dificulta bastante a conscientização do consumo de álcool em geral, pois alguns padrões de consumo, por mais que possam corresponder à definição de uso nocivo, ainda são extremamente naturalizados.

Entender como o público adolescente e jovem consome bebidas alcoólicas de acordo com os diferentes cenários, e a associação entre o tipo de bebida e emoções distintas, é elemento extremamente útil para a formulação de estratégias de saúde pública para o enfrentamento do uso nocivo do álcool.

Alguns dados da epidemiologia do uso de álcool entre adolescentes no Brasil

A Pesquisa Nacional de Saúde do Escolar – PeNSE 2019, de representatividade nacional dos adolescentes, mostrou que a experimentação de bebidas alcoólicas foi de 63,3% para os escolares de 13 a 17 anos, variando de 55,9% nos escolares de 13 a 15 anos e atingindo 76,8% nos escolares de 16 e 17 anos. A PeNSE 2019 revelou que 34,6% dos escolares de 13 a 17 anos haviam tomado a primeira dose de bebida alcoólica com menos de 14 anos, e nas meninas esse indicador é ainda maior, 36,8%.[8]

Quanto à ocorrência de embriaguez, 47% dos escolares de 13 a 17 anos que já consumiram bebidas alcoólicas alguma vez na vida referiram esse episódio e não houve diferenças estatisticamente significativas quanto aos sexos.[8] O consumo atual de álcool foi de 28,1% para os escolares de 13 a 17 anos.[8]

Entre os escolares de 13 a 17 anos que consumiram bebidas alcoólicas pelo menos um dia nos 30 dias anteriores à pesquisa, o modo mais frequente como conseguiram a bebida foi em uma festa (29,2%), seguido pela compra no mercado (26,8%), com amigos (17,7%) e em casa, com alguém da família (11,3%).[8] Esse ponto merece uma reflexão: antes de chegar a esse público, na maioria das vezes, seguramente essa bebida passou por um adulto com mais de 18 anos, mesmo considerando que já foi criminalizada a venda de álcool para adolescentes.

Variáveis que moldam o consumo de álcool – contextos sociais e ambientais

Sabe-se que o comportamento de beber não se relaciona apenas com os fatores físicos ou biológicos (sexo, idade, vulnerabilidade genética e estado de saúde), mas também com complexos mecanismos sociais e comportamentais.

As expectativas sobre o consumo de álcool são construções aprendidas pela observação de modelos (p. ex., utilização parental de álcool ou propaganda de ídolos) e pela experiência direta. As expectativas se relacionam *ao que se espera como resultado do ato de beber* e são diretamente estimuladas pela cultura e por normas sociais que o grupo compartilha, gerando a sensação de pertencimento.[9] Na adolescência, a turma desempenha papel fundamental na formulação dessas expectativas. Nesse momento há suscetibilidade à pressão dos pares, considerada pelo jovem para sua aceitação entre a nova turma que se forma. As principais expectativas com relação à bebida são: redução da tensão, melhor manejo de problemas, melhor contato social, melhor desempenho sexual e o próprio objetivo de ficar embriagado. Nesse momento de desenvolvimento do cérebro que predispõe à novidade, ao prazer e ao confronto com as regras vigentes, essas expectativas podem ser atrativas. O desejo de questionar regras e a impulsividade ocasionam maior índice de experimentação.

É muito comum o consumo de álcool como uma espécie de incentivo para encarar algumas situações. Essas recompensas podem ser internas (lidar com um estado emocional) ou externas (aprovação social). Quem bebe em grupo e em lugares com estímulos (p. ex., bares ou festas) consome mais álcool do que em lugares em que não há essa espécie de incentivo.[10]

O consumo de álcool é influenciado por certas normas sociais, especialmente entre os mais jovens. Para os adolescentes que começam a sair com amigos, o álcool pode representar uma espécie de ritual de passagem ou algo que deveria ser experimentado para a entrada na vida adulta. Pesquisas sugerem que os indivíduos superestimam a aprovação dos outros sobre o comportamento de beber.[11,12] Além disso, há uma percepção distorcida do quanto as pessoas estão bebendo, ou seja, uma suposição de que o padrão de consumo do outro é maior do que realmente é praticado por ele. Nessa passagem da infância para a vida adulta, desperta-se um desejo de mais autonomia e o grupo de amigos passa ter mais influência na forma como o jovem se comporta. O padrão de consumo praticado pelo grupo poderá ser repetido pelo indivíduo que busca maior identificação com seus iguais. Assim, nas saídas com amigos, quando alguns bebem em maior ou menor quantidade, o adolescente entende que *para continuar aceito pelo grupo* precisa beber também. Isso pode servir de motivação para ele começar a beber do mesmo modo como percebe que seu grupo está bebendo. As saídas passam a ser interpretadas como *saídas para beber.* Esse é um ponto fundamental, pois não necessariamente o comportamento real do grupo é compatível com a percepção que o adolescente tem, uma percepção distorcida com relação ao padrão de consumo e da valorização das bebidas alcoólicas pelo grupo. Nesse contexto, o adolescente pode exagerar e passar dos limites.[12] A vivência conjunta de descobertas dos efeitos pode ainda dar a sensação de fortalecimento do vínculo de amizade.

A influência social é um fator adicional que pode motivar os adolescentes a beberem com amigos. À medida que eles se desenvolvem e formam sua identidade, os pares se tornam cada vez mais importantes em suas vidas, deixando de lado o modelo familiar. Consequentemente, os adolescentes tendem a imitar e valorizar comportamentos que observam em seu grupo social, o que por vezes se apresenta como uma pressão para agir de determinado modo. Essa pressão pode não ser explícita; ao contrário, pode ser camuflada sob uma simples pergunta: "Como assim... não vai beber?".

Um último aspecto a ser apresentado é o papel das redes sociais, tão difundidas entre os jovens. Redes sociais na internet são, essencialmente, ferramentas que potencializam a capacidade de comunicação entre grupos. Plataformas de relacionamento têm um papel importante na divulgação e incentivo de vários comportamentos, impactando diretamente na construção e manutenção de normas sociais; isso inclui o consumo de álcool.[13] A exposição a conteúdo sobre álcool entre jovens pode predispor a padrões de consumo nocivos, pois reforça a crença de que *beber muito* é um comportamento comum ou até mesmo necessário para ser admitido em um grupo.[13]

Especialmente em ambientes digitais há uma espécie de glamourização do uso de álcool. Há uma profusão de memes, vídeos e fotos que, sendo inicialmente engraçados, estimulam *curtidas* e podem estimular o comportamento de beber. Outro ponto de destaque é que o uso de marcas de álcool por influenciadores pode ser uma maneira de contornar os regulamentos que proíbem a publicidade para menores.

Quando se orienta um adolescente sobre como se posicionar diante desse complexo contexto social, alguns pontos são fundamentais em uma abordagem preventiva ao uso nocivo do álcool:

1. Entender as regras dos grupos em que estão inseridos para, então, decidir, com autonomia, se quer ou não corresponder às expectativas e normas sociais.
2. Estar acompanhado de uma pessoa que pensa e age de maneira parecida.
3. Refletir sobre seu consumo e as normas sociais de seu grupo.

É importante que, ao oferecer orientações ao adolescente, a aproximação seja empática e amigável, sem acusações ou julgamentos. Quando o adolescente é acuado, há uma tendência de reforço das defesas e negação dos problemas, o que compromete sobremaneira a aproximação com o jovem.

Blecaute alcoólico

Um aspecto que deve ser discutido e problematizado entre os adolescentes é o tratamento divertido e engraçado que é dado ao fato de um jovem *dar PT.* Essa é uma gíria comumente usada pelos jovens que pode ter diferentes significados, geralmente associada a algo negativo e relacionado a excessos, como ficar bêbado ou intoxicado por substâncias a ponto de perder o controle e passar mal ou passar por uma situação constrangedora ou vexatória em público.

A cultura de *glamourização* do consumo do álcool e a banalização do uso abusivo como evento habitual em festas podem ter várias consequências nocivas. Há o chamado blecaute alcoólico quando o indivíduo não consegue se lembrar de fragmentos (apresentação mais comum) ou de períodos inteiros de eventos ocorridos durante os momentos em que estava bebendo. É uma condição frequente entre as pessoas que bebem abusivamente, que ocorre em praticamente metade delas.[7] Tecnicamente, trata-se da incapacidade de formar memórias dos eventos ocorridos após a intoxicação alcoólica.[14]

O processo de formação de memórias inicia-se pelas de curto prazo (p. ex., o nome de uma pessoa recém-conhecida), que ficam disponíveis para uso por pouco tempo. Dependendo da relevância dessa informação e da emoção associada, ela pode ser totalmente perdida ou consolidada em uma memória de longo prazo. O álcool influencia a maioria dos estágios desse processo de armazenamento, mas seu principal efeito parece ocorrer na transformação das informações de memórias de curto em longo prazo. Assim, não há prejuízo no resgate das informações já armazenadas anteriormente, daí o nome de amnésia anterógrada.

Não lembrar como foi trazido para casa ou *não saber exatamente onde está* são sensações que podem ser extremamente angustiantes, embaraçosas e perigosas. Durante a amnésia do blecaute o adolescente pode estar acordado, mas com prejuízo do julgamento dos riscos e da retenção das informações geradas naquele período do consumo do álcool. Isso é importante, pois a cultura leiga atribui esse evento apenas aos episódios nos quais a pessoa desmaia ou dorme durante a intoxicação. Outros riscos associados e inter-relacionados ao consumo nocivo e ao blecaute alcoólico são o envolvimento em brigas, os acidentes e o sexo desprotegido, com todos os seus desdobramentos.[14,15]

As experiências de ressaca entre os jovens demonstram prever mais problemas futuros com o álcool. Várias pesquisas identificam a ressaca durante a adolescência como um marcador clinicamente relevante de problemas futuros com o álcool, acima e além do histórico pessoal ou familiar de consumo de bebidas.[16]

Álcool e o adolescente na universidade

A chegada à universidade representa um marco significativo na transição da adolescência para a idade adulta em nossa cultura. Do ponto de vista social, a transição para a universidade envolve a saída da casa dos pais e a entrada em um ambiente de convivência com outras pessoas de diversas idades e origens. Isso pode representar um desafio para muitos adolescentes, que precisam aprender a lidar a responsabilidade e a diversidade cultural. No âmbito emocional, esse período pode trazer desafios e incertezas; o estresse associado à adaptação a um novo ambiente, a pressão para obter bom desempenho acadêmico e a separação da família e amigos de infância podem ser fontes de ansiedade e preocupação. Mais além, o adolescente se depara com uma infinidade de decisões que irão compor uma nova rotina. Por fim, do ponto de vista cognitivo, esse novo ambiente de aprendizagem pode ser complexo e desafiador. Nesse contexto, aflora um forte desejo pela independência, pela autonomia e por possibilidades de diversão e socialização. E em nossa sociedade, como já referido, diversão e celebração estão fortemente associadas ao consumo de álcool.

Nesse cenário, a relação dos estudantes universitários com a bebida ganha outros contornos, considerando também que muitos deles completam 18 anos nesse momento, atingindo a idade legal para a compra e o consumo de bebidas alcoólicas.

Assim como na população geral, o universitário que costuma beber frequentemente o faz na busca dos efeitos do álcool na desinibição, relaxamento e socialização em ocasiões festivas. Nesse momento reúnem-se, na prática, condições para experimentação e consumo de álcool e outras substâncias psicoativas, influenciadas por questões sociais e comportamentais. É comum o jovem querer provar para si mesmo e para o mundo que já sabe se cuidar.

A substância psicoativa mais utilizada pela população universitária é o álcool.[17] De acordo com o primeiro levantamento nacional sobre uso de álcool, tabaco e outras drogas entre universitários, das 27 capitais brasileiras, quase 90% dos estudantes já consumiram álcool na vida, e, para a maioria (56%), o consumo se inicia precocemente, antes dos 16 anos.[17] Quase 3 em cada 4 estudantes (72%) consumiram álcool no último ano e 60,5% beberam no último mês. Destaca-se um dado importante dessa pesquisa: 1 em cada 4 estudantes passaram por uma ocasião de *beber pesado episódico* no mês anterior ao da entrevista. Esse padrão de consumo certamente aumenta a exposição a comportamentos de risco, como acidentes de trânsito e sexo desprotegido, entre outros.

No ambiente universitário, algumas situações de consumo são comuns ao jovem. Não é rara em festas voltadas ao público universitário a prática do *open bar*, com disponibilidade de bebida à vontade mediante o pagamento de taxa única, muitas vezes organizado para alavancar a arrecadação de dinheiro a fim de ajudar os coletivos de alunos (p. ex., para a formatura). Nessa prática, alguns erroneamente consideram a ideia de *fazer valer o dinheiro gasto na entrada*. A própria divulgação do evento muitas vezes traz a ideia do *beber até cair*, pensamento que pode criar grandes expectativas. Muitas dessas festas são desenhadas com a proposta de comemorar ou *aliviar* o término de um período difícil (fim do semestre, fim do período de *calouros* etc.). O entendimento equivocado desses encontros aumenta a chance do uso nocivo. Outra prática comum é a dos jogos que tenham a bebida como castigo ou prêmio (*beer pong*, jogos da verdade, *maratoma* etc.). Essas atividades facilitam o padrão de consumo do *beber episódico pesado*, pois muitas vezes a regra implícita é *ganha quem toma mais rápido*.

Algumas medidas podem ser adotadas para reduzir os riscos em festas: disponibilização de água e alimentos, treinamento de *bartenders* para identificar e não servir menores de 18 anos e pessoas que estejam embriagadas, disponibilidade de alternativas de transporte seguro, criação de campanhas de conscientização, valorização do comportamento consciente como o do *motorista da vez* etc. Essas práticas são fundamentais quando se pensa em um cuidado coletivo, mas, obviamente a gestão menos nociva individual do beber deve ser sempre estimulada.

Referências bibliográficas

1. Lees B, Meredith LR, Kirkland AE, Bryant BE, Squeglia LM. Effect of alcohol use on the adolescent brain and behavior. Pharmacol Biochem Behav. 2020; 192:172906.
2. National Institute on Alcohol Abuse and Alcoholism – NIAAA. Disponível em: https://www.niaaa.nih.gov/. Acesso em: 25 set. 2023.
3. World Health Organization (WHO). Brief intervention: for hazardous and harmful drinking. 2002. Disponível em: https://www.who.int/publications/i/item/brief-intervention-for-hazardous-and-harmful-drinking-(audit). Acesso em: 25 set. 2023.
4. International Alliance for Responsible Drinking (IARD). 2022. Drinking guidelines: general population. Disponível em: https://iard.org/science-resources/detail/Drinking-Guidelines-General-Population. Acesso em: 25 set. 2023.
5. Gogtay N, Giedd JN, Lusk L, Hayashi KM, Greenstein D, Vaituzis AC et al. Dynamic mapping of human cortical development during childhood through early adulthood. Proc Natl Acad Sci USA. 2004; 101(21):8174-9.
6. World Health Organization (WHO). Global status report on alcohol and health 2018. Disponível em: https://www.who.int/substance_abuse/publications/global_alcohol_report/en/. Acesso em: 25 set. 2023.
7. Barnett NP, Clerkin EM, Wood M, Monti PM, Tevyaw TO, Corriveau D et al. Description and predictors of positive and negative alcohol-related consequences in the first year of college. J Stud Alcohol Drugs. 2014; 75:103-14.
8. Instituto Brasileiro de Geografia e Estatística (IBGE). Pesquisa Nacional de Saúde do Escolar. 2019. Coordenação de População e Indicadores Sociais. Rio de Janeiro: IBGE; 2021.
9. Darkes J, Greenbaum PE, Goldman MS. Alcohol expectancy mediation of biopsychosocial risk: complex patterns of mediation. Exp Clin Psychopharmacol. 2004; 12:27-38.
10. Freisthler B, Lipperman-Kreda S, Bersamin M, Gruenewald PJ. Tracking the when, where, and with whom of alcohol use: integrating ecological momentary assessment and geospatial data to examine risk for alcohol-related problems. Alcohol Res. 2014; 36(1):29-38.
11. Miller DT, McFarland C. Pluralistic ignorance: when similarity is interpreted as dissimilarity. Journal of Personality and Social Psychology. 1987; 53(2):298-305.
12. Prentice DA, Miller DT. Pluralistic ignorance and alcohol use on campus: some consequences of misperceiving the social norm. J Pers Soc Psychol. 1993; 64(2):243-56.

13. Hendriks H, Nooy W, Gebhardt WA, van den PB. Causal effects of alcohol-related Facebook posts on drinking behavior: longitudinal experimental study. J Med Internet Res. 2021 Nov 11; 23(11):e28237.
14. Schuckit MA, Smith TL, Heron J, Hickman M, Macleod J, Munafo MR et al. Latent trajectory classes for alcohol-related blackouts from age 15 to 19 in ALSPAC. Alcohol Clin Exp Res. 2015; 39(1):108-16.
15. Rose ME, Grant JE. Alcohol-induced blackout: phenomenology, biological basis, and gender differences. J Addict Med. 2010; 4:61-73.
16. Courtney KE, Worley M, Castro N, Tapert SF. The effects of alcohol hangover on future drinking behavior and the development of alcohol problems. Addict Behav. 2018.
17. Andrade AG, Duarte PC, Oliveira LG. I Levantamento Nacional sobre o Uso de Álcool, Tabaco e Outras Drogas entre Universitários das 27 Capitais Brasileiras. Brasília, DF: Secretaria Nacional de Políticas sobre Drogas (Senad); 2010.

Seção 5
Alertas e cuidados precocíssimos

Coordenação
Denise de Sousa Feliciano
Fátima Maria Vieira Batistelli

Capítulo 20

As várias faces do transtorno do espectro do autismo (TEA)

Fátima Maria Vieira Batistelli

Na primeira vez que Rita e seus pais vêm ao meu consultório, quando vou chamá-los para a sessão, encontro-a passando os lábios e a língua no corrimão de madeira da escada que leva à minha sala. A mãe impulsiona o corpinho de Rita para que possa subir, ela opõe resistência física, choraminga, joga-se para trás e faz os seus *flappings*. Isso parece se dar por ter sido afastada do corrimão, e assim limitada de sua atividade sensorial.

Na sala de atendimento, vejo uma garotinha muito bonita, de 2 anos e meio, com um olhar *perdido no nada*, balançando as mãozinhas em *flappings* de maneira frenética. Anda a esmo de um lado para outro da sala, sem olhar nem se deter em nada. Pega alguns brinquedos dos que estão disponíveis para ela, não parecendo haver nenhuma intenção de escolha; são pegos aleatoriamente. Aproxima-os dos lábios, que se mantêm flácidos, toca-os com a língua, mas não os introduz na boca e logo em seguida os abandona. Os pais parecem desanimados com a situação, e a mãe fala do medo de que não possamos encontrar um caminho.

Quando os pais de Eduardo buscam atendimento, ele já está com 5 anos, fala algumas palavras com uma dicção muito ruim, difícil de entender, e uma voz parecendo mecanizada. Já se submeteu a outra terapia, sem muito sucesso. Não atende quando chamado, não olha, mas, se lhe dão uma ordem, mesmo sem olhar ele a executa. Tem controle de urina e fezes, mas precisa ser levado ao banheiro, porque não pede. Para evacuar precisa tirar toda a roupa, ficar nu. É extremamente agitado.

A primeira sessão com Eduardo é conjunta: dela participam todos da família, no caso pais, Edu e irmão. Chegam 15 minutos antes do horário e, enquanto atendo o paciente anterior, escuto gritos na sala de espera. Quando vou chamá-los para subir, encontro o pai deitado nos degraus da escada que levam à minha sala, segurando uma criança pelos pés. O pai, com uma expressão de vergonha, diz que estava tentando segurar o Eduardo, que queria subir de qualquer jeito. Quando todos se reúnem para subir, ele entra correndo na minha sala, com o pai no seu encalço, enquanto mãe e irmão entram calmamente. Já na sala, ele vai correndo para os armários na tentativa de abrir todas as portas e é detido pelo pai, que diz, com voz desanimada: "ele é sempre assim".

João, de 3 anos, chega com um diagnóstico de hiperatividade pelo qual está sendo medicado. Os pais referem que essa agitação já está presente desde os primeiros meses de vida, principalmente durante o sono. Enquanto dorme, joga o corpinho de um lado para o outro, chegando inclusive a se machucar. Essa agitação também se apresenta durante o dia, quando corre, pula e não se detém em nada, mesmo medicado. Tem dificuldade com mudanças e, quando é forçado a elas, joga-se contra as paredes. Parece não sentir dor.

Nessas correrias a esmo pela casa, chegou a sofrer um acidente, quando estava com 2 anos, e teve parte do corpo queimado, ficando hospitalizado por 40 dias. Na ocasião, as poucas palavras que falava se perderam e não voltou mais a usar linguagem verbal. Faz apenas uns sons ininteligíveis. O pai diz suspeitar de deficiência mental. Não mantém contato visual, não atende ao chamado, no entanto mostra-se aparentemente afetivo, porque abraça, beija, e isso fez com que os pais, inicialmente, descartassem a hipótese de Transtorno do Espectro Autista, por considerarem esse comportamento como afetivo e relacional.

Com base nas experiências e nos relatos trazidos, vemos que, a partir dos 2 anos de idade, as queixas trazidas pelos pais são relativas às seguintes áreas:

- **Linguagem:** ausente, ou então iniciou-se e foi perdida. Outras vezes a fala está presente, mas é ecolálica (repetição de palavras ou frases ditas em programas de TV, internet ou de outras pessoas) de maneira aleatória, e não se observa uma comunicação afetiva.
- **Comportamento neuromotor:** muita inquietação, hiperatividade e, às vezes, grande habilidade em uma função motora específica, mas rigidamente mantida. Hipotonia ou hipertonia. Andar nas pontas dos pés. Descargas sensoriais: balanceios do corpo, *flappings* (balançar as mãos). Rodar em volta do eixo do próprio corpo. Andar a esmo, sem direcionamento ou objetivo perceptível.
- **Contato afetivo e relacional:** em geral ausente, não responde ao chamado, não mantém contato visual, ou o olhar é obliquo ou parece transpassar o observador. Procura intensa por estimulações sensoriais, apego a objetos inanimados e muitas vezes sem qualquer função ou significado aparentemente simbólico e em geral objetos duros (p. ex., uma pedra, capa de CD).
- **Dificuldade com mudanças e rigidez de atitudes:** buscam sempre os mesmos objetos, mesmas roupas, mesmos sapatos, lugares. Prazer nos movimentos que se repetem, principalmente nos que giram ao redor do próprio eixo, por exemplo, as rodas.
- **Outros:** em geral não respondem ao chamado, o que muitas vezes dão uma falsa impressão de surdez. Sensibilidade a barulhos e luminosidade. Raramente choram quando se machucam ou sentem dor.

Muitos desses comportamentos já haviam sido descritos e nomeados de *autismo infantil precoce*, em 1943, por Leo Kanner, psiquiatra austríaco naturalizado norte-americano. Na ocasião ele apresentou o caso de 11 crianças com profundo retraimento, mas com comportamentos que as diferenciavam do retardo mental. Entre as características por ele salientadas estavam: início na primeira infância, incapacidade de se relacionar desde muito cedo, ausência ou retardo na aquisição da linguagem, uso de pessoas como instrumento, masturbação acentuada, manutenção de rotinas rígidas.

De acordo com Ajuriaguerra,[1]

> "Kanner só fez esse diagnóstico quando nem a história da criança, nem os exames neurológicos e nem mesmo os resultados de laboratório (incluindo eletroencefalograma) lhe sugeriam uma lesão orgânica no cérebro" (p. 666).

O autismo se apresenta de formas variadas, portanto, pode-se dizer que são vários autismos, ainda que algumas características se apresentem em todos eles, por exemplo, dificuldade na interação social, na comunicação e no aspecto simbólico. Entendemos que todos os indivíduos são únicos, por isso há uma multiplicidade de fenômenos e várias formas em que esses comportamentos se apresentam em cada criança. Assim, faz sentido falar em espectro.

Desde a 5ª edição do Manual Diagnóstico e Estatístico das Perturbações Mentais (DSM-5) se fala em transtornos do espectro autista (TEA), nos quais ficam incluídos os vários tipos de autismos e transtornos do desenvolvimento, desde os mais leves até os mais severos. Além disso, muito tem sido estudado para compreender sua etiologia e saber como ajudar essas crianças e suas famílias.

Essa pluralidade pode levar a diagnósticos equivocados e medicalização que retardam a busca por um trabalho psíquico, como no caso de João. A plasticidade dos primeiros anos de vida pode mudar um quadro inicialmente agudo, mas é fundamental que seja detectado nos primeiros sinais, que já se expressam desde o bebê.

As últimas pesquisas (Laurentino[2] e Muratori[3]) apontam para causas multifatoriais, com fatores orgânicos ou mesmo genéticos, ambientais e emocionais se inter-relacionando. Além disso, os estudos da epigenética chamam a atenção para fatores que interferem na expressividade genética, sem, no entanto, envolver uma mudança na sequência do DNA, o que reforça a importância do ambiente e das questões emocionais.

Laurentino[2] assegura que:

> "Considerando que a plasticidade neuronal, nos primeiros anos de vida, pode ajudar a modificar padrões neuronais, uma abordagem terapêutica precoce voltada para melhorar o desempenho social e outras funções cognitivas, presentes no autismo, poderia ser um divisor de águas na vida dessas crianças" (p. 166).

As pesquisas atuais no campo psicanalítico constataram que falhas precoces no desenvolvimento dos bebês podem ser consideradas *portas abertas* para os TEAs. As falhas não se apresentam como sintomas propriamente ditos, mas sim como falhas no encontro intersubjetivo com o outro que dele cuida.

Leva-se em consideração o fato de que existem cada vez mais estudos e investigações sobre o desenvolvimento dos bebês, e as possíveis falhas nesse processo. Quando detectadas e trabalhadas precocemente, incidirão positivamente na saúde psíquica dos bebês, muitas vezes desviando essas crianças de um caminho que as levaria ao autismo.

Com um trabalho de intervenção psicanalítica nas relações iniciais com pais e bebês, em sessões conjuntas, muitas conquistas importantes podem ser alcançadas, desviando ou amenizando um curso que levaria ao TEA. Fortalecendo os vínculos afetivos pode-se propiciar um desenvolvimento mais satisfatório das funções psíquicas.

O trabalho de intervenção nas relações iniciais pais-bebê/criança pequena baseia-se no modelo de consultas terapêuticas de Winnicott,[4] ampliadas por Lebovici.[5] O atendimento se dá em coterapia, e durante as sessões vai se observando o funcionamento do grupo familiar, como vem se desenvolvendo a construção da parentalidade, escutando as demandas, as dúvidas trazidas e dando acolhimento às angústias vivenciadas. Durante as consultas nos mobilizamos empática e efetivamente de maneira mais ativa para trabalhar com aquilo que sentimos e observamos, compartilhando com a família nossas observações e buscando caminhos. Segundo Batistelli e Silva,[6]

> "A consulta consiste, portanto, em uma observação pluridimensional, que nos permite examinar os sintomas do bebê e sua modalidade de funcionamento, os fenômenos de interação que caracterizam a relação bebê-pais-família, as características do entorno dos cuidados maternos, as personalidades da mãe, do pai, de sua família em seu conjunto e, finalmente, a dimensão sociocultural" (p. 209-224).

Na pesquisa realizada por Muratori e Maestro[3], com vídeos caseiros de crianças diagnosticadas com autismo, ficou demonstrado que os primeiros sinais de retraimento autístico já eram encontrados em um grupo de bebês desde muito cedo. Outro grupo mostrava um desenvolvimento aparentemente normal e mais tarde, por volta dos 18 meses, perdia as habilidades adquiridas, aparecendo os comportamentos autísticos. Nos dois grupos foi observado um interesse particularmente intenso por estímulos não sociais. Uma falta de atenção não social muito precoce no primeiro grupo, e uma diminuição progressiva no interesse por estímulos sociais e preferência por objetos em vez de pessoas, em crianças que mais tarde apresentariam sinais de autismo. Essas alterações acontecem por volta dos 12 meses.

Muratori e Apicella[7] acreditam que as anormalidades no desenvolvimento motor se inserem nos pilares das atipicidades sociais. Os autores postulam que a presença de habilidades motoras precoces fora do padrão, por exemplo, hipoatividade, repertório pobre, atividade motora reduzida e assimetria postural, pode ser entendida como possível precursora corporal das dificuldades sociais. Por meio dos vídeos, concluíram que esses bebês não apenas falham em responder às tentativas do cuidador de atrair sua atenção, mas também não usam de atividades motoras para engajar o cuidador em uma relação compartilhada.

Muratori e Maestro[3] também salientaram que as intervenções psicanalíticas nas relações iniciais pais-bebês demonstram ganhos significativos nas funções sociais e cognitivas de crianças autistas, principalmente porque acontecem em um momento de maior plasticidade neuronal.

Mas no que estariam baseados esses estudos do desenvolvimento psíquico desde o início da vida? Jerusalinsky[8] esclarece:

> "O aparecimento tanto de traços como de quadros autistas está inteiramente vinculado ao desequilíbrio do encontro entre o agente materno com a criança, sendo que este equilíbrio depende, por um lado, do *status* psíquico deste agente e, por outro lado, das condições constitucionais da criança para se apropriar dos registros imaginários que entram no jogo do vínculo" (p. 31).

É sobre isso que fala o pediatra e psicanalista Donald Winnicott[9] quando diz: "não existe isso que chamam de bebê" (p. 40), querendo se referir ao fato de que o bebê é sempre parte de uma relação com outro que se encarrega de seus cuidados. Mesmo que inicialmente exista uma apercepção por parte do bebê, sempre é uma relação de dois: do encontro do bebê com uma *mãe suficientemente boa* forma-se uma unidade, na qual ambos se retroalimentam.

Guerra,[10] citando Mazet (1992), escreve: "atualmente, a relação pais-bebê é concebida como um processo bidirecional, em que o bebê não é apenas submetido às influências dos pais, como também produz modificações importantes neles" (p. 42). Acrescenta ainda que os sinais que os bebês dirigem a seus pais, como gritos, sorrisos, evitações, enfim, a maneira de se apresentarem, desencadeiam sentimentos e vivências múltiplos (alegria, angústia, culpa etc.) e, assim, influenciam na imagem que eles constroem de si mesmos como pais, sempre considerando a copartição assimétrica entre pais e bebê.

A partir dessa perspectiva foi gestado o conceito de intersubjetividade, tão importante quando pensamos em falhas no desenvolvimento. Esse conceito já foi apresentado por vários estudiosos do desenvolvimento, entre eles C. Trevarthen (2003), Stern,[11] Golse (2011) e Guerra.[10]

Tomando as palavras de Guerra[10] (p. 45), pode-se dizer que intersubjetividade é definida como:

- experiência de compartilhar estados emocionais com o outro.;
- conjunto de experiências que se constroem quando duas pessoas se encontram.;
- capacidade de participar *"em"* e de *"conhecer da"* experiência do outro.

Enfim, seria a experiência de se sentir acompanhado pelo outro.

Isso fala da importância do papel do outro no processo de intersubjetividade, assim como as emoções compartilhadas na relação mãe-pai-bebê. "O período *in-fans* de 0 a 12 meses, então, provavelmente é um dos momentos mais revolucionários da vida do ser humano, e aquele que mais depende da participação do outro" (Guerra,[10] p. 42).

Esse período, para Piaget,[12] é entendido do ponto de vista cognitivo, considerando a existência de *coordenações inteligentes* que vão se tornando mais complexas ao longo dos meses e primeiros anos da infância. Trevarthen (1978), citado por Stern,[11] chamou essa abordagem de "construcionista".

Ainda que seja importante pensarmos em desenvolvimento cognitivo, e nos entraves que possam surgir nesse quesito, é imprescindível atentar ao fato de que o cognitivo se coconstrói junto ao desenvolvimento psíquico e emocional.

De acordo com Winnicott,[13]

> "A base do intelecto é, portanto, a qualidade do cérebro, mas o intelecto só pode ser descrito em termos de mais ou menos, salvo quando o cérebro é deformado ou mutilado por alguma doença física. Em termos de desenvolvimento, o intelecto em si mesmo não pode estar doente, ainda que possa ser explorado por uma psique doente. A psique, por outro lado, pode estar ela mesma doente, ou seja, deformada por falhas no desenvolvimento, a despeito de existir uma base cerebral saudável para o seu funcionamento" (p. 30).

Dessa forma, é cada vez mais necessário o estudo do desenvolvimento psíquico e a maneira como trabalharmos com essas crianças, dentro desse referencial que considera a psique e o emocional. Essa abordagem é mais abrangente do que o mero foco na modificação padronizada de comportamentos sociais não adaptados, pois cada criança é única, tem uma história de desenvolvimento, uma família, um psiquismo que lhe é próprio.

As crianças que chegam até nós apresentando comportamentos que as inserem em um diagnóstico de TEA obviamente necessitam de alívio para os seus sintomas. Mas, como pertencentes à natureza humana, é também necessário que sejam subjetivadas: "um sujeito tem que nascer" (Fonseca,[14] p. 47).

> "A subjetivação é o processo pelo qual o bebê poderia ir coconstruindo 'sua perspectiva', 'sua' maneira singular de investigar os objetos no 'seu ritmo', um modo singular de vivenciar 'suas' experiências e expressá-las, por meio de recursos corporais e simbólicos" (Guerra,[10] p. 47).

Sujeito não é aquele apenas capaz de comportamentos adaptativos e socialmente aceitos, mas é muito mais do que isso. Nas palavras de Fonseca: "sujeito entendemos alguém que tenha noção de si próprio e do outro, que se perceba minimamente como humano. Para que nasça um sujeito também é imprescindível que seja recuperada, ou criada, uma estrutura dialógica" (p. 47).

Com esse olhar mais abrangente e humano para o TEA, alguns conceitos psicanalíticos merecem atenção especial, entre eles a intersubjetividade e a subjetivação, na medida em que se encontram interligados. Nas palavras de Lisondo (2014): "A subjetividade se esculpe na intersubjetividade" (Batistelli; Amorim e colaboradores,[15] p. 53).

Em seu trabalho sobre intersubjetividade, Guerra[10] afirma:

> "A ideia de intersubjetividade, de um vínculo de inter-relação, implica a noção de dois sujeitos ou de dois sujeitos potenciais, pensando o bebê como um sujeito que poderia coparticipar de uma experiência emocional... A partir dessa coparticipação, o bebê vai construindo seu *self*, sua relação com o mundo e o seu desenvolvimento" (p. 124).

Guerra[10] acrescenta a esse conceito a ideia de uma *Interludicidade*, um encontro gratificante (lúdico) entre o bebê e seus cuidadores, que por meio do brincar juntos lhe possibilitasse "cocontruir sua vida psíquica; expressar seus desejos, integrar as vivências da mente e do corpo, explorar e tolerar a sua adaptação à realidade, e elaborar situações potencialmente angustiantes." (p. 124):

Grade de indicadores de intersubjetividade (0 a 12 meses); "do encontro de olhares ao prazer de brincar juntos" (p. 125-126).*

Encontro de olhares (sustentação corporal) (0 a 12 meses):

- Protoconversações (brincadeiras face a face) (2 meses).
- Papel da imitação.
- Brincadeiras de cócegas e de suspense (3 a 5 meses).
- Vocativos atencionais (5 a 12 meses).
- Deslocamento no espaço e olhar referencial (5 a 7 meses).
- Atenção conjunta e objeto tutor (6 a 9 meses).
- Brincadeiras de esconde-esconde (8 meses).
- Sintonia afetiva (9 a 12 meses).
- Interludicidade (8 a 12 meses).
- Sinalização protodeclarativa e narratividade conjunta (12 meses).

Os bebês com portas abertas para o autismo e as crianças com comportamentos característicos de TEA apresentam falhas muitas vezes severas na subjetivação, relacionadas, entre outras coisas, às dificuldades na instauração dos indicadores de intersubjetividade. Guerra[10] os denomina "transtorno de subjetivação arcaica" (p. 240).

Algumas crianças, como Rita, apresentam desde bebês muitas falhas no estabelecimento dos indicadores de intersubjetividade. No caso dessa criança não havia o sorriso, nem troca de olhares, o apego aos pais era precário, não existiram balbucios, só um som lamurioso e gutural. Foi somente ao longo do processo psicanalítico, inicialmente em sessões conjuntas, que a relação com a mãe e com a analista pôde ser revitalizada. A comunicação de Rita se dava em um nível muito primitivo, como a de um bebê bem pequeno, necessitando que nos mantivéssemos física e emocionalmente disponíveis para esse encontro. Assim, restaurar a relação intersubjetiva onde essa tivesse sido paralisada. Aos poucos o rosto de Rita foi ficando cada vez mais expressivo, arriscava alguns sorrisos e lançava olhares para a mãe e para a analista. Mostrava-se mais alegre, e, apesar de apresentar-se quase só de forma motora e corporal, a diversidade e a qualidade dessas atividades se incrementaram.

Em outras crianças, como João e Eduardo, os pais relatam certo nível de interação com o outro e a presença de alguns indicadores de intersubjetividade, como troca de olhares, imitação precária, mas presente, algum nível de atenção conjunta, que após os 2 anos de idade foi se perdendo, e surgindo sinais de autismo. Ao longo do trabalho psicanalítico, aos poucos puderam alcançar o jogo simbólico, a fala comunicativa, maior interesse no humano do que nos objetos. Eduardo hoje está no ensino médio, em uma série correspondente à sua idade, tem colegas e, mesmo que às vezes apareçam impasses nas relações, já aprecia o estar com o outro, é capaz de

* Filme de Victor Guerra sobre intersubjetividade. Primeira parte: https://vimeo.com/112278606. Segunda parte: https://vimeo.com/11205352. contraseña intersubjetividade.

um nível importante de empatia. O pensamento em algumas situações ainda é mais concreto, no entanto ele é capaz de conversar sobre seus sentimentos e emoções, de pensar no futuro, e tem a capacidade de estar ciente de suas dificuldades e de conversar sobre elas.

Quais seriam os recursos técnicos, do ponto de vista psicanalítico, para trabalhar com essas crianças?

Quando se fala em psicanálise, as pessoas logo pensam em comunicação verbal, uso do divã, análise de sonho, ou, no caso de análise infantil, de jogo simbólico, comunicação verbal. O exercício da psicanálise vai além disso, especialmente para aqueles pacientes cujas questões se relacionam aos estágios iniciais do desenvolvimento emocional e cognitivo, das vivências sensoriais sem representação, sejam elas crianças, adolescentes ou adultos. A ênfase recai sobre a técnica adaptada. O trabalho psicanalítico com crianças dentro do TEA, bem como o aprofundamento teórico no qual essa técnica se fundamenta, vem sendo construído e ampliado por estudiosos do autismo, no Brasil e em várias partes do mundo.

> "Os detalhes da técnica tiveram de ser repensados, flexibilizados e transformados para além das mudanças que foram ocorrendo com o amadurecimento da psicanálise. As especificidades do *setting,* tais como: sessões semanais, horários fixos, estabilidade de ambiente físico, brinquedos disponíveis, se mantêm como em qualquer análise infantil. O que muda é a postura do analista, mais ativa, criativa, inventando brincadeiras, buscando brechas e descobrindo canais de contato" (Batistelli, Amorim e colaboradores,[15] p. 23).

O grupo PRISMA de Psicanálise e Autismo (GPPA) desenvolveu uma pesquisa[19] buscando analisar dados e material clínico do trabalho psicanalítico com crianças que apresentam TEA, a fim de avaliar as mudanças e os resultados em um período de 18 meses. Ficou demonstrado que o tratamento psicanalítico oferece oportunidades efetivas para o desenvolvimento psíquico e emocional. E assim, como consequência, há um ganho em termos de habilidades sociais também, mas dessa forma, de dentro para fora, sem treinamentos específicos.

Na medida em que as crianças no TEA não são capazes de simbolizar e, portanto, não brincam e suas ações são repetitivas e aparentemente sem significado, é a postura do analista que vai propiciando o encontro. Uma de suas funções é seguir delicadamente, respeitando o espaço e a distância nos quais a criança se sente segura, e ir transformando a ação repetitiva, dando novos contornos, acrescentando elementos – sempre partindo daquilo que a criança está trazendo, ainda que pareça destituído de sentido.

Mesmo que a criança não tenha linguagem verbal, ou não tenha chegado ao simbólico, uma comunicação está presente de algum modo, e cabe a nós, analistas, estarmos atentos aos mínimos detalhes e sinais, ir ao encontro dessas crianças onde quer que estejam e *reclamá-las*[16] para uma experiência humana e compartilhada. Uma busca que, indo além do treino de habilidades sociais, procura o sujeito da natureza humana.

Além disso, sabemos que nenhum conhecimento, ou mesmo nenhuma transformação, se constrói isoladamente. No trabalho com crianças e adolescentes dentro do TEA, o contato próximo e implicado com os pais, a escola e os demais profissionais que atuam no caso é imprescindível, tem enorme importância.

Referências bibliográficas

1. Ajuriaguerra J. Manual de psiquiatria infantil. 3. ed. Rio de Janeiro: Masson do Brasil; 1983.
2. Laurentino S. Sujeito, cérebro e consciência. Recife: Gráfica Liceu; 2020.
3. Muratori F, Maestro S. Early signs of autism in first year of life. In: Acquarone S. Signs of autism in infants: recognition and early intervention. London: Karnac; 2007.
4. Winnicott DW. O valor da consulta terapêutica. In: Winnicott DW, Sheperd C, Davis M (org.). Explorações psicanalíticas. Porto Alegre: Artes Médicas; 1994. [Trabalho original publicado em 1965].
5. Lebovic S. À propos des consultations thérapeutiques. Journal Psychanalyse de 1'Enfant. 1986;3:135-52.
6. Batistelli FMV, Silva MCP. Aurora e o processo de parentalização. Jornal de Psicanálise. 2017; 50(92):209-24.

7. Muratori F, Apicella F. Being born autistic and the forming of the interpersonal world. Psychoanalytic Inquiry. 2022; 42:(1):6-22.
8. Jerusalinsky A. Psicanálise do autismo. Porto Alegre: Artes Médicas; 1984.
9. Winnicott DW. Da pediatria à psicanálise. Rio de Janeiro: Imago; 2000.
10. Guerra V. Vida psíquica do bebê: a parentalidade e os processos de subjetivação. São Paulo: Blucher; 2022.
11. Stern D. O mundo interpessoal do bebê. Porto Alegre: Artes Médicas; 1992.
12. Piaget J. A formação do símbolo na criança: imitação, jogo e sonho. Imagem e representação. 3. ed. Rio de Janeiro: LTC; 1990.
13. Winnicott DW. A natureza humana. Rio de Janeiro: Imago; 1990.
14. Fonseca VRRM. De costas para o mundo. Revista Mente e Cérebro 2. 2010; p. 42-9.
15. Batistelli FM, Amorim MLG et al. Atendimento psicanalítico do autismo. São Paulo: Zagodoni; 2014.
16. Alvarez A. Companhia viva: psicoterapia psicanalítica com crianças autistas, borderline, carentes e maltratadas. Porto Alegre: Artes Médicas, 2020.
17. Thevarten C & KJ. Intersubjectivité chez le nourrisson:recherche, théorie et application clinique. devenir. Thevarten C & KJ. Intersubjectivité chez le nourrisson:recherche, théorie et application clinique. devenir.
18. Golse B. Du sens au sens. La place dxe la sensorialité dans le cours du développement chez l'enmfant. Touluse: Érès, 2011.
19. Sinais de mudança em autismo. PRISMA, um instrumento de pesquisa Revista Brasileira de Psicanálise. v. 51, n. 4, 225-244. 2017.

Capítulo 21

Sinais de risco de autismo nos primeiros meses de vida

Marie-Christine Laznik
Catherine Saint Georges

Por que os pediatras precisam aprender a avaliar sinais de risco nos primeiros meses de vida e por que vale a pena intervir tão cedo?

A equipe com a qual trabalhamos em Paris está propondo ao Ministério da Saúde um projeto hospitalar de pesquisa clínica que tem como escopo utilizar duas grades validadas por pesquisas científicas: a grade conhecida como PREAUT* e a análise dos Movimentos Gerais dos bebês. Como os resultados das duas convergem, deve-se poder avaliar tão bem quanto o CHAT (ou o M-CHAT) o risco de autismo aos 4 meses em vez de esperar 18 meses ou 2 anos. A avaliação aos 4 meses poderia permitir uma intervenção ultraprecoce tendo como meta modificar a trajetória autística. A população visada é a dos irmãos e irmãs de crianças autistas, porque a literatura diz que 20% dentre eles vão se encontrar no espectro do Transtorno do Espectro Autista (TEA).[2]

O que nos permite pensar que podemos modificar a trajetória nos primeiríssimos meses? Há mais de 30 anos o Professor Doutor Serge Lebovici, que foi presidente da Associação Psicanalítica Internacional (IPA) e com quem uma de nós teve a honra de trabalhar muitos anos, afirmava que antes de 1 ano essa trajetória poderia ser evitada, uma das razões de termos, desde os anos 1990 do século passado, investido muito na grade PREAUT, publicada há alguns anos (Olliac, 2017). No entanto, se hoje nos dirigimos ao conjunto dos pediatras, é porque as pesquisas científicas dos últimos 15 anos vieram encontrar nossas preocupações, validando-as no campo científico. Um dos mais resolutos nesse campo é o neurocientista Ami Klin, inventor da máquina do Eye Tracking.[3] Pesquisador de renome mundial nascido e criado no Brasil, ele afirma:[4] "No decurso do desenvolvimento, não é o cérebro que vai determinar os comportamentos, mas são os comportamentos que vão determinar a construção cerebral". E, a respeito do autismo, esclarece: "Temos uma janela de possibilidade de ação, porque o cérebro é maleável durante um certo tempo; se pudéssemos intervir durante os dois primeiros anos de vida, poderíamos atenuar (os sintomas autísticos) e, quem sabe, talvez preveni-los em certos casos". Nossa experiência clínica de mais de dois decênios nos leva a crer que nos primeiríssimos meses de vida se consegue, em geral, prevenir o autismo.

* Para compreender a grade, ver Laznik e Saint Georges.[1] Ver: https://www.preaut.fr.

Mas não é só ele. Desde 2008, no campo das pesquisas científicas, vozes se ergueram para afirmar que as intervenções precoces no campo do autismo podem preveni-lo. Geraldine Dawson,[5] uma das criadoras do método Denver, escrevia: "Pela primeira vez, a prevenção do autismo é plausível. Esta prevenção vai implicar a detecção dos bebês de risco antes da instalação da síndrome autística completa".

Ela afirma que há indubitáveis fatores genéticos e orgânicos que contribuem para o autismo; são os fatores de risco. Mas, segundo Dawson, eles não intervêm diretamente nas conexões neurais; vão desorganizar os padrões de interação entre o bebê e seu meio ambiente, e é isso que vai levar a uma organização de tipo autística (Figura 21.1). Somos da área psicodinâmica, mas encontramos em todos os bebês de risco um número importante desses fatores: dores gastroesofágicas que não são típicas, uma não organização corporal na grande maioria desses bebês, fatores inatos de irritabilidade perante os estímulos sonoros, táteis ou os estados emocionais dos cuidadores.

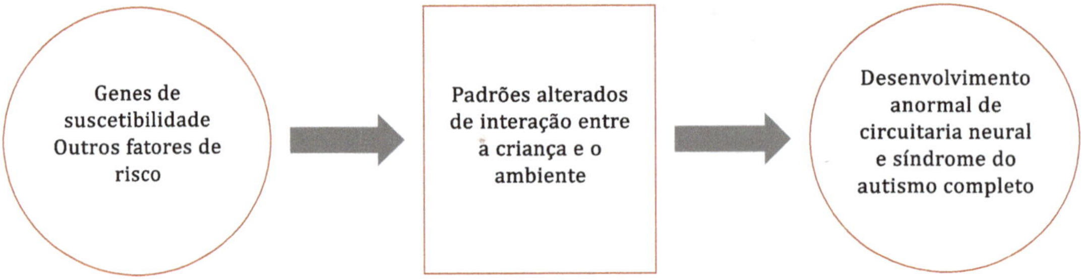
Genes de
suscetibilidade
Outros fatores de
risco
Padrões alterados
de interação entre
a criança e o
ambiente
Desenvolvimento
anormal de
circuitaria neural
e síndrome do
autismo completo

Figura 21.1 Organização de tipo autística.
Fonte: Desenvolvida pela autoria do capítulo.

Vemos então que Dawson propõe pensar em três tempos: os fatores de risco, ocasionando uma alteração dos padrões de interação do bebê com o meio ambiente e consequentemente resultando em uma conexão neural anormal, ou não típica, que vai acabar acarretando a síndrome autística. Eis uma visão do autismo como distúrbio do neurodesenvolvimento. *Desenvolvimento* querendo dizer que ele precisa de tempo para se desenvolver.

Nós, psicanalistas, que conhecemos o autismo desde seus primórdios graças a estudos feitos sobre vídeos caseiros de bebês que mais tarde foram diagnosticados autistas, sabemos que há um *desenvolvimento do autismo*. Os cognitivistas como Dawson também. O problema é a visão reducionista do autismo aparentemente descrita por certos organicistas e comportamentalistas. A pessoa nasceria com autismo, e nesse caso não se pode tratar. Alguns psicanalistas que nunca trabalharam com bebês partilham por vezes dessa visão simplista, de dois tempos em vez do orgânico, pressupondo que algo está errado no psiquismo materno, o que dá na mesma. Nada se pode fazer com uma visão de dois tempos. Se há três tempos, podemos intervir – o que Geraldine Dawson vai fazer.

Por outro lado, Geraldine Dawson não descarta a possibilidade de que meios ambientes que já eram muito frágeis de antemão possam piorar os fatores de suscetibilidade, inclusive agindo na expressão dos genes. Uma de nossas colegas[6] escreveu sua tese de doutorado analisando as famílias nas quais já havia uma criança autista em uma população muito frágil, a dos bolivianos ilegais, e, em vez de encontrar os 20% esperados de irmãos apresentando a síndrome, encontrou 50%. Também nesse ponto estamos de acordo com Dawson.

Porém, o que traz esperança nessa tese é o fato de ela propor que uma intervenção junto às famílias (o meio ambiente) (Figura 21.2), ajudando-as a entender melhor esses bebês e a lidar com eles, pode levar a um desenvolvimento mais típico e a reduzir os sintomas autísticos.

Essa tem sido nossa experiência nos últimos 20 anos.[7,8] Podemos ajudar os pais desses bebês a entrar no ritmo deles, que não é o programado filogeneticamente. Permitir que respeitem a distância que é crucial para esses bebês, o que não acontece com os bebês típicos. Entender que é a dor que os faz empurrar o corpo da mãe e não rejeição à ela, como é compreensivo que a

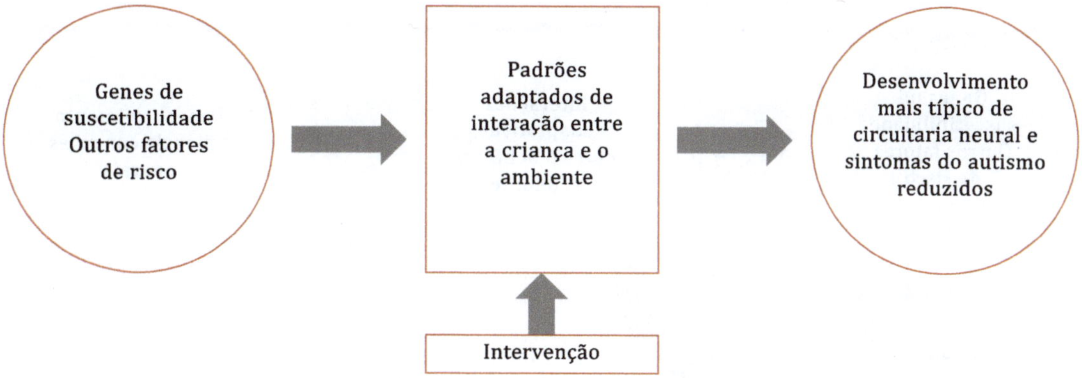

Figura 21.2 Intervenção junto às famílias.
Fonte: Desenvolvida pela autoria do capítulo.

mãe interprete quando seu bebê sistematicamente se joga para trás quando ela o pega no colo. Mas também podemos ajudá-los a acomodar o corpo desses bebês, que só podem se comunicar se tiverem as costas inteiramente apoiadas;* nessas condições eles vão responder a um tipo de prosódia característica, conhecida como *manhês* (motherese) ou *parentês* (parentese).**

Várias publicações impactantes mostraram que mesmo os bebês que se tornaram mais tarde autistas respondiam, nos primeiros meses, a esse tipo de prosódia particular (Saint Georges, 2013). Essa, claro, é uma arma poderosa para o terapeuta entrar em contato com o bebê, mas também a maior causa de erro de diagnóstico por parte dos pediatras. Todos vocês que já têm alguns anos de prática devem ter passado pela situação seguinte: uma mãe se queixa de que seu bebê não olha para ela. O bebê está tranquilamente acomodado na mesa de exame e você se dirige a ele com uma voz musical, despertada em você porque gosta de bebês, caso contrário não teria escolhido essa profissão: "Então, você, que é tão lindo, não quer olhar para a mamãe?". E o bebê não só olha para você como sorri. Você, então, tranquiliza a mãe. Talvez tenha atendido novamente alguns deles com 2 anos e uma sintomatologia que não deixava mais dúvidas quanto ao autismo, e deve ter pensado que a avaliação do risco nos primeiros meses era impossível.

O que as publicações científicas sobre a resposta à prosódia do *motherese* (ou *parentese*) em bebês que se tornaram mais tarde autistas permitem compreender é que a sua voz, naquele momento, era portadora dessa prosódia, e que, naquele momento, o corpo do bebê estava convenientemente acomodado para que ele pudesse responder. Os pediatras, para poderem examinar com facilidade os bebês, desenvolvem essa prosódia, que não deveria se chamar simplesmente *motherese*, *parentese*, mas também *pediatrese*. E muitas vezes, na hora do exame pediátrico, o bebê se encontra na posição supina, com as costas bem apoiadas. Situação ideal para o pediatra se enganar.

Nossa abordagem desses bebês é transdisciplinar: o psicanalista intervém em paralelo a um osteopata e a um especialista dos distúrbios sensório-motores do bebê. Neste livro, duas colegas de nossa equipe, Annik Beaulieu e Muriel Chauvet explicaram sobre sua intervenção junto a bebês de poucos meses.***

Por conta disso, propomos modificar a terceira parte do gráfico de Dawson:

---

* Laura Roman está concluindo uma tese de doutorado em Paris VII sobre esse assunto, sob a orientação da Professora Erika Parlato-Oliveira, membro da Rieppi (Rede Internacional de Estudos sobre a Psicanálise e a Psicopatologia do Infans).

** Uma entonação de voz utilizado pelos adultos na interação com bebês e crianças pequenas, cujo ritmo e variação vocal transmite significado empático à fala.

*** Ver Capítulos 22 – O papel da osteopatia com crianças em risco de autismo, de Annik Beaulieu, e 23 – Sinais sensório-motores no desenvolvimento de bebês em risco, de Muriel Chauvet.

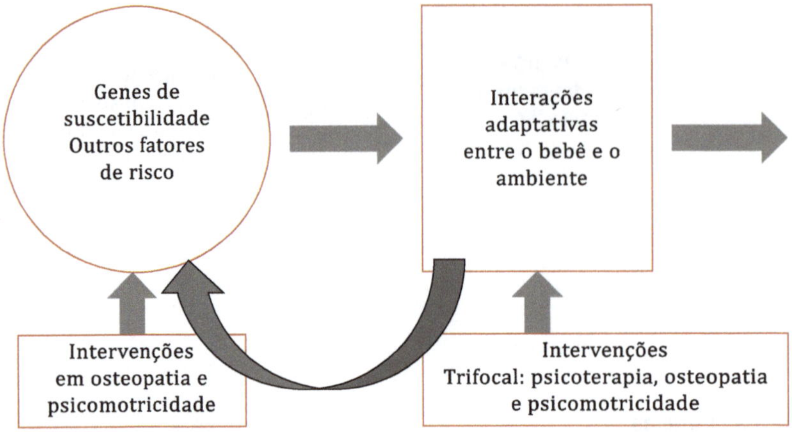

Figura 21.3. Proposta de modificação no gráfico de Dawson.
Fonte: Desenvolvida pela autoria do capítulo.

Ressaltamos que não apenas fazemos uma intervenção trifocal com o meio ambiente, mas também na maneira como o bebê recebe ajuda para diminuir seus fatores de risco: a dor vai ser tratada não somente pela osteopata,* com a ajuda do pediatra e muitas vezes com uma intervenção pontual do gastropediatra ou do especialista em alergias alimentares, quando nem o omeprazol resolve, o que acontece em certos casos. O que parece se manifestar em quase todos os casos são as dores gástricas, que, hoje em dia, estão bem documentadas no campo científico e inclusive mereceram uma metanálise.[9]

Em paralelo com todo o nosso trabalho transdisciplinar, houve para alguns bebês uma intervenção do especialista em neurovisão. Mas esse assunto ficará para outro artigo.

Voltemos então ao que podemos fazer quando avaliamos que o bebê apresenta um risco de neurodesenvolvimento, talvez de autismo. O papel do terapeuta é sobretudo o de reintroduzir o prazer nessas relações pais-bebê, prazer esse que não pôde se estabelecer devido às dificuldades do bebê para entrar em contato, sobretudo devido à dor, em geral gástrica, e/ou a suas dificuldades motoras. Quando conseguimos reintroduzir o que chamamos os jogos pulsionais de prazer entre o bebê e seu entorno, podemos pensar até mesmo em modificações na expressão dos genes. O que nos permite tamanha audácia? De fato, ainda não temos publicações científicas sobre isso.

Entretanto, Éric Kandel,** Prêmio Nobel de Medicina, levanta a seguinte hipótese: esse prazer vai ativar um sistema de regulação no cérebro como a dopamina e a serotonina, o que libera um neurotransmissor, que por sua vez vai reforçar a conexão sináptica e aumentar o número de conexões neurônicas. Caso o bebê sinta um grande prazer, essa lembrança pode então se imprimir de forma definitiva (*long term permanence* – LTP), passando até mesmo a agir sobre a expressão dos genes nos neurônios![10]

O protocolo que estamos propondo avaliar (com randomização dos bebês incluídos na pesquisa) e para o qual estamos fazendo um pedido ao Ministério da Saúde comporta essas três intervenções: do psicoterapeuta, do osteopata e do especialista em problemas sensório-motores. Nossos colegas pediatras vão nos dizer, com razão, que não podem modificar de maneira drástica seu olhar sobre os bebês sem as publicações científicas sobre o resultado dos tratamentos. Mas elas existem!

Emily Jones e Mark Johnson (2016), cognitivistas conhecidos da Universidade de Londres, falam de uma revolução para os bebês de risco: "Vias revolucionárias se abrem e têm como enfoque

* Ver Capítulo 22 – O papel da osteopatia com crianças em risco de autismo de Annik Beaulieu.

** Kandel escreveu um livro sobre a memória em 2010, e na mesma ocasião deu uma longa entrevista para a TV ARTE. Foi nesta entrevista que detalhou os processos pelos quais afirmava que o prazer podia modificar a expressão dos genes.

o desenvolvimento precoce. Devemos trazer modificações radicais na detecção e no tratamento dos distúrbios do neurodesenvolvimento desde os albores da vida".[3]

Os pesquisadores internacionais estão de acordo sobre esta questão: apesar dos fatores de risco iniciais, a trajetória autística não está determinada logo de início; podemos modificá-la com uma intervenção feita muito cedo, quando temos ainda uma grande plasticidade cerebral. Isso porque nosso cérebro social se constrói graças às interações muito precoces. Mesmo para um bebê que apresenta um risco genético (irmão de autista, p. ex.), ou com fatores orgânicos que poderiam levar à cascata de eventos que desembocará no autismo, podemos agir sobre as experiências muito precoces. Assim, é possível que interações retroativas prazerosas se instalem com os personagens centrais de seu entorno (mãe, pai etc.), o que pode modificar o porvir de seu desenvolvimento. Foi isso o que mostrou Jonathan Green (Whitehouse, 2021), com o método iBasis-Vipp:[11] que o diagnóstico posterior de autismo pode ser evitado. Esse pesquisador mostra que as dificuldades iniciais do bebê vão perturbar o ajustamento das respostas dos pais e levar a uma distorção por esse circuito das interações recíprocas que levam ao autismo. É justamente no nível desse circuito das interações que Green situa sua intervenção terapêutica. Esse estudo demonstra que uma intervenção precoce, em torno de 12 meses, pode ter um efeito preventivo.

O Professor Filippo Muratori, o grande especialista de bebês que se tornaram autistas, observa que se trata aqui de uma prevenção secundária. No estudo inglês,[16] 88 bebês de 9 a 14 meses que apresentavam sinais de risco foram sorteados; 45 deles receberam o tratamento pelo IBasis-Vipp (10 sessões em casa durante 5 meses), e os 44 outros foram tratados como de hábito. O tratamento recorre muito ao *videofeedback* para mostrar aos pais e cuidadores momentos importantes que funcionam com o bebê, o que permite aos adultos se ajustarem melhor a esse bebê diferente. Aos 3 anos de idade, entre os que haviam sido cuidados, havia apenas 3 crianças no espectro TEA, e 9 no grupo controle. Isso demonstra a eficácia (ainda que relativa) do método. Nesse estudo, os bebês eram despistados graças ao SACS-R aos 12 meses. A plasticidade cerebral faz crer que, se o estudo fosse realizado com bebês de 4 meses, os resultados deveriam ser ainda melhores.

Hoje, em 2023, a situação tanto no Brasil como na França é a seguinte: o teste recomendado para avaliar o risco de autismo é o CHAT ou o M-CHAT, que só pode ser aplicado aos 18 ou 20 meses. Ele é recomendado pelo Ministério da Saúde dos dois países. No Brasil, ainda mais que na França, os bebês são raramente enviados para tratamento antes de 2 anos, quando não mais tarde.

No entanto, há uma possibilidade de despistar desde os 4 meses de idade. Vamos descrevê-la.

Já tínhamos a mencionada grade Preaut havia algum tempo (Olliac, 2017).[12,13] O interesse nela se deve à alta correlação aos 4 meses com o M-CHAT aos 2 anos, o que permite ganhar 14 meses. Essa grade avalia as interações do bebê com seu entorno. Ela não avalia como ele responde quando é chamado, pois vimos que em boas condições de acomodação corporal e com uma prosódia de *motherese* qualquer bebê responde, mesmo os que mais tarde se tornarão autistas; ela avalia a capacidade do bebê de *se fazer* olhar, escutar, chupar o dedinho etc. Sua capacidade de ir provocar o outro. Para que você tenha uma ideia dessa grade, há um vídeo, feito há dez anos pela Cité des Sciences em Paris, que permite ver o pediatra da rede pública aplicando-a em um bebê; existe uma versão legendada em português no YouTube.[14] A grade é gratuita, e as Sociedades de Pediatria poderiam muito bem organizar cursos *online* de capacitação em seu uso. No entanto, como apenas duas publicações científicas existiam, ela ainda não havia se imposto como incontornável.

Existe hoje uma nova grade, esta última ligada à análise dos Movimentos Gerais dos bebês aos 4 meses. Ela foi publicada recentemente, em outubro de 2022, em uma das revistas que pertencem à *Nature.*[15] O que diz esse novo estudo? Que aos 4 meses a qualidade dos movimentos do bebê, a esta altura chamados de *Fidgety*, pode prever quais bebês serão positivos no M-CHAT aos 18 meses. Principalmente se a observação dos movimentos *Fidgety* for associada à observação da capacidade do bebê de juntar espontaneamente suas mãozinhas e pezinhos na linha mediana. Se lermos o que Muriel Chauvet* explica sobre as dificuldades motoras do bebê que está se tornando autista, isso ficará claro.

---

* Ver o Capítulo 23 – Sinais sensório-motores no desenvolvimento de bebês em risco de Muriel Chauvet.

O interesse nessa publicação está no fato de que ela vem confirmar três outras sobre o mesmo assunto: os Movimentos Gerais e *Fidgety* nos bebês que se tornam autistas.[16-18] Temos, neste campo, diversas publicações científicas que convergem.

Essas duas publicações, a da grade PREAUT e a dos Movimentos Gerais, têm uma excelente correlação com o M-CHAT, e permitem ganhar 14 meses para poder intervir junto ao bebê. Nossas equipes e em particular Annik Beaulieu* com o Professor Cohen na Pitié Salpétrière já estão trabalhando com a equipe japonesa do Professor Doi. Em uma primeira fase de estudos, estamos encaminhando a eles todos os bebês que havíamos cotado a olho nu, e eles encaminhando a nós os bebês que coletar com sua máquina. Mas outras trocas virão no futuro.

Estamos engajados em um projeto de avaliação dos resultados dos tratamentos trifocais que propusemos aos irmãos e irmãs de autistas, com várias avaliações feitas por meio desses dois instrumentos, aos 2, 4 e 5 meses. Todos os bebês serão selecionados, mas apenas a metade vai receber esse tratamento: psicoterapia, abordagem dos problemas sensório-motores e osteopatia buscando diminuir sua dor. Os outros serão tratados *como de hábito*. Vamos aplicar o M-CHAT a todos aos 18 meses e avaliá-los aos 3 anos com a ADOS (*Autism Diagnostic Observation Schedule*), que é considerada padrão ouro nessa idade.

Porém, antes que um projeto dessa envergadura possa ser implantado no Brasil, precisamos que vocês, pediatras, possam se formar na grade PREAUT, o que não é difícil, e que estejam em rede com colegas capazes de avaliar os Movimentos Gerais dos bebês que os preocuparem. Em um primeiro momento, pode-se solicitar aos pais que façam, com o telefone celular, um vídeo de 3 minutos mostrando o bebê deitado de costas e ninguém conversando com ele. Temos colegas no Brasil, como Pessia Grywac, grande especialista em distúrbios neurológicos em recém-nascidos, que têm mais tempo hoje em dia e podem avaliar os vídeos para vocês. Depois de dois ou três bebês que participarem dessa avaliação, vocês talvez se interessem por uma formação nos Movimentos Gerais, mas não é indispensável.

Em São Paulo, no Rio de Janeiro, em Belo Horizonte, Brasília, Salvador, Recife, Manaus, Porto Alegre, Campinas e Fortaleza existe um número considerável de colegas capazes de atender esses bebês de risco, tanto na rede pública quanto em consultórios particulares. Mas eles continuam recebendo, na maioria dos casos, essas crianças com 2 ou 3 anos, quando a plasticidade epigenética e neurológica está bem mais reduzida. Contamos com você para que isso mude no Brasil.

Em tempo: uma nova pesquisa cientifica acaba de sair quando encerramos a redação deste artigo. Ela confirma tudo o que dissemos aqui.[19]

Referências bibliográficas

1. Laznik MC, Saint GC. Detectar o risco de autismo em bebês de alguns meses poderia permitir transformar o prognóstico? In: Laznik MC. Clínica de bebês: litoral entre psicanálises e neurociências. São Paulo: Instituto Langage; 2022.
2. Sigman M, Stone WL. Recurrence risk for autism spectrum disorders: a baby siblings research consortium study. Pediatrics. 2011. peds.2010-2825; doi:10.1542/peds.2010-2825.
3. Jones W, Klin A. Attention to eyes is present but in decline in 2-6-month-old infants later diagnosed with autism. Nature. 2013; 504.
4. Klin A. A new way to diagnose autism. TEDxPeachtree, 2011. Disponível em: https://www.ted.com/talks/ami_klin_a_new_way_to_diagnose_autism/transcript. Acesso em: 27 set. 2023.
5. Dawson G. Early behavioral intervention, brain plasticity, and the prevention of autistic spectrum disorders. Developmental Psychology. 2008.
6. Araujo G. Etude sur le développement des frères et sœurs des enfants attends d'autisme. Université Paris VII, 2013.
7. Laznik MC. Clínica de bebês: litoral entre psicanálises e neurociências. São Paulo: Instituto Langage; 2022.
8. Laznik MC. A hora e a vez do bebê. São Paulo: Instituto Langage; 2013.

* Ver Capítulo 22 – O papel da osteopatia com crianças em risco de autismo de Annik Beaulieu.

9. McElhanon BO, McCracken C, Karpen S, Sharp WG. Gastrointestinal symptoms in autism spectrum disorder: a meta-analysis. Pediatrics. 2014 May; 133(5):872-83.
10. Kandel E. À la recherche de la mémoire, le Prix Nobel Éric Kandel. Documentario de Petra Seeger. WDR/ORF/ARTE, 2010. Disponível em: https://www.youtube.com/watch?v=clUcb7BKFWw.
11. Whitehouse AJO, Varcin KJ, Pilla S, Billingham W, Alvares GA, Barbaro J et al. Effect of preemptive intervention on developmental outcomes among infants showing early signs of autism: a randomized clinical trial of outcomes to diagnoses. JAMA Pediatrics. 2021 Sept; p. 213-98.
12. Olliac B, Crespin G, Laznik MC, El Ganouni OCI, Sarradet J-L, Bauby C et al. Infant and dyadic assessment in early community-based screening for autism spectrum disorder with the Preaut grid. Plos One. 2017 Dec; p. e0188831.
13. Ouss L, Saint-Georges C, Robel L, Bodeau N, Laznik MC, Crespin GC et al. Infant's engagement and emotion as predictors of autism or intellectual disability in West syndrome. European Child & Adolescent Psychiatry. 2014; 23:143-9.
14. Autisme Bébé – vers un dépistage précoce – Legendado. Publicado no canal Marie-Christine Laznik. Disponível em: https://www.youtube.com/watch?v=NiZD-CBD76k. Acesso em: 27 set. 2023.
15. Doi H, Naya I, Tsuji T, Soh Z, Yonei R, Shinohara K et al. Prediction of autistic tendencies at 18 months of age via markerless video analysis of spontaneous body movements in 4 month old infants. Scientific Report. 2022;12(10045).
16. Phagava H, Muratori F, Einspieler C, Maestro S, Apicella F, Guzzetta A et al. General movements in infants with autism spectrum disorders. Georgian Medical News. 2008 Mar; p. 100-5.
17. Einspieler C, Sigafoos J, Bölte S, D'Bratl-Pokorny K, Landa R, Marschik PB. Highlighting the first 5 months of life: general movements in infants later diagnosed with autism spectrum disorder or Rett syndrome. Research in Autism Spectrum Disorders. 2014 Mar; 8/3:286-91.
18. Zappella M, Einspieler C, D'Bartl-Pokorny K, Krieber M, Coleman M, Bölte S et al. What do home videos tell us about early motor and socio-communicative behaviours in children with autistic features during the second year of life: an exploratory study. Early Human Development. 2015 Oct; 91/10:569-75. p. 105304.
19. Clearly DB, Maybery MT, Green C, Whitehouse AJO. The first six months of life: a systematic review of early markers associated with later autism. Neuroscience and Biobehavioral Reviews. 2023 Sept, 105304. Disponível em: https://www.sciencedirect.com/science/article/pii/S0149763423002737?via%3Dihub. Acesso em: 27 set. 2023.

Capítulo 22

O papel da osteopatia com crianças em risco de autismo

Annik Beaulieu

Um lactente em retraimento relacional indica uma situação complexa, que levanta diversas questões a que não podemos responder com respostas pré-fabricadas. Temos que lidar com a situação em uma equipe transdisciplinar, na qual cada um ocupa um lugar específico importante.

A experiência clínica de nossa equipe, aqui em Paris, baseia-se no atendimento de bebês em isolamento relacional ou com risco de autismo.[1] Recebemos esses bebês porque são irmãos de crianças autistas ou porque estão em isolamento relacional. Outros grupos de pesquisa também obtiveram bons resultados numa amostra de bebês que apresentavam sinais precoces de autismo, apoiando os pais em suas interações com seus filhos.[2] Eles diminuíram a gravidade dos sintomas de Transtorno do Espectro Autista (TEA) na primeira infância e reduziram as chances de um diagnóstico de TEA aos 3 anos de vida.

De acordo com a avaliação do PREAUT,[3] um bebê que não convoca por si só uma relação com o outro aos 4 meses apresenta risco de se tornar um autista. Esse teste está altamente correlacionado com o M-CHAT aos 18 meses, que é utilizado para avaliar se uma criança tem risco de autismo, embora o diagnóstico oficial só possa ser feito aos 3 anos. De fato, um bebê, mesmo aos 4 meses, não só é capaz de responder a uma solicitação feita por outro como consegue convocar o outro para se relacionar com ele. Os vídeos caseiros nos ensinam que uma criança posteriormente diagnosticada com autismo pode rir enquanto recebe cócegas, mas não convocar o adulto pedindo por mais cócegas.

Também está bem estabelecido que bebês com risco de autismo têm, mais frequentemente, um repertório pobre de movimentos gerais espontâneos e ausência de *fidgety movements* (movimentos desassossegados) antes dos 5 meses.[4-8]

Sabemos também que as dificuldades de organização corporal do bebê influenciam a maneira como os pais cuidam do corpo de seus bebês, principalmente na maneira como os carregam e os seguram nos braços, dando colo.[9,10]

Nosso principal objetivo com esses bebês é estabelecer um relacionamento com eles e apoiar os pais no ajuste fino de sua relação. Uma maneira de fazer isso é entrar nos *loops* (alças) de reflexos do bebê. Queremos que eles se interessem pelo efeito que exercem sobre nós; o prazer que podem provocar em nós e em seus pais. Não queremos que apenas respondam às nossas solicitações. Queremos que eles sintam que suas ações podem ter consequências sobre nós. Essa é a base para um tipo específico de movimento que aparece por volta dos 4 a 5 meses: o movimento voluntário.

Henri Wallon,[11] um psicólogo francês, em sua tese de doutorado em 1929, havia identificado essa fase antes dos 3 meses, quando o bebê se mexe mas parece se mover de maneira involuntária, com descargas e reflexos. Então os pais gradualmente se tornam a causa ou a consequência de seu movimento. E isso é exatamente o que não fará um bebê que receberá um diagnóstico de autismo. Ele pode mover-se, mas seus gestos dão a impressão de que os movimentos não são totalmente direcionados ao outro ou mesmo a um determinado objetivo.

Por isso usamos a expressão "entrar nos *loops* (alças) de reflexo do bebê". No início, fazemos *como se* o movimento fosse dirigido a nós, e expressamos o prazer que sentimos quando interagimos com ele. E então, pouco a pouco, esses movimentos se tornam mais específicos e direcionados a nós. Um exemplo simples é dado por Júlia, de 5 meses. Quando brinca com os dedinhos na boca, aproximo-me e pergunto: "Posso experimentar o gosto desses dedinhos ou são só para você?". Faço de conta que vou prová-los: "Que delícia que são seus dedinhos!". Um mês depois ela vai repetir essa cena, colocando seus dedos em minha boca e olhando para mim para ver se isso me deixa feliz. A meta foi alcançada! Júlia provocou um gesto ativo em minha direção para me dar prazer.

Por que é tão importante que um bebê seja capaz de realizar movimentos voluntários aos 4 a 5 meses?

Vários pesquisadores enfatizaram a importância do desaparecimento por apoptose das subplacas do córtex motor. Douglas[12] fala sobre a persistência das subplacas como sendo um biomarcador de TEA. Alguns autores[13-15] observaram (por imagem e por dissecação *post mortem*) a permanência das subplacas em adultos com autismo. Hadders-Algra[16] havia feito uma correlação importante, como hipótese, entre o momento da apoptose das subplacas e o início do aparecimento dos *fidgety movements*. Estes são movimentos gerais que têm alto valor preditivo sobre o desfecho do neurodesenvolvimento, entre outros, em bebês com risco de autismo.[5-7]

Um estudo conduzido pelo Professor Ferrari[17] em 2022 tem sido de grande ajuda para entender a transição entre movimentos involuntários e voluntários. Ele descobriu que bebês sem *fidgety movements* ainda podem se desenvolver normalmente se tiverem o que ele chamou de *movements towards midline* (MTM) (movimentos em direção à linha média). Estes podem ser observados em bebês quando eles tocam um pé com o outro, depois tocam uma mão com a outra ou quando suas mãos tocam diferentes partes do corpo, como os joelhos. A possibilidade de a criança ter esses movimentos em direção à linha média é um sinal de antecipação dos movimentos voluntários.

É uma maneira externa de observar o evento da transição entre as conexões neurais do nível subcortical para o córtex motor. Aqui, novamente, o aparecimento dos movimentos voluntários é sinal de um bom funcionamento do sistema nervoso e de um bom desfecho do neurodesenvolvimento.

Então, voltando à ideia das subplacas, poderíamos dizer que a ressorção destas depende do meio social da criança? Em outras palavras, seria a apoptose pré-programada? Ou depende da capacidade de o bebê abordar movimentos específicos e voluntários no outro? Nesse caso, ao apoiar os pais na brincadeira com seu bebê e promover a habilidade de movimentos voluntários, poderíamos acionar a ressorção dessas subplacas. Todas essas questões estão muito próximas de nossa clínica. De qualquer maneira, devemos intervir o mais rapidamente possível para restaurar o relacionamento, pelo menos antes do período de 3 a 5 meses, que é de grande importância para a reorganização das conexões neurais do bebê.

Então, de acordo com essas pesquisas, qual é o lugar do osteopata em uma equipe transdisciplinar que trabalha com bebês de risco?

Uma das particularidades dos bebês em isolamento relacional é o fato de que, na maioria das vezes, eles sofreram complicações perinatais. Pode ser pela qualidade dos movimentos gerais, que já pode estar reduzindo no período intrauterino. É muito comum que o parto de um irmão de uma criança autista seja muito demorado. Estatisticamente, esses bebês têm um parto difícil com mais frequência, com duração mais longa do que o normal. Getahun[18] encontrou correlação entre complicações perinatais e diagnóstico de autismo aos 3 anos. A ocorrência de parto instrumental ou por cesariana após longo período de trabalho de parto é mais frequente nesses lactentes. O osteopata é útil para liberar a compressão na cavidade craniana. Essas compressões foram observadas na ressonância magnética durante a segunda fase do parto.

Em algumas crianças, as suturas cranianas sobrepostas persistem e levam à plagiocefalia.[19] A osteopatia também pode ajudar o bebê a se recuperar de um parto que poderia ter sido vivido como um trauma. Assim como para bebês prematuros, para os quais os tratamentos osteopáticos podem reduzir o tempo de internação,[20] a osteopatia pode ajudar a reduzir o desconforto e os vestígios deixados por um parto difícil.

Tudo nos leva a crer que os bebês com isolamento relacional sofrem de dores múltiplas, mesmo que não as expressem da mesma maneira que os bebês típicos. Não é raro que esses bebês não chorem quando sentem dor; ao contrário, eles se fecham em si mesmos, sem se apoiar nos pais para serem consolados.

Além da dor secundária às complicações perinatais, como acabamos de detalhar, também encontramos uma ocorrência mais frequente de refluxo gastroesofágico e de outros distúrbios gastrintestinais.[21] Isso ocorre igualmente na população adulta com autismo. Foi o que levou Douglas[12] a acreditar que a hiperexcitação do sistema nervoso simpático crônico/eixo hipotálamo-hipófise-suprarrenal é parte integrante do quadro do bebê com risco de autismo. Nesses casos, tratamentos osteoplásticos podem ser muito úteis para amaciar o diafragma e os tecidos periabdominais em uma abordagem tissular.

O terceiro ponto da importância do tratamento osteoplástico dentro de uma equipe transdisciplinar que cuida de bebês em isolamento relacional diz respeito à prevenção da plagiocefalia. Sabemos que a ocorrência de plagiocefalia[22] provoca um aumento do tônus em extensão da cadeia posterior, que pode ser perceptível inclusive na idade escolar. Afrouxar as suturas cranianas ajuda os bebês a recuperar o tônus mais normalizado, evitando que ele entre constantemente em hiperextensão. A normalização do equilíbrio tônico entre o enrolamento em flexão e extensão contribui para facilitar o desenvolvimento psicomotor do bebê e também para fluidificar as trocas com os pais quando o carregam nos braços, de maneira harmoniosa.[1]

Outros estudos são necessários para avaliar a eficácia dos tratamentos osteoplásticos cranianos no desenvolvimento do sistema nervoso de bebês que apresentam peculiaridades em seu desenvolvimento. Mas atualmente não é mais necessário demonstrar que um bebê em isolamento relacional parece mais disponível para a relação após uma sessão de osteopatia: ele fica mais relaxado, com tônus muscular mais controlado e tem melhor organização corporal.

Acreditamos sinceramente que uma abordagem multidisciplinar entre médicos e pesquisadores pode trazer uma melhor compreensão de questões complexas como o autismo. A colaboração entre médicos, psiquiatra infantil, psicólogo, psicanalista, neurologista, gastropediatra, psicomotricista, fisioterapeuta, terapeuta ocupacional e osteopata, e de outros profissionais quando se fizer necessário, pode tecer uma rede de contenção para o bebê em isolamento relacional, acalmar suas dores, tranquilizá-lo e trazê-lo gentilmente para a abertura ao relacionamento.

Referências bibliográficas

1. Beaulieu A. Prévenir l'autisme du bébé à risque: une approche corporelle et relationnelle. Toulouse: Eres; 2021.
2. Whitehouse AJO, Varcin KJ, Pillar S, Billingham W, Alvares GA, Barbaro J et al. Effect of preemptive intervention on developmental outcomes among infants showing early signs of autism: a randomized clinical trial of outcomes to diagnosis. JAMA Pediatrics. 2021 Sep; p. e213298.
3. Olliac B, Crespin G, Laznik M-C, El Ganouni OCI, Sarradet J-L, Bauby C et al. Infant and dyadic assessment in early community-based screening for autism spectrum disorder with the Preaut grid. PloS One. 2017 Dec; 12:e0188831.
4. Doi H, Iijima N, Furui A, Soh Z, Yonei R, Shinohara K et al. Prediction of autistic tendencies at 18 months of age via markerless video analysis of spontaneous body movements in 4-month-old infants.Nature, Scientific Reports. 2022 Oct; 12/1:18045.
5. Zappella M, Einspieler C, Bartl-Pokorny KD, Krieber M, Coleman M, Bölte S et al. What do home videos tell us about early motor and socio-communicative behaviours in children with autistic features during the second year of life: an exploratory study. Early Human Development. 2015 Oct; 91/10:569575.

6. Einspieler C, Sigafoos J, Bölte S, D'Bratl-Pokorny K, Landa R, Marschik PB. Highlighting the first 5 months of life: general movements in infants later diagnosed with autism spectrum disorder or Rett syndrome. Research in Autism Spectrum Disorders. 2014 Mar; 8/3:286291.
7. Phagava H, Muratori F, Einspieler C, Maestro S, Apicella F, Guzzetta A et al. General movements in infants with autism spectrum disorders. Georgian Medical News. 2018 Mar; p. 100105.
8. Cleary DB, Maybery MT, Green C, Whitehouse AJO. The first six months of life: a systematic review of early markers associated with later autism. Neuroscience Biobehav Rev. 2013 Jul; p. 105304.
9. Lev-Enacab O, Sher-Censor E, Einspieler C, Jacobi OA, Daube-Fishman G, Beni-Shrem S. Spontaneous movements, motor milestones, and temperament of preterm-born infants: associations with mother-infant attunement. Infancy. 2022 May; 27/2:412432.
10. Lev-Enacab O, Sher-Censor E, Einspieler C, Fishman GD et al. The quality of spontaneous movements of preterm infants: associations with the quality of mother-infant interaction. Infancy. 2015; 20/6:634660.
11. Wallon H. L'enfant turbulent: étude sur les retards et les anomalies du développement moteur et mental. Paris: PUF; 1930.
12. Douglas PS. Pre-emptive intervention for autism spectrum disorder: theoretical foundations and clinical translation. Frontiers in Integrative Neuroscience. 2019 Nov; 13:66.
13. Hutsler JJ, Love T, Zhang H. Histological and magnetic resonance imaging assessment of cortical layering and thickness in autism spectrum disorders. Biological Psychiatry. 2007 Feb; 61/4:449457.
14. Avino TA, Hutsler JJ. Abnormal cell patterning at the cortical gray-white matter boundary in autism spectrum disorders. Brain Research. 2010 Nov; 1360:138146.
15. Serati M, Delvecchio G, Orsenigo G, Mandolini GM, Lazzaretti M, Scola E et al. The role of the subplate in schizophrenia and autism: a systematic review. Neuroscience. 2019 Jun; 408:5867.
16. Hadders-Algra M. Neural substrate and clinical significance of general movements: an update. Developmental Medicine and Child Neurology. 2018; 60/1:3946.
17. Ferrari F, Bedetti L, Bertoncelli N, Roversi MF, Della Casa E, Guidotti I et al. Foot-to-foot contact among initial goal-directed movements supports the prognostic value of fidgety movements in HIE-cooled infants. Frontiers in Pediatrics. 2021; 9:731021.
18. Getahun D, Fassett MJ, Peltier MR, Wing DA, Xiang AH, Chiu V et al. Association of perinatal risk factors with autism spectrum disorder. American Journal of Perinatology. 2017 Feb; 34/3:295304.
19. Ami O, Maran JC, Gabor P, Whitacre EB, Musset D, Dubray C et al. Three-dimensional magnetic resonance imaging of fetal head molding and brain shape changes during the second stage of labor. PloS One. 2019; 14/5:e0215721.
20. Cerritelli F, Pizzolorusso G, Renzetti C, Cozzolino V, D'Orazio M, Lupacchini M et al. A multicenter, randomized, controlled trial of osteopathic manipulative treatment on preterms. PloS One. 2015; 10/5:e0127370.
21. McElhanon BO, McCracken C, Karpen S, Sharp WG. Gastrointestinal symptoms in autism spectrum disorder: a meta-analysis. Pediatrics, 2014 May; 133/5:872883.
22. Cabrera-Martos I, Valenza MC, Valenza-Demet G, Benítez-Feliponi A, Robles-Vizcaíno C, Ruiz-Extremera A. Repercussions of plagiocephaly on posture, muscle flexibility and balance in children aged 3-5years old. Journal of Paediatrics and Child Health. 2016 May; 52/5: 541-6.

Capítulo 23

Sinais sensório-motores no desenvolvimento de bebês em risco

Muriel Chauvet

Tradução de Vanise Dresch

Na qualidade de psicomotricista que atende crianças pequenas com dificuldades de desenvolvimento, observo constantemente que este é incrivelmente complexo. Trata-se de "habitar o organismo para fazer dele um corpo [...]. Uma das mais importantes tarefas que o bebê deve cumprir em seu desenvolvimento", como afirmava André Bullinger.*

Ao longo dos anos, meu olhar se aguçou graças às inúmeras colaborações de trabalho e à riqueza de perspectivas cruzadas sobre o desenvolvimento infantil.

No exercício da minha clínica, atendo bebês que às vezes me confundem. De fato, a flutuação dos estados desses bebês faz oscilar nossas preocupações, uma vez que sua sintomatologia nem sempre é gritante. Por ser muitas vezes sutil, instável, ela pode ser enganosa, insidiosa, dificultando por vezes um diagnóstico. Esses bebês nos escapam.

Nessas condições, uma chave de leitura importante na clínica é ouvir os pais, estar atento às suas observações, aos seus sentimentos. Precisamos, portanto, estar atentos a comentários como estes:

- Pais: seus gestos são tão bruscos que é difícil carregá-lo. Não tenho vontade de pegá-lo no colo, porque ele se arqueia o tempo todo; tenho medo de deixá-lo cair no chão. Ele nunca engatinhou. Ela não suporta ficar deitada de costas, ela se movimenta sem parar. Nós o colocamos ali e, quando voltamos algumas horas depois, ele não mudou de posição.
- Interlocutor: vamos esperar mais um pouco. A senhora está muito estressada. Parabéns, incrível, com 7 meses ele já fica de pé!

De fato, é fundamental observar, desde muito cedo, os sinais de vulnerabilidade psíquica e corporal. Para isso, precisamos imaginar que os sinais sensório-motores e sensório-tônicos são como uma linguagem comum a qualquer patologia do desenvolvimento, sendo a melhor maneira de identificar o mais rápido possível as vulnerabilidades do desenvolvimento.

Então, quais são os sinais sensório-motores e sensório-tônicos a serem observados em bebês com o desenvolvimento em risco?

Pareceu-me que a melhor maneira de fazer essa apresentação seria dando a palavra ao bebê por um instante. Se ele pudesse falar, o que nos diria sobre suas dificuldades sensoriais, tônicas, posturais, emocionais e relacionais?

---

* André Bullinger (1941-2015) foi professor da Faculdade de Psicologia e de Ciências da Educação da Universidade de Genebra. Seus ensinamentos e pesquisas fundamentais concentraram-se no desenvolvimento sensório-motor da criança pequena.[1]

No útero

Vamos começar então esta jornada dentro da matriz original. Aqui estou eu, um feto imerso no líquido amniótico. Flutuo em um estado em que ainda não percebo as forças da gravidade. Meu organismo e o líquido amniótico têm a mesma densidade. Percebo minha pele, meus movimentos, os movimentos da mulher que me carrega, sua voz, os cheiros daquilo que ela ingere, os contatos táteis etc. "A organização postural intrauterina se caracteriza pelo confinamento...", escreve Bullinger. Em todas as mobilizações tônicas provocadas por minhas percepções sensoriais, a parede elástica que me envolve me garante uma posição de enrolamento. Estou contido. É assim que me sinto bem. Confinado e feliz!

Para mim, que encontro dificuldades, meu aparelho neuromotor já seria frágil. Minha motricidade espontânea não é de muito boa qualidade. O diálogo tônico entre meu organismo e meu ambiente já parece complexo. Meu nascimento se transforma muitas vezes em pesadelo. Minha descoberta da vida extrauterina ocorre, geralmente, após complicações perinatais. Minha vinda ao mundo é demorada e caótica; frequentemente, são utilizados instrumentos (fórceps, espátula etc.) que causam muitas compressões cranianas, estimulam minhas posturas em extensão e fragilizam todo o meu organismo.

Ao nascimento

Tendo perdido os apoios continentes do envelope uterino, tenho de me adaptar ao meu novo nicho ecológico e às suas turbulências sensoriais. Tenho de lidar com as invariantes e as expectativas do meu ambiente. Processar os sinais do meu ambiente com todos os meus dispositivos sensoriais é uma aventura e tanto! O corpo de meus pais, seu colo, suas histórias, seus estados psíquicos, seus ajustes sutis e permanentes me auxiliam a não cair e a construir aos poucos uma continência. Sou um continente, contido no colo.

Na verdade, acabo de nascer, e a gravidade me esmaga com seu fluxo gravitacional. Acabo de perder os apoios do envelope uterino. Se tudo correr bem, eu me recomponho, me restabeleço, venço a gravidade. Construirei gradativamente reações de apoio para me recuperar.

Sendo eu um bebê com desenvolvimento em risco, minhas construções de pontos de apoio são frágeis. Luto para encontrar uma orientação em meu movimento; sou sobrecarregado de informações sensoriais com as quais não consigo lidar. Minhas dificuldades de integração sensorial, minha hipersensibilidade às variações do meu ambiente, minha hiperempatia emocional, minha falta de filtro, me tornam vulnerável. Sobrecarrego-me logo.

Esmagado pelo fluxo gravitacional, eu me imobilizo. Minhas desordens tônicas me impedem de compreender essa força adesiva e de integrar seus efeitos. Com os braços em forma de castiçais, a bacia colada à cama, é como se meu organismo estivesse esparramado em grandes superfícies de apoio.

Ou então, como um peixe fora d'água, agito-me em movimentos incessantes sem direção nem projeto.

Desde que fui gestado, meu aparelho motor é frágil. Ao meu nascimento, minha motricidade espontânea é pobre. Por volta de 10 ou 12 semanas, meus movimentos *fidgety*, como são chamados (em inglês, "que se move constantemente"), são bruscos, repetitivos, muitas vezes previsíveis. Mas, quando tudo está indo bem, meus movimentos *fidgety* são fluidos, dançantes e, sobretudo, imprevisíveis, como o movimento das ondas a rebentar na praia.

Posturas em extensão e seus efeitos nocivos

Na minha condição de bebê com desenvolvimento em risco, minha composição musical é pobre. Minha coreografia, tediosa e frágil. A pobreza dos meus movimentos mostra menos *vitalidade*. Meus pais se sentem perdidos, tendo dificuldade para ler minha linguagem corporal. Isso inibe sua ilusão antecipatória. Incapaz de me mover com desenvoltura e facilidade, adoto posturas em extensão. Essa extensão predominante leva a um desequilíbrio entre a parte anterior e a posterior do corpo.

Assim, o ajuste tônico-postural, a sintonia entre mim e quem me carrega é muito dificultada. Ninguém sabe como me fornecer apoios, e tento incessantemente me desvencilhar dessa tentativa de diálogo corporal. A sincronia fracassa. Meus desequilíbrios tônicos me levam frequentemente a uma solicitação tônica mediante posturas em extensão que desestabilizam ainda mais o diálogo corporal com meu parceiro. Meu olhar se volta para trás, fixa-se em fontes luminosas.

Essas posturas em extensão dificultam imensamente as conexões entre meus olhos, minhas mãos e minha boca. Assim, tenho dificuldade de construir meu eixo mediano. Sem esse reagrupamento, minhas possibilidades de perseguição visual são inexistentes; é difícil coordenar minha visão focal e minha visão periférica, uma ou outra prevalece. Nessas condições, meu olhar é dificilmente dirigido.

Esse desequilíbrio entre flexão e extensão me obriga a adotar posturas simétricas. Recorro com frequência a movimentos sinérgicos e síncronos. Invisto raramente em posturas assimétricas que, no entanto, são posturas de abertura. Minhas mãos, então, permanecem objetos para agarrar e parecem não estar conectadas ao meu tórax.

Minhas configurações posturais não são construídas como uma base estável.

Para estabilizar meu tórax, bloqueio a respiração enquanto inspiro e fico muitas vezes em apneia. Esta respiração alta e torácica me dá a sensação, durante um breve momento, da espessura e do volume do meu organismo. Quando devo retomar a respiração, sinto-me como se ficasse *sem fundo*.

Com essa coluna de ar obstruída, minhas emissões vocais enfraquecem; vocalizo pouco ou nada, emito alguns gritos ou sons roucos.

Sou muito sensível à dor, o que influencia muito minhas possibilidades relacionais. Dores digestivas, como refluxo gastroesofágico, ou dificuldades de trânsito intestinal, redobram minha instabilidade postural, minhas posturas em extensão e minha irritabilidade. Minha irritabilidade tátil me priva de novas descobertas. Banhos nem sempre são momentos prazerosos.

Ser colocado de bruços costuma ser desagradável para mim. Esse apoio reativa meus males e seus traços dolorosos.

Minhas refeições são demoradas e dessincronizadas. Com reflexos excessivos de náuseas, eu sugo sem propósito instrumental. Minha sucção e minha deglutição são trabalhosas. Desconfortável, prendo objetos com a boca para manter esse espaço oral habitado pelas formas conhecidas dos meus lábios e da minha cavidade bucal. Levo à boca tudo o que está ao meu alcance. Aferro-me à minha boca, agarro-me ao meu tônus.

Em minha tentativa incessante de não cair, não consigo compartilhar. É impossível fazer duas coisas ao mesmo tempo. Não consigo controlar meu tônus nem me ajustar ao diálogo com o outro.

A narratividade da refeição não pode ser instaurada. Minha família também se desorganiza na medida em que esse prazer oral é abortado. Devido à minha dificuldade de sentir saciedade, meu sentimento de continência se torna precário.

Minha falta de regulação tônico-emocional torna imprevisíveis minhas respostas corporais: cabeçadas, desmoronamentos tônicos, movimentos bruscos etc.

Meus agarramentos tônicos, sensoriais, aos objetos limitam consideravelmente a descoberta de objetos e as atividades exploratórias e práxicas. Agarro-me aos objetos sem compartilhar com o outro. Tenho pouco interesse em descobrir meu próprio corpo. É como se meu corpo fosse desprovido de qualquer erotização. Principalmente porque minha hipersensibilidade às variações vestibulares me imobiliza na posição dorsal.

Nessas condições, as duas partes do meu corpo pouco se harmonizam. Prefiro um lado e abandono o outro. Manipulo somente com uma única mão, rastejo com uma perna, que fica estendida. Os espaços direito e esquerdo do meu corpo se comunicam pouco um com o outro.

E minha bacia?

Essa articulação entre a parte superior e a parte inferior do meu corpo é penosamente construída. Como se eu fosse dividido em duas partes, minhas mãos e meus olhos não "conversam" com meus pés, porque minha bacia não se enrola. Ela permanece, às vezes, achatada, e minhas pernas são como *marshmallows*.

Nessas condições, como posso construir minha verticalidade?

Conto, portanto, com minha tonicidade em extensão. Para evitar a dor e a relação, às vezes adquiro a posição ereta muito rapidamente, sem ter explorado as etapas intermediárias. Raramente engatinho. Tranquilizo aqueles que me rodeiam: sim, consigo ficar sentado; sim, fico de pé. Mas minha verticalidade é instável, sem alicerces.

As articulações da parte inferior do meu corpo travam para suportar o seu peso ou desmoronam sem modulação. Eu também consigo ficar na ponta dos pés.

Na minha tentativa incessante de não cair, não consigo compartilhar.

Caio a cada obstáculo, provocando vibrações que despertam as sensações da minha coluna vertebral. Quando aprendo a caminhar, caminho por caminhar. Caminho para sentir a mim mesmo. Caminho para manter variações tônicas e estabilizar as fronteiras do meu organismo... Nessa tentativa incessante de não cair, não consigo compartilhar.

Sendo eu um bebê com desenvolvimento em risco, essa sucessão de acontecimentos fragiliza meu ser no mundo e minha ação sobre o mundo. De todos esses indícios, não há nenhum que seja inofensivo e do qual eu possa me livrar com um "isso vai passar!". Defendo em alto e bom som que muitas trajetórias poderiam ser desviadas se todos os profissionais que se debruçam sobre o meu caso atentassem para os sinais precoces de minha vulnerabilidade corporal e psíquica, por mais sutis e flutuantes que sejam.

A psicomotricista que sou retoma aqui a palavra para concluir: esses bebês precisam que o caminho lhes seja apontado com coerência e atenção, mediante uma organização específica, para existirem no prazer compartilhado e cocriado com seus pais.

Referência bibliográfica

1. Bullinger A. Habiter son organisme ou la recherche de l'équilibre sensori-tonique – 2004. In: Le développement sensori-moteur et ses avatars. t. 1. ERES, 2012.

Capítulo 24

Bebê triste ou bebê deprimido

Camila Saboia

Podemos falar em depressão na primeira infância?

Nos últimos anos muito se avançou nos estudos sobre o bebê e a criança pequena, e hoje se sabe sobre suas competências precoces e sua capacidade de expressar-se via corpo. A imagem de outrora, daquele bebê passivo e pouco participativo em seu processo de subjetivação, cuja principal função seria regular suas necessidades fisiológicas, foi gradativamente sendo substituída pela imagem de um bebê capaz de desempenhar um papel de coautor no processo de sua adaptação ao mundo e na construção de sua subjetividade. Nesse sentido, passamos a compreender que o desenvolvimento global do bebê não se resumiria ao desenvolvimento cognitivo e psicomotor, mas englobaria aspectos de seu desenvolvimento psíquico, que, na grande maioria das vezes, é pouco privilegiado na escuta clínica dos profissionais que trabalham com a infância.

Considerar que as crianças possam manifestar sintomas de sofrimento psíquico seria compreender que elas são providas de um mundo interno e de uma realidade psíquica que é projetada e endereçada a um outro sujeito (figura materna ou adulto de referência), apto a receber e traduzir suas mensagens, estabelecendo assim um jogo relacional com o pequeno *infans*. Nesse sentido, dizemos que o bebê não é apenas um mero receptor do mundo que o cerca, mas desempenha um papel ativo em seu processo subjetivo, como preconiza o pediatra e psicanalista inglês D. Winnicott,[1] ao afirmar que o bebê constrói a mãe ao mesmo tempo que ela constrói o bebê.

Freud[2] nos lembra que os sintomas seriam constitutivos ao processo subjetivo do sujeito, isto é, faria parte da existência humana vivenciar conflitos e ambivalências, o que tornaria o próprio desafio humano equacionar esses impasses. Mas, afinal de contas, como podemos detectar o que seriam sintomas constitutivos ao próprio processo maturacional da criança e o que seriam já sintomas, que nos sinalizariam algo que colocasse em risco o processo de sua estruturação psíquica e seu desenvolvimento saudável?

Como os pediatras podem incluir em sua prática cotidiana um olhar e uma escuta aos sinais que os bebês expressam sobre seus estados psíquicos? Seriam esses profissionais preparados para detectar sinais que falam de possíveis sofrimentos psíquicos? E, finalmente, como acolher os pais que chegam em um estado de profundo desamparo e exaustão em nossos consultórios ao nos relatar dificuldades com seus filhos pequenos, como "Ele chora por tudo", "Não consigo acalmá-lo facilmente", "Ele não se interessa por brincar, só em assistir vídeos", "Chora quando me separo dele", "Tem seletividade alimentar" O que está por trás desses comportamentos cada vez mais recorrentes em nossa prática clínica?

Se sabemos que na infância "se tem um tempo para intervir", dada a plasticidade cerebral da criança em seus primeiros 3 anos de vida, torna-se fundamental que os profissionais que estão na linha de frente dos cuidados do bebê, como os pediatras, saibam discernir o momento certo para um encaminhamento a um profissional especializado, uma vez que é consenso que, quanto mais cedo ocorre a intervenção clínica com a criança, melhor o prognóstico de seu quadro clínico.

Podemos pensar que o próprio desenvolvimento da criança tem se apresentado de maneira diferenciada nas últimas décadas, em decorrência de novas contextualizações, tanto no que diz respeito às conjecturas dos arranjos sociais e urbanos das famílias contemporâneas quanto à presença onipresente do mundo tecnológico, que cada vez mais determina a maneira como a criança brinca, explora e se relaciona com o mundo – fatores estes ainda mais redimensionados no mundo pós-pandêmico. Se partirmos do pressuposto de que o brincar é constitutivo ao processo subjetivo da criança,[3,4] há marcas psíquicas que estão se inscrevendo nesse momento inicial do desenvolvimento global do bebê, o que tem se desdobrado em um rearranjo particular na qualidade de seus laços afetivos e sociais, como a clínica tem nos apontado nos últimos anos e pretendemos abordar aqui neste artigo.

À primeira vista, parece-nos incoerente pensar na imagem de um bebê ou uma criança triste ou deprimida, uma vez que o próprio período da infância condiz com um período do desenvolvimento humano que, *a priori*, é visto como uma fase dita *feliz* pelo fato de ser marcado por um período da vida em que a criança *não entende* ou não *sente* de fato o peso ou as marcas dos eventos trágicos da vida. Vale lembrar que o fato de a criança não sentir ou não compreender da mesma maneira que nós, adultos, nãos as abstém de manifestar seus sofrimentos a sua maneira. Em outras palavras, estamos aqui dizendo que o sofrimento da criança existe e é expresso de maneira particular, mas em que medida podemos associar sinais de sofrimento com quadro de depressão infantil?

Para responder a essa pergunta é importante primeiramente contextualizar o que se compreende sobre depressão. Sem dúvida, os estudos sobre melancolia desenvolvidos por Freud em 1915 e publicados em 1917,[5] em seu artigo "Luto e melancolia", foram de grande valia para pensar sobre a vivência desse estado psíquico marcado pela perda e separação. Freud, em seu texto, enfatiza que a perda do objeto amoroso poderia ter uma espécie de dois fechamentos: ou o do *luto*, quando o objeto perdido pode ser ressignificado pelo sujeito, o que implicaria pensar que a *separação* não é completamente vivida como uma *ruptura* ou descontinuidade da relação do sujeito com o mundo, à medida que ele pode achar traços do objeto perdido nos objetos que ainda permanecem vivos e presentes em seu entorno. Ou, ainda pelo processo da melancolia, descrita por Freud como um estado da separação vivenciada pelo sujeito, no qual ele perde seu *próprio eu* junto com o objeto amoroso perdido. Isso levaria o sujeito a um estado de profunda tristeza marcada pela perda do prazer das trocas de seus laços afetivos e relacionais, assim com a vida como um todo, o que se aproximaria hoje do quadro clínico da depressão. Haveria, portanto, diante da perda, um desinvestimento do *eu do sujeito* e um *hiperinvestimento do objeto* que se perdeu, o que acarretaria uma experiência de dilaceramento e esvaziamento libidinal do próprio sujeito. Aqui Freud parece sublinhar que a maneira como os sujeitos vivem as experiências de separação seria diretamente associada à maneira como eles irão internalizar as vivências dos cuidados nos primeiros tempos de vida, o que estaria intrinsecamente relacionado à qualidade das trocas interativas entre o bebê e o adulto cuidador.

Nesse sentido, dizemos que, para que a criança vivencie de maneira menos sofrida as vivências do desencontro e das separações, é necessário que o sujeito tenha desenvolvido certas experiências satisfatórias de encontros nos primeiros anos de vida. Mas o que seriam essas experiências satisfatórias?

Sabemos que um bebê, ao nascer, precisa da presença de um adulto que possa ajustar-se às suas necessidades fisiológicas e psíquicas, oferecendo-lhe recursos necessários para que ele possa desenvolver-se psiquicamente. Winnicott,[1] com base nas consultas terapêuticas que realizava no serviço de pediatria do hospital Paddington Green, em Londres, descreve a importância de a mãe identificar-se com seu bebê para ser capaz de responder às necessidades dele. Sobre esse processo de *identificação* com seu filho, Winnicott o considera um estado subjetivo particular da mãe de centralizar-se quase integralmente ao ritmo de seu bebê, a fim de que um vínculo satisfatório entre a dupla seja estabelecido.

Esse estado particular subjetivo da figura materna, Winnicott[1] o compara quase com um estado de loucura, nomeado por ele de "estado de preocupação materna primária", no qual se observa uma ruptura da mãe com o mundo externo, para dedicar-se quase exclusivamente a um mundo particular, que corresponderia a sua relação com seu bebê.

Esse estado fusional entre a díade, que se estende particularmente até os 3 primeiros meses de vida do bebê, seria constitutivo processo da construção subjetiva do bebê, ou seja, de seu desenvolvimento psíquico e global. No entanto, esse desenvolvimento só pode acontecer se o bebê estiver sendo acolhido por um ambiente favorável ao seu desenvolvimento, o que implica fundamentalmente contar com a presença de uma mãe dita *suficientemente boa*, termo muito bem definido por Winnicott quando ressalta que essa mãe seria aquela que pode vir a falhar sob a condição de que suas falhas e ausências não suscitem no bebê vivências de uma desorganização psíquica, pois isso faria as experiências de separação serem vividas como verdadeiras rupturas. Estas, por sua vez, desdobrar-se-iam em sentimentos de angústias tomadas pela criança como aniquilações de seu próprio eu.

Essa mãe, dita *good enough*, caracterizar-se-ia por ser aquela capaz de oferecer um acolhimento necessário ao ritmo e às necessidades de seu bebê, ao mesmo tempo que ela se autoriza, gradativamente, a ir ausentando-se dessa relação exclusiva para ir, progressivamente, retomando seus interesses próprios, que vão além de sua relação com o bebê, por exemplo, suas atividades relacional-afetivas e profissionais.

Nesse mesmo contexto, podemos citar o trabalho desenvolvido por Spitz,[6] que, nos anos 1950, no período pós-guerra, ao observar bebês em contexto de abandono, concluiu sobre a importância da presença de um adulto capaz de atender às necessidades psíquicas do bebê. E, nos casos em que estes se encontrem privados da presença viva de um cuidador disponível psiquicamente para as trocas relacionais com o pequeno *infans*, acabam por se retrair até cair em um quadro de desvitalização psíquica denominado por Sptiz *depressão anaclítica*.

Desse modo, segundo a perspectiva aqui levantada, sugere-se que a compreensão da depressão manifestada na infância estaria relacionada não à experiência da *perda do objeto materno ou amoroso*, como nos propõe Freud,[5] mas sobretudo a *ausência de um encontro satisfatório* com o objeto materno ou aquele adulto de referência que exerce a função materna.*

Diríamos que, para que a criança possa construir uma experiência de continuidade e confiabilidade com o mundo que a cerca, é necessário que ela tenha assumido um estado que lhe permita poder transitar e equacionar seus conflitos psíquicos, que fazem parte do processo maturacional de seu desenvolvimento psicoafetivo.

Por esse mesmo viés, Golse,[6] psiquiatra infantil e psicanalista francês, enfatiza que o termo *depressão* se justifica mais em razão de suas analogias clínicas com o campo adulto do que por suas hipóteses psicodinâmicas de fato. Isso porque estaríamos mais próximos da hipótese da existência de um *desencontro* com o objeto materno ou amoroso do que de sua *real perda*, o que nos remeteria não à vivência *de um luto ou melancolia*, mas a um estado de *estresse ou de desamparo* (*détresse*) do bebê ao se confrontar com a ausência de outro semelhante, *Nebenmensch*, segundo Freud, ou de uma mãe *suficientemente boa*, de acordo com Winnicott, adulto este capaz de desempenhar satisfatoriamente a função materna, oferecendo ao pequeno *infans* os subsídios necessários para que ela venha acessar o campo do simbólico e da linguagem.

Sobre essas características da depressão do bebê, Braconnier e Golse[7] ilustram que haveria, portanto, traços de retraimento relacional, o que sugeriria um estado de desvitalização psíquica evidenciada de maneira muito precoce no bebê.

Sinais de depressão do bebê

Para Golse,[6] a depressão do bebê poderia ser pensada a partir de três modelos que se entrelaçariam entre si e que têm como pontos comuns a dinâmica da *ausência* e *presença* do objeto materno.

---

* Vale lembrar que a função materna não necessariamente é associada e realizada pela mãe biológica. Trata-se na realidade da figura daquele adulto que, por estar em um processo de *identificação* com o bebê, é capaz de ir ao encontro de suas necessidades físicas e psíquicas, favorecendo seu desenvolvimento global.

1. A experiência de *uma carência quantitativa* vivenciada pelo bebê, em referência aos trabalhos de Bowlby[6] e Spitz,[6] que analisam os níveis de retraimento dos bebês (hospitalismo* ou depressão anaclítica). Ambos os autores relatam a desorganização psíquica que um bebê pode sofrer ao deparar-se com a perda abrupta e ininterrupta da presença materna por um período maior do que ele pode suportar. Em decorrência da ausência do objeto materno (adulto de referência que exerce a função materna), os bebês se manifestam inicialmente com choros e pedidos de apelo na reivindicação de sua presença, em seguida costumam apresentar quadros psicossomáticos, como perda de peso, problemas no sono, lentidão motora a um estado de letargia, que se desdobram em comprometimento no processo de suas competências cognitivas, motoras e afetivas.
2. A experiência da ordem de *uma carência qualitativa*, associada não à ausência real de um objeto cuidador, mas a sua ausência psíquica. Aqui estamos diante das situações em que observamos *uma mãe indisponível psiquicamente* para seu bebê, ela pode até estar presente fisicamente em seus cuidados necessários, mas observamos suas dificuldades na qualidade das trocas lúdicas e prazerosas com ele. São aquelas mães que observamos nas consultas que pouco sabem sobre o seu bebê e tampouco se identificam com suas necessidades fisiológicas e psíquicas. Por exemplo, não conseguem supor se o bebê chora de fome, de frio ou de dor, como não conseguem traduzir e acolher o bebê em seu estado natural de fragilidade. Essa falta de sincronicidade entre a díade é facilmente observada na ausência de um diálogo tônico-emocional rítmico e harmônico entre a dupla. Essa ausência psíquica materna nos remeteria ao conceito do *complexo da mãe morta*, descrito pelo psicanalista André Green.[7] Para esse autor, a *mãe morta* não conseguiria investir em seu bebê pelo seu estado depressivo (*depression blanche*); ela poderia se presentificar de maneira mecânica, atribuindo-lhe todos os cuidados físicos necessários sem oferecer-lhe, contudo, qualquer experiência de continência ou de reconhecimento como objeto de amor a ser investido e amado. Diríamos, assim, que as respostas do bebê em direção à sua mãe se perderiam em uma espécie de *buraco psíquico*, o qual retraria um real desencontro entre mãe e bebê, visto que o bebê não reconhece no rosto materno qualquer traço de si e de suas produções, como nos lembra Winnicott[8] sobre a importância do rosto materno no processo constitutivo do bebê. Assim, restaria ao bebê evitar esse rosto materno de maneira sistemática a fim de evitar que ele mesmo caia nesse buraco que Green[7] descreve. Essa ausência de investimento psíquico por parte da mãe pode ser ocasionada por diversos motivos, dentre elas, como já dito, o próprio desencadeamento de quadros depressivos maternos recorrentes no período puerperal.

   No entanto, vale lembrar que não podemos correr o risco de equacionar o estado patológico da mãe com causas da depressão do bebê. Para Golse,[9] esse modelo linear nada tem a ver com a compreensão das psicopatologias do bebê, que, como sabemos, denunciam não exclusivamente uma falha da figura materna, mas de todo o ambiente no qual o bebê está inserido, o que abarca também uma falha da potencialidade da função do terceiro, representado pela figura paterna.
3. O terceiro modelo seria associado às experiências sucessivas de *descontinuidade interativa*: situações nas quais o bebê se vê impossibilitado de poder internalizar suas figuras de referência pelo fato de elas serem regidas mais pelos ritmos das *rupturas* e das *descontinuidades* do que de *continuidade*, fato este que comprometeria a construção dos laços afetivos e sociais da criança. Esse tipo de quadro depressivo poderia ser suscitado tanto pela experiência relacionada à *carência quantitativa* – como no caso de crianças que vivenciam histórias de sucessivos abandonos em contextos institucionais ou familiares – como pela *experiência qualitativa* – associada às vivências do bebê, que se vê confrontado com a presença de mães imprevisíveis, que oscilam entre momentos de intensas trocas prazerosas e de trocas caóticas delirantes e desorganizadoras, como nos casos de mães *borderline*.

---

* Esse termo foi designado por John Bowlby, psiquiatra infantil e psicanalista inglês, na década de 1940, para descrever alteração profunda dos comportamentos físicos e emocionais em bebês de até 18 meses em decorrência de um abandono ou de uma internação hospitalar prolongada.

Sobre as descrições de comportamentos dos bebês depressivos, alguns autores, como Kreisler (1989, *apud* Saboia)[4] e Carrel,[10] enfatizam que esse estado de desvitalização psíquica do bebê é manifestado por: quadro de retraimento interativo; sinais de lentidão psicomotora; e sintomas que sinalizariam um quadro de desorganização psicossomática.

Carrel[10] descreve ainda que os estados de retraimento relacional do bebê são também detectados quando se observa de maneira cuidadosa a relação mãe-bebê; tanto no caso de risco de autismo como no caso de quadros patológicos que sugeririam um retraimento relacional, observa-se um comprometimento no que diz respeito às trocas interativas da díade mãe-bebê. Esse comprometimento é perceptível, por exemplo, na qualidade das trocas de olhares entre mãe e bebê e nos aspectos associados ao desenvolvimento psicomotor da criança, marcado, sobretudo, por uma lentidão significativa nos movimentos corporais do bebê, acompanhados por movimentos de explorações descontínuas dos objetos. Carrel[10] acrescenta que essas explorações são vistas, frequentemente, em quadros de bebês que apresentam sinais de retraimento relacional, mas que só podem ser de fato diferenciados de uma possível organização autística a partir dos 18 meses.

No entanto, se sabemos que a ausência do diálogo do olhar, da ritmicidade dos movimentos corporais, além da pobreza do jogo simbólico, são indicadores de percalços do processo subjetivo do bebê, como saber distinguir o que seria risco de autismo e o que seriam manifestações de sinais de depressão do bebê? De que maneira o bebê nos indica essas diferentes vivências sintomatológicas, que parecem ter em comum a ausência do registro de prazer compartilhado com o adulto de referência?

Laznik[11] preconiza que um bebê que apresenta sinais de risco de autismo mostra-se como incapaz de estabelecer jogo relacional com o outro. Ela revisita o conceito dos três tempos pulsionais descritos na metapsicologia freudiana e exemplifica que o bebê com risco de autismo teria como particularidade a incapacidade de se engajar no terceiro tempo pulsional, impedindo seu fechamento, ou ainda, como diria a psicanalista Genevieve Haag,[12] impedindo o estabelecimento dos *anéis relacionais*. Esse fechamento do circuito relacional estaria associado, por exemplo, à capacidade que o bebê e a criança pequena têm de provocar o outro na busca do estabelecimento das trocas interativas. Nessa mesma direção segue C. Trevarthen,[13] psicólogo e pesquisador na área do desenvolvimento infantil, ao teorizar o conceito da *intersubjetividade primária* como a capacidade natural e instintiva do bebê de provocar o outro na busca de estabelecer trocas interativas com o adulto familiar. "O bebê nasce com uma consciência receptiva aos estados subjetivos das outras pessoas e procura interagir com elas"[13] (p. 312).

Na prática clínica, dizemos que esse *provocar* difere do simples *responder*, por exemplo, porque o ato de provocar estaria relacionado à sensibilidade do bebê de não somente responder a uma interação do adulto mas, sobretudo, de perceber-se, ele próprio, como autor do prazer desencadeado na figura materna. Por exemplo, a mãe beija o pezinho do bebê ou se dirige a ele com voz de *mamanhês*,* ele é capturado pelo jogo de sedução de sua mãe e faz de tudo para que ela dê continuidade a esse jogo iniciado por ela, isto é, ele sustenta e pede, ao dar-lhe seu pezinho, que a mãe repita a brincadeira na busca de vivenciar novamente momentos prazerosos com ela.

De maneira diferente acontece com a criança deprimida, que, embora responda com maior frequência à provocação do outro, mostra-se passiva diante das brincadeiras e das explorações quando comparada a uma criança sem sinais de sofrimento psíquico. Era o caso de Pedro, que chegou ao consultório com a idade de 2 anos e meio, trazido pela mãe com a queixa de seu filho nunca ter conseguido dormir mais de 3 horas consecutivas, sintoma associado à angústia de separação. Observávamos que, embora Pedro apresentasse um bom vínculo com o outro e certo investimento na brincadeira, sendo capaz de produzir um brincar simbólico, era nítida sua dificuldade de sustentar a exploração de seu brincar. Era frequente que, no ápice da brincadeira compartilhada, ele subitamente a interrompesse e com a voz lenta e desvitalizada dissesse "Já cansei, podemos brincar de outra coisa".

---

* Essa linguagem chamada "mamanhês",[14] é comum a todas as mães do mundo quando elas conversam com seus bebês; ela se manifesta por meio de fórmulas melódicas, doces: a voz adquire um tom mais alto e a entonação é exagerada, um ritmo que começa em adágio para um andante, longas pausas, poucas sílabas em cada palavra ou frase, com articulações específicas e uma hiperarticulação de vogais.

Essa constante descontinuidade de suas explorações e brincadeiras talvez dissesse do funcionamento de um retraimento do tipo depressivo, no qual não era possível dar continuidade a uma experiência prazerosa com o outro.

Pesquisas recentes também apontaram quadros de desvitalização psíquica do tipo depressivo em crianças pequenas,[*,15,16] nos quais foi possível acompanhar bebês em idades entre 8 meses e 4 anos, que eram privados de trocas prazerosas com os adultos de referências e seu impacto nos quadros de seu desenvolvimento psíquico. Por meio da análise minuciosa do brincar dessas crianças foi possível comparar que, diante do grupo controle, elas apresentavam uma pobreza na qualidade da produção do jogo simbólico, maior passividade na exploração dos brinquedos, sinalizada por uma falta de curiosidade em explorar os brinquedos disponíveis no tapete de jogo, e por movimentos descontínuos e lentos na produção das montagens, como os de Lego.

Outro fator observado foi a ausência de narratividade no ato do brincar; as cenas por elas montadas eram geralmente carregadas por meras manipulações e teatralizações dos bonecos, sem que houvesse, contudo, a presença de enredos ou narrativas com sequências de início, meio e fim, sugerindo um provável empobrecimento de sua criatividade e fantasia.

No entanto, apesar de o brincar dessas crianças parecer menos rico simbolicamente, quando comparado ao do grupo de crianças com desenvolvimento esperado, observamos que sua produção do brincar ainda era mais organizada do que a do grupo das crianças que apresentavam sinais de risco autístico.

A título de exemplo, podemos elucidar o fato de que o brincar dessas crianças restringia-se mais às explorações sensoriais. Além disso, sua dificuldade de se engajar em um brincar a dois era visivelmente mais difícil para elas, visto que tendiam a não responder o convite do brincar com o outro, e, muitas vezes, a interação era bruscamente rompida pela preferência de explorar os brinquedos de maneira isolada e solitária, não se dirigindo ao adulto para compartilhar a descoberta ou a própria brincadeira em que estava envolvida. Isso reforça a hipótese, dita anteriormente, de que essas crianças têm como característica marcante a recusa de compartilhar experiências prazerosas com o outro, impossibilitando o que Laznik[11] refere como o fechamento do circuito pulsional.

Cabe lembrar aqui que compreendemos a patologia autística como um conjunto de fatores multifatoriais, que vão desde uma possível predisposição genética a uma particularidade na organização do equipamento neurobiológico, que contribuem para que o bebê venha a desenvolver um estilo interacional e relacional particular,[17] dificultando seu acesso à experiência de um prazer compartilhado.

Como nos lembra Golse,[18] trata-se de uma patologia plurifatorial, na qual haveria fatores genéticos interagindo com fatores ambientais, isto é, que engloba o próprio equipamento *neurobiopsicológico* da criança com diversos efeitos de encontro com seu ambiente biológico, cognitivo e relacional, o que vem reforçar a importância de tratar o autismo pelo viés da clínica transdisciplinar.

Outra característica de sinais de retraimento depressivo no bebê se caracteriza por um evitamento específico do olhar materno, como no caso de José,** que aos 13 meses chega ao consultório com quadro de retraimento relacional, acompanhado por atraso na linguagem, presença de um brincar repetitivo e ausência de trocas de olhares com sua mãe, como se buscasse um meio de defender-se de seu olhar deprimido e desvitalizado que mais o desorganizava do que o integrava. De maneira diferente acontecia com a analista, pois José escondia-se para, em seguida, buscar seu olhar na busca de vivenciar com ela as experiências de prazer compartilhado e de *reflexibilidade*, na qual o olhar do outro traduz e nomeia seus estados emocionais.

Outro exemplo é o caso de Luisa,*** que apresentava um quadro de hipersonia, dormindo por quase 10 horas durante o dia, como uma maneira de esquivar-se de um encontro com um mundo caótico e uma mãe indisponível psiquicamente.

---

* Pesquisa de pós-doutorado financiada pela Fundação de Amparo à Pesquisa do Estado de São Paulo (Fapesp).

** Caso publicado no artigo Percalços no processo de subjetivação do bebê: sinais de risco de autismo ou depressão do bebê. Ágora. 2019; XXII (3):319-25.

*** Caso publicado no artigo Saboia C. Os impasses ao acesso à intersubjetividade: observações clínicas de um bebê com risco de evolução autística. Estilos da Clínica. 2022; 27(3):422-34. https://doi.org/10.11606/issn.1981-1624.v27i3p422-434.

Golse[9] nos convida a pensar sobre a relevância de fazermos uma leitura específica sobre os transtornos psicossomáticos expressos pelo bebê, para que possamos diferenciar, em nossa prática clínica, um quadro de retraimento autístico de um caso de retraimento relacional do tipo depressivo. Isso implica saber se os transtornos psicossomáticos expressos pelo *infans* estariam funcionando ainda em prol da vida, em uma manifestação da tentativa de um apelo ao outro ou da pulsão de vida, ou, ao contrário, se já estaria respondendo em nome da pulsão de morte, como naqueles casos em que constatamos um desinvestimento pulsional por parte do bebê em sua relação com os objetos.

Sabe-se que esse desinvestimento, ou perda da tensão pulsional, evoca a própria origem da noção da palavra *de-pression*, que contempla a ideia de queda ou diminuição do nível de *pressão* da tensão pulsional. Essa queda, por exemplo, é o que frequentemente testemunhamos na clínica, quando nos deparamos com bebês que mostram intensa passividade diante dos objetos, sugerindo um possível comprometimento do brincar precoce e constitutivo do bebê, sinalizador de possíveis falhas no acesso à intersubjetividade.[16,19]

Golse[9] ainda sugere a importância de o profissional saber fazer uso de sua sensibilidade revisando as experiências contratransferenciais* provocadas no momento de interação com a criança, tendo como critério a ser observado se o bebê é capaz de provocar o adulto na busca de interação. Por exemplo, tanto no que se refere ao jogo de provocação e sedução quanto à maneira e ao tempo que leva para se engajar e, ainda, sustentar uma brincadeira a dois.

No entanto, vale lembrar que sinais de depressão no bebê e na criança pequena não são apenas associados a sinais de inibição, mas são manifestados em formas de sintomas de agitação, como insônia, irritabilidade e dificuldade do bebê de ser consolado.[20] Na prática clínica observamos que sintomas se manifestam como uma forma de *transbordamento*, tanto no corpo como na expressão e organização da linguagem, expresso por agitações motoras e um discurso que frequentemente se perde na busca das conexões do pensamento. Esses comportamentos muitas vezes são acompanhados por crises de intolerância às frustrações, manifestadas não apenas por situações de birras e por comportamentos opositores, mas por verdadeiros episódios de desorganização psíquica que, à primeira vista, são associados a birras, mas diferem delas, pois muitas vezes a criança demora para se reorganizar e se recompor emocionalmente ou psiquicamente. Escutamos as queixas dos pais, por exemplo, "quando escuta um não, ele começa a chorar e não consigo acalmá-lo, se agita e grita mais se chego perto". Esses comportamentos de agitação também são acompanhados por crises de agressividade com ataques de cólera, tentativas de bater ou jogar objetos que estão ao seu redor, sinalizando um quadro de instabilidade emocional importante.

Para concluir, podemos dizer que os bebês e as crianças pequenas sofrem e mostram seu sofrimento de maneiras diversas, como nos diz Crespin,[17] seja por sintomas *barulhentos* ou *silenciosos* que, a nosso ver, podem, por sua vez, estar relacionados a possíveis quadros de depressão.

Como pudemos observar, a depressão na infância ainda é atualmente desconhecida e pouco explorada, em razão de sua própria sintomatologia polimorfa e também por seu modo camuflado de se manifestar.

Finalmente, vale lembrar que, nesse período da primeira infância, o mais importante não é fechar um diagnóstico, mas, sobretudo, detectar sinais de sofrimento psíquico e atentar aos marcos do desenvolvimento psíquico do bebê. Para isso, é fundamental que os profissionais que estão na linha de frente com os bebês e as crianças pequenas possam incorporar, em suas práticas cotidianas, um olhar atento aos estados emocionais da criança, sabendo reconhecer os marcos de seu desenvolvimento psíquico. Nos tempos atuais, em que a prática clínica nos fala sobre a importância de uma intervenção com os bebês a tempo, acrescentado à influência da neuroplasticidade cerebral da criança para um bom prognóstico clínico, diante de sinais de descompasso com o desenvolvimento esperado, soa até como negligência pensar ainda que *toda criança tem seu tempo!*

---

* O conceito "relação transfero-contratransferencial", para a psicanálise, diz respeito aos sentimentos que o paciente lhe suscita, a partir da relação transferencial, que podem ser considerados como balizadores de suas interpretações, pois permitiriam o acesso mais profundo e primitivo do paciente, favorecendo seu avanço no processo da cura analítica.

Referências bibliográficas

1. Winnicott DW. Da pediatria à psicanálise. Bogomoltez D, tradutor. Rio de Janeiro: Imago; 2000. p. 399-405.
2. Freud S. Inibição, sintoma e angústia. In: Obras completas, ESB, v. XX. (1925-1926). Rio de Janeiro: Imago; 1996.
3. Saboia C. A desvitalização psíquica do bebê: entre sinais de autismo e depressão do bebê. In: Wanderley DB, Gelle ML (orgs.). É tarde! É tarde? A intervenção a tempo em bebês com risco de evolução autística. Salvador: Agalma; 2018. p. 158-69.
4. Saboia C. Percalços no processo de subjetivação do bebê: sinais de risco de autismo ou depressão do bebê. Ágora. 2019; XXII (3):319-25.
5. Freud S. Luto e melancolia. Edição standard brasileiras das obras completas de Sigmund Freud. v. XIV. Rio de Janeiro: Imago; 1917 [1915], 1974.
6. Braconnier A, Golse B. Dépression du bébé, dépression de l'adolescent. Érès. 2010. https://doi.org/10.3917/eres.golse.2010.01.
7. Green A. Narcissisme de vie, narcissisme de mort. Paris: Les Éditions de Minuit; 1983.
8. Winnicott DW. Jeu et réalité (1971). Paris: Gallimard; 1975 c. p. 154-64.
9. Golse B. L'être-bébé. Paris: PUF; 2004.
10. Carrel A. Les signes précoces de l'autisme et de l'évitement relationnel du nourrisson. In: Delion P. Les bébés à risque autistique. Toulouse: Érès; 2012, p. 45-64.
11. Laznik M-Ch. La théorie lacanienne de la pulsion permettrait de faire avancer la recherche sur l'autisme. La Célibataire. 2000. p. 67-78.
12. Haag G. Nature de quelques identifications dans l'image du corps: hypothèses. Journal de la Psychanalyse de l'Enfant. 1991; (10):73-92.
13. Trevarthen C, Aitken KJ. Intersubjectivité chez le nourrisson: recherche, théorie et application clinique. Devenir. 2003; 5(4):309-428.
14. Fernald A, Kuhl P. Acoustic determinant or infant preference for parentese speech. Infant Behaviour and Development. 1987; (10):278-93.
15. Saboia C, Kupfer MC. Du jeu précoce du bébé au jeu symbolique de l'enfant. Psychologie Clinique e Projective. 2017; 1(23):177-96.
16. Saboia C, Gosme C, Viodé C, Gille M, Ouss L, Golse B. Do brincar do bebê ao brincar da criança: um estudo sobre o processo de subjetivação da criança autista. Psicologia: Teoria e Pesquisa. 2018; 33:1-8.
17. Cullere-Crespin G. Os sinais de sofrimento psíquico. In: Cullere-Crespin G. A clínica precoce: o nascimento do humano. São Paulo: Casa do Psicólogo; 2004. p. 47-69.
18. Golse B. Autismo infantil: depiste e prevenção. Rev Latino-Americana de Psicopatologia Fundamental. 2005; VIII(3):428-42. Disponível em: https://www.scielo.br/j/rlpf/a/Q8mn8jwNBKf8PhcB479SLPq/?lang=pt&format=pdf. Acesso em: 27 set. 2023.
19. Saboia C. O brincar precoce do bebê como indicador de riscos de sofrimento psíquico. Estilos da Clínica. 2015; 20(2):181-93.
20. Croas J. Troubles depressifs, agitation ou inhibition, activité ou passivité? Psychologie Clinique e Projective. 2008; 1(14):73-108. doi:10.3917/pcp. 014.0073.

Capítulo 25

Sinais precoces de alterações no neurodesenvolvimento

Saul Cypel

A neurologia infantil e da adolescência vem tendo, nas últimas décadas, progressos em seus conhecimentos, decorrentes da evolução tecnológica, mais especificamente na área do neurodesenvolvimento e de seus transtornos (TND). Estes são consequentes a prejuízos no processo de desenvolvimento integral e integrado das funções cerebrais que poderão impactar na vida de crianças e de seus familiares.

Os comprometimentos mais importantes estão relacionados com: alterações motoras, de linguagem, de aprendizagem, desenvolvimento intelectual, também de atenção, de cognição e comportamentais. Podem se manifestar precocemente em algumas circunstâncias ou durante a primeira infância.

Entendido desse modo, deduz-se que sua abordagem deva ocorrer de maneira multidisciplinar para adequada compreensão do contexto das dificuldades, definição das orientações e medidas terapêuticas.

No entanto, decorrente das exigências acadêmicas, muitas pesquisas são excluídas porque não oferecem o devido crédito aos dados obtidos, e também dificultam comparações entre si devido utilização de metodologias inadequadas. Pode-se citar algumas razões para isso, por exemplo: coleta de dados por informações retroativas com uso de questionários, não acesso a marcadores comportamentais, número desproporcional de crianças em cada uma das faixas etárias utilizadas.

Do mesmo modo, o estudo da prevalência dos vários tipos de transtornos fica dificultado, pois advém de casuísticas inadequadas, como número pequeno de casos, metodologias incorretas, critérios conceituais e diagnósticos diversos, o que prejudica as evidências científicas.

Assim, fica inclusive bastante limitada a seleção de pesquisas para a realização de estudos de metanálise. Como exemplo desse esforço e de cuidados metodológicos rigorosos, pode-se citar o exaustivo trabalho sobre detecção precoce dos transtornos do desenvolvimento realizado por Micai, Fuceri, Caruso e colaboradores,[1] com minucioso planejamento prévio na busca de dados mais consistentes e confiáveis. Dos 1.535 artigos inicialmente selecionados e submetidos aos critérios rigorosos de inclusão, a maioria foi excluída, restando somente 8 para a elaboração do trabalho planejado.

Na maioria dos transtornos são difíceis as verificações de alterações nos 2 primeiros anos de vida, sendo mais bem identificáveis a partir dessa idade.

Diversos são os fatores que favorecem a ocorrência dessas alterações, estando envolvidos principalmente os genéticos, associados às influências do meio ambiente no qual a criança se desenvolve.

Essa programação genética ocorrida no meio intrauterino determina tendências, mais especificamente ligadas ao nosso tema, relacionadas ao comportamento e às funções nervosas superiores. Porém, essa determinação não acontece como absoluta para o restante da vida, podendo ser modificada nos genes por mecanismos moleculares intracelulares a partir do pós-natal, como consequência da participação e influência das relações interpessoais no meio ambiente, constituído por pai, mãe e irmãos.

Essa inter-relação familiar pode oferecer aprendizados sucessivos modificando aquelas tendências iniciais e inserindo novas, estruturando comportamentos e constituindo o que se conceitua como epigenética.[2,3]

Os marcos do desenvolvimento nos primeiros anos são bastante conhecidos e divulgados, e podem servir como guia ao avaliar-se clinicamente desde seus dias iniciais de vida.

O interesse na busca de sinais precoces de risco para TND é de suma importância, pois irá favorecer a identificação de alterações funcionais em sua evolução e o possível diagnóstico, permitindo intervenções o mais cedo possível, fato que está frequentemente relacionando ao melhor prognóstico.

Isso tem motivado pesquisas multidisciplinares que incluem investigações de diversos domínios funcionais relacionados com o desenvolvimento humano.

Doenças neurológicas como patologias degenerativas, traumáticas, erros inatos metabólicos, sequelas de doenças infecciosas cerebrais, não fazem parte do escopo desta abordagem.

De acordo com o DSM-5,[4] serão consideradas os seguintes transtornos:

- transtorno do déficit de atenção/hiperatividade (transtornos atencionais);
- Transtorno do Espectro Autista (TEA);
- transtornos posturais e motores;
- transtornos da linguagem;
- transtornos específicos do aprendizado;
- transtornos intelectuais.

Os transtornos elencados costumam apresentar-se com vários sinais e sintomas que podem estar presentes em mais de uma das condições citadas, do mesmo modo que nem sempre essas manifestações surgem integralmente em diversas crianças com o mesmo transtorno. O predomínio do tipo de característica clínica é variável e pode dever-se à metodologia de avaliação utilizada nas pesquisas.

A busca desses marcadores deve ser feita e identificada com cautela e por profissional experiente. Muitas condutas diagnósticas atualmente têm utilizado algoritmos ou questionários padronizados cujo procedimento de avaliação não permite identificação precisa e detalhada dessas manifestações clínicas, podendo não levar a conclusões diagnósticas ou até ser equivocadas, entretanto podem ser úteis como verificação de risco.

Como são detalhes sutis e dependentes do estágio de desenvolvimento da criança, será necessário haver conhecimento adequado desse processo e de suas variações normais antes da formulação do diagnóstico e da comunicação aos familiares. O mesmo se pode dizer com relação à indicação de condutas terapêuticas diante de diagnósticos duvidosos, causando desgastes emocionais aos familiares e custos financeiros.

Mesmo com cuidado, é de boa conduta nesses casos indicar-se que sejam realizadas ampliações do acompanhamento clínico e investigações mais aprofundadas.

Seguiremos expondo os TND de modo didático, procurando salientar possíveis sinais precoces e os domínios do desenvolvimento a que estão relacionados: desenvolvimento motor espontâneo, linguagem/vocalização, temperamento, movimentos estereotipados, uso de brinquedos e o brincar compartilhado, sociabilidade, processamento sensorial, atenção, alimentação e sono.

Transtorno do déficit de atenção – hiperatividade (TDAH)

As alterações precoces motoras e comportamentais têm sido referidas como possíveis determinantes de prejuízos no neurodesenvolvimento em crianças, mais especificamente em lactentes, prematuros e com baixo peso, predizendo o diagnóstico de TDAH. Foram citadas nas pesquisas de Gurevitz, Geva, Varon e colaboradores,[5] tanto em movimentos mais amplos como nos mais precisos, durante o primeiro como no segundo ano de vida. Entretanto, alterações precoces desse tipo não foram observadas em pesquisa com crianças aos 12 meses, tendo sido avaliadas posteriormente aos 7 anos com o diagnóstico de TDAH.[6]

Nas crianças com TDAH é relativamente frequente a ocorrência de alterações do sono durante o primeiro ano de vida, com dificuldades para iniciá-lo e acordando várias vezes à noite. Podem mostrar-se inquietas, com choro e irritadas já na maternidade, diferentes dos outros bebês. Vê-se que, mesmo em situações de risco já citadas, outros fatores, como estresse materno no pré-natal, ambiente pouco interativo e negligente, poderão estar participando e influenciando essas alterações comportamentais no processo de desenvolvimento.

Considerações semelhantes podem ser feitas com relação às frequentes falhas na aquisição da linguagem, cujo desenvolvimento inadequado nos 2 primeiros anos pode acenar para transtorno futuro do tipo TDAH. Investigações usando o *Denver Development Screening Test*[7] mostraram alterações em lactentes aos 9 meses e aos 2 anos, e correlacionaram-se mais tarde a diagnóstico de TDAH.[8]

Temperamento alterado poderá ser observado a partir do primeiro, segundo e terceiro anos, como dificuldades no controle inibitório, baixa tolerância às frustrações, e no desempenho social. Em decorrência desse conjunto de dificuldades, observam-se como consequência interesses variados do tipo exploratório dos brinquedos, havendo uso de atenção de curta duração. Mas pode ocorrer o contrário, ficando um tempo maior em atividades que sejam do seu interesse, desconhecendo o restante do ambiente.

Alterações alimentares no período de amamentação, como dificuldades à sucção e irritabilidade, foram notadas em crianças já no primeiro ano de vida como prenúncio de dificuldades do neurodesenvolvimento.[9]

Importante salientar que os comportamentos descritos não são exclusividade de sinais de risco para TDAH. Poderão ser prenúncio de outros transtornos do neurodesenvolvimento relacionados com possíveis prejuízos precoces cuja evolução será influenciada, como já mencionado, pela maneira como as relações interpessoais forem se estabelecendo dentro do ambiente familiar, ou ocorrência de doenças e acidentes e outras situações traumáticas. Como visto, não se trata de uma entidade nosológica única, mas comporta um conjunto de disfunções que se manifestaram previamente ou concomitantemente e são parte da própria morbidade e não como comorbidades. Em sua maioria estarão interferindo no desenvolvimento e maturidade integral da criança, não favorecendo a estruturação de suas funções executivas, com prejuízos em sua capacidade de pensar e ter autonomia.[10]

Transtorno do espectro autista (TEA)

Sinais de alerta precoces para TEA podem ser verificados em crianças consideradas de risco: prematuros, baixo peso ao nascer, sobreviventes de complicações neonatais, irmão autista e procedimentos cirúrgicos com internações prolongadas. Dificuldades motoras amplas e/ou mais precisas, bem como posturas inusuais, foram relatadas em irmãos com TEA quando comparados com a população geral no primeiro ano de vida.[11] Entretanto, essas observações não foram encontradas em outras pesquisas similares.[12]

Mostram-se com pobre comportamento afetivo, com pouca expressão pelo sorriso social aos 6 meses, e dos 8 a 10 meses ocorre limitada presença de gestos convencionais quando comparados a lactentes normais no mesmo período. Observa-se baixa tolerância ao contato físico.

Na linguagem podem ser observadas diferenças em relação à vocalização simples aos 6 meses quando comparadas a crianças típicas; aos 2 anos permanecem essas diferenças verificadas em vocalizações, mais evidentes quando comparadas às típicas que já pronunciam palavras e frases curtas. Em suas atividades não demonstram atenção compartilhada.

O contato visual aos 12 primeiros meses mostra-se significativamente alterado, sendo fugaz, evitando contato com pessoas, presente e mais prolongado com objetos e tela, apresentando hipersensibilidade ao tato nesse período e reação repulsiva à estimulação sonora. Não respondem ao serem chamados pelo nome.

Movimentos estereotipados podem ser notados nos 2 primeiros anos, relatados pelos pais ou por meio de vídeos, porém sua ocorrência nem sempre é observada. É frequente levarem objetos diversos à boca; fazem uso inapropriado e não simbólico de brinquedos, tendo atitude exploratória e não funcional.

As alterações motoras, posturais e oculares têm recebido importante interesse diagnóstico, visto que se apresentam com particular interesse como sinais de risco para autismo e podem ser observados já no primeiro semestre de vida. Isso se deve a sua ocorrência precoce no neurodesenvolvimento antes mesmo das dificuldades de interação social e de comunicação, favorecendo intervenções terapêuticas mais imediatas visando ao melhor prognóstico.[13]

Essa sequência no primeiro semestre de vida decorre da predominância do funcionamento das áreas cerebrais sensoriais (parietal, temporal e visual), com pouca ativação de regiões motoras mais desenvolvidas e reguladoras dos movimentos; estes surgem naquele momento de modo assimétrico e desordenado. A partir do quarto mês de vida os movimentos vão se tornando mais harmônicos e simétricos em relação ao corpo do bebê; a não ocorrência dessa harmonização e simetria sinaliza possível anormalidade dessa organização funcional e poderá estar sinalizando a possibilidade de ocorrência de futuras alterações no neurodesenvolvimento, inclusive de quadros autísticos. Possivelmente essas disfunções estão relacionadas com micromalformações neuronais circuitarias relacionadas a anormalidades da subplaca cerebral cortical.[14]

Nos meses seguintes há distúrbios de integração das funções frontais iniciais, que, por determinação genética e influenciadas pelo ambiente, poderão acenar para o TEA, verificando-se prejuízos motores e produzindo movimentos bizarros: estabilidade postural diminuída, incoordenação com dismetria nos membros superiores, ataxia cerebelar, movimentos lentos e imprecisos, movimentos sacádicos oculares sem objetivo, contato visual limitado.[15]

Transtornos posturais e motores

Além dos transtornos posturais e motores referidos anteriormente para as suspeitas de risco para o autismo, é importante a observação dos reflexos próprios do recém-nascido (RN) como sinalizadores do neurodesenvolvimento.[16]

A função motora expressa-se já no RN de termo. Adota posição típica, em decúbito dorsal com os membros semifletidos, com leve acentuação do tônus muscular (postura em flexão).

É observado um conjunto de reflexos próprios dessa fase e que irão se modificando nos meses a seguir (Figura 25.1):

- **Reflexo de moro:** ao provocar-se ruído mais intenso o RN faz rápida extensão lateral dos membros superiores e chora.
- **Reflexo de preensão palmar:** flete os dedos da mão ao ser colocado objeto em sua região palmar, e assim permanece durante o estímulo.
- **Reflexo dos pontos cardeais:** ao se fazer estímulo em suas comissuras labiais, roda a boca e a cabeça para o mesmo lado.
- **Reflexo de apoio plantar e marcha reflexa:** colocado de pé, faz apoio plantar, iniciando a alternância de passos.
- **Preensão plantar:** colocado objeto na base dos dedos do pé, observa-se a flexão destes.
- **Reflexo de sucção:** introduzido objeto em sua boca (cotonete adoçado), começa a sugá-lo.

A ausência parcial ou completa desses reflexos, ou sua persistência exagerada além dos períodos referidos, significará precocemente provável comprometimento cerebral e prejuízo no neurodesenvolvimento. Exemplificando, em situações anóxicas traumáticas neonatais, poderá ocorrer sofrimento cerebral de grau variado, verificando-se atenuação ou desaparecimento daqueles reflexos, hipotonia, convulsões, coma, traduzindo o comprometimento funcional cerebral. Nesses casos, havendo inclusive desaparecimento da sucção reflexa, sinaliza-se a forma de maior gravidade clínica e de alto risco vital nessa condição neurológica.

Por último, o reflexo de Magnus-De Kleijn ou tônico-cervical (Figura 25.2), também conhecido como reflexo do espadachim, apresenta-se no RN quando é feita a rotação lateral da cabeça havendo como resposta a extensão do membro superior e inferior do mesmo lado. Sua persistência além do quarto mês de vida indica possível ocorrência de encefalopatia.

Alterações precoces do tônus muscular, seja para hipotonia, ou hipertonia com características espásticas nos primeiros meses de vida, deverão ser investigadas para esclarecimento diagnóstico e orientação pertinente.

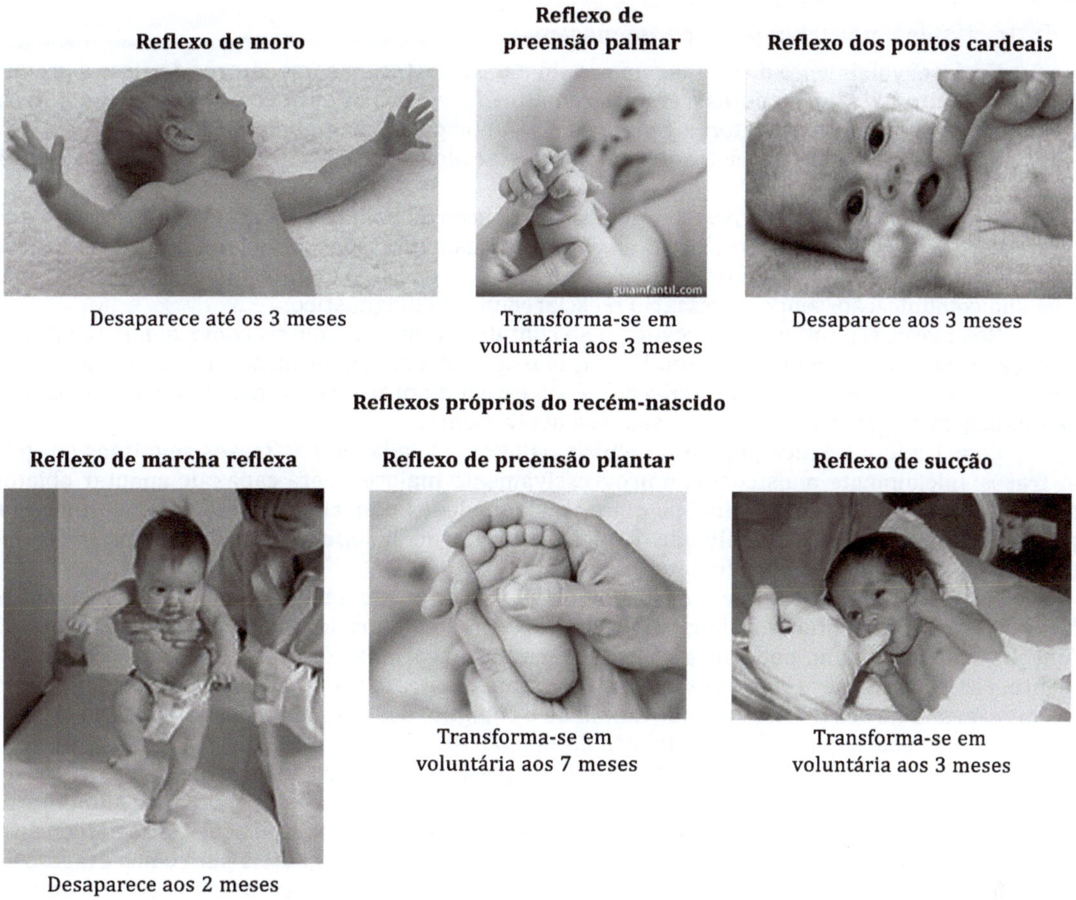

Figura 25.1 Reflexos próprios do recém-nascido.
Fonte: Acervo da autoria do capítulo.

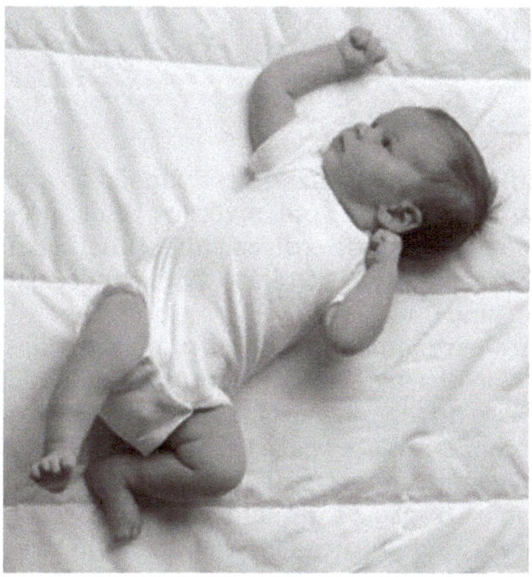

Figura 25.2 Reflexo tônico-cervical.
Fonte: Acervo da autoria do capítulo.

Transtornos de desenvolvimento da linguagem

No desenvolvimento da linguagem novamente se destacam como fatores de risco a prematuridade, muito baixo peso ao nascer, ou prematuridade e baixo peso conjuntamente, e outros, como a deficiência auditiva, fatores genéticos e a participação do ambiente familiar.

Na linguagem, dois aspectos devem ser destacados e observados: a compreensão e a expressão.

A presença de contato visual associada à produção de balbucios já deveria estar ocorrendo no terceiro e quarto meses de vida. A ausência dessas expressões associada à falta de sorriso interacional estendendo-se até o sexto mês será aceno de que algo disfuncional estaria ocorrendo com sua comunicação, sendo necessário o esclarecimento diagnóstico.

Nos meses seguintes a não resposta ao contato afetuoso do outro, como se não reagisse à intenção relacional do momento, com limitação e ausência de gestos ou sorriso, associada à não emissão mais articulada de sons (lalação), é sugestiva de provável alteração de suas condições de linguagem e possível prejuízo em seu desenvolvimento.

Com 1 ano a criança já passa a emitir palavras isoladas, e nos meses seguintes surgem as frases, inicialmente mais curtas e progressivamente maiores. Será capaz de apontar objetos quando nomeados. Deve salientar-se que essas aquisições poderiam não se estabelecer nesse momento, sinalizando a possibilidade de algum transtorno, independentemente de os sinais anteriores terem ocorrido normalmente.

Importante ressaltar que o desenvolvimento da linguagem tem como premissa condições funcionais cerebrais inter-relacionadas, atuando de modo integrado, e não determinada por uma função exclusiva. Assim, pode surgir em circunstâncias variadas de transtornos do desenvolvimento. Faz-se então necessário ressaltar que, diante de atraso no processo do desenvolvimento da linguagem, seja observado de modo ampliado o conjunto das características clínicas da criança e investigação acurada para determinação do diagnóstico.[17]

Como já referido, a presença desses sinais permitirá a precocidade diagnóstica e, consequentemente, a intervenção terapêutica com melhores possibilidades prognósticas. Embora os períodos referidos tenham flexibilidade para instalação das referidas aquisições, ou seja, considerando como variações normais do desenvolvimento, será necessária cautela para o não exagero de expectativa para que as aquisições venham a acontecer espontaneamente. Esse tipo inadequado de espera não é incomum, perdendo-se a oportunidade do melhor *timing* para introduzir as estimulações necessárias nos melhores momentos em que a circuitação cerebral está preparada para desenvolver as novas funções, considerados períodos sensíveis ou críticos funcionais.

Os melhores resultados ocorrem quando o diagnóstico e orientações terapêuticas acontecem antes dos 3 anos de idade.

Transtornos específicos do aprendizado escolar

Os transtornos específicos do aprendizado escolar são as alterações mais comuns do neurodesenvolvimento e podem expressar-se por diversos tipos: na escrita, leitura, matemática, soletração, e ainda como dislexia, disgrafia e discalculia. Difícil estabelecer a prevalência desses transtornos em virtude da diversidade dos critérios diagnósticos e por surgirem frequentemente associados em uma mesma criança.

Os sinais precoces para essas inabilidades já foram referidos e são semelhantes a outros sinais iniciais dos TND: atraso no desenvolvimento motor, dificuldades emocionais, dificuldades na sociabilidade, atraso no processo de linguagem, cujos parâmetros foram antes citados. Costuma-se buscar dificuldades escolares em familiares para caracterizar situações semelhantes à da criança como havendo determinação genética, porém nem sempre são encontradas.

As referências à má concentração e a dificuldades inibitórias participam precocemente das queixas relacionadas à observação de futura lentidão na alfabetização, podendo ser observadas entre os 3 e os 4 anos. Esses sinais costumam ser acompanhados de outras alterações comportamentais, como a inquietude, interferindo no processo de desenvolvimento e prejudicando futuros aprendizados não somente escolares.

Não há sinais e sintomas específicos que antecedam as dificuldades de aprendizado escolar. Problemas comportamentais poderão ocorrer e ficarão na dependência de como o processo de desenvolvimento irá acontecendo. Houve época não muito distante em que "não saber dar laço no cordão do sapato" ou "não diferenciar esquerda e direita", entre outras verificações, seriam precursores de dislexia, ou estariam relacionados a evidências anatômicas cerebrais identificadas pela ressonância magnética cerebral, fato não comprovado de modo seguro até o presente.[18]

De modo semelhante, em tempos recentes, as alterações psicomotoras seriam as responsáveis pelos atrasos escolares. Desenvolvemos no âmbito neurológico o Exame Neurológico Evolutivo (ENE),[19] no qual várias funções foram investigadas em crianças de 3 a 7 anos, podendo estar relacionadas com as dificuldades de aprendizado: equilíbrio estático e dinâmico, persistência motora, coordenação apendicular e tronco-membros, sincinesias, tono muscular, motricidade reflexa e sensibilidade.

Pesquisa realizada em Londres com crianças de 6 e 7 anos,[20] em período de alfabetização e com inteligência normal, foi dividida em 2 grupos: o primeiro com bom rendimento escolar e o segundo com dificuldades de aprendizado, com meninos e meninas em número idêntico em cada grupo. A conclusão principal foi que tanto os com bom rendimento como os que tinham dificuldades apresentaram ENE semelhante, com uma única diferença, sendo pior o equilíbrio estático naquelas com baixo rendimento, achado que seria insuficiente para justificar as dificuldades escolares. O mesmo é plausível com relação às demais funções que se apresentaram semelhantes em ambos os grupos.

Embora o ENE permita a avaliação evolutiva funcional para esse período etário, não foi suficiente como marcador para a conclusão diagnóstica relacionada à aprendizagem, mas pode colaborar com suas informações quando associadas à complementação com avaliações diagnósticas mais ampliadas.

Dificuldades na aprendizagem com frequência são referidas em crianças com idade em torno dos 5 anos, período em que a estruturação cerebral ainda está em processo de maturação para a alfabetização. Não há motivos para essas antecipações precipitadas, mesmo porque as vantagens não serão tão valiosas, podendo até mesmo trazer prejuízos e retraimentos nessa aquisição pelas dificuldades geradas.

Muito cuidado com afirmações de certas inabilidades motoras isoladas, por exemplo, que somente irão criar situações de preocupações devido a prognóstico falso de futura dificuldade na aprendizagem.

Para contrapor-se a esses preconceitos, citem-se casos de crianças com paralisia cerebral tetraplégica com acentuadas alterações motoras bilaterais e que conseguiram boa alfabetização.

Transtornos intelectuais

Os transtornos intelectuais do neurodesenvolvimento surgem em condições específicas nas quais não há propriamente deficiência mental, visto que os testes clássicos para aferir a inteligência mostram resultados normais. Mesmo assim, a produção da criança, considerando a escolaridade, está abaixo do esperado, entretanto é esperta para outras atividades, como nos jogos eletrônicos ou em outras propostas prazerosas.

Nessas situações observa-se que sua inteligência está de acordo com a idade cronológica, porém a maturidade está defasada e regredida, com pouca autonomia.

No histórico costuma-se encontrar inadequações no ambiente familiar desde momentos precoces do desenvolvimento, havendo excesso de permissividade com a criança, não estabelecimento de limites, gerando baixa tolerância a frustrações, entre outras consequências.[21] Essas informações colhidas com os familiares serão de sumo valor.

Dito isso, será importante destacar como sinal de possíveis prejuízos no desenvolvimento a existência de desajustes nas relações interpessoais precoces consideradas desde o início da gestação. Como atitude preventiva, deverá ser fundamental intervenção profissional no pré e no pós-natal, buscando orientar e amparar os pais nas situações conflituosas, visando proteger o concepto e a criança durante a primeira infância.

Considerações finais

A busca por marcadores precoces sugestivos de risco ou com características diagnósticas de prejuízo no desenvolvimento sempre foi uma tentativa de encontrar sinais que permitissem o mais cedo possível intervenções que favorecessem resgate às condições da normalidade evolutiva.

Como visto, nos transtornos do neurodesenvolvimento os sinais de dificuldades comportamentais não são exclusivos de um tipo somente desses transtornos, podendo aparecer em vários dos descritos, com características e expressões diversas. Isso se deve ao fato de que, nessas circunstâncias, as apresentações clínicas dos transtornos podem ocorrer pelo comprometimento de circuitos cerebrais funcionais em regiões semelhantes, podendo alguns detalhes sintomáticos ser os mesmos. Assim, será necessário cuidadoso diagnóstico diferencial com o objetivo de compreender e caracterizar o tipo de transtorno.

Por exemplo, um lactente em seu primeiro semestre de vida poderá estar apresentando contato fugaz ou reduzido, com má fixação visual. Será certamente importante a investigação oftalmológica mais ampliada para excluir alteração da visão que estaria determinando esse prejuízo funcional. Da mesma forma, uma criança com 18 meses, com pouca expressão pela fala e sem responder ao ser chamada pelo nome, necessitará de avaliação audiológica para verificar a existência ou não de deficiência auditiva.

Costumo dizer que essas crianças não são para um só profissional, e deveriam sempre ter avaliação multiespecializada, com ulterior discussão conjunta diagnóstica e de condutas, em equipe integrada. Dentro de um mesmo transtorno pode haver situações diversas, história e antecedentes variados. Os detalhes observacionais, o exame clínico e as opiniões da equipe conduzirão a conclusões mais acertadas.

Ou seja, será muito importante a avaliação holística da criança do que basear-se em sinais ou sintomas isolados.

Gostaria também de ressaltar, sempre enfatizando, que não estamos tratando de sintomas. Conosco está uma pessoa acompanhada de seus pais, com dificuldades e sofrimento, e será compreendendo a complexidade de suas dinâmicas que poderemos ajudá-la.

Entendemos que a criança nasceu com determinada condição gênica, mas a moldagem de seu desenvolvimento estará dependente do ambiente em que ela conviverá. Em todos os casos, como já enfatizado, as relações interpessoais familiares desde os mais precoces momentos de vida da criança deverão ser observadas e avaliadas por meio da história da criança, procurando correlacioná-las com risco ou não para favorecer alterações comportamentais. E certamente irão colaborar nos ajustes das intervenções terapêuticas quando indicadas para os referidos transtornos.

Referências bibliográficas

1. Micai M, Fulceri F, Caruso A. Early behavioral markers for neurodevelopmental disorders in the first 3 years of life: an overview of systematic reviews. Neuroscience and Biobehavioral Reviews. 2020; (116):83-201.
2. Mattick JSS, Kee MZL, Meaney MJ. RNA editing, DNA recording and the evolution of human cognition. Trends in Neurosciences. 2008; 31(5):227.
3. Cypel S. What happens in the brain as very young children learn. Early Childhood Matters (Van Leer Foundation, Netherlands). 2013; p. 13-7.
4. American Psychiatry Association. Manual Diagnóstico e Estatístico de Transtornos Mentais – DSM-V. 2013. 5. ed., Porto Alegre: Artmed; 2014.
5. Gurevitz M, Geva R, Varon M, Leitner Y. Early markers In infants and toddlers for development of ADHD. Journal Atten Disorder. 2014; 18(1):14-22.
6. Johnson P, Ahamat B, McConnachie A, Puckering C, Marwick H, Furnivall D et al. Motor activity at age one year does not predict ADHD at seven years. Int J Method Psychiatr. 2014; 23:(1)9-18.
7. Frankenburg WK, Dodds JB (eds.). Denver II technical manual. Denver: Denver Developmental Materials Inc.; 1990.
8. Lemke S, Partner ET, Bjarrum M. Early development in children that are later diagnosed with disorders of attention and activity: a longitudinal study in the Danish National Birth Cohort. Eur Child Adolesc Psychiatry. 2016; 25(10):1055-66.

9. Slaterry J, Morgan A, Dougas J. Early sucking and swallowing problems as predictors of neurodevelopmental outcome in children with neonatal brain injury: a systematic review. Dev Med Child Neurol. 2012; 54-(9):796-806.
10. Cypel S. Funções executivas: seu processo de estruturação e a participação no processo de aprendizagem. In: Rotta, Orweiler, Riesgo (eds.). Transtornos da aprendizagem. 2. ed. Porto Alegre: Artmed; 2016. p. 392-418.
11. Estes A, Zwaigenbaum L, Gu H, St John T, Paterson S, Elison JT et al. Behavioral, cognitive, and adaptative development in infants with autism spectrum disorder in the 2 years of life. J Neurodev Disord. 2015; 7(1):24.
12. Canu D, Ven DPS, Canal-Bedia R, Posada M, Vanvuchelen M, Roeyers H. Early non-social behavioral indicators of autism spectrum disorder (ASD) in siblings at elevated likelihood for ASD: a systematic review. Eur Child Adolesc Psychiatry. 2021; 3-(4):1-42.
13. Olliac B, Crespin C, Laznik MC, El Ganouni OCI, Sarradet J-L, Bauby C et al. Infant and dyadic assessment in early community-based screening for autism spectrum disorder with the Preaut grid. Plos One. 2017 Dec. https://doi.org/10.1371/journal.pone.0188831.
14. Avino T, Hutsler FJ. Supernumerary neurons within the cerebral cortical subplate in autism spectrum disorders. Brain Research. 2021 Jun 1; 1760:147350.
15. Mosconi MW, Sweeney JA. Sensorymotor dysfunctions as primary features of autism spectrum disorders. Sci China Life Sci. 2015; 589(10):1016-23.
16. Diament AJ. Exame neurológico do recém-nascido de termo. In: Diament, Cypel (eds.). Neurologia infantil. 4. ed. São Paulo: Atheneu; 2005.
17. Astle DE, Holmes J, Rogier K, Gathercole SE. Annual research review: the transdiagnostic revolution in neurodevelopmental disorders. The Journal of Child Psychology and Psychiatry. 2022; 63(4):397-417.
18. Protopapas A, Parrilla R. Is dyslexia a brain disorder? Brain Science. 2018; 8(61):1-18.
19. Lefèvre AFB. Exame neurológico evolutivo. 2. ed. São Paulo: Sarvier; 1976.
20. Cypel S. Avaliação neurológica e de alguns aspectos do comportamento em crianças de 6 e 7 anos com e sem dificuldades no aprendizado [tese de livre-docência]. São Paulo: FMUSP, Departamento de Neurologia; 1983.
21. Phua DY, Kee MZL, Meaney MJ. Positive maternal mental Health. Parenting and Child Development. Biology Psychiatry. 2020; 87(4):328-37.

Capítulo 26

O sofrimento psíquico do bebê e sua expressão na linguagem

Erika Parlato-Oliveira

Apresento neste capítulo um percurso que pretende sustentar a existência de três condições que nos permitem afirmar que há sofrimento psíquico nos bebês. A primeira é a de que os bebês são seres dotados de linguagem, e desta, sobre a qual pretendo apresentar argumentos sólidos tanto do campo das pesquisas quanto da experiência clínica com os próprios bebês, deriva a segunda condição: os bebês são dotados de um psiquismo complexo, não somente sensorial, mas sobretudo perceptual-conceptual, que nos leva à terceira condição, que se impõe a partir das duas primeiras: o bebê faz interpretações sobre o que lhe é apresentado e sobre o que se mostra contingente convocando sua atenção.

Três condições que nos levam a olhar para os bebês de forma muito diferente da que existe em diversos campos clínicos, inclusive o psicanalítico. Não pretendo, porém, descrever aqui essas práticas e concepções teóricas sobre os bebês. O intuito é consolidar minhas afirmações a partir das mais recentes pesquisas realizadas com bebês e da minha prática clínica junto a eles, para mostrar como eles me contam suas dores, sofrimentos e seus desencontros, mas também seus êxitos e alegrias.

Ao nomear assim este texto, introduzo, de partida, duas afirmações que ainda não são muito tratadas e tampouco, para muitos, ainda sequer são aceitas e que, da forma como são trabalhadas, opõem-se às condições nomeadas anteriormente. A primeira delas recai sobre o termo *sofrimento*: o reconhecimento de que o bebê sofre é ainda tomado como inapropriado. Vimos isso de maneira impactante nos movimentos realizados por psicanalistas e psicólogos em oposição à Lei n. 13.438/2017,[1] que prescreve a realização no Sistema Único de Saúde (SUS) de avaliações para detectar risco psíquico nos bebês antes dos 18 meses, em consulta pediátrica. A segunda afirmação, que exige ainda mais atenção, é a de que o bebê tem um psiquismo, de que ele não é somente um corpo biológico respondente em estado de completa alienação com o desejo de um outro. No caso dos bebês esse outro é ainda quase exclusivamente pensado como sendo sua mãe.

Temos, assim, de desdobrar essa proposta em partes para que possamos mostrar os conhecimentos que hoje são produzidos a partir do trabalho, seja na clínica ou na pesquisa, junto aos bebês. Os laboratórios de pesquisa vêm há pelo menos 40 anos produzindo um conhecimento fundamental para o trabalho clínico psicanalítico com bebês, e este vem sendo realizado de maneira consistente há mais de 30 anos.

Linguagem do bebê

Vamos começar pela linguagem. A afirmação de que os bebês têm linguagem pode causar estranheza e até mesmo espanto. Mas há argumentos contrários, sustentados na evidência de que os bebês não fazem uso, em sua fala, de palavras da língua, ou línguas, de seu entorno. Sim, isso é em parte uma verdade; sua expressão dos sons oralizados ainda não tem uma coordenação motora fonoarticulatória que permita a ele falar com palavras, mas hoje sabemos, a partir das diversas pesquisas realizadas com bebês por Ghislaine Dehaene-Lambertz, pediatra e diretora de pesquisa do Instituto Frédéric-Joliot (NeuroSpin) de Paris, o quanto os bebês produzem língua antes de terem habilidade motora para executar a fala. Seus trabalhos apresentam resultados que revelam que os bebês fazem uma análise da língua na qual estão inseridos, reconhecendo as regularidades fonológicas e sintáticas.[2]

Mas linguagem não é o mesmo que a língua. Não podemos tomar esses dois conceitos distintos como se fossem sinônimos perfeitos. Venho publicando diversos artigos sobre essa temática nos últimos tempos, procurando marcar as distinções e amplitudes desses conceitos.[3] A língua, e isso é fundamental, é apenas uma das formas de expressão da linguagem. Quando começamos a usar a língua, nos apoiamos nela como o principal suporte para a expressão da linguagem, pelo fato de ser sistematizada e de ter um conjunto de regras que podem ser estudadas e ensinadas, mas sobretudo por termos a ilusão de que ela é precisa e não comporta ambiguidades. Falar com a língua, parafraseando o poeta, não é preciso. As palavras de todos os idiomas são marcadas pelas multipossibilidades de sentidos; elas são todas polissêmicas.

A linguagem, porém, é um campo de possibilidades de expressão do sujeito, e no bebê, antes da fala com uma língua estruturada, ficam evidenciadas essas possibilidades em seus gestos, movimentos, olhares, sons (vocalizações, choro e balbucios), tonicidade (hipo ou hiper), sorriso, sono e incômodos, que compõem a multimodalidade da linguagem. Todas essas expressões precisam, porém, ser vistas de maneira singular para cada bebê. Não há como dicionarizar a linguagem, assim como não há na língua a possibilidade de um dicionário de frases.

Sustentar a multimodalidade da linguagem nos permite reconhecer a linguagem do bebê e compreender que todas as suas ações são produções expressivas que precisamos saber escutar. Todo o esforço de se fazer compreender quando não falamos determinado idioma nos mostra quão eficazmente a linguagem pode ou não nos proporcionar um êxito comunicativo. Esse êxito depende em grande parte de nosso interlocutor; se ele estiver interessado em nos ajudar e entender o que queremos, as possibilidades aumentam consideravelmente, mas quando ele não está disposto nossa chance de sermos compreendidos diminui drasticamente.

A clínica do bebê precisa de um analista disposto a escutar o que nos dizem os bebês, com a ressalva que essa escuta deve ser feita sempre um a um. A linguagem de cada bebê não pode ser dicionarizável, e assim a escuta precisa ser construída com cada bebê. Essencialmente, não difere da escuta que deve ser realizada na clínica com cada sujeito, pois lidamos sempre com o que é particular. As experiências vividas por cada bebê serão únicas, e sua forma de expressar essas experiências serão também únicas, mesmo depois que compartilhar o código linguístico conosco (com o outro).

A linguagem é o que nos diferencia, o que nos torna únicos. Suas múltiplas possibilidades de expressão permite que ela seja representada de modo particular para cada sujeito. A pesquisadora Marie-Claire Busnel já nos questionava com seu livro escrito em 1993 na França, com um título provocativo, *A linguagem dos bebês: sabemos escutá-los?*[4] A resposta pode não ser assertiva, mas o trabalho clínico com bebês precisa ter o compromisso de querer escutá-los.

Psiquismo do bebê

Durante muito tempo o bebê foi tomado como um projeto de futuro, um vir a ser, ou seja, aquele que ainda não é e que no futuro será. Seu psiquismo era visto como sendo apenas respondente com a presença de reflexos motores, e suas produções eram tomadas apenas como respostas imediatas ao estímulo externo ou endógeno. Assim, ele se manifestava apenas para informar seu desconforto físico, uma resposta do organismo. Seus movimentos corpóreos eram interpretados como ações motoras pré-programadas pela ação neurológica. Sua sucção era tomada como resultado direto de uma estimulação oral. Suas ações como um todo eram interpretadas como a produção natural de um aparelho neurológico incipiente. A ponto de ser denominado pela corrente psicanalítica lacaniana como sendo apenas um pedaço de carne, um bife *com olhos.*

Essas concepções sobre os bebês foram, em grande parte, produzidas a partir de estudos realizados no campo da etologia e com observações diretas feitas a partir da leitura subjetiva de um pesquisador. Apesar dos grandes avanços nas pesquisas, essas concepções ainda se mantêm no campo psicanalítico, e surpreendentemente se revigoram, reacendendo *descobertas* realizadas em meados dos anos 1970 do século passado.

A tecnologia incorporada às pesquisas pelos registros fílmicos e análises objetivas realizadas por programas computacionais complexos alteraram esse cenário e proporcionaram aos pesquisadores, em diversos centros de pesquisas com bebês espalhados pelo mundo, realizarem estudos que revelaram um bebê muito diferente do que conhecíamos antes. Além das diversas habilidades, até então desconhecidas ou simplesmente projetadas para acontecer em um tempo muito diferente e distante do primeiro ano de vida, elas nos mostraram que o bebê tem um psiquismo complexo que lhe confere a capacidade de produzir intencionalmente gestos que não estão ligados às necessidades básicas; eles nos revelam que há um saber que sustenta a realização dessas ações e que elas fazem parte de seu repertório de linguagem.[5] Elas mostraram que o bebê não age somente por imitação, como a cópia de um modelo. Ele convoca intencionalmente o outro,[6,7] provocando a relação intersubjetiva. O bebê não fica somente à espera do outro, ele não é um receptáculo vazio; seu psiquismo lhe possibilita agir sobre o outro e o mundo, interpretando os sinais que se apresentam a ele.

Em recente trabalho,[8] a pesquisadora Nagy (2004) registrou em vídeo o momento em que o bebê de 2 a 5 dias de vida, após ser provocado para imitar o gesto da examinadora, passa a solicitar com o mesmo gesto a continuidade da interação, fazendo uma convocação da examinadora e transformando totalmente o experimento que visava verificar a capacidade de imitação dos bebês.

São muitos os exemplos obtidos pelas pesquisas recentes que nos mostram com todas as evidências que o bebê tem um psiquismo elaborado, que lhe permite ir além do simples recebimento de estímulos e de reações a estes. Suas ações estão longe de serem apenas reflexos ou imitação simples de um modelo sugerido. Os bebês realizam explorações ativas da realidade na qual estão inseridos, interagindo com os objetos e com as pessoas que os cercam.

Essas interações promovem descobertas e construções psíquicas que constituem sua subjetividade. Os pesquisadores e clínicos as avaliavam como sendo uma forma primitiva e prototípica, marcada pela repetição imitativa. Hoje sabemos por meio das inúmeras pesquisas que os bebês selecionam e escolhem o que faz mais sentido para eles, o que permite a eles construir de maneira eficiente suas habilidades cognitivas. E essas escolhas já estão presentes na primeira semana de vida do bebê, que, além de diferenciar, por exemplo, uma língua estranha para ele, diferente daquela que vem sendo mais presente em seu entorno, também é capaz de diferenciar duas línguas estrangeiras que ele nunca escutou.[9,10]

E essa subjetividade do bebê permite que ele estabeleça com aqueles que estão em seu entorno uma relação intersubjetiva. Essa relação não precisa ser nomeada como alucinação, como se dizia anteriormente em psicanálise, mas sim como uma relação verdadeira de trocas intersubjetivas, na qual os dois participantes são dotados de um psiquismo suficientemente estruturado para que ocorram essas interações. É preciso, porém, ressaltar que o psiquismo está sempre em processo de transformação, como nos diz Alain Prochiantz, professor da cadeira de Processos Morfogenéticos do Collège de France, parafraseando Heráclito, a propósito das transformações pelas quais o humano passa durante toda a sua vida: "não nos banhamos no mesmo *sapiens* duas vezes".[11]

Assim, o que o bebê e os adultos apresentam como qualidade psíquica é um recorte de um momento, e a cada nova interação novas qualidades e possibilidades podem ser construídas psiquicamente.

As interações intersubjetivas do bebê com o outro e os objetos estão atravessadas por sua capacidade interpretativa. É essa capacidade que dará a suas experiências a qualidade e o valor que elas têm para o bebê quando está interagindo.

Interpretação do bebê

Este é um ponto central deste texto. A interpretação do bebê é a condição que permite que possamos trabalhar tanto na pesquisa como na clínica com os bebês. Sem a condição interpretativa do bebê, estaríamos presos a um trabalho de verificação das condições que os bebês têm na pesquisa, e na clínica realizaríamos apenas trabalhos de correção orgânica, ajustes motores, supressão de inconvenientes, atenuação de desconfortos e supressão da dor. Faríamos um trabalho com ele, apesar dele, ou seja, manipularíamos seu corpo sem que ele pudesse nos dizer o que está acontecendo com ele. Um trabalho que partiria de condições prévias, catalogadas e generalizadas que não reconheceriam sua subjetividade e sua capacidade de interpretar os acontecimentos.

As pesquisas de Stanilas Dehaene, atual professor da cadeira de Psicologia Cognitiva Experimental do Collège de France, têm apresentado de modo consistente o trabalho interpretativo realizado pelo bebê. Essas pesquisas mostram como o bebê interpreta os sinais linguísticos dos sinais não linguísticos da língua de seu entorno. E é essa interpretação que permite que ele construa a língua como código linguístico para si. A interpretação realizada nos níveis fonéticos, fonológicos e sintáticos faz com que ele construa toda a arquitetura da língua que virá a produzir quando tiver o controle motor necessário para executar esses sons de maneira fonoarticulada. Os bebês analisam seu entorno e constroem processos psíquicos complexos. Por que podemos afirmar que eles fazem isso mediante interpretação? A resposta pode ser facilmente verificada pela maneira diversa e singular como cada bebê lida com o que lhe é oferecido, e a maneira como responde às solicitações que lhes são feitas.[12]

Uma pesquisa realizada por Streri e colaboradores mostra uma capacidade analítica interpretativa impressionante dos bebês. Um examinador coloca uma figura geométrica tridimensional na mão do bebê recém-nascido, sem que ele possa ver. Suas mãos encontram-se cobertas, e em seguida são mostradas duas figuras bidimensionais para o bebê. Este reconhece na figura dimensional o objeto que está em sua mão, interpreta a informação tátil e a informação visual e atribui a elas, por semelhança, a mesma qualidade, apesar de terem duas representações distintas.[13] Esse reconhecimento só pode ocorrer mediante um trabalho interpretativo das duas informações, que, apesar de diferentes, apresentam alguma semelhança, enquanto a outra figura não guarda nenhuma qualidade semelhante ao objeto que ele tem nas mãos. Ele executa uma operação interpretativa de aproximação, da imagem mais próxima, e outra de exclusão, da imagem que não tem qualidades aproximadas.

As condições necessárias para que um ser possa fazer a interpretação dos acontecimentos que vive consistem em ter uma linguagem e um psiquismo. Essas duas condições proporcionam a interpretação porque permitem que o ser experimente suas vivências na linguagem, construindo uma versão do que viveu a partir de seu psiquismo de modo subjetivo. Nenhuma informação se impõe de maneira objetiva; elas são sempre analisadas subjetivamente.

O resultado do trabalho interpretativo realizado pelos bebês é percebido em sua expressão, em sua linguagem,[3] na maneira como eles nos dizem o que construíram sobre a experiência vivida por eles. Os relatos dos acontecimentos, feitos pelas pessoas de seu entorno, são a versão sobre a qual os bebês realizaram sua interpretação.

A linguagem que afirmamos como sendo uma qualidade que os bebês têm e nos mostram de forma multimodal não serve apenas para nos dizer; ela é, para os bebês e para todas as pessoas, a *chave mestra* com a qual deciframos o mundo, interpretando todas as experiências às quais atribuímos algum valor. É somente com a linguagem e por meio dela que os acontecimentos se tornam vivências subjetivas. Diversos acontecimentos que são interpretados pelos bebês ganham representação psíquica subjetiva e podem ser expressos pela linguagem.

Nosso trabalho clínico só se torna possível em função dessa condição, pois são as interpretações equivocadas que irão produzir, na maioria das vezes o sofrimento psíquico que os bebês estão vivendo. E são as novas possibilidades interpretativas que possibilitarão a eles construir outras condições que não lhes façam sofrer. No trabalho clínico o profissional realiza interpretações sobre o que está se passando com o bebê, oferecendo a ele novas versões para que possa realizar novas interpretações sobre o que está ocorrendo com ele.

Sofrimento psíquico do bebê

É muito comum os profissionais tratarem as manifestações de sofrimento como resposta a uma necessidade, a um desconforto ou à dor. O sinal que é tomado como sendo aquele que revela o sofrimento do bebê é invariavelmente o choro. E o choro é visto apenas, na maior parte das vezes, como manifestações automáticas de um estado de desequilíbrio orgânico, falta de alimentos, dores corpóreas ou cansaço físico.

Em um texto fundamental para fazermos a distinção entre dor e sofrimento, Paul Ricoeur mostra já no título que "O sofrimento não é a dor".[14] O termo *dor* deveria estar relacionado aos sentimentos localizados nos órgãos ou mesmo no corpo inteiro, mas o termo *sofrimento* deveria ser atribuído aos sentimentos abertos relacionados à reflexão, à linguagem, à relação que estabelecemos com nós mesmos e com os outros e aos questionamentos que fazemos sobre o que nos afeta.

Esse, porém não é o único modo de expressão do bebê para nos comunicar seu estado de sofrimento. Suas expressões faciais e corpóreas nos mostram o quanto ele busca se fazer compreender para que o outro escute seu sofrimento. A expressão do sofrimento é feita de maneira multimodal pelo bebê.

O sofrimento é um estado que advém de uma dor. Infelizmente para os bebês, atualmente, a única dor reconhecida como possível é a que advém do organismo, fome, frio, calor, cólicas, refluxos, otites, músculos, cortes, inflamações etc. Precisamos lembrar que mesmos essas dores corpóreas têm um reconhecimento recente, pois somente em 1987 a publicação de Grunau e Craig[15,16] mostrou que os bebês sentem dor, e não são incomuns relatos atuais de práticas invasivas com bebês sem o cuidado da sedação, o que antes dos resultados obtidos por esse trabalho era a regra.

Essas dores orgânicas, porém, não são as únicas a acometer os bebês. O sofrimento deles pode advir mesmo com um corpo sem danos. O sofrimento psíquico é ainda negado aos bebês. Para que se possa reconhecer esse tipo de sofrimento é preciso reconhecer que ele tem uma linguagem que estrutura seu psiquismo e que assim seja capaz de interpretar aquilo que lhe chega por meio das percepções que constrói a partir das experiências que ele vive.

O sofrimento oriundo de um traumatismo corpóreo, ou de um desconforto, pode gerar sofrimento psíquico no bebê, mas essas não são a única forma de sofrimento.[17] Os desencontros, por exemplo, que ocorrem entre ele e os outros, em função das expectativas que ele constrói, interpretando a regularidade dos acontecimentos vividos anteriormente, podem lhe fazer sofrer, pois a certeza, mesmo que muitas vezes seja ilusória, de que o outro, mesmo em atraso, virá ainda não está garantida. Isso porque sua imobilidade o impede de buscar o outro, por meio de uma investigação motora mais ativa. Ele precisa convocar o outro pelos sons que emite, mas isso não lhe garante o êxito de ter de volta o outro. Assim que conseguir se coordenar motoramente para engatinhar, ele irá em busca do outro, evitando o sofrimento psíquico de sua ausência. Essa é uma queixa muito frequente na clínica: "Ele chora sempre que eu saio do lado dele". O bebê, porém, não sabe quando, e mesmo se o outro vai voltar. Ele não tem outro recurso a não apelar por esse outro para que ele volte. Os pequenos *abandonos* muitas vezes são feitos sem nenhuma explicação para o bebê; não se dão a ele condições para que saiba que a ausência não é abandono. Mas para falar com os bebês é necessário saber que eles têm linguagem, psiquismo e que são capazes de interpretar o que lhes é apresentado.

Clínica do bebê

Essa é uma clínica marcada pela demanda que vem daqueles que cuidam dos bebês, sejam instituições de acolhimento, creches ou pais. Os bebês nos chegam por intermédio deles, pais ou profissionais. E o que nos chega, quando o bebê realmente precisa de uma escuta analítica, está relacionado ao sofrimento psíquico do bebê, seja em função das dores que sente em seu corpo, seja em função da maneira como ele está interpretando o mundo a seu redor. Porém, o pedido daqueles que nos solicitam ajuda para seu bebê recai quase sempre sobre algo que inquieta, algo de inesperado, algo em que as primeiras tentativas de solução não obtiveram sucesso e o bebê persiste em fazer.

Seu sofrimento é expresso de diversas maneiras, mas o resultado dessas expressões nos chega com o relato sobre um mau funcionamento orgânico. Essa percepção é elaborada por vezes a partir de um saber técnico e por vezes por método comparativo com outros bebês, e nos mostra um bebê que expressa, por meio de uma inadequação, um comportamento inesperado, de que ele não está bem. Esse mal-estar é tomado como funcionamento inadequado de alguma função orgânica.

Esse *mal* do bebê não é tomado como um sofrimento psíquico. Muitos profissionais ainda sustentam, em psicanálise, por exemplo, que os bebês não têm um corpo, mas sim um organismo. Nessa perspectiva teórica, o bebê é um conjunto de órgãos sem corpo, e somente a linguagem faria a passagem para um corpo sem órgãos. Neste texto realizei um percurso para sustentar justamente o contrário dessas concepções que veem o bebê como um ser somente biológico e passivo-receptivo, para um bebê dotado de saberes,[5] que tem noção de seu corpo e que vai se tornando cada vez mais complexa a partir das interpretações que realiza sustentadas em sua linguagem.

O sofrimento oriundo de uma dor tende a desaparecer com a eliminação desta, mas o sofrimento psíquico produzido pela interação com o outro torna o processo mais trabalhoso e complexo. Atender às expectativas do bebê não se resume a prover as necessidades, e mesmo estas são complexas, pois os bebês não necessitam das mesmas coisas e elas não podem ser ofertadas sempre das mesmas maneiras, pois as demandas se transformam.

Interagir com um bebê muitas vezes gera desconforto no adulto. Este espera, por vezes, que o bebê reaja sempre da mesma maneira e que não tenha seus gostos e preferências, e mais: que esses gostos e preferências não se alterem, sejam sempre os mesmos: "Não sei o que está acontecendo. Ele sempre gostou da comida que eu faço!". O gosto não se forma apenas pelas informações do paladar; ele é um complexo que envolve diversos sentidos e é o resultado de uma percepção que se altera na medida que outros sabores são experimentados. Recusar algo que antes era aceito é um processo normal, mas que pode ser vivido como recusa ao outro, e isso pode gerar sofrimento nos dois sujeitos envolvidos.

Na clínica do bebê é fundamental falar com o bebê, explicando o que está acontecendo, as aflições e preocupações dos pais com ele, mas sobretudo escutar o que ele tem a nos dizer. O falar de sua linguagem nos diz o que ele está sentindo e por que está agindo de maneira não esperada pelos outros.

Esse trabalho de escuta requer, porém, um profissional que busque saber o que os bebês sabem e como são precisos em suas expressões. Cada bebê a seu modo nos fala de seu sofrimento; ele precisa de um intérprete que reconheça que ele é dotado de linguagem, e que esteja disposto a aprender com ele sua linguagem por meio da multimodalidade de suas expressões.

Um pequeno recorte clínico pode ilustrar o que apresento neste texto. J., de 8 meses, me é encaminhado pelo Serviço de Pediatria do Hospital Universitário, com a indicação e queixa da mãe de que ele não dorme. A mãe chega à sessão com o bebê e relata sua preocupação com o sono de seu bebê, dizendo que já havia sido alertada anteriormente sobre essa dificuldade de J. para dormir, pelo abrigo no qual se encontrava antes de ter sido adotado por ela. Eles diziam que esse comportamento ocorria desde o momento em que ele chegara ao abrigo, resultado de uma primeira adoção que foi interrompida pelo casal que o havia adotado. J. havia sido deixado para adoção em um primeiro abrigo e, no momento em que sua mãe atual realizou a adoção, já tinha passado por quatro situações diferentes: a primeira com sua genitora, a segunda em um primeiro abrigo, a terceira com a primeira família adotiva e a quarta em um segundo abrigo. Essa era a sua quinta experiência diferente de lugares onde ele poderia estar e ficar. Ao escutar o relato de suas experiências, J. se põe a chorar intensamente. Falo para ele: "Foi difícil chegar até aqui". Ele me olha e vai se recompondo.

J. interpreta corretamente sua situação. Em tão pouco tempo ele passa de um lugar a outro sem que possa decidir qual é o lugar onde deseja ficar. Seu desejo não é reconhecido, ele não é escutado por nenhuma das pessoas que estão de posse dele. Digo para ele que fica difícil dormir nessas condições de incerteza sobre onde vai estar a cada momento. J. escuta atentamente e aponta para um brinquedo a distância, que se encontra no chão da sala em que se encontra. Era uma casinha, brinquedo de uma outra criança da casa, me diz a mãe. Eu então digo a ele: "Essa casa não é sua ainda". Ele se mexe agitadamente nos braços da mãe. A mãe me diz que ele quer que ela pegue o brinquedo. Eu digo para ele que descer do colo é um risco, pois não dá para saber se vai ter de volta. A mãe diz que ele fica sempre grudado nela quando ela chega do trabalho. E se indaga me dirigindo uma questão: "Será que ele está com medo de me perder também? Ele está inseguro?". Eu digo para ele que "J. está segurando bem a mãe, para ele poder ir onde ela for". A mãe então relata que não havia pedido a licença-maternidade por achar que ele era grande e que ela daria conta sem se abster do trabalho.

J. passou a sessão a me dizer coisas, mesmo sem verbalizá-las, seu choro, sua permanência agarrada nos braços da mãe e o motivo que o trouxe até mim, a dificuldade de dormir. As experiências vividas por ele nesse curto espaço de tempo o fizeram interpretar que as rupturas eram a regularidade, o que sempre iria ocorrer. Para não dormir em um lugar e acordar em outro, literalmente o fazia tentar ficar acordado o máximo de tempo possível. As decisões com ele acordado, no sentido de *de acordo*, poderiam ser tomadas com ele e não mais sem a sua participação, sem o seu acordo.

A mãe também escutou J. nessas sessões, e decidiu solicitar a licença-maternidade para ajudar J. a sentir mais segurança em sua permanência. J. pode soltar-se dela, pois estava lá com ele e para ele, e o bebê começou aos poucos a dormir no ritmo esperado por sua mãe.

O bebê nos fala de seu sofrimento pelos meios de que dispõe. Saber escutar a sua linguagem[4] é o trabalho do analista de bebês.

Referências bibliográficas

1. Presidência da República. Lei n. 13.438, de 26 de abril de 2017. Brasília, DF, abril de 2017. Disponível em: http://www.planalto.gov.br/ccivil_03/_ato2015-2018/2017/Lei/L13438.htm. Acesso em: 27 set. 2023.
2. Dehaene-Lambertz G, Pena M. Electrophysiological evidence for automatic phonetic processing in neonates. Neuroreport. 2001 Oct 8; 12(14):3155-8. doi:10.1097/00001756-200110080-00034. PMID: 11568655.
3. Parlato-Oliveira E. O bebê e as tramas da linguagem. São Paulo: Instituto Langage; 2022.
4. Busnel M-C. A linguagem dos bebês: sabemos escutá-los? São Paulo: Escuta; 1997.
5. Parlato-Oliveira E. Saberes do bebê. São Paulo: Instituto Langage; 2019.
6. Trevarthen C, Aitken KJ, Gratier M. O bebê nosso professor. São Paulo: Instituto Langage; 2019.
7. Trevarthen C, Delafield-Butt J. Development of consciousness. In: Hopkins B, Geangu E, Linkenauger S (orgs.). Cambridge encyclopedia of child development. Cambridge University Press; 2017.
8. Nagy E, Molnar P. Homo imitans or homo provocans? Human imprinting model of neonatal imitation. Infant Behavior & Development. 2004; 27(1):54-63. doi.org/10.1016/j.infbeh.2003.06.004.
9. Ramus F, Nespor M, Mehler J. Correlates of linguistic rhythm in the speech signal. Cognition. 1999; 73(3):265-92. doi:10.1016/S0010-0277(99)00058-X.
10. Mehler J, Dupoux E. Naître humain. Paris: Odile Jacob; 1990.
11. Prochiantz A. Géométries du vivant. Paris: Collège de France/Fayard; 2008.
12. Dehaene S. C3RV34AU. Paris: Editions de La Martinière; 2014.
13. Streri A, Gentaz E. Cross-modal recognition of shape from hand to eyes in human newborns. Somatosen Mot Res. 2003; 20:13-8.
14. Ricoeur P. La souffrance n'est pas la douleur. In: Kaenel J-M (org.). Souffrances, corps et âme, épreuve partagées. Autrement; 1994:58-69.
15. Grunau R, Craig K. Pain expression in neonates: facial action and cry. Pain. 1987; 28(3):395-410.
16. Anand KJS, Phil D, Carr MD. The neuroanatomy, neurophysiology, and neurochemistry of pain, stress, and analgesia in newborns and children. Pediatric Clinics of North America. 1989; 36(4):795-822.
17. Delion P (dir.). La souffrance psychique du bébé: approches pluridisciplinaires. ESF Editeur; 2002.

Capítulo 27

Instrumentos de detecção de sofrimento psíquico e problemas no neurodesenvolvimento

Mariana Fávero
Fernando Lamano Ferreira

Os transtornos do neurodesenvolvimento são caracterizados por déficits na aquisição e no desenvolvimento de habilidades cognitivas, sociais, comunicativas e motoras e são decorrentes de alterações neurobiológicas em fases muito precoces do desenvolvimento decorrentes da interação entre genética e ambiente.

Segundo o DSM-5, os transtornos do neurodesenvolvimento são a deficiência intelectual, os transtornos de comunicação, o Transtorno do Espectro Autista (TEA), o transtorno do déficit de atenção e hiperatividade (TDAH), o transtorno específico de aprendizagem e os transtornos motores. Abordaremos neste capítulo apenas os dois transtornos mais frequentes na prática clínica: o TEA e o TDAH.

Será que é autismo?

Se tem um assunto que tira o sono dos médicos e de todos os profissionais de saúde que trabalham com a infância, esse assunto é o diagnóstico do autismo!

Se por um lado, hoje em dia, o acesso a informações científicas de qualidade sobre os critérios e a maneira de conduzir esse diagnóstico está cada vez maior, por outro, quanto mais se sabe, mais se percebe o quanto esse diagnóstico pode ser desafiador.

O autismo permeia a puericultura e o desenvolvimento infantil.

Quem é o pediatra que nunca escutou frases assim:

— Doutor(a), ele não está falando ainda... Será que é autismo?

— Às vezes eu chamo e ele não olha. Ele é autista, doutor(a)?

Em um quadro onde o diagnóstico e a intervenção precoces fazem a diferença no prognóstico, valorizar essas queixas se tornou quase mandatório. No entanto, quando se trata de desenvolvimento infantil, todo cuidado é pouco.

A formação cerebral é extremamente complexa. A todo momento, desde as primeiras semanas de gestação, nosso cérebro é moldado pela interação do nosso código genético com as experiências vividas. Por esse mecanismo de epigenética, as relações, as vivências, os vínculos e o olhar que se tem sobre a criança ativam e desativam genes que guiarão o desenvolvimento cerebral.[1,2,*]

* Para ampliação deste tema, sugere-se a leitura dos demais capítulos desta seção.

Nesse contexto, negligenciar um quadro de transtorno pode ser tão grave quanto valorizar em demasia características que, apesar de fugirem do esperado para o desenvolvimento, não são suficientes para caracterizar o autismo.

Desde a descrição original do autismo realizada por Kanner em 1943, sabe-se que as manifestações clínicas são precoces e evidentes já nos primeiros anos de vida.[3]

Pesquisas recentes têm mostrado que, com complexos protocolos de observação clínica e questionários utilizados por profissionais experientes e treinados, algo muitas vezes incompatível com situações clínicas fora do ambiente de pesquisa, é possível realizar o diagnóstico de autismo entre os 12 e 18 meses de vida com bastante segurança.[1]

Por outro lado, dados de acompanhamento de crianças pequenas sugerem que o desenvolvimento do cérebro social até os 6 meses de crianças que receberão o diagnóstico de autismo posteriormente é completamente igual ao desenvolvimento do cérebro social de crianças que não receberão esse diagnóstico. Esse achado sugere que, apesar de o autismo ser um quadro do neurodesenvolvimento, as primeiras características clínicas aparecem mais tardiamente, próximo ao primeiro ano de vida.[4,5]

As principais características clínicas evidenciadas por volta dos 12 meses são a resposta limitada ao chamado do nome, característica com especificidade de 89% para o diagnóstico de autismo apesar de uma sensibilidade baixa, por volta de 50%, pouco contato ocular, atraso no desenvolvimento de linguagem não verbal (apontar, saudações, expressões corporais e faciais) e de linguagem verbal (vocalizações com intuito de comunicação), além do uso pouco funcional de objetos e brinquedos.[6]

Apesar de a literatura científica assim como os veículos leigos, publicarem constantemente dados sobre as características clínicas, o diagnóstico do autismo no mundo todo ainda é, em média, tardio.

Algumas pesquisas sugerem que a determinação do diagnóstico pode levar cerca de 2 a 3 anos, a partir do momento em que os primeiros sinais de autismo são detectados pelos pais e cuidadores da criança. A idade média de diagnóstico varia de 2,7 a 9,8 anos, sendo o diagnóstico mais precoce quanto maior o atraso na comunicação social e/ou a presença de deficiência intelectual.[7] Quadros com características mais leves e com menor necessidade de suporte são classicamente diagnosticados mais tardiamente, muitos na adolescência e na idade adulta.

Um dos grandes problemas do diagnóstico do autismo está no fato de não haver um biomarcador específico. Entende-se por biomarcador qualquer marcador biológico que estaria presente em todas as pessoas com determinada situação clínica e ausente em pessoas sem essa condição. Além disso, espera-se que um biomarcador seja capaz de classificar a severidade do quadro, indicar prognóstico e monitorar a resposta da terapia.[8]

Estamos longe de conseguir um biomarcador para o autismo, apesar dos esforços incansáveis da comunidade científica. As próprias características etiológicas do autismo dificultam a determinação de um.

O autismo, assim como ocorre em outros transtornos do neurodesenvolvimento, tem alta herdabilidade, ou seja, fatores genéticos favorecem que ele ocorra. No entanto, essa genética é extremamente complexa, com muitos genes envolvidos em mecanismos multifatoriais diversos. Essa grande variabilidade genética produz quadros clínicos e características diversos, tornando o diagnóstico muitas vezes difícil e permeado pela subjetividade.

Como agravante, muitas outras alterações do neurodesenvolvimento, como o transtorno do desenvolvimento da linguagem, o transtorno do processamento sensorial, o transtorno da comunicação social, entre outros, podem dar características clínicas semelhantes ao autismo no início da vida, o que dificulta ainda mais o diagnóstico correto em uma idade precoce.

É nesse contexto de subjetividade e na tentativa de otimizar e uniformizar o diagnóstico que surgem os diversos *guidelines*, questionários e instrumentos de observação clínica tanto para a identificação de crianças de risco como para o diagnóstico do autismo, que são, em sua maioria, derivados dos critérios de diagnóstico do DSM-5.

Instrumentos para identificação de risco para o autismo

Os instrumentos de triagem são utilizados para identificar pessoas com risco para o autismo. Eles geralmente são aplicados por profissionais da área de saúde ou por pais/

cuidadores e têm como objetivo detectar sinais precoces de alteração do desenvolvimento. Os instrumentos de triagem são relativamente simples e rápidos, mas não devem ser usados para fazer diagnóstico.

M-CHAT

O M-CHAT é o instrumento de triagem recomendado pela Sociedade Brasileira de Pediatria. Por ser um instrumento de triagem e não de diagnóstico, tem como objetivo identificar risco para o desenvolvimento infantil e não necessariamente ou exclusivamente para o autismo, apesar de o nome sugerir isso.

Ele está traduzido e validado para o português brasileiro desde 2008 e deve ser respondido pelos pais e/ou cuidadores de crianças entre os 16 e 30 meses.[9]

Em 2013, após uma revisão, foi publicado o M-CHAT R/F, também traduzido para o português. A nova versão inclui uma etapa de acompanhamento para crianças que pontuam acima do limite de corte no questionário de triagem inicial. Na versão anterior, as crianças com pontuações de risco eram encaminhadas diretamente para uma avaliação diagnóstica, gerando apreensão nos pais e cuidadores, sem necessidade, muitas vezes.

No M-CHAT R/F, os pais ou responsáveis das crianças que pontuam acima do limite de corte recebem uma entrevista de acompanhamento por telefone ou pessoalmente com profissional de saúde qualificado para esclarecer algumas das questões levantadas no questionário de triagem.

Outra mudança significativa é a inclusão de novas questões para melhorar a sensibilidade e especificidade da ferramenta. Algumas das perguntas originais foram reformuladas ou reorganizadas para melhorar a clareza, e novas questões foram adicionadas para abordar habilidades ou comportamentos que podem ser indicativos de autismo, como atraso na fala, uso inadequado de brinquedos e dificuldade em seguir instruções simples.[10]

IRDI (Indicadores de Risco de Desenvolvimento Infantil)

O IRDI é um instrumento criado no Brasil para identificar o índice de risco no desenvolvimento infantil e sinal precoce de sofrimentos psíquicos. Ele é construído a partir de quatro eixos da psicanálise (estabelecimento de demanda, suposição do sujeito, alternância presença/ausência e função paterna) e é composto por 31 indicadores de risco de crianças dos 0 aos 18 meses.

Não se trata de um questionário simples. O responsável por sua aplicação tem que ser habilitado e deve observar relação mamãe/cuidador e bebê, além de conduzir uma entrevista e conhecer a dinâmica familiar que a criança está inserida.

O IRDI, em anos anteriores, chegou a ser incluído na Caderneta de Saúde da Criança, do Ministério da Saúde, e é usado hoje para o desenvolvimento de políticas públicas no Brasil.[11]

Instrumentos para o diagnóstico de autismo

O objetivo dos instrumentos para o diagnóstico de autismo é identificar crianças autistas dentre as que têm alterações do desenvolvimento.

Os dois instrumentos considerados os mais eficazes para essa função são o ADIR (*Autism Diagnostic Interview-Revised*) e o ADOS-2 (*Autism Diagnostic Observation Schedule*). O ADIR é uma entrevista realizada com os pais/cuidadores, e o ADOS-2 é um protocolo estruturado de avaliação por meio de interação do examinador com a criança. Ambos estão padronizados para o português brasileiro[12,13] e necessitam de treinamento específico.

ADIR

Instrumento de entrevista clínica estruturada com pais e/ou cuidadores que tem duração média de 2 a 3 horas. É composto por 93 perguntas sobre o desenvolvimento e comportamentos relacionados ao autismo que se baseiam nos critérios do DSM-5 e são agrupadas em áreas específicas, incluindo habilidades de linguagem, comunicação social, interesses restritos e comportamentos repetitivos. O instrumento é adequado para o uso com crianças a partir de 2 anos de idade.

O entrevistador segue um roteiro de perguntas e observa as respostas e comportamentos da pessoa entrevistada. As respostas dos pais/cuidadores são registradas em uma ficha de avaliação, que contém critérios específicos para cada área. Ao final da entrevista, o entrevistador faz uma avaliação geral e pontua as áreas avaliadas de acordo com a presença ou ausência de características do TEA. A pontuação final ajuda na classificação diagnóstica de acordo com a gravidade do transtorno.

ADOS-2

O ADOS-2 é um teste estruturado que consiste em uma série de atividades que avaliam as habilidades sociais, de comunicação e comportamentos repetitivos e restritivos. O teste deve ser administrado por um profissional de saúde treinado e experiente em autismo, que interage com a pessoa avaliada de acordo com um protocolo padronizado.

O ADOS-2 é dividido em módulos que são adaptados para a idade e o nível de desenvolvimento. O módulo 1 é destinado a crianças com idade entre 12 meses e 30 meses, o módulo 2 é destinado a crianças com idade entre 2 anos e meio e 5 anos, e o módulo 3 é destinado a crianças e adolescentes com idade entre 5 anos e meio e 16 anos.

O ADOS-2 fornece informações detalhadas sobre as habilidades e deficiências sociais e comunicativas e inclui uma série de atividades, como brincadeiras, interações sociais estruturadas e pedidos para descrever ou narrar histórias. O profissional de saúde que administra o teste observa o comportamento da criança ou adolescente e avalia uma série de aspectos, como a qualidade da interação social, a qualidade da comunicação e a presença de comportamentos repetitivos ou restritivos.

Subjetividade do diagnóstico do autismo

Apesar de todas as tentativas de tornar o diagnóstico do autismo algo objetivo, ele sempre carregará uma porção de subjetividade.

Claro que casos clássicos, em crianças um pouco mais velhas, não geram dúvidas. Mas há inúmeras situações clínicas em que o diagnóstico fica realmente muito difícil. Nesses casos, acho sempre importante ter em mente que o que realmente importa é identificar que há marcos do desenvolvimento que não estão adequados e que, assim são necessárias intervenções independentemente de um diagnóstico confirmado.

Vale lembrar que alterações semelhantes às vistas no autismo estão presentes em uma série de outras situações clínicas e que muitas vezes, nos 2 primeiros anos de vida, o diagnóstico diferencial pode ser muito desafiador.

Iniciar o processo terapêutico e acompanhar o desenvolvimento é a melhor maneira, nesses casos, de definir o diagnóstico correto.

O que faz diferença no desenvolvimento de uma criança não é exclusivamente um diagnóstico precoce. O que faz a diferença é a identificação de que o desenvolvimento infantil não está adequado e o início precoce das terapias corretas, não para um possível diagnóstico, mas para atender ao que aquela criança está precisando para se desenvolver.

E o TDAH?

O TDAH é um dos transtornos do neurodesenvolvimento mais comuns da infância e adolescência e está associado a prejuízos acadêmicos, assim como do bem-estar e das interações sociais. Os meninos têm duas vezes mais chances de serem acometidos do que as meninas, e a média de idade do diagnóstico é por volta dos 7 anos. Cerca de um terço dos pacientes com TDAH são diagnosticados antes dos 6 anos.

A maioria das crianças com diagnóstico na infância poderá ter prejuízos na adolescência e vida adulta, mas os sintomas de hiperatividade e impulsividade tendem a diminuir com o passar dos anos em maior proporção quando comparados aos sintomas de desatenção

Assim como no autismo, o TDAH tem alta herdabilidade, além de ser muito associado a comorbidades. Estima-se que 70% das crianças com o transtorno apresentam outra comorbidade e pelo menos 10% apresentam três ou mais comorbidades. Deve-se ressaltar as possíveis influências do ambiente nesses processos.

Segundo o DSM-5, para definição do diagnóstico de TDAH, o paciente deve preencher critérios persistentes de desatenção e/ou impulsividade/hiperatividade que interfiram no funcionamento e desenvolvimento da criança e que é avaliado por meio de uma escala que será comentada adiante; os sintomas devem estar presentes antes dos 12 anos e devem estar presentes em pelo menos dois ambientes. Obrigatoriamente, deve haver evidência no prejuízo social, acadêmico ou ocupacional e os sintomas não podem ser explicados por outros quadros clínicos.

O SNAP-IV*[14] é um questionário que inclui os 18 itens referentes ao critério A do DSM-5 para o diagnóstico de TDAH, abordando tanto sintomas de desatenção como de impulsividade/hiperatividade. Há uma classificação em 4 níveis de intensidade (nem um pouco, só um pouco, bastante ou demais). Essa escala deve ser respondida idealmente por pelo menos 3 observadores que tenham contato frequente com a criança ou adolescente. Se forem pontuados pelo menos 6 itens "bastante" ou "demais" (características de 1 a 9), considera-se que existem mais sintomas de desatenção que o esperado. Se forem pontuados pelo menos 6 itens marcados como "bastante" ou "demais" (questões de 10 a 18), considera-se que existem mais sintomas de hiperatividade/impulsividade que o esperado.[15]

Esse questionário é de domínio público e nas situações referidas a criança deve ser encaminhada a serviços especializados para dar sequência à avaliação e poder ter uma abordagem mais completa. Ou seja, trata-se de uma ferramenta apenas para identificar as crianças e adolescentes que tenham sintomas mais evidentes e assim poder dar um encaminhamento correto para uma abordagem mais ampla e completa. *Não se faz diagnóstico de TDAH usando apenas o SNAP-IV ou qualquer outra escala!*

Considerações sobre o diagnóstico de TDAH

Na atualidade, ao mesmo tempo que discutimos e damos sentido às questões implicadas com a neurodivergência, nos deparamos, na prática, com uma dificuldade muito grande de lidar com as diferenças. E, quando "essa diferença" está relacionada à agitação, impulsividade e hiperatividade, sintomas estes que incomodam e "fazem barulho", há uma tendência maior de encaminhamentos e procura de atendimento médico. Ao receber essas crianças nos consultórios, muitas famílias já vêm preocupadas com o diagnóstico de TDAH, isso quando já não têm plena convicção de a criança "ser TDAH" porque realizou questionários da internet. É importante lembrar que aproximadamente 90% das crianças entre 3 e 5 anos podem apresentar uma agitação psicomotora, que tenderá a desaparecer com a maturação do sistema nervoso, normalizando-se, portanto, esses aspectos comportamentais, que, muitas vezes, são confundidos com distúrbios.[16]

Antes mesmo de querer dar nome ou um diagnóstico ao comportamento agitado ou desatento devemos nos perguntar por que esse comportamento está acontecendo, prestar atenção ao momento do início dos sintomas, dando importância ao que estava acontecendo com a criança e seu ambiente. Inúmeras são as situações que podem fazer as crianças responderem com sintomas semelhantes aos descritos nas escalas de triagem e avaliação de TDAH, necessitando, assim, de uma observação mais apurada:

- Dificuldades nas relações interpessoais, principalmente no ambiente familiar, violência doméstica, rivalidade entre irmãos, falta de limites e permissividade, falta de rotina, dinâmica familiar tóxica, dificuldades financeiras etc.
- Excessos no uso de eletrônicos.
- Falta de atividades físicas, falta de contato com a natureza, pouco tempo de brincar.
- Alterações e privação de sono.
- Dificuldades escolares, excesso de atividades dirigidas, *bullying* e *cyberbullying*.
- Dificuldade em lidar com as emoções.
- Situações de traumas e lutos.
- Problemas de saúde de natureza orgânica, como alterações na função tireoidiana, alergias, uso de medicamentos, doenças crônicas etc.

---

* O SNAP-IV pode ser acessado por meio do *site* da Associação Brasileira de TDAH – www.tdah.org.br.

Por isso, quando levamos em consideração apenas os sintomas, mesmo que medindo sua frequência, intensidade e ocasiões em que se apresentam, estamos deixando de lado todas as questões ambientais (seja família, escola etc.) e de como se dá a relação da criança com o ambiente, focando o problema apenas na individualidade da criança. Se o pediatra não estiver atento e for cuidadoso, pode cometer equívocos importantes, patologizando questões que muitas vezes podem estar relacionadas ao temperamento da criança, ou apenas pelo fato de a criança ter características "diferentes" (muito comum em caso de irmãos, em que as comparações são mais frequentes) ou ainda por se tratar de fases mais difíceis, mas normais do próprio desenvolvimento.

E vale ressaltar que trazer esses questionamentos nada tem a ver com negar a existência desse diagnóstico (TDAH) ou de outros transtornos. Apenas seria um modo de ampliar o olhar para a criança/adolescente e sua relação com o ambiente antes de encurtar a distância entre sintoma e diagnóstico.

Daí a importância de termos cuidado no uso de escalas de domínio público e até mesmo naquelas utilizadas exclusivamente por profissionais, uma vez que elas devem ser usadas como instrumentos e ferramentas para as questões mais objetivas da avaliação na busca de um diagnóstico.

Diante de tantas situações a serem levadas em consideração, cabe ao pediatra não se concentrar apenas na categorização de sintomas, mas na compreensão mais profunda da criança/adolescente como pessoa, levando em conta suas experiências de vida, dinâmicas emocionais e relações sociais.

Referências bibliográficas

1. Pierce K, Gazestani V, Bacon E, Barnes C, Cha D, Nalabolu S et al. Evaluation of the diagnostic stability of the early autism spectrum disorder phenotype in the general population starting at 12 months. JAMA Pediatr. 2019; 173(6):578-87.
2. Tau G, Peterson B. Normal development of brain circuits. Neuropsychopharmacol. 2010; 35:147-68.
3. Kanner, L. Autistic disturbances of affective contact. Nervous Child. 1943; 2:217-50.
4. Ozonoff S, Losif A, Baguio F, Cook I, Moore M, Hutman T et al. A Prospective study of the emergence of early behavioral signs of autism. Journal of the American Academy of Child and Adolescent Psychiatry. 2010; 49(3):256-66. e1-2.
5. Rosen N, Lord C, Volkmar F. The diagnosis of autism: from Kanner to DSM-III to DSM-5 and beyond J. Autism Dev Disord. 2021 Mar; 51(3):973-93.
6. Lai M, Lombardo M, Cohen S. Autism. Lancet. 2014 Mar 8; 383(9920):896-910.
7. Loubersac J, Michelon C, Ferrando L, Picot MC, Baghdadli A. Predictors of an earlier diagnosis of autism spectrum disorder in children and adolescents: a systematic review (1987-2017). European Child & Adolescent Psychiatry. 2023 Mar; 32(3):375-93.
8. Biomarkers Definitions Working Group. Biomarkers and surrogate endpoints: preferred definitions and conceptual framework. Clin Pharmacol Ther. 2001; 69:89-95.
9. Losapi MF, Pondé MP. Escala M-Chat para rastreamento precoce de autismo. Res Psiquiatr Rio Gd Sul. 2008; 30(3).
10. Robins DL, Casagrande K, Barton M, Chen CM, Mathieu TD, Fein D. Validation of the modified. Checklist for autism in toddlers, revised with follow-up (M-Chat-R/F). Pediatrics. 2014; 133(1):37-45.
11. Kupfer MC, Bernardino LMF. IRDI: um instrumento que leva a psicanálise à polis. Estilos Clin. 2018; 23(1):62-82.
12. Becker M, Wagner M, Bosa C, Schimidt C, Longo D, Papaleo C et al. Tradução e validação da ADI-R (Autism Diagnostic Interview-Revised) para diagnóstico de autismo no Brasil. Arq Neuro-Psiquiatr. 2012; 70(3).

13. Pacifico MC, De Paula CS, Namur VS, Lowenthal R, Bosa CA, Teixeira MC. Preliminary evidence of the validity process of the Autism Diagnostic Observation Schedule (ADOS): translation, cross-cultural adaptation and semantic equivalence of the Brazilian Portuguese version. Trends Psychiatry Psychother. 2019; 41(3):218-26.
14. Wolraich ML, Hagan JF, Allan C, Chan E, Davison D, Earl M et al. AAP Subcommittee on Children and Adolescents with Attention-Deficit/Hyperactive Disorder. Clinical practice guideline for the diagnosis, evaluation, and treatment of attention-deficit/hyperactivity disorder in children and adolescents. Pediatrics. 2019; 144(4):e20192528.
15. Wajnsztejn R. Transtorno de déficit de atenção/hiperatividade. In: Sociedade Brasileira de Pediatria; Leone C, Cabral SA (orgs.). Proped – Programa de Atualização em Terapêutica Pediátrica: Ciclo 4. Porto Alegre: Artmed Panamericana; 2017. p. 85-114 (Sistema de Educação Continuada a Distância, v. 3).
16. França MTB. A criança agitada. In: Barros VFR. Saúde mental na atenção à criança e ao adolescente: os desafios da prática pediátrica. Rio de Janeiro: Atheneu; 2016. p. 237-48.

Seção 6
Comunicação pelo sintoma, ação no sofrimento

Coordenação
Cleyton Angelelli
Flávia Schimith Escrivão

Capítulo 28

Quando a vida não faz sentido e a morte sim

Cristiane da Silva Geraldo Folino
Flávia Schimith Escrivão

Com enfado, o clínico se dirigiu ao menino:
dói-te alguma coisa? – Dói-me a vida, doutor.
Mia Couto

Falar de suicídio em um livro para pediatras infelizmente se faz necessário levando em consideração o cenário da saúde mental no mundo atualmente. Segundo dados da Organização Mundial da Saúde (OMS), em 2018 o suicídio foi a causa de 56% das mortes violentas no mundo. E, no Brasil, o suicídio é a segunda maior causa de morte entre pessoas de 15 a 29 anos. Em reportagem da *Folha de S.Paulo* publicada em 25 de outubro de 2022, dados do Sistema de Informação sobre Mortalidade do Ministério da Saúde mostram que o número de suicídios de jovens cresceu no país nos últimos anos. De 2016 para 2021, a taxa de mortalidade por cem mil habitantes relacionada a essa causa aumentou 45% na faixa de 10 a 14 anos e 49,3% na faixa de 15 a 19 anos.[1] Ressalte-se que, ao falar sobre os dados estatísticos em casos de suicídio, é importante levar em conta a subnotificação, decorrente do estigma que esse tema suscita.

Nesse sentido, é essencial dar atenção à escuta de quadros de sofrimento psíquico em crianças e adolescentes, que podem ganhar expressão a ponto de conduzir o paciente a uma fronteira de situações potencialmente mortíferas. São exemplos disso situações-limite como as tentativas de suicídio, certos casos de autolesão (deixando claro que cada comportamento de autolesão tem um significado específico na história do paciente e não necessariamente comporta ideação suicida), abuso de substâncias, acidentes graves, entre outros comportamentos que colocam em risco a vida e a integridade física da pessoa. Nota-se no dia a dia da clínica que as manifestações ansiosas e depressivas, embora tenham aumentado na população em geral, têm surgido mais precocemente nos pré-adolescentes e adolescentes.

Interessante ressaltar que o crescimento de casos já estava presente antes mesmo do período de pandemia, mesmo sendo evidente no cotidiano da clínica que o cenário pandêmico impactou a saúde de maneira expressiva, configurando um horizonte desafiador a todos os profissionais de saúde. O tema do suicídio exige tato e delicadeza, e é relevante pensar em uma maneira de abordá-lo, apresentando ferramentas aos pediatras, para que possam melhor lidar com situações que, infelizmente, já não estão muito distantes do cotidiano de seus consultórios e ambulatórios.

O suicídio é um assunto constantemente evitado, fato compreensível se pensarmos na dor causada em familiares que passam por isso e na cautela que o tema exige. As causas de um suicídio são múltiplas, têm origem multifatorial e é fundamental compreendermos, de partida, que não existem respostas óbvias e uniformes para o tema; em cada história haverá uma trama específica e intransferível. Tratar o suicídio como resultado de um fator único, por exemplo, a perda de um relacionamento, é reduzir o evento de maneira ingênua e nociva, cuidado que os profissionais de saúde devem ter ao abordar o assunto. Alguns fatores estão correlacionados a maior risco para suicídio: tentativas prévias, dependência química, transtornos mentais, perdas de maior expressão, abusos e traumas.

Os alertas e polêmicas envolvendo a exposição do tema são baseados no compreensível temor de que tratar do suicídio em mídias sociais e canais de notícia possa servir de gatilho para alguém que já esteja em sofrimento. O receio é que, ao noticiar e falar sobre o assunto, detalhes sejam expostos, como *causa mortis* e formas de suicídio, detalhes esses que, de fato, devem ficar de fora dos comunicados, em respeito tanto às vítimas e famílias quanto àqueles que estejam sofrendo e flertando com a ideia. Porém, é pensando justamente no alcance das redes sociais junto aos adolescentes e crianças que se torna tão importante buscar conteúdo pensado com responsabilidade por profissionais capacitados para lidar com isso.

Uma recomendação necessária aos profissionais da saúde é observar, no dia a dia da clínica, como os jovens podem lidar com os vários aspectos de enfrentamento da vida, como se fortalecem e constroem caminhos ao longo do tempo para lidar com situações de adversidade. É evidente para qualquer profissional de saúde mental que o suicídio não pode ser antevisto, mas cuidar de situações que levam o caminho de alguém até um momento de absoluta dor e desespero, isso sim é possível.

Nessa linha, cabe refletir acerca do notório caso do menino, cujo pseudônimo Yonlu, que transmitiu sua própria morte nas redes sociais em um CHAT em tempo real, história contada depois em um longa-metragem. Yonlu é um estarrecedor exemplo de quão imponderável e imprevisível o suicídio pode ser. O jovem, que sofria de depressão havia algum tempo, transmitiu o ato pelas redes sociais e recebeu instruções de espectadores sobre como chegar ao seu intento. Esse caso é um exemplo de como as redes sociais, que fazem parte do processo de subjetivação de todos os jovens atualmente, podem se tornar, em determinadas situações, um ponto a mais na desestabilização do psiquismo. Para alguém que já está fragilizado, o risco é justamente encontrar nas redes parceiros que façam eco a angústias e impulsos destrutivos.

O pediatra e sua implicação com o sofrimento psíquico

Afinal, qual seria o papel do pediatra diante desse tipo de situação-limite? Em geral, o pediatra é um profissional de confiança da família, eleito pelos pais para ser aquele com quem se dividem as primeiras angústias sobre os filhos. Se pensarmos no contexto do consultório, ou em um hospital ou rede pública de saúde, é comum ser o primeiro profissional que se depara com algum sofrimento psíquico na criança e no adolescente. O tema suicídio pode não surgir de imediato como fator de angústia em numa consulta pediátrica, mas o profissional deve estar atento para o fato de que, até que alguém chegue a um estado de desesperança e flerte com a morte, antes disso começa a demonstrar desinvestimentos em vários aspectos de sua vida.

Isso pode se dar pela observação de compulsões (por comida, jogos, uso de tela, uso de álcool, drogas e cigarros), comportamentos autolesivos, transtornos alimentares e de ansiedade, isolamento excessivo da própria família e de amigos, praticar e/ou ser vítima de *bullying* e *cyberbullying,* entre outros. São essas algumas das inúmeras manifestações em que o pré-adolescente ou adolescente demonstra sinais de sofrimento e dificuldade em elaborar seus sentimentos, e esses sintomas são justamente as vias encontradas por eles para comunicar um profundo sofrimento.

Contribuir para que um paciente possa ser verdadeiramente cuidado e ouvido nesses momentos pode ser de grande ajuda para que ele obtenha espaços de acolhimento que ampliem o sentimento de que existem outras vias de expressão para a dor. É necessário, além de encaminhar um paciente para o psicólogo ou o psiquiatra, que o pediatra observe o quanto aquela família está ciente da dificuldade do filho, o quanto pode entrar em contato com ela e se de fato seu encaminhamento será efetivo.

Muitas famílias, diante de situações-limite, não conseguem dar seguimento ao encaminhamento por muitas razões: vergonha de tratar dos temas com o profissional, falta de familiaridade com instrumentos terapêuticos como forma de ajuda, preconceitos, falta de recursos econômicos, dificuldade em reconhecer a gravidade do quadro, entre outras circunstâncias em que o adolescente, mesmo tendo pedido ajuda ou demonstrado, por meio do sintoma, necessidade de cuidados, termina sem tratamento efetivo. A resistência ao tratamento nem sempre será do paciente, muitas vezes virá da família, que pode agir defensivamente diante da angústia de enfrentar quadros tão sofridos e complexos e que muitas vezes podem ter relação direta com a dinâmica familiar. Não enxergar a gravidade dos sintomas, nesse sentido, tem relação com um adoecimento que pode estar implicado nessa trama familiar.

É fundamental que o pediatra, diante dessas situações-limite, possa ler os acontecimentos, para além de alertas de um potencial risco, como importantes tentativas de comunicação de um sofrimento. Os sintomas em saúde mental comunicam um sofrimento, são vias de expressão daquele sujeito e não devem ser tratados como algo que deva necessariamente ser eliminado de pronto ou silenciado. Em muitos momentos um sintoma deve ser escutado e amplificado, pois pode, em se tratando de sofrimento psíquico, ser um guia para adentrar a construção de uma conversa cuidadosa com o paciente visando a uma transformação efetiva.

Uma vez que o pediatra lida com sujeitos em franca formação e consequente transformação, se o sintoma físico é seu guia na busca por uma patologia física, o sintoma de dimensão psíquica, localizado no campo do comportamento, pode tornar-se ponte de diálogo, e o pediatra ou qualquer profissional que acolha esse sintoma em primeira mão torna-se um relevante intérprete desse acontecimento para a família do paciente. Cabe destacar, nas palavras de Christian Dunker, que a "escuta do sofrimento é o tratamento espontâneo, natural e social de que dispomos para enfrentar o suicídio. O sofrimento maltratado evolui para sintomas, e quando os sintomas não bastam para nos separar da angústia somos tentados a passar ao ato".[2]

Nesse sentido, o manejo e a transmissão de percepções acerca de casos delicados com os familiares do paciente exigem atenção. A maneira como receberão do pediatra a notícia, por exemplo, de um comportamento de autolesão do filho será diferente caso o pediatra possa tratar o acontecimento como um sinal de atenção e cuidado, refletindo um pedido de ajuda, e não imediatamente como uma rápida *sentença* de gravidade sobre o prognóstico do caso. Esse primeiro olhar de uma autoridade médica sobre a situação fará muita diferença na maneira como aquela família conduzirá o caso a partir dali. É comum na experiência clínica de profissionais que trabalham em hospital que os médicos, ao notarem situações mais graves em termos de sofrimento psíquico, acionem imediatamente a psiquiatria. Evidente que em casos mais graves, de maior risco e dependendo da disponibilidade de tempo do profissional naquela emergência, é necessário acionar o colega psiquiatra.

Porém, o que merece mais atenção é justamente o modo como esse encaminhamento (seja para a psicologia ou para a psiquiatria) será recebido por aquela família. Dizer "Chamem a psiquiatria" diante de uma situação-limite é completamente diferente de dizer "Vamos cuidar desse pedido de ajuda que o seu filho está fazendo e pensar no que ele pode se transformar, mas te asseguro que isso está além do que nós entendemos. Ele precisa de outra pessoa para conversar com ele". Importante garantir ao paciente que uma possível saída para a angústia que ele está sentindo virá de um profissional que possa acompanhá-lo nessa dor, para que tentem juntos dialogar com ela, compondo possíveis saídas. Essa conversa, tanto com o adolescente quanto com a família, coloca o paciente no lugar de alguém que poderá ser escutado e não silenciado, ao mesmo tempo que coloca o médico no lugar de quem não comporta todas as respostas para aquele sofrimento tão singular, e esse pequeno ajuste pode mudar o rumo do encaminhamento do caso.

É comum os pacientes cometerem determinados atos em situações de desespero, justamente porque naquele momento não encontraram outra saída para elaborar suas emoções, por isso trazer esse sujeito para o centro da conversa, quando possível, pode ser uma atitude que contribui para o início de uma elaboração do evento na própria família. Ouvir a todos e poder acolher o evento como algo a ser pensado em conjunto pode contribuir para que o sujeito não se sinta apartado da conversa e colocado no lugar de alguém que está apenas *estorvando, fora de si, preocupando*, o que muitas vezes aumenta a culpa do paciente e não contribui para o diálogo e a amplificação do problema.

Em função das altas doses de angústia refletida, um reflexo comum a todos os profissionais de saúde nessa hora é, defensivamente, apontar caminhos rápidos e agir com a mesma impulsividade e movido pela angústia que situações assim provocam. O fato é que, justamente, o pediatra talvez faça diferença se puder lembrar que se aquele paciente chegou a esse ponto é porque não é capaz de elaborar sua dor e de conversar sobre ela. Importante observar que isso ocorreu naquele momento e não há como determinar um prognóstico sobre o caso, sobre o que o paciente fará depois ou se fará de novo ou não. Em muitos casos será necessário, sim, cuidar para que o paciente não se machuque (p. ex., em situações mais drásticas e de maior impulsividade ou recorrentes), mas também ouvir aquele ato como um pedido de ajuda, dando início a um diálogo muito significativo. Toda delicadeza e escuta é pouco para não cair na armadilha de concluir impulsiva e rapidamente algo sobre aquele paciente, o que pode aumentar o estigma e dificultar ainda mais o diálogo com ele, agravando o desespero e a falta de confiança em si mesmo e no profissional que o assiste.

É fundamental introduzir um elemento presente em todas as relações humanas, chamado de intersubjetividade. Ela é um solo comum, um campo no qual desde o início da vida somos alimentados emocionalmente com as mais diversas nuances e qualidades de emoções, de certa forma também alimentando quem cuida de nós. Assim, todos nós construímos nossa subjetividade nas trocas permanentes com o entorno, ou seja, na intersubjetividade, um campo que se retroalimenta, no qual uma pessoa afeta outra. Vale ressaltar que esse campo muitas vezes não é facilmente conhecido pelo próprio sujeito; em outras palavras, mesmo aquele adulto/profissional afeta o campo intersubjetivo com aspectos seus que são muitas vezes desconhecidos, permanecendo inconsciente para si próprio. Essas sutilezas se desenrolam ao longo da vida, e estão nas relações que estabelecemos com os outros, inclusive quando estamos no cotidiano de nossa clínica, exercendo nossos papéis profissionais. São essas trocas emocionais entre paciente/família e profissional, somadas aos conhecimentos técnicos deste último, que propiciarão a qualidade que possa ter esse encontro. Assim, todos, inclusive o profissional, se sentirão mais à vontade, com a possibilidade de se estabelecer uma relação de confiança.

Os profissionais de saúde lutam permanentemente pela vida, e a morte pode muitas vezes ser aterrorizante, ainda mais quando é provocada, como nas tentativas e na efetivação do suicídio. O paciente potencialmente suicida, ao trazer a morte para perto de nós, pode ser sentido como uma real ameaça e um terror, pois subverte completamente as expectativas e crenças mais conhecidas e acomodadas em nós mesmos: "Por isso, vários mecanismos de defesa psicológicos são ativados, e se combinam com a finalidade de evitar a percepção desse drama humano de proteger-nos. Aí entram os preconceitos, as crenças, a repulsa automática e a noção que construímos a respeito do que deve permanecer fora de nossa responsabilidade profissional."[3]

Consciente da importância da esfera relacional e intersubjetiva do profissional, Botega alerta para algo que parece fundamental:

> "tudo isso pode enrijecer nossa conduta frente aos pacientes com o abandono de uma postura acolhedora e com o embaçamento da percepção e do raciocínio clínico. Um dos melhores sinalizadores da presença do risco de suicídio é a consciência do avaliador a respeito da própria ansiedade acerca do paciente potencialmente suicida. A incapacidade dessa ansiedade, decorrente de um contato empático pobre, apressado ou de defesas psíquicas excessivamente fortes, impede a boa avaliação do clínico e o trabalho terapêutico".[3]

Impacto das situações-limite

Um exemplo da extrema importância da figura do médico para o paciente é apresentado no relato da experiência de uma situação de socorro a um caso de tentativa de suicídio, trazida durante uma conversa com uma das autoras deste capítulo. Na época um residente, o médico trabalhava no pronto-socorro de um hospital geral e precisou atender, em meio a uma enxurrada de emergências (paradas cardíacas e acidentes), uma jovem que tinha ingerido muitos remédios e em quem ele fez um procedimento de desintoxicação no estômago para prevenir um quadro fatal. Ele a deixou na sala na recuperação até que um psiquiatra (único de plantão no hospital) pudesse vir conversar com ela. Algum tempo depois a jovem acordou, muito brava e irritada, exigindo falar com o médico. Ele então entrou na sala e explicou que ela teria que esperar pelo psiquiatra, uma vez que ele mesmo estava muito ocupado tratando de várias urgências. A moça respondeu, muito contrariada, que o caso dela também era uma *urgência*, e que ele era *o médico*. O profissional relatou ter ficado muito irritado nessa hora, dizendo à paciente que aguardasse ali, pois ele precisava salvar a vida de outras pessoas. E a jovem respondeu: "Você nem se importa comigo, não é?! Você não se importa que eu tenha tentado me matar? Se eu estivesse morrendo do coração você se importaria mais?". Provavelmente essa é uma situação corriqueira ao longo da formação de um residente, que, dentre tantas atribuições em um serviço de saúde de urgências, muitas vezes pode se ver envolvido com uma demanda que parece escapar de suas funções. Naquele momento, formalmente sua obrigação já estaria cumprida, cabendo apenas, diante da insistência da paciente, *chamar a psiquiatria*. O jovem médico trouxe esse relato em um misto de cansaço e angústia, alegando ter passado horas indagando a si mesmo: "O que mais eu poderia ter feito pela paciente?".

Esse episódio ilustra o fato de que o médico encarna um saber e uma autoridade, mas também fica em um lugar de alguém que será incluído no sintoma e na solução desse mesmo sintoma aos olhos do paciente. O médico fará parte da elaboração de todos os afetos que aquela angústia ou doença física desperta no paciente, quer ele queira ou não, esteja preparado ou não para essas expectativas e aflições.

Esse processo é semelhante ao que ocorre entre paciente e psicoterapeuta, denominado em psicanálise transferência. O vínculo que o paciente estabelece com quem cuida dele é uma tentativa de construção, de elaboração de alternativas rumo à sua saúde, e como resultado do processo se estabelece um laço paciente-cuidador.[4]

Quando escutamos o sofrimento ou o desespero do paciente, ele estabelece conosco uma relação, nos faz um pedido de ajuda, deposita em nós, esperançosamente, uma demanda. Cada ser humano pede ajuda da maneira que pode, e em geral esse modo de pedir ajuda faz parte de uma repetição, de um tipo específico de ligação que aquela pessoa pode fazer com quem cuida dela. O tipo de ligação de amor/ódio que um paciente experimenta já estava lá antes dele nos encontrar, ao cruzar seu caminho com o nosso e permitir ser cuidado. Quando nos propomos a tentar exercer essa audaciosa função que é curar alguém, vivenciamos toda sorte de sentimento, como a impotência, o medo e a onipotência. Ao tratarmos alguém que se sentiu sem saída e buscou a morte, muitos sentimentos vão nos atravessar. Quanto ao relato do jovem médico apresentado anteriormente, é possível pontuar que já seria muito útil se ele estivesse minimamente alerta a essas questões de transferência, de modo não apenas a encaminhar melhor a paciente como a se conscientizar de sentimentos de angústia e frustração. Além disso, o episódio que ele vivenciou comporta uma ironia sutil: um profissional tão habituado com a morte, com as paradas cardíacas, se sentiu repentinamente *descoberto* e impotente, a ponto de terminar se perguntando a quem caberia lidar com aquele sofrimento.

O relato deixa a pergunta da paciente como um excelente norteador para nossa discussão: não seria aquela uma verdadeira emergência? Os transtornos psíquicos e suas manifestações devem ter tanto destaque quanto qualquer outro, pois causam extremo sofrimento e podem ter como desfecho a morte. É evidente que uma demanda psíquica como a da jovem em questão não poderia ser sanada nem por aquele médico nem naquele pronto-socorro, mas a construção de uma elaboração para o sofrimento da paciente poderia começar ali, na conversa com o médico que a *socorreu*. Nesse recorte clínico, chama bastante atenção o fato de o médico, ali, ter passado por uma situação-limite diferente das habituais. Ele poderia conceber salvar vidas, lidar com pessoas à beira da morte, no entanto experimentou intensa angústia por não saber lidar com uma emergência que extrapolou os limites do socorro *físico*.

Esse médico buscou um diálogo e refletiu sobre uma experiência que lhe despertou angústia, mas quantos residentes passam ou passarão pela mesma experiência sem nenhuma elaboração ou troca com outros profissionais? Falar sobre a angústia causada pela tentativa de suicídio faz muita diferença e pode contribuir para que o profissional, em um próximo contato com o tema, tenha outro olhar para o paciente e para o destino que dará a sua própria angústia. O dia a dia da clínica impõe muitos desafios, e poder compartilhar com seus pares sobre a solidão e emoções avassaladoras parece urgente na formação e na vida do profissional do médico.

Voltando à pediatria, também nessa especialidade a figura do médico pode ter, principalmente em situações-limite, grande relevância para o paciente. O fato é que os casos difíceis frequentemente tendem a se transformar em uma verdadeira *batata quente*. O mais recomendado, embora extremamente desafiador, talvez seja parar e ajudar todos os envolvidos em uma situação limite como esta, a pensarem no ocorrido, sem silenciar o estrondo que isso pode causar. Esse talvez seja um primeiro passo para um posterior encaminhamento efetivo da situação. Os casos frequentemente não serão resolvidos em uma conversa, ou com uma medicação; deverão ser acompanhados por uma equipe e incluir a participação da família.

Adolescência: crise e transformação

É necessário abordar ainda determinados aspectos psicológicos envolvidos nas transições da infância para a adolescência, pois essa passagem demanda uma profunda transformação e adaptação por parte do próprio adolescente e de sua família. É fundamental que o pediatra que tenha oportunidade fique atento à qualidade do vínculo afetivo estabelecido entre o paciente e a família, pois esse laço pode ser um facilitador ou, ao contrário, dificultar o momento de vida do adolescente. A complexidade de transformações físicas e psíquicas, as demandas acadêmicas, a escolha da futura profissão, todas as experiências sociais com seus pares, as vivências sexuais, isso em um curto espaço de tempo e em um contexto social cada vez mais complexo e desafiador, torna o trabalho de atravessar a adolescência um esforço hercúleo, repleto de desafios e de conquistas, que terá como desfecho a entrada na vida adulta.

A adolescência implica uma metamorfose, que, segundo a imagem de Freud, equivaleria à "conclusão de um túnel cavado através de uma montanha, a partir de ambos os lados".[5] Outra imagem que reflete e ilustra essa transição que o adolescer implica: "uma ponte longa e estreita, sem corrimão". Alguns param em cima dessa ponte, com muito medo, e outros pulam dela.[6] O jovem tem uma grande tarefa pela frente: deverá elaborar várias perdas, tais como o corpo infantil, os pais da infância, sendo obrigado a fazer certo desligamento dos pais e ao mesmo tempo manter uma proximidade que lhe permita encontrar algo de semelhante para sustentar suas novas identificações.[7]

As sensações e emoções são vividas pelos adolescentes de maneira muito intensa, mas ainda eles não têm um psiquismo capaz de conter toda essa intensidade; há muitas novas exigências e problemas com os quais os jovens se veem confrontados. Eles ficam sujeitos a uma força enorme advinda de dentro de si, que se manifesta de maneira pouco governável, e não são dotados de instrumentos que permitam dar um bom destino para ela, contando com formas de enfrentamento que não foram atualizadas.[5,8-10] A adolescência, nomeada por Ferrari "segundo desafio",[8] é considerada pelo autor um novo momento na história da estruturação da vida mental a partir do nascimento de um novo corpo, uma vez que os jovens estranham sobremaneira esse corpo que cresce e se transforma, e é vivido de maneira quase avassaladora por muitos desses jovens. Em decorrência, a mente deve rearranjar-se para lidar com as imensas angústias trazidas pelas metamorfoses corporais que o jovem experimenta. Há um novo corpo, que pode causar confusão e terror e servir de palco para cenas bastante conflituosas. Além disso, o adolescente será obrigado a enfrentar o mundo extrafamiliar e a nova realidade com as angústias decorrentes desse encontro.

Este capítulo tem discorrido sobre o fato de que a maioria dos sinais que podem preceder uma tentativa de suicídio é assustadora para a família, sendo importante que o pediatra possa pensar a respeito e entrar em contato em si mesmo com o impacto que esses temas causam. Para todos nós o tema do suicídio é avassalador; por qual motivo não seria para o pediatra? É nesse sentido que será fundamental, diante de situações extremas, que o pediatra não contribua para reforçar e sentenciar um comportamento que pode, sim, ser um sinal de um enorme problema pela frente, ou pode ser uma tentativa de comunicação mal ajambrada. A opinião do pediatra pode ser muito relevante para o paciente e para a família, principalmente em momentos de profunda angústia, nos quais uma palavra mal colocada ou um encaminhamento malconduzido podem gerar sentimentos depreciativos no paciente, que terminem traduzindo a ideia de ser ele uma espécie de *causa perdida*. O adolescente está justamente à procura de um lugar no mundo, de sua identidade e papel social, e o olhar de pessoas significativas, nesse sentido, é de um peso impressionante.

A seguir será apresentado um recorte clínico, fruto da experiência de uma das autoras do capítulo, que ilustra que o adolescente muitas vezes tem dificuldade, receio e vergonha de *incomodar* os pais e pode agir de maneira extremamente impulsiva em certas fases da vida, colocando sua própria vida em risco. A paciente chegou à terapia a pedido dela mesma para os pais. Em entrevista, os pais relataram não haver qualquer queixa sobre a filha e declararam ter ficado surpresos diante do pedido dela, pois naquele momento não identificavam nada que pudesse ser tão grave a ponto de justificar o atendimento psicológico, exceto o término recente de um namoro que, alguns anos antes, tinha *transtornado* um pouco a menina, aparentemente por ciúme. O pai disse que alguns anos antes, ainda no início do namoro, a filha chegara, em uma situação de ciúme, a dizer para o namorado que iria *se matar*. Na época o pai e a mãe ficaram muito preocupados, e, quando se aproximaram da filha em conversa, ela contou que só fizera aquilo para *chamar a atenção* do então namorado. O pai relatou que na ocasião sugeriu que ela procurasse um psicólogo, mas que a ajuda foi rejeitada. A jovem o convenceu de que estava bem, afirmando que aquele tinha sido um episódio criado para causar impacto no namorado. Os pais acrescentaram, na entrevista, que tinham achado interessante o pedido de ajuda anos depois e que a entrada de um profissional no caso talvez fosse importante, mas não sabiam dizer o motivo real da demanda.

Algum tempo depois de iniciar a psicoterapia, a paciente confirmou essa passagem da ideação suicida e afirmou que achou necessário procurar ajuda, mesmo depois de anos, pois precisava entender o episódio que disse ter *enterrado*, mas não resolvido dentro de si. Ela alegou que precisava olhar para aquilo, pois temia que um dia o evento se repetisse. Contou a sua versão: naquele dia estava muito triste e ficara determinada a se matar. Acrescentou que o que a impedira de ir adiante tinha sido a ligação de um amigo de quem gosta muito convidando-a para passar a tarde com ele. Ela contou que decidiu atender o telefone porque o amigo não parava de ligar, e que a partir da conversa foi se sentindo melhor. Acabou indo se encontrar com ele e teve uma tarde agradável, fato que a fez decidir, a partir daquele momento, viver um dia de cada vez. Segundo a paciente, aquele dia a fez reavaliar a vida e dar a ela o benefício da dúvida. A jovem percebeu que o dia seguinte sempre poderia surpreender positivamente.

Durante seu processo de análise, a paciente refletiu sobre o momento em que teve o pensamento sobre o suicídio, e constatou que outras coisas além do namoro a entristeciam: a melhor amiga que mudara de escola, o afastamento dos pais, muitas experiências que, somadas à iniciação sexual, desilusões e rompimentos, a levaram à conclusão de que a vida como estava já não era suportável. "Não foi apenas o namoro", ela disse, aquilo foi a "gota-d'água". Quando questionada sobre o motivo de não ter pedido ajuda aos pais naquele momento, explicou que não conseguia, que tinha muito receio de preocupá-los, de desapontar a todos, e que não queria levar mais problemas para a família, pois sentia que eles não iriam entender nem ajudar. Ela acrescentou que na época não conseguia dimensionar quão perigoso era o que estava sentindo.

O início da análise dessa paciente foi difícil. Ela mostrou bastante resistência em mencionar o episódio, que dizia *só querer esquecer*, mas o processo foi fundamental para que ficasse claro, para ela e a família, que havia passado por um episódio depressivo e que naquele momento, anos atrás, correra um *risco* sem poder dividir a angústia com ninguém. Na época, mesmo diante do relato do namorado, a família e a paciente não procuraram ajuda profissional. Quem pôde naquele momento *insistir* e ouvir aquela angústia foi, felizmente, o amigo.

É em situações como essas que nós, profissionais da saúde, podemos incluir a família no encaminhamento da questão. Se essa menina, naquele momento, tivesse recebido ajuda profissional, teria encontrado um lugar onde poderia expressar e elaborar sua dor de maneira menos sofrida e arriscada. Outro aspecto interessante a ser considerado é o processo que a própria paciente nomeou como *enterrar*. É fundamental destacar que enterrar não significa elaborar o ocorrido, dar destino àquela dor. Observe-se que dor a alcançou novamente, a ponto de ela sentir que precisava dividir aquilo com alguém, mesmo anos depois, quando experimentou uma nova perda.

O mecanismo de não elaborar a tristeza é o que está presente em situações em que o paciente parece arrastar sua dor, o que pode culminar nos processos depressivos que serão tratados com maior profundidade em outro capítulo deste livro, Capítulo 30 – Depressão: o "luto" que não passa, de Cristiane Folino. Esse breve recorte clínico deixa claro que os lutos e exigências da adolescência podem, quando não elaborados ou expressados, se tornar um peso muito grande, culminando em um sentimento de angústia tão profundo que termina deixando a pessoa sem saída para lidar com a dor, situação que em certos casos se arrasta, e reflete em dificuldades para a vida adulta.

Outro breve recorte clínico deixa evidente que a tentativa de suicídio pode ter vários sentidos dependendo da história de cada um. Uma paciente em episódio de depressão e para o qual vinha sendo medicada e acompanhada por um psiquiatra, após brigar com o pai, ingeriu uma quantidade de medicação antidepressiva maior que a recomendada e logo em seguida telefonou, bastante angustiada, para a psicoterapeuta. O fato de ter telefonado permitiu que ela fosse socorrida a tempo de não correr maiores riscos. Após o episódio ela contou que seu intuito no ato não tinha sido morrer, mas sim *dormir, esquecer de tudo*. Em episódios envolvendo tentativas de suicídio, é comum o paciente relatar o desejo de *sumir, dormir, esquecer* e não de morrer de fato. Essa paciente acrescentou que, no dia em que ingeriu a medicação em excesso, estava tão cansada de enfrentar as mesmas batalhas que tomou os remédios no intuito de descansar daquele sofrimento. As batalhas às quais ela se referia incluíam dificuldades com questões comuns na adolescência, mas que se agravaram com a dinâmica familiar.

Roosevelt Cassorla,[11-13] um psicanalista que se dedica ao estudo do tema, afirma que há uma infinidade de sutilezas, que um olhar rápido não deixa compreender, a respeito do que ele chama de morte de si mesmo. Quando a pessoa não consegue enxergar meios de compreender ou diminuir seu sofrimento, quando este se torna insuportável, ela vê no suicídio a única saída.

Este capítulo se encerra apontando que é evidente que, uma vez identificada uma situação de risco pelo pediatra, é necessário que ele trabalhe com cuidado o encaminhamento adequado do caso. Porém, a escuta singular pode fazer grande diferença, principalmente em casos em que aquele pedido tão urgente bateu à porta do profissional da pediatria. Se um paciente, em um momento de desespero, puder ser acolhido pelo médico e pela família neste primeiro instante, talvez já não se sinta completamente sem saída, o que abrirá uma fresta em sua possibilidade de compartilhar e elaborar a angústia, justamente pela possibilidade de não se sentir desamparado em sua dor e de poder ter uma experiência na qual pode se sentir importante para o entorno.

Como vimos em um dos recortes clínicos, às vezes uma conversa (no caso com o amigo), um *sopro*, pode abrir brechas em um cenário em que a esperança está por um fio. Uma possibilidade de escuta real pode ser a diferença a partir da qual o paciente irá tecer e criar ligações que o apoiem rumo a um pedido de ajuda efetiva. Afinal, sobre as coisas que podem salvar um instante, e sobre ser capaz de promover um giro de perspectiva significativo, lembramos a poesia de Matilde Campilho: “a poesia, a música, uma pintura, isso não salva o mundo, mas salva o minuto. E é suficiente. A gente está aqui para dançar um pouco sobre os escombros”.

Referências bibliográficas

1. Nassau RC, Campos GAM. O suicídio na adolescência. In: Iannini G (org.). Vamos falar sobre suicídio? São Paulo: Cult; 2021. p. 55-6.
2. Dunker C. A pena de Maat e a escuta trágica do suicídio. In: Iannini G (org.). Vamos falar sobre suicídio? São Paulo: Cult; 2021. p. 32.
3. Botega NJ. Crise suicida: avaliação e manejo. Porto Alegre: Artmed; 2015. Calligaris C. A adolescência. São Paulo: Publifolha; 2013. p. 15.
4. Laplanche J. Vocabulário da psicanálise: Laplanche e Pontalis. 3. ed. São Paulo: Martins Fontes; 1998, p. 514.
5. Freud S. Três ensaios sobre a teoria da sexualidade. In: Obras completas. v: 6: Três ensaios sobre a teoria da sexualidade, análise fragmentária de uma histeria (“O caso Dora”) e outros textos (1901-1905). Souza PC, tradução. São Paulo: Companhia das Letras; 2016. p. 121.
6. Vannuchi AMS. Suicídio na adolescência: tentando pensar o impensável. Rev Bras Psicanál. 2019; 53(4):143-57, p. 150.
7. Biazus CB, Ramires VRR. Depressão na adolescência: uma problemática dos vínculos. Psicol Estud. 2012 Jan; 17(Psicol Estud, 2012 17(1)):83-91.
8. Ferrari A. Adolescência: o segundo desafio. São Paulo: Casa do Psicólogo; 1996.
9. Favilli MP. A metamorfose adolescente: uma nova relação corpo-mente. Rev Bras Psicanál. 2016; 50(2):37-46.
10. Bolognini S. O bar no deserto: simetria e assimetria no tratamento de adolescentes difíceis. Rev Bras. Psicanál. 2004; 38(2):259-69.
11. Cassorla RMS. Suicídio: fatores inconscientes e aspectos socioculturais: uma introdução. São Paulo: Blucher; 2017.
12. Cassorla RMS. Suicídio: em busca do objeto idealizado. São Paulo: Blucher; 2019.
13. Cassorla RMS. Estudos sobre o suicídio: psicanálise e saúde mental. São Paulo: Blucher; 2021.

Capítulo 29

Pele arranhada, cortada, marcada

Maria Thereza de Barros França

Introdução

A pele é o órgão mais extenso do corpo humano. Exerce uma função sensorial fundamental, responsável por um dos nossos cinco sentidos, o tato. Desempenha também outras funções de extrema importância e tem representações variáveis ao longo das etapas das nossas vidas. Ou seja, presta-se à figuração de imagens internas, conflitos e angústias muitas vezes inconscientes, ligados a cada momento existencial. Desse modo ela nos *fala* de como anda nosso mundo interno.

Revestindo todo o nosso corpo e dando sustentação externa a ele, situada entre o meio externo e o interno, exerce uma função relacional. Composta por camadas (epiderme e derme), tem como anexos as glândulas exócrinas (sudoríparas e sebáceas), os pelos, os cabelos e as unhas. Estes últimos compõem-se com ela numa importante função estética. As glândulas secretoras contribuem para a eliminação de resíduos metabólicos. A pele tem também participação na síntese da vitamina D.

É um envoltório protetor, pois nos defende dos raios ultravioleta, de agentes infecciosos, de estímulos dolorosos e potencialmente traumáticos. Funciona como importante *radar*, enviando para o sistema nervoso central informações que contribuem para nossa regulagem térmica e a manutenção do equilíbrio hidroeletrolítico. Ou seja, pode ser comparada a uma membrana semipermeável, no sentido das trocas entre os meios interno e externo que se processam através dela.

Em medicina, a especialidade que mais se dedica à pele, evidentemente é a dermatologia, e nos últimos anos um segmento que ganhou força foi o dos procedimentos estéticos. Isso porque eles atendem à vaidade feminina, mas não só. Cada vez mais o público masculino se preocupa com as questões estéticas. Estas se relacionam fortemente com as angústias ligadas ao envelhecimento. Claro, nossa pele amadurece e envelhece junto conosco; o tempo deixa suas marcas, antes indeléveis...

Os processos atópicos que nela se manifestam são importante pista para outras conexões funcionais da pele relacionadas à nossa vida emocional: as manifestações psicossomáticas.

Os estudos desta área vêm se ampliando e aprofundando, mas de maneira simples podemos dizer que somos uma unidade somatopsíquica, em que a função psíquica se inicia com os primeiros registros de percepções sensoriais, corporais, emocionais, e que isso se viabiliza apenas na relação com um outro, seja a mãe, uma figura substituta ou o analista.[1]

Quando isso não se organiza adequadamente, por falhas de diversas ordens, como por exemplo nos desencontros na relação mãe-bebê, nos deparamos com as manifestações psicossomáticas.

A inclusão de um psicanalista no cenário fala da possibilidade de reparação dessas falhas, permitindo, no caso de crianças e adolescentes, a retomada do desenvolvimento, ou, no de adultos, os benefícios de uma integração, ainda que tardia.

Pele e psiquismo

A psicanálise traz contribuições fundamentais no sentido da importância da relação mãe-bebê para o desenvolvimento harmonioso da criança.

Quando o foco é colocado nessa relação, não se está de modo algum excluindo a figura e muito menos as importantes funções parentais exercidas pelo pai. O que se passa é que especialmente nos momentos iniciais a mãe exerce seu protagonismo no contato direto com o filho, contando com a participação e a sustentação que o pai pode oferecer à dupla. Também os casais homoafetivos desempenham essas funções parentais. Então, em diversos momentos quando, neste capítulo, haja uma referência a *mãe*, pode-se entender que se trata de mãe, cuidador ou figura substituta. Ou seja, o que em psicanálise se denomina objeto primário.

O casal é responsável por constituir uma unidade funcional que dê amparo ao bebê no atendimento de suas necessidades físicas e emocionais, para que a criança possa crescer e se desenvolver de modo satisfatório.

No período intrauterino os movimentos e a maneira como a mãe se movimenta são captados desde muito cedo. Mais para o final da gestação a luminosidade e os sons tornam-se perceptíveis. Ao dar à luz seu bebê, a voz e os ritmos maternos já são um tanto familiares para ele.

Entretanto, agora ele entrará em contato com todo o afeto veiculado pela mãe ao amamentá-lo, trocá-lo, embalá-lo e ao acalmar suas dores e ansiedades. A mãe coloca sua mente e seu corpo à disposição do bebê.

O contato pele a pele se estabelece, podendo a mãe oferecer à criança um contorno aconchegante e protetor para o seu corpinho, esteja ele apaziguado ou mesmo às voltas com dores e tumultos internos.

O bebê vem ao mundo aparelhado para buscar e usufruir dessa relação e oferece à mãe, por seu turno, estímulos muito potentes para que ela se engaje também nesse interlúdio. Quem resiste à textura morna e macia da delicada pele do bebê? E ao modo como se encaixa em nossos braços gerando tanta ternura?

A partir dessas e de outras interações afetivo-sensoriais ocorrendo ao mesmo tempo, tais como o olhar da mãe dirigido ao bebê, a maneira como fala ou canta para ele, os ritmos que vai construindo em conjunto com ele, seu cheiro, o gosto do leite, o bebê começa a percebê-la como Outro. E a si também como um Ser separado.

Ele pode retribuir o olhar, responder com um sorriso, uma vocalização ou um gesto, provocando reações na mãe e fortalecendo, assim, esse círculo de trocas afetivas que se estabelece entre os dois.

Pode também começar a perceber a mãe como pessoa que tem uma relação especial com um terceiro, ou seja, o pai/parceiro(a). Esse pai que ajudou que mãe e bebê estivessem tão próximos de tal forma que os dois se sentissem quase como se fossem um. E que depois contribui para que o bebê se discrimine da mãe e se torne um indivíduo, inserindo-se na relação triangular com o apoio da mãe.

De que, então, estamos falando? Estamos nos referindo à maneira como, por meio da sensorialidade, permeada pelos afetos envolvidos nas trocas entre a mãe e seu bebê, se estabelecem os vínculos intersubjetivos, que promovem as integrações somatopsíquicas, a constituição do psiquismo do bebê e sua subjetividade.

A mente do bebê não nasce junto com ele; ela precisa ser construída. Essa constituição, que permite ao bebê tornar-se um ser pensante, se dá apenas a partir da intersubjetividade, das relações precoces que se estabelecem com o objeto primário.

Vejamos como a pele pode nos ajudar a pensar essas questões.

A partir de seus estudos na década de 1970, Bick fala da função da pele do bebê como um continente primário. Trata-se de um modelo muito interessante para pensarmos na constituição de um espaço mental interno delimitado por uma pele psíquica (tal como a pele em relação ao corpo), que se constitui a partir das relações com o objeto primário.[2]

Bick sugere que a mãe capaz de oferecer continência emocional a seu bebê é sentida por ele como uma pele que envolve e dá contorno aos seus aspectos de personalidade, tão desorganizados e não integrados ao nascer. Ela propõe o modelo de uma pele psíquica primária, que a princípio daria uma contenção passiva a esses aspectos da personalidade.

À medida que o bebê possa assimilar, introjetar e se identificar com a função continente do objeto, essa contenção pela pele psíquica já se daria de forma ativa. As partes da personalidade se integram, surgindo então as fantasias e possibilitando-se os trânsitos psíquicos entre o dentro e o fora da mente. Delimita-se assim um espaço mental, um mundo interno em interação, mas separado do externo.

Nos casos em que a constituição dessa pele primária falhe, haveria o surgimento de uma segunda pele, ou pele secundária, que pode ser conseguida defensivamente, por exemplo, à custa de tensão muscular, da intelectualização ou do uso excessivo de algum dom de que a criança disponha.

Cuidados para prevenir ou mitigar a ocorrência de falhas são de extrema importância. E não se trata de culpabilizar o objeto primário. São diversos os fatores que podem contribuir para que elas ocorram. Estes podem ser tanto de ordem genética como ambientais: problemas gestacionais, instabilidades sociais, dificuldades nas relações familiares, separação precoce mãe-bebê, perdas significativas, doenças diversas, enfim, qualquer interferência que dificulte o bom estabelecimento do vínculo do bebê com o objeto primário.

O surgimento de agitação psicomotora como sintoma de falhas primárias, resultando no fenômeno de segunda pele como tentativa de manter uma coesão das partes do *self*, observada em crianças, é discutido amplamente em França:[3]

> "Ao entrarem em contato com situações que despertem ansiedade, as crianças com estes sintomas desorganizam-se internamente. Essa desorganização se expressa externamente pelos sintomas referidos (hiperatividade, impulsividade e desatenção), que em geral andam juntos, pois o desenvolvimento simbólico prejudicado resulta que as crianças fiquem aprisionadas no mundo da sensorialidade. A expressividade corporal predominará sobre a capacidade de funcionamento psíquico" (p. 244-45).

Também pensando na importância que os invólucros desempenham em nossa vida e que são fundamentais nos primórdios dela, Anzieu contribui por meio dos estudos que desenvolveu na década de 1970.[4]

Esse autor chama a atenção para a importância dos envelopes sensoriais dando sustentação ao psiquismo. Partindo de um dado físico, como a pele, fronteira entre os mundos interno e externo, ou seja, entre o indivíduo e o meio social, podemos atingir a dimensão simbólica.

Anzieu também parte do princípio de que "toda atividade psíquica se estabelece sobre uma função biológica" (p. 45).

Seu conceito de "Eu-pele" diz respeito aos momentos primordiais da criança e parte da experiência da superfície do corpo à representação de si mesma como alguém detentora de conteúdos psíquicos, diferenciando-se assim o Eu psíquico do Eu corporal. A partir, portanto, do Eu-pele, surge o Eu-pensante.

O *self* se constitui a partir da introjeção das experiências sensoriais, permitindo que se desenvolvam as noções temporoespaciais. O envelope sonoro sugerido por Anzieu, por exemplo, tem enorme importância na constituição do psiquismo do bebê. Tanto é assim que hoje muitos estudos se desenvolvem a partir do *manhês*, termo que designa a comunicação da mãe com seu bebê no que tange à sonoridade, ritmo e conteúdo afetivo da fala materna. Além disso, é notório que, no atendimento psicanalítico de crianças com autismo, o uso da música e de ritmos constitui rica ferramenta de trabalho.

É interessante mencionar que Anzieu desenvolveu seus estudos paralelamente aos de Bick, tendo tomado conhecimento deles apenas após sua publicação do *Eu-pele*. Ele reconhece textualmente que o modelo da pele psíquica de Bick "corresponde ao meu próprio conceito de Eu-pele... prova da exatidão de um mesmo fato de dois pesquisadores trabalhando separadamente" (p. 226).

Como elo de passagem ao próximo item deste capítulo, a proposta de Durski e Safra no artigo em que apresentam os pontos principais do livro de Anzieu parece bastante oportuna.[5]

Eles reconhecem a importância da metáfora do Eu-pele e chamam a atenção para o fato de que na atualidade o ser humano busca algum tipo de pele que possa abrigar o que eles chamam de "eu desalojado", fenômeno que caracterizam como epidêmico e que se observa, por exemplo, nos intensos investimentos narcísicos feitos na aparência, pelos procedimentos estéticos que possam encontrar continência por meio do olhar do outro.

Representações da pele na adolescência

Até aqui as importantes representações da pele nos primórdios da vida foram delineadas.

No que diz respeito à vida adulta, os cuidados com a pele e anexos atendem às necessidades de autoestima, de vaidade, na busca de uma imagem agradável ou, melhor ainda, atraente.

Com o passar do tempo, os investimentos na pele podem se intensificar e ela pode se tornar tela para a lida com os conflitos ligados ao envelhecimento.

Entretanto, neste capítulo, enfoque especial recai sobre o período da adolescência.

O termo adolescência vem do latim *adolescere*, que fala de um processo de crescimento; entretanto, o verbo adoecer tem a mesma origem, permitindo-nos pensar no quanto é sofrido o processo de transformação vivido pelo adolescente!

Marcado por enormes transformações físicas sob ação de torrentes hormonais e estímulos afetivos e sociais, o adolescente acompanha, perplexo, o brotar das características sexuais secundárias a sua revelia e demandas internas e externas que o pressionam.

Erickson sugere pensarmos na "crise de identidade" do adolescente. Em meio ao turbilhão vivencial, o jovem vê abaladas suas convicções acerca do mundo e de si mesmo. A continuidade de sua identidade sofre um enorme golpe, demandando redefinições que lhe possibilitem lançar-se a novos papéis sociais.[6]

Sua mente é ideológica, ou seja, a visão ideológica da sociedade é a que fala mais de perto ao adolescente, ansioso por afirmação, por se ver reconhecido por seus pares. Nesse momento a inserção em grupos, algo fundamental em toda a nossa vida, tem importância primordial.

Erikson vê a adolescência como um período de moratória, ou seja, a possibilidade que a sociedade dá ao jovem de *ganhar tempo* fazendo experimentações nessa travessia da infância para a vida adulta, repleta de instabilidades.

Também Ferrari nos ajuda a pensar sobre esse período da vida, no qual o adolescente se depara com o que ele denomina um "segundo desafio".[7]

Ou seja, se ao nascer o desafio foi a constituição de sua mente a partir do corpo, o que Ferrari poeticamente denomina "o eclipse do corpo", agora, pelas modificações físicas decorrentes da puberdade, o adolescente se vê dentro de um novo corpo, não mais eclipsado e que lhe é estranho.[8] Por não se ajustar às expectativas e idealizações sobre sua imagem corporal, pode ser sentido como persecutório.

A mente do adolescente, tomado por sua pujante pulsionalidade, se vê premida pelo *segundo desafio*, ou seja, o de reconstruir sua subjetividade.

Do mesmo modo que Erikson fala de moratória, também para Ferrari as atuações da adolescência são consideradas modos de aprender. De fato, podemos pensar, concordando com Nin, que a "linguagem de ação" para o adolescente seria correspondente à atividade lúdica na infância.[9]

Muitos psicanalistas se dedicaram ao estudo da adolescência examinando o processo sob vários pontos de vista: da onipotência, das cisões, da reativação das dinâmicas edípicas, as fases do processo, a evolução da sexualidade, as crises de autoridade, conflito de gerações e assim por diante.

O fato é que estamos diante de seres vivenciando uma verdadeira "metamorfose ambulante", como sugere a música de Raul Seixas,[10] em termos de sua subjetividade. Ancorando-se em ideologias, necessitando distanciar-se dos pais, amparando-se no grupo de pares, buscam o reconhecimento destes. Intensamente propensos ao agir, em suas dimensões de aprendizagem, ludicidade e pensamento, ou mesmo de atuações com tonalidades autoagressivas.

É importante destacar o fato de que, embora muitas vezes possa parecer que a adolescência seria um fenômeno que toma de assalto o jovem, suas raízes são muito longas, remetendo não apenas aos primórdios da vida, mas muitas vezes até às histórias familiares transgeracionais.

Pele arranhada, cortada, marcada

Leopoldo, 4 anos. Chega da escola com braços, barriga e pernas repletos de rabiscos feitos com caneta colorida, os mesmos que lúdica e artisticamente faria numa folha de papel. Entretanto, simbolicamente os rabiscos podem ser entendidos como o fortalecimento de seus contornos físicos e de sua pele psíquica. Poderiam também ser entendidos como correspondendo às tatuagens dos adolescentes? Uma *brincadeira* em que são projetados na pele desenhos com representações afetivas significativas e que fortalecem a subjetividade, como se esteticamente customizassem seus corpos?

A música "Tatuagem", de Chico Buarque, presta-se lindamente a expor diversos significados afetivos ligados às tatuagens.[11]

Clara, 15 anos. Esburaca a pele do rosto ao espremer as indesejáveis espinhas. Conta extorsiva a ser paga com seus parcos recursos, que a acne adolescente apresenta a ela? Desejo de se livrar das angústias com que a adolescência marca seu corpo?

Maira, 13 anos, há um ano em análise em função de *timidez excessiva*. Além de achar-se feia, acredita que ninguém gosta dela. Investe e se sai bem nos estudos, como meio de ser reconhecida de forma positiva. Ao chegar, não acreditava que alguém pudesse ajudá-la a gostar de si mesma. De longe pergunta se a analista está vendo uma marquinha na sua testa. Mesmo se aproximando, a analista mal consegue ver a que ela se refere. Mas é possível pensar no sentido das marcas indesejadas que a vida pode impor a ela neste momento da sua vida.

Daiana, 16 anos. Provoca nos braços e pernas feridas em momentos de ansiedade. Portadora de cardiopatia congênita grave, vem para análise por frequentemente apresentar momentos de reações explosivas, que muitas vezes a colocam em risco. Erupções internas que extravasam pelos buracos de sua frágil e esgarçada pele psíquica?

Carla, 15 anos. Os pais desesperados procuram atendimento, pois descobriram, por intermédio da irmã, que ela está se cortando. Tem tido "ataques de pânico" na escola. Essa é a maneira como habitualmente se refere às crises de ansiedade, cujo estudo do ponto de vista psicanalítico é apresentado em França.[12] Embora muito bonita e cuidada, Carla, apresenta baixa autoestima. Diante das dificuldades escolares, considera-se burra. Refere que os cortes são leves e que as roupas os recobrem. Diz que, ao fazê-los, secretamente encontra alívio para suas dores internas, por sua conta. Reconhece sua dificuldade em receber ajuda, pois ela é a pessoa a quem as amigas recorrem para compartilhar suas dores. Desse modo e se cortando, transforma em *alheias* as dores próprias?

Joana, 15 anos, coleciona lâminas de apontador. A mãe procura análise para ela por se dizer masculina em um corpo feminino, um homem *trans* e com fortes ideações suicidas. A avó materna suicidou-se quando a mãe era pequena. Com as lâminas, Joana faz cortes profundos. Refere que ao ver o sangue jorrar sente-se viva. Nas sessões a analista conversa com ela sobre suas sofridas experiências, mas também massageia sua pele com creme cicatrizante, buscando ajudá-la com os remendos e as reparações necessárias. Os cortes vão rareando, mas ela passa a fazer *piercings* no nariz e na boca, coloca alargador na orelha. Há ocasiões em que raspa sobrancelhas, tinge os cabelos de loiro, verde, azul, faz *dreads*, ou corta quase careca. Diz que faria também tatuagens se tivesse condições para isso, mas principalmente uma cirurgia para redesignação de gênero. Algumas reflexões para essa questão tão complexa e frequente na atualidade podem ser encontradas em França.[13]

Samira, 12 anos e meio. Apresenta transtornos alimentares. De obesa passou à magreza extrema, inclusive com suspensão de menstruação. Na casa da prima, chora ao se render ao prazer de comer uma fatia de pizza. Na sequência se corta, diz que como forma de se castigar. Uma punição masoquista pela satisfação de seu incontido desejo libidinal oral? E o risco de ver suas formas femininas e seu corpo expandindo-se, fugindo ao seu controle?

Rachel, 11 anos e meio. Adotada pelos pais há nove. Eles buscam ajuda aflitos, pois ela vem falando em suicídio, em cortar os pulsos. A mãe encontrou uma faca escondida no seu travesseiro. Brigou com a amiga que contou aos pais que ela vem se machucando escondido. Mostra para a analista as cicatrizes de arranhões nos braços, além de fotos que fez nos momentos em que se cortou. Aposta na possibilidade de ser vista e entendida por meio de um olhar acolhedor. A ideia de cortar os pulsos aludiria a dores vividas muito precocemente por perdas e separações? Apresenta dificuldades escolares. A escola acha que ela tem, segundo o DSM: transtorno de déficit de atenção/hiperatividade, ou seja, de acordo com França, um diagnóstico muito raso para a profundidade das suas dores...[14]

Luiza, 18 anos. A mãe procura ajuda porque a filha está deprimida, não quer sair da cama, fica largada. A mãe tem assustadoras fantasias de suicídio. Luiza apresenta na parte posterior do braço tatuagens que não se veem claramente. O que estaria ela mostrando/escondendo? Após briga séria com o namorado, coloca um *piercing* no mamilo. Diz que estava se sentindo tão mal que resolveu fazer "para ver se se sentia melhor, mas não adiantou". Ou seja, tenta, dessa forma, machucando o próprio seio, ferindo sua feminilidade, encontrar um meio de aliviar suas dores internas, sem sucesso.

Breno, 13 anos. Os pais procuram atendimento a pedido dele. Está em terapia cognitivo-comportamental e pede consulta psiquiátrica, pois viu melhora em amiga que começou a tomar remédios. Na conversa com os pais, eles apresentam um rapaz com dificuldades adolescentes, talvez um tanto deprimido. Posicionam-se contrariamente ao uso de medicação. Entretanto, no atendimento *online* em função da pandemia, ele se mostra muito agitado e relata suas vivências de desânimo, apatia e perda de apetite, acompanhada de perda de peso. Assusta-se com seus sentimentos e conta que quando desesperado, se corta – mostra as cicatrizes no braço. Refere forte ideação suicida e mostra o local do prédio para o qual se detém olhando por longos períodos, que é de onde pensa em pular. Não autorizou sua terapeuta a dizer nada para os pais. Acha que eles não têm noção do que se passa com ele, embora diversas vezes tenha dito aos pais que precisava de ajuda.

Importante destacar que, com a pandemia de covid-19, casos desse tipo ganharam crescimento exponencial. O isolamento social grande parte das vezes acompanhou-se também de isolamento afetivo. Houve um acréscimo enorme de ansiedade e depressão especialmente entre os adolescentes, privados da escola, do convívio grupal, fundamental ao seu desenvolvimento, mergulhados em perdas de diversas ordens (inclusive da infância), por vezes até pela morte de pais ou parentes, vendo seu mundo interno e o mundo à sua volta, revirados de pernas para o ar.

Sobre a automutilação

Na arte e na literatura científica há inúmeros trabalhos que fazem menção à pele como tela para a expressividade estética, emocional e de fenômenos socioculturais – e isso desde tempos ancestrais.

Todos apontam no sentido da expansão desse tipo de manifestação no mundo contemporâneo, regido pelo narcisismo. A conectividade promove fenômenos que facilmente contagiam a mente e tornam-se epidêmicos – em especial entre os jovens, de ambos os sexos. Estes que tanto necessitam, por um lado, de diluição em meio ao grupo de pares, e por outro precisam se diferenciar e se definir como seres singulares.

Pelos exemplos clínicos apresentados observa-se o quanto adolescentes do sexo feminino, de maneira preponderante, se valem da automutilação e da pele como tela de projeção de seus conflitos internos.

De acordo com o Documento Científico da Sociedade de Pediatria de São Paulo (SPSP), os autores Angelelli e Angelelli[15] mencionam que as lesões têm início entre 12 e 14 anos e que o *cutting* corresponde a 70% dos casos.[16] Mais frequente em mulheres, referem que, de acordo com McMagnus, 1 em cada 5 já se feriu em algum momento da vida e que os casos de automutilação triplicaram desde os anos 2000.[17,18]

Assim como as brincadeiras e os desenhos nos contam sobre o mundo infantil, nos adolescentes o corpo ganha voz. As intervenções sobre ele muitas vezes se acompanham, por exemplo, de inflamados discursos feministas: "o corpo é meu – faço o que quero com ele". Como se tivessem o mais completo domínio sobre ele.

Na verdade, muitas das intervenções sobre o corpo, além do caráter de buscar lhe atribuir uma singularidade, são tentativas de lidar com a angústia de que ele lhes escapa ao controle.

Algumas mantêm-se dentro do perímetro da ludicidade; outras, porém, dele escapam e se constituem em franca autoagressão. Esse é o caso das automutilações. Porém, mesmo estas podem ser ouvidas como um grito, entendidas como um desesperado pedido de ajuda e, nesse sentido, algo em direção à vida.

O perigo ocorre quando, em lugar de surgirem em função de forças de vida, passam a ser regidas pela destrutividade. Daí a estreita ligação entre automutilações e suicídio.

É realmente intrigante o fato de que são as mulheres as que mais se valem desse recurso. Que hipóteses poderíamos levantar a respeito? Sem dúvida algo relacionado ao feminino se apresenta.

Em interessante artigo escrito na língua inglesa, Bollas apresenta o caso de uma paciente que "fazia uso de *cutting*". É possível falarmos nesses termos, pois muitas vezes o *cutting* pode se tornar algo aditivo, na linha mesmo de um vício, como se dá no uso de drogas, ou mesmo algo menos severo como o hábito de se grudar a telas. No texto o trocadilho entre as palavras *cunt* (forma vulgar e bastante depreciativa de se referir à vagina) e *cut* (verbo cortar) é grafado da seguinte forma: "*cunt*" (notar o "n" cortado). O sangue aludindo à menarca, à menstruação, à perda da virgindade, à maneira como é vivida a sexualidade de modo tão angustiante – em especial nas adolescentes.[19]

Pelos exemplos clínicos apresentados, observa-se que as angústias adolescentes podem ser canalizadas de diversas formas e que essas ramificações se entrelaçam e se apresentam em conjunto. E não há uma especificidade no sentido de onde as ansiedades irão desembocar.

Assim é que podemos nos deparar com adolescentes com manifestações de diversas ordens, por exemplo, as lesões infligidas à pele, crises de ansiedade, questões de gênero, sintomas depressivos e ideias suicidas. Estas muitas vezes com o caráter de busca de alívio para a intensidade de seu sofrimento. Já o suicídio exitoso, o extremo de violência, não se restringe a si mesmo – os estilhaços atingem familiares, amigos, escola, a sociedade enfim.

Diante desse cenário, o que fazer?

A partir do exposto fica evidente que todas as medidas que possibilitem que a chegada de um bebê ocorra num ambiente familiar que favoreça o encontro com o objeto primário são de extrema importância. Ou seja, um ambiente socioeconômico que propicie trabalho, moradia, estudo, saneamento básico, cuidados com a saúde física e mental dos pais e das crianças, desde antes mesmo do nascimento.

O papel da família, da escola e dos pediatras é fundamental no sentido de estarem atentos a qualquer sinal que possa colocar o desenvolvimento da criança e do adolescente em perigo.

Os sinais de risco podem ser de diversas ordens. Nos bebês e crianças pequenas eles se manifestarão de acordo com o momento evolutivo. Por exemplo: dificuldade com o sono, alimentação, atrasos de diversas ordens no desenvolvimento psicomotor, da fala, angústia de separação; nos latentes, dificuldade com a sociabilidade, recusa em ir para a escola, dificuldade com os estudos, queixas somáticas vagas como dor de cabeça, ou abdominal.

Quanto aos adolescentes é importante observar se ocorrem mudanças de hábitos (sono, alimentação), de humor, com desânimo, apatia, irritabilidade, choro fácil, isolamento, retraimento e assim por diante. Atenção aos seus corpos, sua pele e ao que possam estar comunicando também é fundamental.

O ideal é que os adultos que com eles convivem possam manter um clima de relacionamento afetuoso, que lhes inspire confiança. Podendo contar com eles, o jovem poderá buscar ajuda, falar de suas dores internas e assim se fazer a prevenção ou o atendimento de suas dificuldades emocionais.

O pediatra receptivo ao paciente e a seus familiares favorecerá o clima de diálogo e o espaço para o cuidado não apenas físico, mas também emocional da criança.

No caso de hebiatras, amplia-se o leque de atenção ao se incluírem em seu escopo as questões ligadas ao desenvolvimento sexual do adolescente, à exposição ou mesmo ao uso de drogas ou álcool, por exemplo. Nessa faixa etária a possibilidade de uma tentativa de suicídio exitosa é muito maior.

Existe uma cartilha de prevenção à automutilação e ao suicídio desenvolvida pelo Ministério da Saúde em parceria com a Organização Pan-Americana da Saúde/Organização Mundial da Saúde que pode ser acessada pela internet e que traz aportes interessantes ao tema.[19]

Enfim, uma vez o pediatra tendo detectado dificuldades significativas do jovem, que podem inclusive colocar sua vida em risco, torna-se fundamental intervir. O esclarecimento e apoio à família para que consiga buscar para o filho um atendimento especializado psiquiátrico, psicológico e/ou outros é fundamental.

O termo depreciativo *aborrecente*, muitas vezes utilizado para designar os jovens nesse período da vida, merece uma reflexão crítica. É necessário que possamos, enquanto adultos, em especial educadores e profissionais de saúde, *ouvir*, entremeados aos eventuais *aborrecimentos* que possam causar, os apelos de ajuda para seus sofrimentos, nem sempre verbalizados.

Referências bibliográficas

1. Holovko CS. Do corpo/máquina ao erotismo: enfrentando a disfunção erétil. 2007. p. 4. Trabalho apresentado na Sociedade Brasileira de Psicanálise de São Paulo (SBPBP) em 20/9/2007.
2. Bick E. A experiência da pele nas relações objetais arcaicas. J Psicanál. 1987; 41(ano 20):27-31. Gonçalves MMC, tradução. [Bick E. (1968). The experience of skin in early object-relations. Int J Psychoanal. 1968; 49:484.]
3. França MTB. A criança agitada. In: Barros VFR (org.). A saúde mental na atenção à criança e ao adolescente: os desafios da prática pediátrica. Rio de Janeiro: Atheneu; Departamento de Saúde Mental da Sociedade de Pediatria de São Paulo; 2016.
4. Anzieu D. O eu-pele. São Paulo: Casa do Psicólogo; 1989. [Publicação original: Le moi peau, 1974.]
5. Durski LM, Safra G. O eu-pele: contribuições de Didier Anzieu para a clínica psicanalítica. Percurso. 2016; 38(76):107-13.
6. Erikson HE. Infancia y sociedad. Buenos Aires: Hormé; 1973.
7. Ferrari AB. Adolescência o segundo desafio. São Paulo: Casa do Psicólogo; 1996.
8. Ferrari AB. O eclipse do corpo. Rio de Janeiro: Imago; 1995.
9. Nin A. Algunas peculiaridades en el tratamiento psicoanalítico de pacientes adolescentes. Rev Uruguaya Psican. 2004; 99:153-68.
10. Seixas R. "Metamorfose ambulante". 1973.
11. Buarque C. "Tatuagem". 1973.
12. França MTB. Do terror primário ao medo protetor: considerações sobre terror, pânico, fobia e medo em crianças. Rev Bras Psicanál. 2013; 47(1).
13. França MTB. 52 gêneros: guarda-chuvas para angústias identitárias? Rev Bras Psicanál. 2022; 56(4).
14. França MTB. Transtorno de déficit de atenção e hiperatividade (TDAH): ampliando o entendimento. J Psicanál. 2012; 45(82):191-207.
15. Angelelli AMM, Angelelli C. Automutilação na adolescência. Campanha Maio Amarelo: depressão entre crianças e adolescentes. Núcleo de Estudos da Depressão entre Crianças e Adolescentes da SPSP. 2021.
16. Brown RC, Plener PL. Non-suicidal self-injury in adolescence. Curr Psychiatry. 2017; 19:20. In: Angelelli AMM, Angelelli C. (2021). Automutilação na adolescência. Campanha Maio Amarelo: depressão entre crianças e adolescentes. Núcleo de Estudos da Depressão entre Crianças e Adolescentes da SPSP, 2017.
17. McManus S, Gunnell D, Cooper C, Bebbington PE, Howard LM, Brugha T et al. Prevalence of non-suicidal self-harm and service contact in England, 2000-14: repeated cross-sectional surveys of the general population. Lancet Psychiatry. 2019; 6:573-81. In: Angelelli AMM. Angelelli C. (2021). Automutilação na adolescência. Campanha Maio Amarelo: depressão entre crianças e adolescentes. Núcleo de Estudos da Depressão entre Crianças e Adolescentes da SPSP; 2021.
18. Bollas C. Cutting. In: Bollas C. Being a character: psychoanalysis and self. London: Routledge; 1993. p. 137-43.
19. Ministério da Saúde (2020). Cartilha de Prevenção da Automutilação e do Suicídio. 2020.

Capítulo 30

Depressão – o "luto" que não passa

Cristiane da Silva Geraldo Folino

> Termina uma amizade, um amor importante e não resta que chorar por horas, com os olhos e a alma cheios somente de lágrimas: parece que a vida não tem mais sentido. Mas também o tempo da dor deve acabar; costuma-se dizer que a vida continua e há novamente o desejo de galopar. [...] É a vida reencontrada, a superação da escura névoa da depressão.
>
> Tonia Cancrini

Os temas deste capítulo são onipresentes: o luto e quem sabe a depressão fazem parte do repertório de todos;[1,2] vivenciamos vários lutos ao longo da nossa existência. Os fenômenos envolvidos tanto nos lutos quanto nas depressões são complexos do ponto de vista psíquico. Apesar de se assemelharem fenomenologicamente, podem ser expressão de algo diferente e conter sentido diverso.

A saúde mental comporta uma discussão complexa, e tem vínculo estreito com a saúde física e a vida em geral. O pediatra é figura central para uma abordagem mais integradora do ser humano, entre corpo e mente, colaborando para um cuidado efetivo.

O solo no qual as sementes serão germinadas

A contribuição que se pretende dar neste capítulo está balizada pela psicanálise, apoiada na construção da subjetividade do ser humano e em suas reverberações. Por mais incrível que pareça, o ser humano vai se humanizando ao longo do tempo; a partir do nascimento, vai se tornando sujeito. É uma construção paulatina que se dá pelo processo de subjetivação, tecida em uma complexa rede alimentada por componentes inatos, e com as relações estabelecidas entre o bebê e seus cuidadores primordiais nos primeiríssimos tempos.

Há um *continuum* que liga desde as experiências pré-natais do bebê com toda a infância[3,*] junto de seu entorno, a adolescência e a idade adulta, enfim, até a morte.

No cotidiano das trocas do bebê com seu cuidador primordial, tanto o ambiente vai afetar e tingir o psiquismo nascente do bebê quanto o próprio bebê, com sua originalidade e suas competências relacionais e as de seus sentidos, vai tingir o campo intersubjetivo que se vai construindo.

---

* "Há muito mais continuidade entre a vida intrauterina e a primeira infância do que a impressionante [cesura] do ato do nascimento nos teria feito acreditar." (Freud[3]).

Não é somente o mundo dos adultos que marca o da criança que nasce; um afeta reciprocamente o outro com suas contribuições particulares.[4] Por exemplo, um bebê com dificuldade de se relacionar com o meio desde os primeiros tempos de vida pode afetar sobremaneira seu cuidador na qualidade das trocas em função de sua pouca responsividade, havendo predomínio de retroalimentação negativa. Esse campo se configura no primeiro solo, e isso vai se dando dinamicamente no vínculo que se vai estabelecendo.

Para o bebê ir se constituindo humano, se tornando um sujeito único, ele precisa contar com relações de qualidade íntima. Espera-se que se tenha uma qualidade de presença não apenas física, mas primordialmente com matizes emocionais, na qual o cuidador contenha e ecoe os estados do bebê, servindo como uma espécie de espelho reflexivo de quem é o bebê, e mostrando se ele tem valor.[5]

Apesar de a maioria dos pais se empenharem para estarem presentes com seus filhos, pode haver sem intenção consciente um prejuízo na delicadeza dessa relação, que se dá a partir de uma qualidade de presença na qual o cuidador está fisicamente presente, mas emocionalmente ausente.

Essa questão é ilustrada em uma forma de depressão da mãe, na qual há cuidados preponderantemente operacionais. A mãe não pode investir no bebê em função de ela própria estar absorvida em uma depressão, que se manifesta de maneira latente.[6] O bebê pode viver uma espécie de *buraco* de investimento materno, potencialmente danoso ao impactar o restante de sua vida. Alguns efeitos deletérios na vida adulta são: dificuldades emocionais de toda ordem; prejuízo nas relações; no trabalho; desvitalização geral, capaz de se infiltrar na vida e de desenvolver um quadro de depressão.[6] Há enorme importância na entrada de uma terceira pessoa, e/ou de uma rede em torno da qual bebês/mães sejam ajudados, amenizando impactos perniciosos e auxiliando no curso do desenvolvimento das relações entre todos.[7]

Se é essencial pensarmos em boas condições para a criança seguir em frente, precisamos amparar as famílias, inteiramente implicadas nesse sistema. Os primeiros tempos de vida são desafiadores; há uma crise: além da quebra no ritmo anterior, os pais ficam mais sensíveis emocionalmente, promovendo uma *sintonia fina* com o bebê. Ao mesmo tempo, fragilidades e lutos não suficientemente elaborados podem ressurgir, sobrecarregando a todos.[8-11]

O próprio crescimento é um percurso no qual a criança e depois o jovem se defrontarão com inúmeras perdas, exigindo desse indivíduo e do entorno a construção de recursos para o enfrentamento, e a maneira como vai conseguir ou não atravessar esses desafios pode reverberar ao longo do caminho.

Nesse panorama não há apenas o plano individual ou familiar; há também o da cultura e o da época:

> "Claro que o psiquismo individual está mergulhado na cultura e no social, e o mundo hoje não está fácil [...] cada época e lugar produzem um sofrimento existencial próprio. Mas há uma diferença entre sofrimento existencial, que é de todos, e sofrimento ligado à psicopatologia, que faz com que alguns tropecem mais que outros pelo caminho".[12]

Para além das qualidades vividas como positivas ou interessantes, a vida comporta uma esfera desafiadora; há algo de dramático na vida humana, exigindo um olhar que integre os mais variados lados e que vise a essa complexidade. É nessa via que será introduzida neste capítulo a questão dos lutos, de suas dificuldades e das depressões.

Nos caminhos tortuosos do luto

O modelo mais conhecido de luto é vivenciado quando perdemos alguém por morte, mas serve de emblema para inúmeras situações da vida nas quais a perda é experimentada emocionalmente de maneira semelhante, em função do enorme impacto ao qual a pessoa fica sujeita.[13]

O luto é um termo polissêmico que envolve um estado psíquico em face de uma perda; um conjunto de comportamentos sociais, tanto coletivos quanto individuais, a partir da morte de uma pessoa significativa. Representa também um tipo de trabalho psíquico de elaboração para lidar com a perda, e suas consequentes modificações.[1] Luto e tristeza são ideias bastante próximas. Em castelhano, luto é *duelo*, significando tanto dor quanto desafio, ou combate entre dois. Há também um sentido de luta contra o caos das emoções despertadas nesse estado.[14] A perda, a tristeza e emoções agressivas impõem ao psiquismo um importante trabalho, intitulado então *trabalho do luto*.

Ao longo da vida essas situações são recorrentes, tão comuns que podem não ser alvo de observações cuidadosas a não ser quando há um claro sofrimento, que pode ser reconhecido de algum modo pelo sujeito e seu entorno, ou se houve dificuldade de avançar depois desse abalo.

A clínica pediátrica é recheada de exemplos: quando nasce um irmãozinho é frequente a criança se entristecer e/ou demonstrar certa contrariedade diante daquele que chega, ou deslocar sentimentos de agressividade para os outros. Em alguns momentos a dor pode estar acobertada por potentes mecanismos de defesa, e a criança nega de algum modo o impacto da presença desse *ladrão dos pais*, mas os adultos devem estar atentos para não negar o abalo no mundo da criança, acolhendo verdadeiramente a dor sentida.

As questões em saúde mental podem se confundir. O fato de não surgirem expressões *exuberantes* não significa que a pessoa não esteja passando por algo desafiador. As manifestações podem ser sutis, e, se não forem bem acolhidas, pode-se perder a oportunidade de auxiliar no contato, na continência e na elaboração dessas situações.

Além do golpe, há o risco significativo de a pessoa não superar a realidade da perda; a superação só é possível paulatinamente e depois de certo tempo, inteiramente variável. O risco é se identificar intensamente com o que ou quem foi perdido, e de certa forma *morrer junto*, ou algumas partes de si morrerem, não conseguir seguir vivendo plena e livremente a despeito da perda. Pode haver certo estancamento da vida, uma espécie de paralisação representada por alguns estados depressivos.

O luto não deveria ser apressado nem desconsiderado. A negação, ou a dificuldade na conclusão do processo, pode prejudicar a vida do sujeito. *Enterrar* a perda, ou *fingir que nada aconteceu*, por exemplo, em uma briga entre amigos, no rompimento de um namoro ou na separação dos pais, não é processar a perda e sim negá-la, o que acaba por sobrecarregar ainda mais o psiquismo, somando dificuldades e limitando o encontro de novos caminhos. A evitação das dores não favorece o crescimento emocional implicado nos enfrentamentos que cada nova fase ou desafio exige.

Há um *continuum* na vida. O primeiro luto que o bebê enfrentará é na relação com seu primeiro objeto de amor, seu cuidador preferencial. É necessário que a criança possa experimentar encontros vivos e uma presença consistente e, a partir dessas cotidianas presenças e ausências, ir se percebendo como alguém separado de sua mãe, precipitando um fundamental processo de luto. Essas vivências farão parte de seu mundo emocional e serão essenciais, formando um solo no qual a vida com seus desafios permanentes se dará.

Uma expressão frequentemente utilizada nos dias de hoje, *vida que segue*, parece representar bem o que o luto significa. No entanto, é preciso saber discriminar quando a vida pode realmente seguir: houve tempo para realizar esse processo, entrou-se em contato, as emoções decorrentes foram examinadas em profundidade, algumas delas ambivalentes. Frequentemente não são apenas sentimentos experimentados como bons; geralmente são emoções difíceis e envolvem o contato com dores, podendo portar também um aspecto agressivo. Apesar da dor, não necessariamente representa algo ruim. Pode ser encontrado um caminho criativo e em contato com a realidade do que não existe mais, por exemplo, o adolescente entrar em contato com a profunda transformação que vai ocorrendo com seu corpo e mundo de criança, e com um novo corpo e mundo, junto de novas demandas que vão surgindo.

Apesar de emocionalmente saudável, isso leva tempo, e suas manifestações podem se assemelhar a uma depressão, podendo incluir tristeza, isolamento e certa inibição, ou um empobrecimento das relações da pessoa com o mundo.

A mesma expressão *vida que segue* pode conter um sentido diverso, refletindo uma espécie de negação não só da perda quanto da importância da pessoa, ou algo significativo: "Não estou nem aí se perdi um amigo ou uma namorada, ele/ela não era mesmo importante...". A impossibilidade de viver a perda dificulta a possibilidade de a vida seguir de verdade, pois a negação da realidade, das verdadeiras emoções em jogo, e a impossibilidade de transformação não auxiliam o sujeito a ganhar algo com a experiência da perda, e acionar dentro de si uma confiança interna em algo bom que pode ser reparado. Essas situações podem ser recorrentes, impossibilitando o contato com as dores, com uma experiência importante de qualidade depressiva, sem ser algo patológico. Ao contrário, poder *deprimir saudavelmente*, no trabalho que o luto opera, pode auxiliar a proteger das depressões em sua face mais difícil e incapacitante, sendo fundamental para um verdadeiro crescimento.

O *trabalho do luto* é um processo de digestão emocional, ligando as impressões traumatizantes, fundamental para deixar *passar o passado* e abrir o horizonte para novos investimentos, ligações, e conquistas – para o futuro.[15] "Um luto reatualiza lutos precedentes. Mas ao mesmo tempo contribui para a constituição e produção de subjetividade, já que não há futuro psíquico possível sem tramitação das perdas. E o luto é o protótipo de toda transformação."[1] A possibilidade de experimentar as dores e sua metabolização podem ser consideradas um sinal de saúde mental, e fator de resiliência.[16] Assim, há um avanço e uma possibilidade de desenvolvimento psíquico que seria impossível sem o necessário confronto com as dores.

As várias faces da depressão

Não se pode representar o campo da depressão nomeando-a no singular. Não há algo como *A depressão*; suas manifestações não são unívocas, podendo ser um estado sintomático; compor quadros clínicos variados; um quadro psicopatológico grave, incapacitante, levando a uma paralisação, e até mesmo chegar a precipitar um suicídio. Por incrível que pareça, certas expressões depressivas são consideradas saudáveis, e esperadas na trajetória de cada um.

A depressão em sua face incapacitante deve ser reconhecida e devidamente cuidada, em função do sofrimento que reflete, bem como dos impactos decorrentes potencialmente deletérios ao longo da vida. Pode inclusive se tornar um quadro crônico, repercutindo em inúmeros prejuízos e manifestações, até mesmo somáticas. Ela pode reverberar para além da pessoa acometida, e um dos exemplos disso são as depressões maternas e/ou paternas, como discutido.

Certamente há uma complexidade envolvida nas depressões, mas há um fenômeno frequente de *patologizar* as dores humanas,[17] em virtude inclusive da intolerância a estados mais difíceis que fazem parte do viver humano, e que em alguns momentos aparecem de maneira preponderante. Na trajetória da vida, inclusive no caminho do desenvolvimento, há uma série de desafios envolvidos, e que vão requerer acolhimento e o devido enfrentamento. As frustrações, faltas, raivas, e por outro lado as dores e tristezas decorrentes, podem fazer parte, e não representam necessariamente quadros patológicos, que precisem ser medicados, como medida de primeira mão, não sem incorrer na frequente *medicalização do sofrimento*.

A medicação pode ser necessária em alguns casos e momentos específicos, quando a capacidade de reflexão do paciente fica impedida, e fazer enorme diferença. No entanto, precisa ser devidamente avaliada e acompanhada de maneira próxima e periódica por um psiquiatra. Quando acertada, pode colaborar na amenização dos sintomas e auxiliar no trabalho de transformação das questões latentes dentro de um processo psicanalítico. No entanto, é pertinente lembrar que ao longo do tempo as medicações antidepressivas podem perder sua eficácia.[18]

A possibilidade de cuidar mais atentamente, e de modo consistente, visando a uma transformação efetiva, em um processo psicanalítico que seja capaz de oferecer novas condições de construir elementos fundamentais para as elaborações necessárias que não foram possíveis anteriormente, pode fazer real diferença na vida das pessoas, inclusive de crianças e adolescentes, bem como de seus pais, ressoando em novos e férteis caminhos.

Na esteira do modelo do *trabalho do luto*, e de certa forma ligadas a ele, há outras expressões depressivas que colaboram para o atravessamento dos desafios aos quais estamos sujeitos como seres humanos, e que operam de certa forma a proteger das depressões em suas nuances patológicas.

Uma conceituação importante nessa seara é intitulada na literatura psicanalítica *posição depressiva*.[19,20] Ao longo do caminho do desenvolvimento, com os recursos de seu psiquismo incipiente, o bebê necessitará se separar de seu primeiro objeto de amor, e esse é considerado o primeiro luto. A criança passa aos poucos a perceber que a mesma mãe que ela odeia quando a frustra, é aquela à qual ama. Com a integração desses dois aspectos em curso, agressividade e amor, e consequentemente com a culpa despertada e a dor decorrente devido à importância desse objeto para a criança, pretende-se reparar a ligação existente.

As vivências incluídas na *posição depressiva* configuram-se em um processo no qual a partir dessas experiências se possa reparar e simbolizar, promovendo uma possibilidade de processamento e abertura de caminhos mais interessantes, inclusive podendo contar melhor com uma capacidade amorosa fundamental para uma vida com sentido.

Esse processo não é apenas um momento no desenvolvimento da criança, mas acontece inúmeras vezes ao longo da vida, e a possibilidade de reparação vai impulsionar uma série de processos mais maduros, que reverberarão na subjetividade de cada um.[20]

Ao longo da vida, esse movimento de se deprimir de maneira saudável é extremamente importante ao envolver o contato maior com a culpa em função dos aspectos agressivos presentes e a responsabilidade por cuidar daqueles e daquilo que tem valor. O contato com a dor, apesar de ser muito difícil, é o meio pelo qual podemos ser capazes de crescer e cuidar de modo mais responsável e consistente do que é importante para nós, permitindo restaurar algo e promovendo reparações.

O pediatra e psicanalista Donald Woods Winnicott, figura central para a compreensão do desenvolvimento emocional primitivo, traz também uma contribuição essencial para o tema. Ele afirma que há uma *depressão saudável* que se espera que a criança possa viver em face de impulsos inconscientes agressivos, podendo se recolher por um tempo em seu mundo interno para se reorganizar. O fato de a mãe nem desaparecer nem retaliar a criança, em suma, o fato de a mãe *sobreviver* a essa agressividade, faz a criança vivenciar *ciclos benignos*, nos quais ela pode experimentar variados tons emocionais: impulsos agressivos e ódio, seguidos de culpa e desejo reparatório, o que aos poucos pode integrá-los.[21-23]

Caso isso não possa ser sustentado pelo entorno, a criança poderá desenvolver um medo intenso dos impulsos agressivos, ficando estes de fora do eu e de certa forma incontroláveis. Há uma inibição, na qual afetos e impulsos tornam-se fracos, e a repressão dessas forças fará as lembranças e fantasias se tornarem inconscientes. Essa incapacidade vai dificultar a elaboração de lutos, pois também há neles um componente agressivo.[21-23] Com a dificuldade de não elaborar o luto, retorna-se à questão das depressões patológicas.

A depressão, para Winnicott, tem valor:

> "A depressão pertence à psicopatologia. Pode ser severa e incapacitante, e durar a vida inteira, mas, nos indivíduos relativamente saudáveis, geralmente é um estado de humor passageiro. No final, a depressão, fenômeno comum e quase universal, se relaciona com o luto, com a capacidade de sentir culpa e com o processo de maturação [...] sempre implica força do ego, assim tende a sumir e a pessoa deprimida tende a se recuperar para a saúde mental".[24]

Por outro lado, a *depressividade ou capacidade depressiva*[25] está ligada à emergência do psiquismo, e ao contato da pessoa com sua vida interna, tal como na *posição depressiva* e na *depressão saudável.* Auxilia na tolerância de nuances que podem conter um espectro de emoções que vão desde sofrimentos e dores até prazeres e alegrias, fundamental para uma vida ser experimentada plenamente viva.

Considerada uma capacidade fundamental para o psiquismo humano, a *depressividade* é propulsora do sentir, bem como do encontrar sentido ao vivido, propiciando proteção e regulação, em contrapartida ao estado deprimido que prejudica sobremaneira a vida psíquica. Uma "capacidade de abertura e contato sensível aos desejos, devaneios e angústias sem o excesso do transbordamento traumático".[25,26] Entendida como a capacidade de lidar com intensidades, inerentes ao humano, e de convertê-las em qualidades,[27] "vale dizer a subjetividade como fator de regulação das intensidades e de transformação de forças e afetos em sentido".[28]

Pode ser também ilustrada quando uma pessoa está no processo de saída de um estado de depressão patológico, no qual vai aos poucos podendo ter uma percepção e contato maior com um colorido emocional, uma espécie de descongelamento afetivo, uma vez que o congelamento de algumas emoções pode ser preponderante nos quadros depressivos. Poder sentir, sonhar e desejar é essencial para os humanos, e nas depressões essas capacidades podem se encontrar prejudicadas.[27]

O vértice saudável das manifestações depressivas é fundamental para não negar as dores e, ao entrar em contato com elas e integrar os vários aspectos envolvidos, poder dar uma solução possível para os impasses, se elaborar, seguir vivendo de forma mais interessante e de maneira mais criativa e viva.

Dito isso, pode-se passar a olhar mais detidamente para as depressões do ponto de vista psicopatológico, que podem ser incapacitantes e se configurarem em uma condição emocional prolongada, atingindo vários aspectos da personalidade.

Uma das dimensões da depressão patológica poderá advir quando o trânsito dos processos descritos na posição depressiva estiver dificultado ou impedido. Quando há um fracasso recorrente, impossibilitando as reparações necessárias e fundamentais para simbolizar as experiências e elaborá-las ao longo da vida. Para ser possível cuidar e atravessar o vale das perdas, impactos e traumas e encontrar um novo sentido para o viver.

Há um processo envolvido na depressão, e não é normalmente causado por um único fator; as questões vão se enganchando umas às outras, e não localizamos claramente o ponto de partida, não sabemos ao certo onde tudo começou. Apesar de em alguns casos se observar algo que tenha servido como uma espécie de precipitador de determinada crise depressiva, não se pode dizer que necessariamente é a causa da depressão, pois, como vimos, há uma complexidade em questão, não um único fator.

As depressões se manifestam de maneiras bastante variadas. As dificuldades se arrastam e representam algo diferente para cada sujeito, especialmente na criança e no adolescente. Pode ser difícil detectar se alguém está deprimido, e essa discriminação não é feita de modo imediato, "é ou não é", mas alguns sinais podem indicar que algo não caminha bem. Além disso, podem se manifestar mascaradas, inclusive por distúrbios somáticos, bem como, podem ser confundidas por manifestações saudáveis como o luto, conforme já discutido.

O profundo sentimento de solidão pode estar presente, bem como o de incompetência, de estar sem saída. Pode haver uma vivência de futuro bloqueado, podendo haver ou não a presença de tristeza.[12] A vida pode perder a cor, e se perde também o prazer de fazer algo que antes era muito importante.[1] Algumas pessoas não se reconhecem mais, e há um privilégio de lembranças de épocas anteriores nas quais havia mais satisfação. Pode existir inclusive a tendência a ficar preso a essa época passada. Por outro lado, as manifestações podem ter um potencial de qualidade agressiva, e em inúmeras oportunidades podem ser autoagressivas e se apresentar de maneiras diversas. Pode haver também um prejuízo no sentimento de estima de si, e autoataques, o que pode fazer a pessoa se sentir rejeitada, bem como rejeitar os outros.

Em função de toda a dinâmica envolvida, pode haver uma retroalimentação negativa do sistema de relações consigo mesmo e com os outros, fazendo o sujeito se isolar conscientemente ou não de maneira defensiva. Isso pode se prolongar e se sedimentar ao longo da vida, somando-se às inibições.

Em alguns casos há a presença de um modo de funcionamento no qual as ideias ou projetos são claramente idealizados; quando não acontecem no formato esperado, as dificuldades acabam por se somar, tornando muito difícil o encontro de caminhos alternativos. É como se o mundo da pessoa desabasse.

Nas depressões pode haver uma enorme dificuldade de o sujeito estar livre e suficientemente confiante em suas capacidades amorosas, e restaurar internamente tudo o que foi sentido como perdido, machucado ou não cuidado. Em uma de suas manifestações, a depressão leva à vivência de um tempo parado, no qual se experimenta certo congelamento afetivo. A vida e as capacidades de ligação não têm livre curso, não há novos investimentos nem capacidade criativa, tão necessária para uma vida mais fértil.

Com base no conto intitulado "Rainha da Neve", do escritor dinamarquês Hans Christian Andersen,[29] será apresentada agora uma ilustração das questões envolvidas na depressão, não para minimizar as difíceis reverberações de uma depressão de cunho patológico na vida de quem fica acometido por ela, mas como uma representação, certamente uma linguagem que toca nossas esferas mais sensíveis, e que talvez possa promover uma abertura em um tema tão árduo.

O conto relata que o pequeno personagem foi capturado e atingido pelo feitiço da Rainha da Neve com um estilhaço de gelo que congelou seu coração, e então passou a apresentar uma face humana impregnada por certo fechamento/insensibilidade, e o mundo em torno dele, no qual todas as representações ligadas à vida passaram a se encontrar desertificadas, e toda a força de vida, ou o élan que o menino costumava apresentar, passou a um estado representativo do congelamento depressivo. No entanto, a história se desenrola também a partir da figura de sua grande amiga, que não se deixou abater, não poupando esforços amorosos para procurá-lo nos caminhos mais longínquos dos reinos desconhecidos. Seu investimento e determinação por resgatá-lo a fez deparar com uma rede de pessoas que também a ajudaram a encontrá-lo e na construção de uma ponte capaz de aquecer novamente seu coração. A vida do menino voltou a pulsar no reencontro representado por esse investimento afetivo; ao tirar a adaga congelada de seu coração, também recuperou sua vida com mais sentido.

Ao longo dos anos muitas foram as leituras desse conto, mas essa pequena ilustração pode servir de um condensado tanto das representações acerca das depressões na vida psíquica, com o congelamento emocional que as representa, quanto da fertilidade que as relações importantes podem significar para a vida psíquica ser alimentada, e poder talvez ser recuperada ou curada. Lembrando que a acepção da palavra cura está vinculada ao cuidado,[30] e podemos fertilizá-la a partir dos investimentos afetivos consistentes nas ligações entre as pessoas que se tornam importantes entre si, como o menino e a menina do conto, e a rede que se formou em torno deles, possibilitando o aquecimento e o enriquecimento, no qual houve o reencontro com a vida e suas formas mais ricas e pulsantes.

Certamente que o trabalho acerca das depressões é suficientemente desafiador ao nos confrontar com inúmeras dificuldades e impasses, mas o conto serve de representação para a busca de caminhos, cuidado e investimento, elementos essenciais que se podem abrir quando nos preocupamos com algo e não nos congelamos, e nos abrirmos apesar das dificuldades encontradas nos casos. O outro elemento é a rede que se deve formar em torno desses impasses na clínica pediátrica e a importância das retroalimentações entre as disciplinas vizinhas, despontando disso as contribuições psicanalíticas.

Nas depressões, as *águas da vida* podem ficar represadas/congeladas; os movimentos pulsantes, movimentos psíquicos, nos quais as vivências podem se apresentar desvitalizadas, excessivas ou caóticas: quando o passado não pode passar, o presente fica suspenso e o futuro não pode se abrir. Urge o investimento pensado como uma ocupação do terreno,[31] para encontrar frestas na aridez dos solos, nas quais seja possível encontrar brotos de vida que esperam ser fertilizados, apesar das inúmeras e reconhecidas dificuldades.

O tratamento das depressões necessita de um cuidado ético no sentido do encontro com sementes de possibilidades e potencialidades, levando em conta as discriminações das nuances que esses estados apresentam em cada um, e em momentos diversos. Com o intuito de encontrar novas trilhas, nas quais seja uma alternativa cicatrizar feridas, é preciso lembrar da ideia de *continuum* e construir recursos para os desafios que não puderam ser bem atravessados anteriormente. Esse é o objetivo de um trabalho psicanalítico consistente.

Novos encontros promoverão a emocionalidade e a continência, podendo-se auxiliar o descongelamento das geleiras. Nesses encontros, os mergulhos nas águas profundas podem ser posteriormente substituídos paulatinamente pelas braçadas mais leves na superfície, havendo a procura por trajetórias mais vivas com o esperado fortalecimento do eu para o horizonte que se pode abrir.

Falando nas águas, as águas de um mar muitas vezes podem estar revoltas, violentas, em outro momento mais calmas, chegando até certa tranquilidade ocasional, mas águas paradas não representam a vida humana.

Como foi dito, a saudável *depressividade*,[25] sem excessos traumáticos, pode possibilitar o encontro com os movimentos naturais das emoções, e isso serve para os profissionais, que, no contato com seus pacientes, são tocados em suas partes potentes, saberes, técnicas, cuidado, mas também estão na companhia de suas vulnerabilidades, e de suas próprias dificuldades. Estas não necessariamente os impedirão de fazer um bom trabalho com seu paciente/família, mas certamente o profissional fará melhor se puder conhecer e cuidar dessa esfera em si mesmo.

Os pediatras, como profissionais eminentemente do cuidado,[32] podem ser elementos primordiais para a disseminação da importância de privilegiar uma abordagem mais abrangente acerca das manifestações emocionais e dos sinais de que algo pode não estar caminhando bem ao oferecer um cuidado mais alinhado a essas questões, passando por sua própria presença atenta.

Um luto que não passa, que se arrasta e compromete o desenvolvimento mais pleno da pessoa, precisa de uma observação cuidadosa, e que pode ter um curso mais interessante se receber o olhar do pediatra, reconhecendo e legitimando a dificuldade, se possível sem alarde, pois sabemos que, quando algo nos preocupa ou assusta, o alarde do outro pode nos assustar ainda mais.

No entanto, sabemos dos tantos desafios encontrados no universo envolvidos nessas questões, inclusive da escassez de recursos nos atendimentos que envolvem a esfera psíquica. E da *arte* do encaminhamento, que envolve o próprio profissional, que precisa estar emocionalmente presente nesse fazer.

Importante olhar para os recursos, ou pequenos sinais deles, que podem existir, e dali seguir uma senda. É preciso salientar a criação ou o maior aproveitamento de espaços de formação continuada, e de interlocução, instrumentos férteis para iluminar os vales das trevas depressivas. E também a importância da escuta e continência para os impasses nos casos, bem como as dores dos profissionais, pois somos seres humanos assim como as pessoas que nos procuram. Os impactos emocionais vividos no campo intersubjetivo podem sobrecarregar a todos.

> "Desejo que você sendo jovem não amadureça depressa demais, e que sendo maduro não insista em rejuvenescer, e que sendo velho não se dedique a desesperar. Porque cada idade tem o seu prazer e a sua dor e é preciso deixar que eles escorram dentro de nós. Desejo por sinal que você seja triste, não o ano todo, nem um mês e muito menos uma semana, mas um dia. Mas que, nesse dia de tristeza, você descubra que o riso diário é bom, o riso habitual é insosso e o riso constante é insano..." ("Os votos", de Sérgio Jockymann).

Referências bibliográficas

1. Horstein L. As depressões: afetos e humores do viver. São Paulo: Via Lettera: Centro de Estudos Psicanalíticos; 2008. p. 52.
2. Kehl MR. O tempo e o cão: a atualidade das depressões. São Paulo: Boitempo; 2009.
3. Freud S (1926-1929). Obras completas. v. 17: Inibição, sintoma e angústia, O futuro de uma ilusão e outros textos. Souza PC, tradução. São Paulo: Companhia das Letras; 2014.
4. Brazelton TB, Cramer BG. As primeiras relações. São Paulo: Martins Fontes; 1992.
5. Winnicott DW. O papel de espelho da mãe e da família no desenvolvimento infantil (1967). In: O brincar e a realidade. Rio de Janeiro: Imago; 1975.
6. Green A. A mãe morta. In: Green A. Narcisismo de vida: narcisismo de morte. São Paulo: Escuta; 1988 [1983].
7. Golse B. Sobre a psicoterapia pais-bebê: narratividade, filiação e transmissão. Rohenkohl CMF (direção). Catão I, Fernandes MA, Castilho J, Aragão R, tradução. São Paulo: Casa do Psicólogo; 2003 (Coleção Primeira Infância).
8. Winnicott DW. A preocupação materna primária (1956). In: Da pediatria à psicanálise: obras escolhidas. Rio de Janeiro: Imago; 2000.
9. Prat R. Entre demais e muito pouco: a quadratura do círculo da parentalidade. Revista Brasileira de Psicanálise. 2008; 42(4):125-37.
10. Bydlowski M. O olhar interior da mulher grávida: transparência psíquica e representação do objeto interno. In: Corrêa Filho L, Corrêa M, França O. Novos olhares sobre a gestação e a criança até os 3 anos: saúde perinatal, educação e desenvolvimento do bebê. Brasília: L. G. E.; 2002. p. 205-14.
11. Folino CSG. Dores e amores na parentalidade. São Paulo: Blucher; no prelo.
12. Minerbo M. Novos diálogos sobre a clínica psicanalítica; colaboradoras: Botter I, Botter L (colaboração). São Paulo: Blucher; 2019. p. 162.
13. Freud S. Luto e melancolia. Introdução ao narcisismo: ensaios de metapsicologia e outros textos (1914-1916). Souza PC, tradução e notas. São Paulo: Companhia das Letras; 2010 (1917 [1915)].
14. Grimberg L. Culpa e depressão. Lisboa: Climepsi; 2000.
15. Laplanche J, Pontalis JB. Vocabulário da psicanálise. São Paulo: Martins Fontes; 1986. p. 662-3.
16. Montagna PLK. Psicanálise e o conceito de resiliência. In: Alma migrante. São Paulo: Blucher; 2019.
17. Cecarelli PR. A patologização da normalidade. Estudos de Psicanálise (Aracaju). 2010 Jul; 33:125-36.
18. Fornaro M, Anastasia A, Novello S, Fusco A, Pariano R, De Berardis D et al. The emergence of loss of efficacy during antidepressant drug treatment for major depressive disorder: an integrative review of evidence, mechanisms, and clinical implications. Pharmacological Research. 2019; 139:494-50. Apud Dunker C. Uma biografia da depressão. São Paulo: Planeta; 2021.
19. Klein M (1935). Contribuição à psicogênese dos estados-maníacos depressivos. In: Amor, culpa e reparação e outros trabalhos (1921-1945). Cardoso A, tradução. Rio de Janeiro: Imago; 1996.
20. Klein M (1940). O luto e suas relações com os estados maníaco-depressivos. In: Amor, culpa e reparação e outros trabalhos (1921-1945). Cardoso A, tradução. Rio de Janeiro: Imago; 1996.

21. Winnicott DW (1950). Agressividade em relação ao desenvolvimento emocional. In: Da pediatria à psicanálise: obras escolhidas. Bogomoletz D, tradução. Rio de Janeiro: Imago; 2000.
22. Winnicott DW (1960). Agressão, culpa e reparação. In: Tudo começa em casa. São Paulo: Martins Fontes; 2005.
23. Naffah Neto A. Darkness visible: uma interpretação da patologia depressiva a partir de Winnicott DW. In: Almeida AP, Naffah NA (org.). Perto das trevas: a depressão em seis perspectivas psicanalíticas. São Paulo: Blucher, 2022.
24. Winnicott DW (1963). O valor da depressão. In: Tudo começa em casa. São Paulo: Martins Fontes; 2005. p. 68.
25. Fedida P. Dos benefícios da depressão: elogio da psicoterapia. São Paulo: Escuta; 2002.
26. Cintra UEM. Reseña de "Dos benefícios da depressão: elogio da psicoterapia", de Pierre Fédida. Psychê. 2002; VI(10):207-10. Disponível em: https://www.redalyc.org/articulo.oa?id=30701014. Acesso em: 3 out. 2023.
27. Figueiredo LC. A questão do sentido, a intersubjetividade e as teorias das relações de objeto. In: As diversas faces do cuidar: novos ensaios de psicanálise contemporânea. São Paulo: Escuta; 2009.
28. Figueiredo LC. Ao redor do processo analítico e suas variedades. In: As diversas faces do cuidar: novos ensaios de psicanálise contemporânea. São Paulo: Escuta; 2009. p. 105.
29. Andersen CH. The snow queen. Disponível em: https://youtu.be/cR9YQqqHmdM. Acesso em: 3 out. 2023.
30. Winnicott DW. A cura. In: Tudo começa em casa. São Paulo: Martins Fontes; 1989. [Trabalho original publicado em 1986.]
31. Souza PC. As palavras de Freud: o vocabulário freudiano e suas versões. São Paulo: Companhia das Letras; 2010.
32. Figueiredo LC. A metapsicologia do cuidado. In: As diversas faces do cuidar: novos ensaios de psicanálise contemporânea. São Paulo: Escuta; 2009.

Capítulo 31

Medicalização da infância

Arianne Angelelli

> Para aqueles que estão mais interessados em doenças do que em pessoas – doenças da mente, eles as chamariam – a vida é relativamente fácil. Mas, para aqueles entre nós que tendem a conceber os pacientes psiquiátricos não como doentes, mas como pessoas que são vítimas da batalha humana pelo desenvolvimento para a adaptação e para a vida, nossa tarefa se torna infinitamente complexa.
>
> D. W. Winnicott[1]

A pediatria, como especialidade médica, ocupa-se de pessoas que se encontram em processo de desenvolvimento, pois as crianças ampliam progressivamente suas capacidades físicas e mentais a partir de uma condição de imaturidade. Por isso, o pediatra atua sempre em duas frentes: focando o tratamento e a cura dos males orgânicos, e também considerando os parâmetros do desenvolvimento normal, com ênfase na prevenção e promoção da saúde.

Porém, a infância não deve ser entendida apenas em termos de sua imaturidade. Esse período da vida é também um tempo que tem um ritmo próprio. Não somente um tempo *antes*, mas um tempo *outro*.[2] A infância é o tempo do brincar, o tempo da dependência, o tempo do pensamento mágico. É um tempo em que os impulsos e os instintos são vivenciados de maneira muito particular. Os aspectos do desenvolvimento emocional, do desempenho cognitivo e da aquisição da linguagem e habilidades sociais sempre fizeram parte da observação pediátrica. Mas a criança não é um *adulto em miniatura*, não é somente a promessa de um futuro.

Outro aspecto importante a considerar quando pensamos na infância é o ambiente, o entorno da criança. Não somente nossas intervenções, mas também nosso acesso aos pequenos depende da mediação do adulto cuidador. Como conhecer o paciente sem levar em conta o discurso de seus pais? Existem normas (implícitas ou explícitas) que determinam as expectativas sobre os menores em cada momento histórico, e que variam conforme o contexto cultural e familiar. Vista sob o olhar do pediatra, a pequena criança é "uma organização em marcha"[3] que, no entanto, necessita de um ambiente nutridor para se constituir.

Na contemporaneidade, um fenômeno que aqui denominamos *medicalização da infância* tem trazido para dentro do consultório do pediatra uma visão utilitarista e positivista da criança. Essa situação representa um aumento da demanda endereçada ao clínico, gerando uma tensão entre seu saber médico e a pressão por diagnosticar e encaminhar certos pacientes, notadamente aqueles que apresentam problemas emocionais ou do comportamento.

O que é a medicalização e quais as suas consequências?

Medicalização é um termo que foi criado para designar o fenômeno que consiste em trazer para o âmbito da profissão médica certos domínios que não se restringem a sua jurisdição. Ela abrange explicações biológicas sobre os aspectos da experiência e subjetividade da pessoa[4] e diz respeito a todo um modo de compreender o humano. Ao equalizar comportamento e emoções ao *funcionamento do cérebro*, o raciocínio medicalizante tem consequências importantes sobre nossa prática. Para cada sintoma, uma medicação; para cada distúrbio, um diagnóstico; para cada problema, um especialista. E assim os avanços da medicina e da neurociência, quando usados como explicação para tudo, nos impedem de enxergar aquele *tempo outro* da infância, em nome de uma crescente patologização da vida e da diferença.

Hoje, todos sabem que o comportamento tem a ver com o cérebro, que dependemos dos hormônios para a regulação do nosso temperamento, que existem doenças que alteram nossa capacidade de focar a atenção. O sujeito contemporâneo, que entende a si mesmo sob a ótica medicalizante, nomeia e procura definir suas experiências somente a partir do corpo e de seu funcionamento.

A medicalização abrange muitas áreas da vida. No consultório, recebemos pais bastante informados (embora, muitas vezes, completamente confusos) a respeito das melhores técnicas para dormir, do valor nutricional de cada alimento, do efeito dos traumas no desenvolvimento dos filhos, e assim por diante. Por isso, o pediatra, cada vez mais, é chamado a opinar sobre problemas que, anteriormente, seriam compreendidos de maneira muito mais ampla, como se o seu saber médico pudesse fornecer respostas exatas para as complexas questões do desenvolvimento.

Ora, algo sempre escapa quando o fenômeno humano passa a ser compreendido de maneira reducionista. Em sua clínica, o especialista se vê inclinado a tentar explicar, por meio das alterações orgânicas – tratadas e investigadas à exaustão –, muitas das situações enigmáticas que hoje são compreendidas pela sociedade como *problemas médicos*. É o caso, por exemplo, das dificuldades de aprendizagem ou das questões de comportamento disruptivo nas crianças.

Medicalização e infância

Ao contrário do que muitos podem pensar, a medicalização não envolve simplesmente a prática de *tratar com medicamentos* os problemas emocionais e comportamentais infantis. Ela está, certamente, ligada à proliferação dos diagnósticos em psiquiatria e ao aumento da prescrição de psicofármacos em todas as faixas etárias. Mas seu alcance é mais profundo. Esse fenômeno se liga à aceleração da vida,[5] à questão do biopoder[6] e à busca pelo ideal de saúde e corpo perfeitos.[7] Os sujeitos contemporâneos, sejam pais, professores ou cuidadores, passam a entender também a infância sob essa ótica utilitarista. A criança de hoje, mais que nunca, se tornou a fiadora de um futuro que depende da correção precoce dos distúrbios e transtornos que podem atrapalhar, lá na frente, suas realizações na vida adulta.

Uma mãe chega ao seu consultório dizendo: o problema do meu filho é que "ele é TOD". Ela encontrou uma *checklist* na internet e achou que o garoto "preencheu todos os critérios". Assim, ela explica o filho por meio da sigla que o define: transtorno opositivo desafiador. A teimosia, o medo, a dificuldade de lidar com mudanças que essa criança tem, sua imaturidade e insegurança, tudo passa a se resumir na sua doença mental, que determina que ele *sempre* esteja inclinado a desobedecer. Essa mãe se aferra a regras rígidas para não deixar brechas que possam estimular a rebeldia da criança, sem perceber o quanto está deixando de perceber as nuances do comportamento do filho e o quanto deixou de se comunicar com ele. A mãe reage ao seu filho de maneira tão esterotipada quanto o transtorno que pretende contornar.

Outra mãe traz à consulta do hebiatra sua adolescente com *síndrome de Asperger*.* Quando a menina começa a contar sobre seus projetos, a mãe diz "ah, ela tem mesmo esses interesses particularizados"... "É o hiperfoco...", desqualificando desse modo a legitimidade dos interesses da menina.

---

* A síndrome de Asperger deve seu nome a Hans Asperger, médico alemão que descreveu, na primeira metade do século XX, o funcionamento de crianças com sintomas autísticos e alto quociente de inteligência. A *síndrome de Asperger* não faz parte das classificações psiquiátricas atuais, e os casos descritos pelo pesquisador hoje se incluiriam na categoria mais geral dos transtornos do espectro autista.

E nem mesmo os bebês conseguem escapar do *olhar medicalizante* de seus cuidadores. Os pais aflitos, às voltas com um lactente muito ativo e que dorme pouco, trazem seu próprio veredito ao pediatra: "Descobrimos que o nosso bebê é um bebê classificável como *altamente demandante*". Como se a demanda de um bebê sobre seus pais pudesse ser totalmente determinada pelo bebê, sem levar em conta sua relação com os cuidadores.

Como atuar efetivamente, dentro da prática pediátrica, sem considerar o efeito da medicalização da vida, influência que se capilarizou em tantos outros campos? O paciente dos dias de hoje demanda do pediatra um posicionamento em relação a todos esses conhecimentos e informações. De fato, é difícil para qualquer indivíduo inserido em seu tempo pensar e compreender o mundo de maneira diferente daquela que predomina em sua época. Para o médico, treinado para reconhecer e tratar os males do corpo, os avanços das ciências representam possibilidades eficazes de atuar e promover a saúde e o bem-estar do paciente. A bem da verdade, ao lado da medicalização, com seu viés reducionista no que concerne à compreensão do homem, os aspectos positivos dos avanços científicos têm trazido novidades bastante úteis para pensar nos males que afligem o humano.

Contudo, quando a medicalização da vida coloca sob o mesmo *guarda-chuva* as emoções e o comportamento, a aprendizagem, a capacidade ou a incapacidade para o trabalho e para o amor, e até mesmo as relações do indivíduo com a sociedade, agora entendidas como *funções (e disfunções) do cérebro*, o médico passa a incorrer num viés de raciocínio. Então, todo sofrimento e desajuste passam a ser perigosamente explicados por meio do binômio saúde/doença mental. E essa ideologia impregna as práticas e a pesquisa diagnóstica para além do campo de trabalho do especialista. Está nas mídias, está no discurso, norteia as políticas públicas e a maneira de tratar e enxergar as crianças.

Um dos efeitos dessa concepção, que se esconde nas entrelinhas do discurso medicalizante, é a responsabilização dos pequenos pelos seus *distúrbios*. Sem poder dar conta do sofrimento e do mal-estar do viver e do crescer, a medicalização disfarça a realidade, desviando o foco das questões sociais e contingenciais ligadas aos problemas infantis. Nesse contexto, as diferenças do indivíduo em relação a determinada média ou ideal passam a ser concebidas em termos médicos e descritas a partir da linguagem médica, só podendo ser compreendidas por essa racionalidade.[4] A dor psíquica passa a ser depressão; a angústia do crescer passa a ser transtorno de ansiedade; a dificuldade de aprendizagem deve ser mais bem explicada pelo déficit de atenção.

Assim, a medicalização impacta diretamente nossa maneira de compreender, acolher e cuidar das crianças. E esse estado de coisas pode ter consequências permanentes, pois os pequenos estão em fase de constituição de sua subjetividade. Um diagnóstico apressado pode se tornar uma profecia autorrealizada. Catão[2] relata uma experiência de atendimento de um bebê de 9 meses, diagnosticado como autista na primeira consulta com a neuropediatra. "Entretanto, a criança dormia, o diagnóstico tendo sido feito unicamente a partir do relato da mãe" (p. 10).

Epidemias diagnósticas: relativizando as classificações em psiquiatria

Na primeira infância, é muito comum que o primeiro profissional a perceber e endereçar um transtorno de desenvolvimento seja o pediatra. Assim, a prática da puericultura envolve o conhecimento dos sinais e evidências de problemas como o autismo, a hiperatividade e as demais questões do neurodesenvolvimento. Ocorre que o próprio termo "*neuro*desenvolvimento" pressupõe a dominância orgânica, ou seja, a etiologia biológica dos transtornos, o que pode nos levar a uma compreensão tendenciosa da natureza desses problemas.

Laznik[8] esclarece a complexidade da montagem dos circuitos pulsionais no bebê, que desenvolve a linguagem e o laço de amor com seus pais a partir das primeiras relações. Estudiosos como Bolwby,[9] Brazelton[10] e Stern,[11] a partir de outras vertentes teóricas, estão em consonância com a visão atual de que, nos primeiros tempos, o ambiente imprime e altera o curso do desenvolvimento infantil – o que tem sido também corroborado pelas pesquisas em epigenética.[12] O conhecimento dessas pesquisas importa ao pediatra porque as modalidades de intervenção com os pequenos dependem das crenças que norteiam o trabalho dos profissionais. Pode-se dar certa ênfase às questões orgânicas sem deixar de levar em conta a questão ambiental. O atendimento a bebês em risco para autismo sem o trabalho concomitante com os pais, nesse sentido, revela um viés biologicista da questão, como se o problema, unicamente, residisse num *defeito de fábrica* passível de ser *consertado*.

A questão da classificação dos comportamentos está no *DNA* da psiquiatria infantil, que iniciou sua história a partir de uma demanda social: classificar as crianças *idiotas*** para determinar quem poderia ou não se beneficiar da abordagem escolar.[13] Isso ocorreu a longo dos séculos XVIII e XIX, durante o alvorecer do crescimento das cidades e da industrialização. Antes do surgimento da escola, as crianças acompanhavam seus pais no trabalho e não tinham um lugar especial para serem educadas – somente os filhos das famílias abastadas tinham tutores particulares para cuidar da sua instrução. Ao longo do último século, muita pesquisa foi empreendida no sentido de compreender e endereçar os transtornos mentais infantis. Porém, como ciência, a psiquiatria infantil ainda é tão jovem como o seu objeto de estudo.

Assim, pensar as classificações em psiquiatria infantil, considerando esse contexto histórico, nos permite compreender a relatividade das categorias diagnósticas. Os distúrbios das emoções, aprendizagem e comportamento apoiam-se em variáveis dimensionais e num objeto de estudo difícil de perscrutar, que é a psique humana. "Diagnóstico desligado de uma reflexão semiológica é apenas descrição sem narrativa."[14] Quando contextualizamos a questão, entendemos os avanços e retrocessos, bem como a arbitrariedade de certos conceitos e diretrizes, que mudam continuamente e não se encontram isentos das influências das ideologias e tendências mercadológicas da indústria farmacêutica.

O DMS-5,[15] manual estatístico americano das doenças mentais, publicado há 10 anos, foi criticado por clínicos de diversas áreas[16,17] por aumentar a abrangência de diversos diagnósticos, dada a pouca especificidade dos seus critérios. Mesmo alguns dos psiquiatras responsáveis pela coordenação de equipes de trabalho dos DSM anteriores alertaram a comunidade científica nesta última década para as *falsas epidemias* de doenças mentais geradas por esses critérios.[17] Temos assistido à proliferação e fragmentação dos diagnósticos em psiquiatria nos últimos anos, o que favorece a medicalização das crianças e dificulta, mais do que esclarece, o seu processo de avaliação.

Tomemos por exemplo a questão do transtorno bipolar em crianças. Na década de 1990, muitas crianças irritadas e explosivas foram diagnosticadas como bipolares, mas seu seguimento longitudinal não validou a precisão desse diagnóstico em boa parte dos casos. Por isso o DMS-5, publicado em 2013, tentou fazer uma *correção de rota*, restringindo os critérios do transtorno utilizadas pelo manual diagnóstico anterior. Criou-se, então, uma nova categoria, o TDDH (transtorno disruptivo de desregulação do humor) para aquelas crianças explosivas, irascíveis e sujeitas à instabilidade de humor, que o tempo mostrou que não deviam ser consideradas (e tratadas) como bipolares.[18] Não é preciso recordar ao pediatra os efeitos danosos do uso de antipsicóticos a longo prazo, no caso de crianças que recebem um diagnóstico como esse e possivelmente se manterão em tratamento por toda a vida.

Outra *correção de rota* também foi publicada recentemente, em relação ao diagnóstico dos transtornos do espectro autista. O mesmo DMS-5, que se encarregou de coibir os falsos diagnósticos de bipolaridade em crianças, foi, por sua vez, responsável por um aumento da prevalência do autismo por uma excessiva maleabilidade em seus critérios. Em 2022, uma versão revisada do DMS-5 foi publicada restringindo essa maleabilidade.[19] Mas o que dizer àqueles que passaram a vida reconhecendo-se como portadores do *espectro* e que hoje não fariam parte desse grupo? Esses garotos e garotas, assim diagnosticados em 2013, estão hoje na adolescência...

Essas considerações nos fazem perceber e atentar para o risco dos diagnósticos apressados em psiquiatria infantil, de sua potencial iatrogenia e das implicações éticas de *rotular* as crianças – sem contar o risco da prescrição de tratamentos e medicamentos desnecessários.

Mas talvez nenhum diagnóstico esteja tão em voga ultimamente como o onipresente *transtorno de déficit de atenção e hiperatividade*, que tem sido encontrado numa prevalência ainda maior do que os transtornos do espectro autista ou a bipolaridade em crianças. Neste caso, a conexão entre o problema e a questão da aprendizagem das crianças tem mobilizado muitos setores da sociedade que se levantam contra a medicalização do ensino. Em 2015, pesquisadores da Universidade Federal da Bahia organizaram um seminário cujo título inspirou-se na obra de Manoel

* O termo idiota, originalmente, referia-se à deficiência intelectual e caiu em desuso por sua conotação pejorativa.

de Barros, poeta cuiabano falecido em 2014. "Desver o mundo, perturbar os sentidos" foi o título desse seminário, que se tornou livro em 2021.*

É necessário *desver* o mundo, nas palavras do poeta Manoel de Barros.[20] Esse neologismo se torna muito interessante e continua a nos inspirar quando pensamos a complexa questão da aprendizagem, que só acontece por meio da assimilação do novo e de uma transformação daquele que aprende. Cada vez que uma criança passa por uma aprendizagem, instala-se nela um processo de desequilíbrio para que possa, em seguida, *acomodar* o novo conhecimento. A aprendizagem envolve o equipamento inato da criança e seu potencial cognitivo e atencional, mas só se concretiza por meio da mediação do outro. O processo de aprender está de tal modo imbricado com as questões ambientais, emocionais e do desenvolvimento que se torna muito difícil discriminar as causas multifatoriais do fracasso escolar.

Porém, cresce a cada dia o contingente de crianças que recebem diagnósticos e intervenções medicamentosas para mitigar o problema tão complexo das dificuldades de aprendizagem. É somente *desvendo* a criança, para além da medicalização dos seus sintomas, que podemos encontrá-la em sua subjetividade e apoiá-la no seu processo de amadurecimento. O estranhamento que o neologismo *des-ver* nos provoca parece muito oportuno para pensar uma postura aberta e imbuída do verdadeiro espírito científico, que se ocupa em fazer perguntas e reconhece, a cada momento, a falibilidade de nossas teorias a respeito da criança. Des-ver, para o cientista, e também para o médico, significa ver além, ver aquilo que se esconde por trás dos sintomas para descobrir as causas subjacentes ao sofrimento que somos chamados a aliviar.

Embora a formação médica não abranja o estudo de questões que são do campo da pedagogia e da psicopedagogia, são os médicos aqueles que diagnosticam e tratam a maior parte dos transtornos de aprendizagem. A *epidemia* de transtorno de déficit de atenção e hiperatividade, responsável pelo aumento exponencial das prescrições de estimulantes para crianças, é um dos efeitos da medicalização da vida, que tem trazido preocupação a muitos setores da sociedade, inclusive dentro da própria pediatria.[21] Sem *des-ver* esse conceito, que toma a parte pelo todo, entendendo a desatenção e a agitação como causas (e não como possíveis consequências) de desajustes maiores, penaliza-se a criança, medicaliza-se o processo social da escolarização e perdem-se de vista as intervenções mais humanizadas para auxiliar o paciente e sua família que sofre.

Talvez o pediatra seja um dos últimos baluartes da boa prática hipocrática, em que o princípio da não maleficência** determina a cautela e a parcimônia na observação da criança. A busca por um pensamento crítico em relação à medicalização do comportamento infantil se torna, assim, uma tarefa do pediatra contemporâneo.

Referências bibliográficas

1. Winnicott DW. O efeito de pais psicóticos no desenvolvimento emocional da criança. In: Winnicott DW. A família e o desenvolvimento do indivíduo. Belo Horizonte: Interlivros; 1980.
2. Catão I. A psicopathologia, o sujeito da psicanálise e a clínica com bebês. In: Catão I (org.). Mal-estar na infância e medicalização do sofrimento: quando a brincadeira fica sem graça. Salvador: Ágalma; 2020. p. 20.
3. Winnicott DW. O bebê como organização em marcha. In: Winnicott D W. A criança e seu mundo. Cabral A, tradução. Rio de Janeiro: LTC; 1982. [Trabalho escrito originalmente em 1949.]
4. Azevedo LJC de. Medicalização das infâncias: entre os cuidados e os medicamentos. Psicol USP. 2018 Sep; 29 (Psicol USP, 2018 29(3)). Disponível em: https://doi.org/10.1590/0103-656420180107. Acesso em: 3 out. 2023.

* O seminário "Desver o mundo, pertubar os sentidos: caminhos na luta pela desmedicalização da vida" foi organizado pelo Fórum sobre Medicalização da Educação e da Sociedade em 2015 na cidade de Salvador-BA.

** O princípio hipocrático que rege a boa prática médica é um dos pilares da bioética, e alerta sobre os riscos das diversas formas de iatrogenia. O princípio da beneficência pode ser dividido em beneficência propriamente dita (fazer o bem) e não maleficência (evitar o mal) (Goldim, 2009. Bioética complexa: uma abordagem abrangente para o processo de tomada de decisão), Revista da AMRIGS (Porto Alegre). 2009 Jan/Mar; 53 (1): 58-63.

5. Rosa H. Aceleração: a transformação das estruturas temporais na modernidade. Silveira RH, tradução. São Paulo: Editora Unesp; 2019.
6. Foucault M. História da sexualidade I: A vontade de saber. Albuquerque MTC, Albuquerque JAG, tradução. Rio de Janeiro: Graal; 1988.
7. Henriques RP. O discurso da medicalização e a saúde como ideal: o que há de novo nos "novos sujeitos"? In: Birman J et al. A fabricação do humano: psicanálise, subjetivação e cultura. São Paulo: Zagodoni; 2014. p. 83-94.
8. Laznik MC. Clínica de bebês: litoral entre psicanálise e neurociências. São Paulo: Ed. Ademar Maurício Gonçalves da Silva; 2020.
9. Bowlby J. Uma base segura: aplicações clínicas da teoria do apego. Barros SM, tradução. Porto Alegre: Artes Médicas; 1989.
10. Brazelton TB. Aprendendo a ouvir: uma vida dedicada às crianças. Cupertino C, tradução. São Paulo: Martins Fontes; 2014.
11. Cramer B, Stern DN. Evaluation of changes in mother-infant brief psychotherapy: a single case study. Infant Ment Health J. 1988;9(1):20-45. Disponível em: https://doi.org/10.1002/1097-0355(198821)9:1<20::AID-IMHJ2280090105>3.0.CO;2-E. Acesso em: 3 out. 2023.
12. Bezruchka S. Early life or early death: support for child health lasts a lifetime. International Journal of Child, Youth and Family Studies. 2015;6(2):204-29. Disponível em: https://doi.org/10.18357/ijcyfs.62201513499. Acesso em: 3 out. 2023.
13. Assumpção Jr FB. História da psiquiatria infantil. In: Tratado de psiquiatria da infância e adolescência. São Paulo: Atheneu; 2012.
14. Dunker C I L. Crítica da razão diagnóstica: psicanálise, psicopatologia, DSM. In: Kyrillos Neto F, Calazans R (orgs.). Psicopatologia em debate: controvérsias sobre os DSMs. Barbacena: EdUEMG; 2012. p. 33-74.
15. American Psychiatric Association (APA). Diagnostic and Statistical Manual of Mental Disorders. 5. ed. 2013.
16. Jerusalinsky A, Fendrik S (orgs.). O livro negro da psicopatologia contemporânea. São Paulo: Via Lettera; 2011.
17. Frances A. Voltando ao Normal: como o excesso de diagnósticos e a medicalização da vida estão acabando com a nossa sanidade e o que pode ser feito para retomarmos o controle. Correa HM, tradução. Rio de Janeiro: Versal; 2016.
18. Lima RC. Razão diagnóstica, medicalização e bioidentidade. In: Kyrillos Neto F (org.). Saúde mental e psicanálise: lógica diagnóstica e novos sintomas. Barbacena: EdUEMG; 2011. p. 93-104.
19. First MB, Yousif LH, Clarke DE, Wang P, Gogtay N, Appelbaum PS. DSM-5-TR: overview of what's new and what's changed. World Psychiatry. 2022; 21: 218-9. https://doi.org/10.1002/wps.20989.
20. Barros M. Menino do mato. Rio de Janeiro: Alfaguara; 2015. p. 13.
21. Collares CAL, Moysés MAA, Ribeiro MC (org.). Novas capturas, antigos diagnósticos na era dos transtornos. Campinas: Mercado de Letras; 2013.

Capítulo 32

Infância ansiosa

Regina Elisabeth Lordello Coimbra

Há que se cuidar do broto para que a vida nos dê flor... e fruto.
Milton Nascimento

Introdução

Com grande prazer recebi o convite para fazer parte deste grupo e sou grata pela oportunidade de participar desta experiência de diálogo com os colegas pediatras e profissionais de outras áreas de atendimento de bebês, crianças, lactentes e adolescentes. Somos profissionais que se permitem ser convocados pela criança dentro de si, quer seja para recuperá-la, compreendê-la, curá-la, cuidar de suas possíveis dores e dos vestígios que essas dores deixaram em seus corpos e suas emoções.

Ocorre-me a emoção especial que este diálogo provoca em mim, a oportunidade de resgatar emoções vividas enquanto estudante de medicina: ser pediatra. Minha história foi por outro caminho, mais longo: tornei-me psiquiatra, depois psicanalista e me aproximei das crianças, principalmente das ansiosas.

Infância ansiosa

A proposta do tema "Infância ansiosa" sugere como ponto de partida o conceito generalizador de infância, longo período que vai do nascimento até o início da adolescência, e sustenta-se pelos referenciais de ansiedade desenvolvidos pela vertente médica psiquiátrica.

Gostaria de acrescentar a proposta de valorizar o fluxo natural do desenvolvimento dos estados emocionais, em sua íntima relação com as nuances próprias de cada faixa etária contida no conceito de infância: bebê, criança e latente.

A proposta deste texto, como contribuição aos colegas pediatras, é aproximar os modelos de conhecimento da psiquiatria (médico) e da psicanálise, ainda que seja uma tarefa complexa. Os desafios para estabelecer este diálogo consistem em encontrar pontos de contribuição mútua, de modo que ambas as áreas saiam enriquecidas e, também, seja um contraponto ao binarismo excludente entre as duas áreas do conhecimento.

Geralmente reconhecemos estados emocionais ansiosos que nos remetem ao amplo espectro do desenvolvimento psíquico: bebê, criança, lactente e adolescente, como passagem ao caminho da vida mental adulta.

O trabalho analítico nas diferentes faixas etárias citadas diferencia-se da análise com adultos pela técnica, enquanto na teoria a psicanálise é uma só.

> "Historicamente, a psiquiatria e a psicanálise tiveram seus inícios a partir do universo dos adultos e depois chegaram às crianças e aos bebês. Há mais de um século, em seu início, o tratamento de adultos foi ponto de partida da psicanálise, com a perspectiva de buscar o reconhecimento do inconsciente e a natureza de seus conteúdos expressos pela livre associação de ideias por meio da linguagem verbal. O acesso psicanalítico à vida mental das crianças acontece desde o início do século XX, a partir da atividade do brincar, correspondendo à linguagem verbal do adulto. Em torno de 1950 teve início novo aporte teórico e técnico da psicanálise pelo acesso às instâncias psíquicas mais arcaicas, a partir das relações pais-bebês. Esta íntima relação de trocas subjetivas trouxe novos conhecimentos para a compreensão dos estados mentais presentes em bebês e crianças, permitindo ao psicanalista acessar a constituição do psiquismo ou mesmo trabalhar com o sofrimento psíquico instalado precocemente e atuar na intervenção de patologias futuras".[1]

Portanto, os conceitos apresentados aqui estão localizados desde os momentos iniciais da vida, seguindo os bebês, criança e latente, diferente da dedução pregressa para chegar às etapas iniciais da construção da vida mental, a partir da vida mental dos adultos.

Trata-se de amplo espaço conceitual desde os autores clássicos da psicanálise aos atuais, que ofereceram conceitos sobre situações de ansiedade relacionadas aos diferentes momentos da vida da criança.[2]

Conversas sobre pais-bebês

Dando continuidade à minha intenção de conversar com os colegas pediatras e profissionais das áreas próximas, apresento alguns conceitos psicanalíticos que possam mostrar como penso as manifestações emocionais com características de ansiedade. Na sequência pretendo ir construindo pontes que venham a aproximá-los do modelo médico.

Tem sido bem interessante falar com os pais de pacientes sobre a instalação e o desenvolvimento do psiquismo humano.

Como psiquiatra e psicanalista, ouvi muitas vezes dos pais colocações que a maioria de nós já ouviu ou com as quais até concordou: "O bebê não percebe o que está acontecendo ao seu redor. Podemos levá-lo a muitos lugares barulhentos, ele se acostuma, nem percebe"; "É melhor ter os filhos com pouca diferença de idade entre eles porque assim criamos todos juntos e os bebês não sentem se a mãe está grávida, não se importam com irmãos bebês".

Verifiquei que não é bem assim que os fenômenos do desenvolvimento emocional ocorrem. O bebê recém-nascido precisa ter condições para que seus órgãos estejam prontos para a sustentação da sua sobrevivência física, como coração, rins, pulmões etc., enquanto o aparelho psíquico seguirá etapas importantes para se constituir, a partir das experiências sensoriais vividas desde intraútero.

Como se constroem o aparelho psíquico, a subjetividade, o espaço psíquico para produzir linguagem e pensamentos, a percepção de sentimentos e desenvolvimento pessoal senão no convívio da intersubjetividade presente nas relações humanas, inegavelmente sustentadas pelos substratos neurobiológicos? Portanto, quem constrói a mente dos bebês é a mente das pessoas próximas.

Atualmente há uma rede estudos sobre o assunto. Destaco o trabalho da Dra. Iole Cunha,[3] "O crescimento do cérebro em desenvolvimento e a gênese dos processos mentais no início da vida".

> "A neurociência comprova como as experiências e emoções vivenciadas pelo bebê em interação, neste período inicial da vida, esculpem os mágicos caminhos do cérebro em desenvolvimento e deles emerge a mente. A forma como o bebê percebe sua circunstância e registra nas redes neurais as memórias correspondentes, são influenciadas por suas habilidades inatas e necessidades específicas. Os cuidadores devem capacitar-se a promover com os bebês uma experiência de comunicação epigeneticamente adequada, a fim de suprir suas necessidades específicas e criar condições positivas para o crescimento do cérebro em desenvolvimento buscando a saúde biopsicossocial do futuro indivíduo".

A comunicação inicial entre um bebê e seus familiares pode ser comparada à situação de estarmos em um país cuja língua não falamos, e os adultos buscam todo tipo de comunicação com o bebê: gestos, sons – musicalidade da voz; mímica facial – movimentos da boca, dos olhos; movimentos mais amplos do corpo – tônus muscular do braço ao carregar o bebê etc. (Moro:[4] "Não nascemos pais, nos tornamos pais"). A parentalidade se fabrica com ingredientes complexos. Alguns deles são coletivos e outros são mais íntimos, privados, conscientes ou inconscientes, pertencem a cada um dos dois pais enquanto pessoas, enquanto futuros pais, pertencem ao casal, à própria história familiar do pai e da mãe.

A interação dos afetos vai se estabelecendo, uma relação afetiva se constrói em um espaço de trabalho de mão dupla, com participação ativa das competências do bebê apresentando-se aos pais e disponibilizando o amor dos pais por ele.

O colega Guerra,[5] já falecido, deixou como legado observações interessantes sobre o encontro da mãe com seu bebê. Segundo o ponto de vista do autor, a função rítmica ambiental (mãe/cuidadores), com presença e ausência, ajuda o bebê a integrar suas sensações corporais, em doses homeopáticas. A sensorialidade compartilhada pela dupla, embalada por ritmicidade, é a base para que circulem e se registrem os afetos e as emoções.

Esse modelo, inicialmente interpessoal, será a matriz para a expansão para três ou mais pessoas, construindo a presença dos pais, da família e de seu entorno: escola, a cultura e o social.

O psicanalista inglês Bion[6] apresentou o conceito de "função materna de continência" exercida pela mãe ou também por outro adulto junto ao bebê. Por que continência? Trata-se da função psíquica do adulto, que, ao viver a intimidade emocional com o outro, desde o bebê até um ser humano em qualquer faixa etária, transforma o vivido (sensações corporais e emoções vividas) em pensamentos com significado para pensar sobre o que foi experenciado. Dubinsky[7] comenta que esse conjunto de ideias tem implicações na sustentação dos vínculos afetivos entre pensamento e emoção, construindo o aparelho psíquico do bebê.

Sintoma como sofrimento psíquico

Podem acontecer falhas na intimidade, na reciprocidade e na sincronia entre os corpos e mentes nos momentos da construção do vínculo bipessoal entre mãe e bebê. Essas falhas podem acontecer pela impossibilidade da eficiência da função materna continente ou de o bebê usufruir desse encontro. Como consequência, estados emocionais ficam soltos, sem uma mente adulta para dar significado e importância; poderíamos chamá-los de *vivências tóxicas.*

Como consequência desfavorável ao funcionamento psíquico acrescido dos fatores ansiogênicos típicos de cada faixa etária, vamos observar na clínica:

- Manifestações psicossomáticas, inquietações motoras e descargas motoras.
- Estados emocionais transbordantes pela falta de bordas e limites de contenção.
- Sentimentos de desamparo.
- Sofrimento psíquico de qualidade depressiva, fóbica etc.

O acolher esse sofrimento emocional como sintoma será um trabalho conjunto e expandido, constituindo-se exatamente na área da transdisciplinaridade em que o pediatra atuará ao lado de outros profissionais.

Observa-se que a expansão da medicina sustentada pelos métodos de evidência vem otimizar os atendimentos prestados, aliados aos diagnósticos baseados nas informações conscientes e objetivas. Também os estudos com psicofármacos se desenvolveram intensamente.

Por outro lado, o método e a técnica psicanalíticos são baseados em fenômenos predominantemente subjetivos e observados dentro de parâmetros psicanalíticos (conscientes e inconscientes). Esses fenômenos subjetivos são distribuídos nos espaços:

- **Intrapsíquico:** vivências subjetivas da própria pessoa com ela mesma e com as identificações que guarda dentro de si.
- **Interpsíquico:** vivências subjetivas da própria pessoa com o outro e principalmente com o analista.

A participação subjetiva do analista será um instrumento essencial de avaliação de seu trabalho com o paciente, equivalente na experiência médica à propedêutica e aos exames subsidiários.

Concluindo, qualquer informação que se apresente como um estado ansioso (expressão da subjetividade humana) vai ser caracterizada de acordo com a matriz de experiência emocional estabelecida no início da vida, em interação com o suceder do desenvolvimento físico, emocional, familiar, social e cultural. A compreensão psicanalítica dos fenômenos levará em conta o conjunto dos fatores citados.

A seguir serão apresentados alguns exemplos de como se configuram as buscas por consulta aos profissionais, como seriam as áreas com sintomas.

Clínica de 0 a 3 anos

Sono; alimentação; manifestações alérgicas; características do desenvolvimento de vínculos com as pessoas da família; crises de birra, irritabilidade etc.

Criança (até o período de pré-alfabetização)

Os mesmos anteriores e enurese; encoprese; desenvolvimento de vínculos com outras crianças e escola pela entrada na socialização extrafamiliar; reação defensiva aos sentimentos de tristeza e mesmo depressivos; quadros depressivos, fóbicos e obsessivo-compulsivos; quadros de oposição e desafio.

Latente (período até a pré-puberdade)

Os mesmos que os dois itens anteriores e as consequências das dificuldades na alfabetização e desenvolvimento do aprendizado escolar; ampliação das dificuldades da socialização e vínculos com seus pares; reação defensiva aos sentimentos de tristeza e mesmo depressivos; quadros depressivos, fóbicos e obsessivo-compulsivos; quadros de oposição e desafio.

Como apresentar aos pais o sintoma, como sofrimento psíquico

A observação psicanalítica constata que há mais reconhecimento e aceitação por parte dos pais para os sintomas óbvios e concretos, se comparados à aceitação do sofrimento psíquico, como fenômeno abstrato. Daí o trabalho do psicanalista em dedicar-se a traduzir para os pais o que não é comparável aos sintomas concretos obtidos pela medicina de evidência. Outro ângulo do trabalho com os pais é apresentá-los para o método psicanalítico que busca os significados desconhecidos, referentes às emoções subjacentes aos sofrimentos.

A presença dos pais no atendimento analítico é inerente à condição de dependência emocional, econômica e social do bebê, criança, latente. É sempre importante considerar que nessas condições o analista estará diante da multiplicidade de fatores para responder: quem é o paciente? A resposta não é simples, e dificilmente haverá apenas uma possibilidade e uma faixa etária; trata-se expressão do paradoxo próprio do trabalho analítico.

Serão recebidos os chamados *pacientes* e seus pais e/ou a família para o trabalho da *Avaliação Psicanalítica*. Por serem menores diante da lei, o analista requer a autorização dos pais para iniciar o processo de avaliação.

Busca-se privilegiar a especificidade da escuta, da observação, do acolhimento das emoções transmitidas pelos pais. A situação exige recursos psíquicos do analista para identificar as emoções que percebe e, na medida do possível, dar conta delas e conectá-las com o que pode estar ocorrendo com o paciente e a família. Investigam-se os fenômenos emocionais pela perspectiva dialética, avaliando as comunicações conscientes e inconscientes entre os protagonistas presentes no campo relacional da avaliação.

Na clínica psicanalítica atual, pós-pandemia, os adultos que se responsabilizam pelas crianças fazem o primeiro contato por telefone. As primeiras notícias apresentadas informam aspectos interessantes a serem observados: quem é a criança *paciente* e como é apresentada, notícias sobre a família, filhos, pais casados ou separados, em litígio judicial, monoparentais, viúvos, adotantes, migrantes, desejosos de atendimento exclusivamente *online* ou presencial etc.

Seguindo esse modelo de ideias, seria interessante apresentar relatos pontuais comuns na clínica psicanalítica.

Será apresentada aleatoriamente a designação *criança* como paciente.

Como o analista trabalha
"Meu filho está bem, só está chamando a atenção"
"Não é nosso filho que tem problemas, somos nós, os pais"

Pensei muito por onde começar e identifiquei um caminho que pode ser interessante para o conhecimento dos colegas pediatras. Observo algumas ideias presentes no imaginário dos pais e comuns aos familiares em geral, e, ao aparecerem, é valioso ampliar sua compreensão. Por exemplo, "meu filho está bem, só está chamando a atenção" e "não é nosso filho que tem problemas, somos nós, os pais". Há riscos de que ambos os contextos baseados no senso comum se fecham em si mesmos e não evoluem para a busca de investigação de estados emocionais que comunicam qualidades de sofrimento psíquico e que são desconhecidas da família.

Ambos os contextos descritos costumam surgir, na grande maioria das vezes, depois de passado algum tempo das primeiras sessões de avaliação psicanalítica. As emoções emergentes são indicativas de que caminhos psíquicos desconhecidos estão sendo mobilizados, decorrentes de ansiedade e principalmente culpa que as conversas da avaliação podem provocar. Embora essas emoções sejam bem-vindas, requerem atenção por parte do analista para não abordar os assuntos pelo ângulo de julgamento, o que aumentaria a culpa e poderia imobilizar o processo iniciado.

Assim, o acesso a estados emocionais da criança e suas repercussões no grupo familiar pode naturalmente estimular observações de senso comum, desqualificando e banalizando a importância do movimento emocional da criança. Também poderia provocar afastamento do foco emergente, o que implicaria a descaracterização do processo de avaliação psicanalítica.

Por outro lado, trata-se de excelente momento, *um pedido de ajuda*, cabendo ao analista levar à frente a conversa e investigar o que leva uma criança a ser apresentada pela condição de chamar *a atenção*? Qual organização emocional defensiva dos pais está funcionante a ponto de não identificarem o que promove ansiedade e sofrimento no filho?

Por outro lado, o conceito de *chamar a atenção* poderia comunicar a busca pela experiência relacional necessária aos humanos. Incrível a ação da criança ao se colocar em busca de *atenção*, fato que requer ser compreendido e transformado em significado emocional. Esse aspecto é importante e pode representar um sinal de esperança; a criança ainda consegue pedir para ser vista.

A outra condição comum ser apresentada pelos pais é acenar a um binarismo paralisante: "não é nosso filho que tem problemas, somos nós, os pais". A excludência de um dos focos poderá limitar a investigação e a atenção ao sofrimento do filho. É importante que o analista esteja atento ao que pode ser apenas uma possibilidade, não necessariamente aceitar a excludência.

Ansiedade que se transmite como vasos comunicantes dentro da família

A avaliação psicanalítica de um pedido de ajuda implica vários encontros para identificar focos de ansiedade que na maioria das vezes funcionam como vasos comunicantes dentro do grupo familiar. O paciente identificado desse modo pode estar representando o depositário de ansiedades que lhe são alheias e pertencentes a outro componente da família.

Tenho observado novas configurações familiares que promovem diferentes relações pais-filhos: pais que se constituem como família tradicional; divorciados; em novos casamentos e novas famílias; em litígio judicial; viúvos; famílias monoparentais; homoafetivas; adotantes; desconhecidos; constituídos a partir de inseminação artificial; desejosos de atendimento exclusivamente *online* ou presencial; migrantes etc.

Também, observam-se pais atentos à sua condição de responsabilidade emocional em relação à vida de seus filhos e aos cuidados quanto ao entorno emocional que será oferecido a eles. São aspectos fundamentais para a qualidade de valores, sustentação e contenção da dinâmica emocional entre eles.

Uso de eletrônicos e déficit de atenção

A presença dos eletrônicos e suas consequências serão aqui apresentadas dentro de perspectivas de reciprocidade de significados entre pais e filhos.

Resgatando o conceito de que a construção da subjetividade, do desenvolvimento simbólico e capacidade de pensar e elaborar estados emocionais ocorrem pela presença de mentes adultas cuidadoras, o fracasso dessa função inexoravelmente vai desencadear sequelas.

Essas consequências, desde tempos iniciais da vida extrauterina podem se expressar no nível corporal ou psíquico – ambas as vias serão eficazes. Como os estados mentais de insatisfação, constantes queixas de tédio, apatia, tristeza, decepção, frustração e mesmo estados depressivos. Também se evidenciam contextos de intensas inquietações motoras acompanhadas de excitações psíquicas, impossibilidade de concentração etc.

Observa-se que os pais acreditam, no nível do senso comum, que as energias das inquietações requerem ser descarregadas para a criança ficar cansada, e consequentemente ficar calma. Isso tudo até que o próximo momento em que fosse retomado o ciclo de agitação/cansaço.

Também, de senso comum, há argumentos sobre o acalmar a inquietação emocional de bebês, crianças e latentes, ao oferecer o eletrônico, precisamente para distraí-lo ou embromar o sofrimento psíquico (choro de difícil acesso, falta de sono, dificuldade para se alimentar, angústias próprias do existir, do crescimento, do lugar da criança na família e das rivalidades entre irmãos etc.). Realmente se pode afastar o filho de contextos de ansiedade e de outros desconfortos corporais, sobrecarregando-o pela não compreensão do verdadeiro estado emocional que gerava sofrimento, o qual fica em suspensão à espera de resolução.

O sentido de *distrair* vai desde *agradar* até *afastar o foco*, mas sempre será o *desviar a atenção*. Curiosamente, encontramos aqui o substrato do possível déficit de atenção, tão conhecido pela perspectiva médica e atribuída às crianças, como sintoma. Lamentavelmente, trata-se sutilmente de fenômeno de mão dupla. Quem é o agente e quem é o sujeito da falta de atenção?

"Nossos filhos não têm limites, precisamos de ajuda"

Tenho recebido dos pais constantes pedidos inseridos no contexto "nossos filhos não têm limites, precisamos de ajuda". O significado de *limite* merece ser examinado, por tratar-se de um campo amplo, complexo e pelo uso generalizado de seu significado. Podemos começar pelas ocorrências em momentos mais primitivos da constituição de mente, quando não há condições de percepção de *limites* eu/outro (o bebê e seu cuidador). No decorrer do desenvolvimento psíquico haverá muitos momentos de sobreposição de estados emocionais, que vão precisar ter limites bem claros. Alguns exemplos: percepção de características identitárias (quem sou?), de habilidades cognitivas e motoras, percepção de tempo e localização no espaço etc.

Por outro lado, as exigências aceleradas dos novos ritmos, a comunicação pela globalização e o avanço tecnológico trazem consequências. O tempo acelerado impõe a perda do ritmo necessário para a incubação das experiências emocionais e não favorece a elaboração de pensamentos esclarecedores e calmantes, necessários para a vida. Estaríamos diante de sucessivas gestações de contato com a vida mental que são abortadas pela invasão da realidade externa que se antecipa e se sobrepõe ao ritmo de pensar os sentimentos (fenômeno abstrato da realidade psíquica) e até os atropela.

Portanto, as experiências da vida tornam-se intrusivas e perturbadoras, sem tempo e disposição afetiva para identificar e respeitar os *limites* humanos. As crianças são submetidas a muitas atividades consideradas *essenciais*, muitas delas intrusivas, que as intoxicam e sobrecarregam, promovendo sofrimento psíquico.

Nesses contextos, haverá o uso exacerbado do pensamento mágico, poderoso, autocentrado e onipotente, sem limites reais, estimulando a crença de controle absoluto sobre a realidade.

Por outro lado, espera-se que com a alfabetização haja maravilhosa ampliação do contato com a realidade e desenvolvimento da capacidade para pensar, escrever, ler e, assim, crescer como ser humano. Consequentemente, haverá um declínio natural do uso do pensamento mágico onipotente (acreditar em super-heróis, contos de fadas, sentir-se centralizador de contextos da vida).

Porém, se ocorrer intolerância às novas emoções, serão instalados mecanismos defensivos como proteção ao desconforto que a realidade promove. Haverá manifestações emocionais depressivas; irritabilidade; afastamento em relação aos seus pare; agitação motora e psíquica como reações à tristeza e depressão; reação com oposição e desafio. São posturas defensivas inevitáveis para uma criança que se sente apressada e principalmente assustada e com medo, por um ritmo de contato afetivo que não pode acompanhar ou mesmo não faz sentido para ela.

O mais triste dessa história é que os pais também sofrem e, sentem-se autorizados a chamar tal fenômeno de transtorno de falta de *limites*. Entendem que precisam ser mais firmes no exercício de suas autoridades e por retroalimentação vão sustentar as posturas de oposição das crianças.

Bebês nascidos na pandemia

Algo curioso ocorreu durante a pandemia: crianças nascidas durante o período de isolamento social, principalmente os primogênitos, que estão próximos de 3 anos agora e viveram intensa intimidade com pais trabalhando na frente das telas. Pode-se observar algo comum entre algumas dessas crianças: falam alto, são impositivas, expressam sentimentos em tons absolutos e excessivos, quando não atendidas em suas expectativas choram intensamente, esboçam movimentos de agressão física aos pais e, curiosamente, nos momentos de contrariedade jogam para longe quaisquer objetos, mesmo os próprios brinquedos. Esses fenômenos têm se acentuado diante do nascimento do segundo filho, na atualidade pós-pandêmica.

De modo geral, independentemente da pandemia, em minha experiência com crianças que falam muito alto e, sem déficit auditivo, elas expressam o sentimento de distância em relação aos adultos significativos.

Impossível não considerar o que ocorreu no entorno emocional desses bebês, como determinantes das emoções que foram relatadas por alguns pais e, pensar nas hipóteses dos significados dessas cenas.

A construção da subjetivação desses bebês ocorreu em um clima fechado e com pais capturados pelas telas. Fica a indagação: o contato com o bebê sucumbiu aos estímulos tecnológicos?

Embora sejam cenas que falam por si, ou seja, que mostram sentimentos marcados pelo tema distância e/ou proximidade afetiva, podemos pensar que se trata de bebês que viveram seus 3 primeiros anos fazendo parte de um cenário afetivo marcado pela falta ou poucas interferências externas. A construção da subjetividade desses bebês ocorreu em um clima fechado, com pais olhando na direção da tela com a criança fora de seus espaços visuais. Pode ter facilitado, também, a construção da percepção do casal de pais sem as individualidades pai e mãe.

Golse[8] apresenta o direito de toda criança vir a ser informada sobre sua origem, direito inerente ao ser humano. Serão inúmeras etapas desse processo que tem seu início e não tem fim, talvez com a própria morte. Cada um dos momentos vai caracterizar possibilidades peculiares de apresentar para um filho a noção clássica da história da vida: cada ser humano é constituído por outros dois seres humanos diferentes, um homem e uma mulher, chamados pai e mãe (situação edípica). Considera-se interessante essa possibilidade pelo aspecto reorganizador que promove para a vida de uma pessoa, principalmente no interior das famílias com vínculos monoparentais ou homoafetivos. A cada momento da ontogênese do ser humano desde bebê e para toda a sua vida haverá qualidades especiais de condição emocional para entrar em contato com sua história.

Quando ocorre a separação dos pais

Costumo apresentar aos pais as emoções vividas nos contextos afetivos entre os pais e entre os pais e filhos como as chamadas situações edípicas. Serão muitas versões que vão buscar caminhos de elaboração por toda a vida. Por se tratar de uma situação com grandes possibilidades de não distinção entre os sentimentos próprios dos filhos e os sentimentos inconscientes intrusos, originados nas mentes dos pais, serão forçados a serem vividos na mente dos filhos, com características de verdadeiros *corpos estranhos*. Seria o contexto dos filhos viverem as emoções pertencentes à vida dos pais.

Como exemplo, há muitos filhos de pais separados que choram no momento do término da visita na casa de um dos pais, quando chega a hora de voltar para a casa do outro, fato muitas vezes usado nas tramas judiciais entre os pais. Observo que pais e filhos se sentem ajudados se puderem observar que a criança chora por estar vivendo momentos tristes, depressivos e culposos, por não discriminar os fatos que levaram os pais à separação e principalmente porque desejam viver em apenas uma casa.

Também é bastante comum os pais informarem aos filhos que após a separação tudo será muito melhor, pois eles vão ter duas casas, dois quartos, duas televisões, dois computadores e dois *videogames*. Curiosamente essa questão provoca culpa nos filhos; eles não conseguem corresponder às demandas sedutoras de felicidade que os pais propõem. O trabalho analítico estendido aos pais poderá promover sustentação às elaborações das suas ansiedades, mascaradas por apelos sedutores, projetados nas mentes dos filhos e, como decorrência, elegendo-os *pacientes*.

Considerações finais

Estou me preparando para finalizar e deixo com vocês algumas indagações que têm chamado minha atenção. Trata-se da alta frequência de pais procurando resoluções um tanto mágicas e rápidas ao se depararem com o sofrimento psíquico dos filhos. Fato bastante compreensível se considerarmos que vivemos em tempos acelerados.

Questiono o papel da ampla apropriação dos chamados sintomas e diagnósticos veiculados pela mídia. Embora faça o questionamento ao uso acelerado de diagnósticos que justifiquem o uso precoce de medicações para o alívio imediato do sofrimento psíquico, sou favorável a elas, porém com outro enfoque. Seria como importante acompanhamento para promover modulação de estados emocionais exacerbados e, assim, permitir a intimidade com a própria subjetividade, de modo a promover recursos transformadores e promovedores de novas experiências emocionais para o presente e o futuro, como também favorecer o sentimento de Existir como Ser Humano.

Referências bibliográficas

1. Coimbra REL. Novas configurações familiares: identidade de gênero. In: Silva MCP (org.). A sexualidade começa na infância. São Paulo: Blucher; 2022. p. 81-96.
2. Hinshelwood R. Dicionário do pensamento kleiniano. Porto Alegre: Artes Médicas; 1992.
3. Cunha I. A revolução dos bebês: aspectos de como as emoções esculpem o cérebro e geram comportamentos no período pré e perinatal. Psicanalítica – A Revista da SPRJ. 2001; II(1):102-28.
4. Moro MR. Os ingredientes da parentalidade. Revista Latino-Americana de Psicopatologia Fundamental. 2005; 8(2):258-73.
5. Guerra V. Vida psíquica del bebé: la parentalidade y los procesos de subjetivación. Biblioteca Uruguaya de Psicoanálisis. 2015; 12:101.
6. Bion W (1962). O aprender com a experiência. Rio de Janeiro: Imago; 1991. p. 5-6.
7. Dubinsky A. Estados psicóticos em crianças. Rio de Janeiro: Imago; 1997. p. 14-5.
8. Golse B. A construção da parentalidade. In: Solis-Ponton L (org.). O que aprendemos com os bebês? Observações sobre as novas configurações familiares. São Paulo: Casa do Psicólogo; 2004. p. 161-9.

Seção 7

Pandemia covid-19

Vulnerabilidades e aprendizados

Coordenação
Cleyton Angelelli
Rosa Miranda Resegue
Vera Ferrari Rego Barros

Capítulo 33

Pais e filhos em casa – primeiro impacto

Vera Ferrari Rego Barros

Em 5 de maio de 2023 a Organização Mundial da Saúde (OMS) decretou o fim da emergência de saúde global da pandemia de covid-19. Cerca de 3 anos depois de seu início e da implantação das diretrizes para o combate à contaminação, em 30 de janeiro de 2020.

A epidemia de coronavírus trouxe experiências inimagináveis para toda a população mundial.

Elke Van Hoof,[1] professora de psicologia da saúde na Universidade de Vrije, em Bruxelas, e especialista em estresse e trauma, apontou, em junho de 2020, que estávamos diante do "maior experimento psicológico da história".

Mesmo para aqueles indivíduos cujo país de moradia, por sua localização geográfica ou situação política, implica o conviver com desastres naturais ou guerras intermináveis, as consequências da disseminação do vírus trouxeram um aditivo desnorteante: a possibilidade de cada um se tornar um agente da catástrofe, um inimigo em potencial dentro do próprio lar, da própria família, uma vez que o desconhecimento inicial sobre o vírus e a rapidez do contágio não permitia defesas eficientes.

Assim, o confinamento necessário diante da insuficiência de recursos para combater o vírus e seus efeitos mortais, ao mesmo tempo que ofereceu uma medida de proteção aos indivíduos, também produziu muitos questionamentos e incertezas, em vista da reorganização das necessidades, rotinas, modos de convivência e utilização dos espaços, aumentando o estresse e a angústia que já eram intensos.

Para as famílias com bebês, crianças e adolescentes, portanto em vários estágios diferentes de vida, as demandas se tornaram extenuantes.

No entanto, talvez o aspecto principal tenha sido o impacto emocional que essas reorganizações produziram e a reflexão inevitável sobre o que nos fazia viver de modo confortável e seguro antes da pandemia, mesmo com todos os riscos inerentes ao viver, em qualquer sociedade, em qualquer país, em qualquer tempo.

Em entrevista à BBC News Brasil, Christian Dunker,[2] psicanalista e professor do Instituto de Psicologia da Universidade de São Paulo, discorreu sobre as implicações do isolamento na vida das pessoas e as diferentes maneiras de sentir o confinamento e lidar com essa condição.

Entre todos os temas que abordou, Dunker ressaltou um aspecto que considero o principal para entendermos os efeitos psicológicos do isolamento sobre as pessoas de modo geral e sobre os mais vulneráveis, crianças e jovens, mais particularmente.

A sociedade atual há tempos vem exibindo uma tendência a viver em certo isolamento, fazendo uso das facilidades tecnológicas atuais para manter, de modo virtual, uma intensa vida social, profissional e de lazer.

Esse autoconfinamento se apresenta na tendência a morar em condomínios fechados, para os de classe social mais abastada, no trabalho em *home office*, para aqueles cuja atividade assim o permite, no lazer por meio dos *games*, filmes e séries em plataformas virtuais, bem como nos relacionamentos via redes sociais, acessíveis para todos os indivíduos.

O medo da violência, a maior necessidade de proteção, a facilidade de usufruir de momentos prazerosos dentro da própria casa, já vinham criando uma cultura de indivíduos menos propensos aos relacionamentos presenciais e ao usufruto da vida ao ar livre.

Mas essa disposição sempre foi uma escolha, um livre-arbítrio, e, mesmo que o motivo para não sair seja a maior segurança dentro de casa, o fato de poder sair a seu bel-prazer está, inequivocamente, ligado ao sentimento de liberdade do indivíduo.

No confinamento pela pandemia, essa premissa foi totalmente descartada. Todos ficaram impossibilitados de sair e intimados a ficar em casa. Assim, o impacto psíquico sobre todas as pessoas, de qualquer idade, embora diferente em função da existência ou não das condições econômicas e sociais necessárias à viabilização do preconizado isolamento, foi potencialmente devastador para todos.

Estar aprisionado por algo que está lá fora, à espreita, e que priva o sujeito de parte de sua liberdade de escolha, de ir e vir quando bem desejar, como aponta Dunker, soa como uma punição. E o psicanalista destaca que sempre tivemos em mente que a prisão é o pior dos castigos.

Isso remete à lembrança de como são alguns castigos que se costuma dar às crianças: ficar no quarto, sozinho, pensando, até que seja autorizado a sair. Ou ficar sentado em um canto, refletindo sobre o que fez de errado.

Esse discurso que liga a falta de liberdade à prisão e à punição está na base do que sentimos quando foi necessário permanecer no isolamento, mesmo que, para alguns, à revelia.

O excesso de cuidados que fomos obrigados a instituir para evitar a possibilidade de contágio por um vírus que poderia invadir nossas casas e nossas vidas por meios inimagináveis também contribuiu para nos culpabilizarmos, de antemão, por qualquer deslize ou falta de atenção para com a limpeza e a higiene que porventura tivéssemos – seja com os alimentos, a casa, as roupas... nossos próprios corpos como agentes dos riscos a nós mesmos e aos nossos próximos.

Mas a pressão por cuidar da saúde dos membros da família trouxe um agravo a mais para o adulto: o de também ser responsável pela saúde emocional daqueles que dependiam de suas ações e decisões, em particular os filhos, considerando que, para isso, deveria se posicionar como um porto seguro em face de uma condição de vulnerabilidade, da qual também era tributário.

Além disso, o confinamento causou uma quebra do cotidiano que exigiu uma reconstrução não apenas das rotinas, mas dos modos de interação no universo familiar, uma vez que a dimensão da privacidade e da intimidade precisou ser completamente reformulada.

Nosso cotidiano se apoia em alguns pilares para nos oferecer o equilíbrio necessário ao viver. Necessitamos, entre outras coisas, de segurança, de autonomia, de atividade, de atenção, de contato social, de vias de expressão, de educação e trabalho, o que se configura numa rotina.

Rotinas, mais do que uma sequência de atividades e tarefas, funcionam como uma composição musical que, com seu ritmo, seus compassos, seus tempos e estrofes, suas variações, nos oferece uma melodia articulada, com começo, meio e fim. Assim, podemos repeti-la até torná-la conhecida, familiar, previsível em cada linha, cantada por inteiro ou aos pedaços, improvisada caso esquecida, mas prazerosa pelo fato de já a conhecermos de antemão quando a ouvimos, antecipando seu desenrolar.

Nossas rotinas, como uma melodia, com suas sequências, diferentes propósitos, exigindo empenho e comprometimento específicos, com seus intervalos e pausas, variados contextos – sociais ou de trabalho, repetida cotidianamente –, oferecem exatamente isso: a familiaridade e o conforto. Esse conforto se liga ao fato de sabermos que, com nossos recursos emocionais, podemos enfrentá-las e elaborar os inerentes imprevistos ou desafios que se colocarem a nossa frente, antecipando suas demandas e as soluções – o que podemos nomear como um futuro presumido.

A rotina é um dos pontos centrais do que foi impactado pelo isolamento, uma vez que o futuro se tornou um enigma. O ineditismo de viver uma pandemia e sofrer de forma abrupta um confinamento provocou sentimentos muito conflitantes como resposta ao inesperado, ao imprevisível e à incerteza que atravessou a vida das pessoas.

Como reações, respostas psíquicas de defesa à ameaça, observamos desde a mais pura recusa e negação à situação de perigo até, no outro extremo, o medo incontrolável, com traços fóbicos de um risco de morte impossível de ser evitado.

A busca da restauração dos pilares de equilíbrio e referências que ordenavam nosso dia a dia ocasionou a produção de inúmeras publicações, *lives* e tutoriais com orientações sobre como organizar uma rotina que mantivesse uma similaridade com a que seguíamos até então, preconizando uma maneira ideal de viver em confinamento.

O que se descobriu, no entanto, é que as angústias são singulares e que a prescrição de uma homogeneidade e uniformidade no lidar com as situações muito frequentemente levava a um esgotamento emocional pela fantasia de insuficiência e incompetência trazida pela insatisfação, ansiedade, irritabilidade e intolerância que permeava a vida familiar, agora parecendo tão precária e escassa em proporcionar continência para seus membros. Adultos e crianças, pais e filhos, com idades diferentes, mas com os mesmos sentimentos de estranhamento, incompreensão, desamparo, medo. E muita raiva por sentirem que perderam algo em suas vidas.

Como falar às crianças sem trair o próprio medo e desespero? Como explicar aos filhos adolescentes a rigorosa necessidade de proteção, sem deixar entrever os grandes riscos e a falta de segurança a que estavam, todos, submetidos? Como parecer eficiente e seguro quando não se tem nenhuma perspectiva de como será a vida no dia, na semana, no mês seguinte?

Sabemos que a gravidade da situação da pandemia, ao mesmo tempo que colocou todo mundo junto, provocou um intenso contato pessoal de cada sujeito com seus próprios *fantasmas e monstros aterrorizantes*. No caso dos adultos, colocou em relevo, de modo muito culpado, um desejo de ausência, de um tempo sem demandas, de não responsabilidades, de delegação do saber para responder às indagações daqueles que dependiam disso para se acalmar e se confortar.

Patricia Grinfeld, em uma postagem intitulada "Não está tudo bem: a morte nos ronda",[3] aborda a questão dessa necessidade do responder aos filhos, apontando que é preciso lembrar que crianças que haviam tido um cuidadoso período de adaptação escolar um dia acordaram e não foram à escola por causa do coronavírus, o maldito. Destaca que é "mal dito quando as palavras vêm na forma de meias palavras: 'tem que ficar em casa porque a escola fechou'. Mas, a escola fechou por medida de proteção à toda a população". E, por essa mesma medida, só que de proteção emocional, os pais só dizem meias verdades, o que carrega uma mensagem dúbia. A autora ressalta que

> "'Tudo bem' é face da mesma moeda do sono que não está mais tranquilo, do cansaço que se intensificou, da dor no peito que aparece 'do nada', do xixi na cama que voltou, da irritabilidade que não vai embora...
> Por mais que algumas palavras sejam bem ditas, precisamos abrir espaço para aquelas que, direta ou indiretamente, remetem à destruição".

É preciso ter em mente que, mesmo que as crianças não consigam compreender a dimensão e a complexidade do problema, elas facilmente apreendem a angústia e ansiedade dos pais e reagem com os recursos que têm à mão: a recusa, a insistência, a birra, a agressividade, a raiva, a dor, o medo, o apego excessivo, os comportamentos regredidos...

E sabemos que, quando sofrem e sentem medo, também precisam falar. Não falar ao léu, mas endereçando a fala a alguém que possa escutar e acolher.

Mas como escutar se nossos barulhos internos, o ressoar da ansiedade e do apavoramento, estavam nos ensurdecendo?

Nesse sentido, as meias palavras, o dizer sem explicar, o "mal" dito, podem afetar tão negativamente e provocar bem mais danos psíquicos do que o buscar contar de maneira compreensível para aquela criança, para aquele filho, em que situação se encontravam e como, juntos, iriam fazer frente a ela.

Mas estar juntos, demasiadamente juntos, em um excesso de presença como no confinamento, com a necessidade de compartilhar e reordenar tarefas, funções, decisões, compromissos e atribuições, levou à percepção de certos aspectos dos comportamentos e modos de ser de cônjuges e filhos que talvez nunca aparecessem aos olhos de cada familiar se não estivessem tão intensamente juntos. E, de maneira paradoxal, para além de significar a busca de uma reinvenção das relações, de novos sentidos e perspectivas de vida, uma oportunidade para uma proximidade real entre si, também produziram efeitos muito deletérios.

Em muitos lares, o isolamento trouxe à tona conflitos afetivos que permaneciam "adormecidos" por certo amortecimento, produzidos pelos costumes, hábitos e mesmices nas relações e que, nesse momento tão desestruturado, não tiveram como se manter escondidos e encapsulados. Sentimentos intensos que escaparam em um acirramento das intolerâncias, evidenciando os pontos frágeis e vulneráveis das relações familiares. Se por um lado demandaram recomposições e esforços conjuntos de elaboração, no limite também produziram relações disfuncionais e rupturas – uma crise dentro da crise.

E, das crises, o que podemos cuidar é das nossas possibilidades de elaboração e transformação.

Então, se tudo isso gerou alguma aprendizagem que possa contribuir para a qualidade dos vínculos, dos laços sociais, do compromisso com os outros e consigo mesmo, se nos tornamos mais resilientes, se aprendemos a conviver com situações de crise, qualquer que seja ela, só é possível avaliar pelos efeitos e consequências que se manifestarem em cada sujeito em particular, adulto, jovem ou criança, pais ou filhos.

E é na narrativa que cada sujeito traz à consulta – nas queixas, nos sintomas, nas dificuldades, nos conflitos, numa questão, numa dúvida ou num pedido de ajuda – que o pediatra poderá avaliar o que, dessa experiência tão avassaladora, incidiu na construção das condições para a qualidade de vida e de desenvolvimento amplo da criança e do adolescente, definir o modo de acolhê-la e contribuir para sua elaboração.

Referências bibliográficas

1. BBC News Brasil. Elke Van Hoof. Coronavírus: confinamento é o maior experimento psicológico da história. Entrevista a Anália Llorente. BBC Mundo. Junho de 2020. Disponível em: https://www.bbc.com/portuguese/geral-53204453. Acesso em: 8 maio 2023.
2. BBC News Brasil. Christian Dunker. Coronavírus: alguns sentem tanto medo que precisam negar o que está acontecendo. Entrevista a Leandro Machado. Abril de 2020. Disponível em: https://www.bbc.com/portuguese/geral-52160230. Acesso em: 29 abr. 2023.
3. Grinfeld PLP. Não está tudo bem: a morte nos ronda. 2020. Disponível em: http://ninguemcrescesozinho.com.br/2020/05/11/não-esta-tudo-bem-a-morte-nos-ronda/. Acesso em: 25 abr. 2023.

Capítulo 34

Falar de morte com as crianças – orientações básicas para pediatras

Eduardo Goldenstein

De acordo com dados publicados pelo Conselho Nacional de Saúde, vinculado ao Ministério da Saúde do Brasil, entre março de 2020 e abril de 2021, 113 mil menores de idade perderam um de seus pais para a covid-19, número este que sobe para 130 mil se incluirmos aí as crianças e adolescentes cuidados principalmente por avós e/ou avôs que vieram a falecer por conta da pandemia. Outro dado é que, "nos dois primeiros anos da pandemia, 40.830 crianças e adolescentes perderam suas mães por Covid-19 no Brasil. A conclusão é de estudo inédito conduzido por pesquisadores da Fiocruz e da Universidade Federal de Minas Gerais (UFMG), divulgado pelo Observatório de Saúde na Infância (Observa Infância). O artigo com os resultados foi publicado em acesso aberto (19/12) no periódico *Archives of Public Health*, da Springer Nature".[1] Certamente um enorme problema social cuja solução envolve, entre muitos outros profissionais, nós, pediatras.

A morte é sempre um assunto muito delicado para os médicos. Falar dela é quase um assunto tabu, e falar dela para as crianças é uma missão dolorosa para os pediatras, até porque para muitos de nós a morte de um paciente é frequentemente associada ao fracasso médico e até mesmo à falha na condução do caso. No entanto, é da morte que precisamos falar neste momento. E não só falar da morte mas também da maneira como nós, pediatras, podemos agir com as crianças em processo de luto, pelo menos num primeiro momento, para atenuar todo o sofrimento inerente ao processo. Isso se faz necessário especialmente em tempos de pandemia, quando o número de crianças órfãs cresceu vertiginosamente.

Segundo Celia Landmann Szwarcwald, pesquisadora do Laboratório de Informação e Saúde do Instituto de Comunicação e Informação Científica e Tecnológica em Saúde (Icict/Fiocruz):[6]

> "É certo que a morte de um dos pais, em particular da mãe, está ligada a desfechos adversos ao longo da vida e tem graves consequências para o bem-estar da família, afetando profundamente a estrutura e a dinâmica familiar. As crianças órfãs são mais vulneráveis a problemas emocionais e comportamentais, o que exige programas de intervenção para atenuar as consequências psicológicas da orfandade".

A morte é uma das situações mais difíceis e dolorosas que uma criança pode enfrentar. É um momento de profunda tristeza e confusão, e a maneira como as crianças lidam com essa perda depende de diversos fatores, como a idade, a personalidade e a relação com os pais. Ao pediatra cabe a função de cuidar dessas crianças, explicando a elas a morte e a finitude, ajudando-as a lidar adequadamente com sentimentos como tristeza, ansiedade, angústia existencial, estresse, dor, e apoiando-as no luto; a esse profissional cabe também tratar e prevenir doenças orgânicas e psicossomáticas decorrentes do pós-estresse, enfim, confortar as crianças e seus pais de maneira resiliente para que haja a superação e a retomada da vida. Portanto, o papel do pediatra vai muito além do simples diagnóstico e tratamento de doenças infantis.

As crianças percebem a morte de maneira diferente dos adultos. Elas ainda estão desenvolvendo sua compreensão do mundo e podem ter dificuldade em entender a irreversibilidade da morte e sua permanência. Veem a morte como algo temporário, como um sono do qual a pessoa pode acordar a qualquer momento. Ou, ainda, podem interpretar a morte como algo que acontece apenas com pessoas más ou velhas, o que pode gerar culpa e medo. É natural que as crianças sintam medo e tristeza diante da morte, e é importante que se sintam seguras e acolhidas. Os adultos precisam deixar claro que a morte faz parte da vida, mas que isso não significa que as crianças perderão as pessoas que amam. É possível manter as lembranças e a conexão com os entes queridos mesmo depois da morte.

Cabe aí, portanto, mais uma vez, a intervenção de nós, pediatras. Para que possamos lidar de modo adequado com a criança em luto, é necessária uma breve introdução teórica ao tema, o que faremos com base em três livros muito objetivos e claros. Os autores são psicólogos e psicanalistas envolvidos com a questão da orfandade, da qual falam com muita clareza, precisão e adequação.

O primeiro livro a ser apresentado foi escrito pela psicanalista argentina Arminda Aberastury e intitula-se *A percepção da morte nas crianças* (1984).[2] Um de seus capítulos tem o mesmo título do livro, foi originalmente publicado na *Revista de la Asociación Psicanalítica Argentina*, tomo XXX, n. 3-4, e é nele que vamos nos basear.

De acordo com Aberastury, as crianças, em geral, têm dificuldade em compreender a morte como um processo irreversível e definitivo.

Segundo ela, a criança passa por diferentes estágios na sua compreensão da morte. Em um primeiro estágio, que a autora chama de "fase mágica", a criança pensa que a morte é temporária e reversível, como se fosse um sono profundo. Em um segundo estágio, ela começa a entender que a morte é um processo irreversível, mas acredita que apenas os outros podem morrer, não ela mesma, já que se sente imune à morte. Em um terceiro estágio, começa a entender que a morte é universal e inevitável, mas ainda a vê como algo que acontece somente com os idosos e doentes. No quarto estágio, a criança finalmente compreende que a morte pode acontecer com qualquer pessoa, independentemente da idade ou da saúde. Esse estágio pode ser bastante perturbador para a criança, que pode passar a ter medo da morte e preocupações com a própria mortalidade.

Aberastury destaca que é importante os adultos compreenderem e respeitarem os diferentes estágios da percepção da morte nas crianças, ajudando-as a lidar com seus medos e angústias. É recomendado que sejam feitas explicações adequadas a sua idade e nível de compreensão sobre o que é a morte e o que acontece após esse evento, de modo a evitar fantasias ou crenças equivocadas.

De acordo com Aberastury, os adultos devem estar presentes para ouvir e confortar as crianças que estão passando por um momento de perda, permitindo que elas expressem seus sentimentos e dúvidas de maneira aberta e segura. Por meio desse diálogo, as crianças podem ir compreendendo e aceitando a morte como parte da vida.

A questão da vida e da morte é uma das grandes incógnitas que nos acompanham ao longo de toda a nossa vida, diz Aberastury. Para essas incógnitas, presentes desde a infância, temos sempre respostas influenciadas por situações individuais, culturais e religiosas. No entanto, pensa a autora, o problema que a morte propõe a uma criança é o da separação definitiva do corpo.

A criança, continua Aberastury, tem uma capacidade muito grande de observação, tanto para o mundo físico como para o psicológico. Ela sofre de angústias muitas vezes intensas, às vezes facilmente identificáveis, outras vezes escondidas atrás de sintomas ou de dificuldades de conduta. Embora capte bem o que se passa ao seu redor, nem sempre a criança consegue verbalizar essas suas percepções, e, quando o faz, nem sempre é compreendida corretamente. A incompreensão do adulto, sua falta de resposta à indagação da criança ou mesmo o responder com uma mentira acabam gerando mal-entendidos, dor e muitos problemas de comunicação. E se o adulto às vezes mente para a criança é para preservá-la da dor e do desconforto, como se isso pudesse ser feito num toque de mágica. Há inclusive adultos que não acreditam que uma criança seja capaz de compreender o que estaria ocorrendo por meio de uma simples explicação verbal.

As crianças costumam expressar seu temor à morte utilizando-se muito mais da linguagem não verbal do que da linguagem verbal. No entanto, afirma Aberastury, é sempre o mundo adulto que teme enfrentar o assunto morte, inclusive proibindo que se fale com a criança sobre isso, que se respondam questões relacionadas ao tema ou decidindo até mesmo que se minta para ela. "Falar da morte não é criar a dor, nem aumentá-la; ao contrário, a verdade alivia a criança e ajuda a elaborar a perda" (Aberastury,[2] p. 129).

Se o adulto mente ou oculta informações da criança, ela deixa de acreditar nele e para de fazer perguntas, o que certamente contribui para confundi-la, gerar ansiedades que poderiam ser atenuadas e mesmo facilitar quadros depressivos algumas vezes importantes. Quando o adulto se nega a esclarecer verbalmente a morte, completa Aberastury,[2] ele impede a criança de entrar num processo importante de luto. E entrar num processo de luto significa começar a aceitar que alguém desapareceu para sempre, que não há volta no processo.

As crianças, sejam elas grandes ou pequenas, percebem facilmente quando os adultos lhes ocultam fatos ou mentem para elas. Isso às vezes passa desapercebido, dado que a linguagem infantil é muito mais não verbal que verbal. Mesmo crianças grandes que falam com fluência se utilizam frequentemente de desenhos, mímica ou jogos para expressar fantasias dolorosas.

As crianças percebem rapidamente conflitos psíquicos, enfermidades orgânicas, gravidez, aborto da mãe, as condições de nascimento, adoção, inseminação artificial e também a morte, esclarece Aberastury.[2] Por isso não faz sentido nós, adultos, mentirmos ou ocultarmos a morte. Segundo ela, e insistimos neste ponto fundamental para nós pediatras, o ocultamento da morte de alguém querido acaba por dificultar o trabalho de luto não só da criança mas também do adulto, transtornando seu desenvolvimento e perturbando o vínculo da criança com o mundo adulto.

Aberastury[2] lembra ainda que o adulto projeta na criança a parte infantil que não quer saber da verdade, o que também influi de maneira negativa no trabalho de luto. Quando se esclarece a criança, ela se alivia, enquanto o adulto acaba por incrementar sua ansiedade persecutória. A criança precisa de respostas claras a suas indagações para que seja possível se defender da ideia fantasiosa da negação da morte. Mas se o adulto, no intuito de poupá-la de maior sofrimento, inadvertidamente promete à criança o retorno de alguém que não poderá voltar nunca mais, vai acrescentar à confusão e à dor uma frustração permanente.

Na cabeça da criança estabelece-se uma confusão entre a sua própria percepção e o que lhe é dito pelo adulto.

Muito interessante, nesse mesmo texto de Aberastury,[2] é a ideia de microssuicídios da criança externada. Segundo ela, compartilhando uma ideia do próprio Freud, uma reação comum na pessoa que está de luto é de querer ela também morrer, numa tentativa de se manter junto da pessoa que se foi, já que a morte desse ser querido poder deixar um vazio muito grande, impossível de ser preenchido. Se esse ser já não vive, não queremos viver. Nas crianças ocorre algo parecido: esse impulso pode estar oculto, mas sempre existe e se manifesta por meio de acidentes, pequenos atos autodestrutivos, verdadeiros suicídios simbólicos que muitas vezes passam desapercebidos mesmo a olhos experientes. Quando o adulto mente sobre a morte, confundindo a criança, esses microssuicídios passam a ter importância e merecem atenção.

A partir desse ponto passamos a palavra a Lucélia Elizabeth Paiva, doutora em Psicologia da Educação e do Desenvolvimento pela USP, que no livro *A arte de falar de morte para as crianças* (2011),[3] fruto de sua tese de doutorado, faz algumas considerações importantes.

A morte nos dias de hoje, diz ela, foi colocada do lado de fora da vida, e apesar disso está cada vez mais presente nela, seja por meio da violência cotidiana fartamente divulgada pela mídia, seja pela nossa convivência diária de *sobreviventes* de doenças crônicas salvos pela medicina moderna, seja porque o envelhecimento cada vez mais traz em si uma gigantesca preocupação e ansiedade com o tema finitude e morte. Assim, esse assunto é ao mesmo tempo negado e evitado, mas está cada vez mais presente.

A autora insiste que a morte faz parte do cotidiano de todos nós, incluindo as crianças, e que por isso invade nossa vida de maneira abrupta, sem pedir licença, sem aviso prévio, sem controle, e passa a fazer parte da nossa vida pessoal. É o que Kovácz (2003), citado por Paiva,[3] chama de "morte escancarada": há uma banalização da morte; somos obrigados a engoli-la, sem poder digeri-la de maneira adequada.

Mesmo nos desenhos animados, tão caros às crianças, a morte se mostra presente, na ideia da imortalidade. Mais ainda, os joguinhos eletrônicos semeiam nas crianças a ideia de que facilmente a morte pode ser driblada e colocada de escanteio.

Para Paiva,[3] a morte está na vida e em todos os lugares, porque é atemporal, porque pode ser tanto uma realidade quanto uma possibilidade, até mesmo uma simples lembrança, uma manifestação de perda ou ainda uma ausência. É essa a razão de "dar voz àqueles que perdem". Em outras palavras, há que escutar e acolher todos os sentimentos de todos aqueles que perderam alguém importante para a morte.

O enfrentamento da morte, de acordo com Corr e colegas (1999), citados por Paiva,[3] deve passar pela escuta ativa e pela atenção especial para que haja acolhimento adequado e diminuição da dor e do sofrimento dos que estão de luto.

Priszulmik (1992), também citado pela autora, afirma que "a criança está disposta a saber a verdade sobre a morte, tanto que indaga dela sobre várias maneiras". No entanto, completa Priszulmik, nem sempre o adulto está disponível para falar desse tema espinhoso, apesar de ele fazer parte do universo infantil.

Com a desculpa de que as crianças precisam ser protegidas do sofrimento, elas não costumam ser convidadas a participar do processo de morte e dos rituais que nós adultos adotamos e praticamos em torno dela. Além de subestimar a resiliência da criança, reforçamos nela a dificuldade de lidar com as perdas sempre presentes na vida. O que não é dito de maneira clara para a criança é por ela deduzido de modo geralmente inadequado. Não faz o menor sentido esconder das crianças a realidade da finitude da vida humana. A realidade pode doer, mas certamente a fantasia dói bem mais.

A criança que vive a perda de seu pai ou de sua mãe necessariamente precisa passar por uma fase de luto, afirmam Lewis e Lippman,[4] pedopsicólogos, especialistas em crianças que perderam um ou ambos os pais. De acordo com seu livro *A criança perante a morte dos pais* (2012), o luto pela morte de um dos pais pode prolongar-se por muitos anos ou mesmo por uma vida inteira. Definitivamente, porém, o primeiro ano é o mais difícil, o mais triste. Viver o primeiro aniversário de morte, datas marcantes de aniversário ou mesmo eventos como o Natal sem essas pessoas tão amadas e queridas reativa a dor e o sofrimento.

A verdade é que a criança não supera a morte dos pais e vai ter de lidar com essa perda nas mais diversas fases da vida. Ela se torna triste, chorosa, ansiosa, medrosa, muitas vezes se recolhe em si mesma, a concentração nas questões escolares diminui, as notas despencam, o interesse por novos conhecimentos se desfaz. As lembranças dos pais falecidos se intensificam, facilmente essas crianças associam temas escolares com lembranças de vivências com estes pais, enfim, instala-se cada vez mais uma tristeza que pode levar a quadros depressivos mais ou menos graves. A melancolia pode complicar o sofrimento. Tudo isso requer atenção e cuidado do pediatra, uma vez que as crianças, como dizem Lewis e Lippman,[4] não conseguem mobilizar suas próprias energias.

E há a culpa da morte. Coisas não ditas, afetos não manifestados, desculpas não verbalizadas, falta de tempo passado com a pessoa falecida durante sua doença, causam arrependimento e remorso. Pesadelos passam a ser frequentes, gerando tentativas de autopunição, comportamentos antissociais e mesmo autodestrutivos, às vezes num curto espaço de tempo, muitas vezes décadas depois do acontecimento. Acrescente-se a conversão das emoções em sintomas físicos, já que a depressão profunda pode levar a quadros como constipação, tosses, gripes, estresse, dores de cabeça e de estômago. Uma simples dor de estômago pode estar sinalizando tristeza e receio, e uma dor de cabeça pode trazer à baila conflitos ocultos; lamentações se coadunam com períodos de tristeza e desalento. Acidentes acontecem com maior frequência entre crianças órfãs; órfãos muito pequenos tendem a regredir, passando a ter um discurso infantil e um comportamento mais dependente, por exemplo, querer que lhe vistam a roupa, querer que lhe deem banho; crianças mais velhas podem adotar comportamentos pseudomaduros, tentando tornar-se mais independentes numa tentativa de diminuir o medo de ficar sem pai ou sem mãe.

Pode chorar, coração, mas fique inteiro.[5] Esse é o título de um livro infantil escrito e ilustrado por autores dinamarqueses, Ringtved e Pardi (2022), para explicar a morte para as crianças. É com essa frase que se caminha para o encerramento das considerações teóricas discutidas neste capítulo. Esta também é ideia que nós, pediatras, precisamos ter em mente ao nos defrontarmos com uma criança que viveu perdas por morte em família: acolhê-la da melhor maneira possível, tratar o orgânico e poder lidar com seu psicológico, escutando-a.

Lucia tinha 6 anos quando sua mãe faleceu por conta de um quadro respiratório grave. A dor da perda foi intensa e o luto foi tumultuado para ela, seu pai e sua irmã mais nova. A mãe era jovem, cheia de vida, mantinha um ótimo relacionamento com o marido e com as filhas. Seus pais, avós dedicados, tinham um profundo afeto pelo genro e se empenharam para que ele se casasse novamente, o que aconteceu 3 anos após a tragédia.

A partir dessa época Lucia passou a apresentar crises de asma que cederam após uma conversa que tive com ela, como seu pediatra.

Quando nós, pediatras, conversamos com uma criança enferma ou psicologicamente fragilizada, devemos nos dirigir a ela com perguntas diretas e objetivas. Isso se justifica na medida que de antemão temos conhecimento de sua história de vida e de enfermidade.

Foi o que fizemos: perguntamos diretamente a Lucia se havia alguma razão especial para ela ter essa asma, se ela achava que existia alguma relação dessa doença com a morte de sua mãe.

Havia, sim, uma relação nítida entre as duas coisas. Por uma questão de insegurança desse pai, as meninas foram orientadas a chamar a madrasta de tia e não de mãe, como elas queriam: havia o medo do pai de que as meninas esquecessem a mãe falecida. Aliás, por conta desse medo o pai também estabeleceu uma rotina mensal de visita ao túmulo da mãe, o que deixava as meninas absolutamente confusas. Uma conversa aberta e franca com o pai acabou com o problema, e as crises de asma de Lucia simplesmente desapareceram.

Os pediatras, em geral, estão pouco acostumados a falar diretamente com a criança que necessita de seus cuidados. No entanto, numa situação de morte de um dos pais, mais do que nunca é com a criança que o pediatra deve estabelecer um diálogo, o que nem sempre é fácil, por conta da falta de hábito de fazê-lo. Nós, pediatras, nos inibimos diante das crianças.

Entendemos a criança quando compreendemos seu imaginário e seu lúdico, por isso precisamos aprender a fazê-lo de maneira sutil e adequada. O primeiro atendimento de ordem psicológica cabe sempre aos pediatras *de plantão*. O encaminhamento a um psicólogo só deve ser feito após terem se esgotado todos os recursos psicológicos do pediatra. As conversas terapêuticas com uma criança devem ser diretas e abertas, uma vez que ao realizá-las já estamos informados previamente de tudo que se passa com ela. Foi o que fizemos em nossa *conversa* com Lucia.

Nessa conversa empregamos também o que chamamos de *reflexão de sentimentos*. Ao identificarmos um sentimento, uma emoção, uma mudança brusca de comportamento em uma criança, verbalizamos a ela esse sentimento, essa emoção, essa mudança brusca de comportamento. Por que isso? Porque, nomeando para a criança o descrito anteriormente, mostramos a ela que suas angústias, ansiedades e medos foram captados e entendidos por nós. Essa forma de diálogo acalma a criança e lhe dá condições de se abrir para o adulto. Também é um modo de captar o imaginário e o lúdico do pequeno paciente. Foi o que fizemos com Lucia ao perguntar a ela quais fatores poderiam ter desencadeado as crises, de modo direto e objetivo, deixando claro que esses fatores estavam realmente presentes.

Muito de nós, pediatras, temos medo de entrar na área *psíquica*, como se esta fosse propriedade dos psicólogos. Na verdade, poucos são os pediatras que têm formação suficiente para lidar com embasamento profissional nesse campo tão importante, mas isso não impede, como visto neste capítulo, de agirmos de maneira positiva e adequada para acolher a criança em luto.

Considerações finais

A percepção da morte é um tema delicado e complexo, especialmente quando se trata de crianças. Muitas vezes os adultos tentam protegê-las da morte evitando falar sobre o assunto e mantendo-as afastadas de situações que possam lembrá-las da finitude da vida. No entanto, a morte faz parte da vida e é importante que as crianças aprendam a lidar com ela de maneira saudável e natural.

Pais e pediatras têm um papel fundamental em ajudar as crianças a entender a morte. Devem falar com clareza e honestidade sobre o tema, evitando usar eufemismos que possam gerar confusão ou medo, estando disponíveis para responder às perguntas da criança e para acolher suas emoções, bem como adaptando a fala de acordo com a idade da criança e com sua capacidade de compreensão. É preciso ainda respeitar e acolher a cultura, a religião, as crenças, enfim, as diferenças de cada família, criando um ambiente seguro e respeitoso para a criança.

Referências bibliográficas

1. Levy B. Observa Infância: Brasil tem mais de 40 mil órfãos da Covid-19. Agência Fiocruz de Notícias. 26 de dezembro de 2022. Disponível em: https://agencia.fiocruz.br/observa-infancia-brasil-tem-mais-de-40-mil-orfaos-da-covid-19#:~:text=O%20Observat%C3%B3rio%20de%20Sa%C3%BAde%20na,crian%C3%A7as%20de%20at%C3%A9%205%20anos. Acesso em: 4 out. 2023.
2. Aberastury A. A percepção da morte na criança e outros escritos. Porto Alegre: Artes Médicas; 1984.
3. Paiva LE. A arte de falar de morte para a criança: a literatura infantil, como recurso para abordar a morte com crianças e educadores. São Paulo: Ideias & Letras; 2020.
4. Lewis PG, Lippman JG. A criança perante a morte dos pais. Niterói: Vega; 2012.
5. Ringtved G, Pardi C. Pode chorar, coração, mas fique inteiro. 5. reimpr. São Paulo: Companhia das Letrinhas; 2022.
6. Szwarcwald CL, Boccolini CS, Silva AW, Soares FAM, Malta DC. Covid-19 mortality in Brazil, 2020-21: consequences of the pandemic inadequate management. Arch Public Health. 2022;80:255. https://doi.org/10.1186/s13690-022-01012-z.
7. Berndt C. Resiliencia: el secreto de la capacidad de resistencia psíquica. Madrid: Edaf; 2018.

Capítulo 35

A reinvenção de uma escola

Ana Maria de Aguiar Bergamin

A decisão de fechar as escolas como uma das medidas de contenção de contágio depois da chegada da pandemia de covid-19 ao Brasil teve impactos importantes sobre crianças e jovens. O tamanho desses impactos e de seus desdobramentos está sendo avaliado por educadores do mundo todo, e já sabemos que não foi pequeno. No Brasil, por diversos fatores, mas sobretudo devido ao longo tempo em que as escolas permaneceram fechadas, as repercussões dessa medida extrema foram especialmente relevantes. Um olhar retrospectivo para esse momento nos permite decompor os efeitos da pandemia de covid-19 sobre as escolas brasileiras em dois grandes períodos: o primeiro enfrentado durante a pandemia, com as escolas fechadas; o segundo, posteriormente, com a reabertura das escolas, quando os impactos de seu fechamento se revelaram para os educadores pelo contato direto com os alunos.

Em março de 2020, as escolas públicas e particulares se viram diante do desafio de estruturar caminhos voltados para o ensino remoto. Assim, a formação de professores para a utilização de recursos tecnológicos, a disponibilidade e abrangência de sinal de internet para professores e alunos, a acessibilidade a equipamentos e a disponibilização de materiais didáticos adequados para a nova condição de ensino mostraram-se questões para as quais não havia uma resposta imediata. A falta de coordenação de ações por parte do poder público e o longo silêncio do Ministério da Educação a respeito do problema resultaram em lentidão e inação em muitas regiões do país, com efeitos dramáticos na vinculação de crianças e jovens à escola e um enorme atraso de formação em um país cujos índices já não eram satisfatórios antes da pandemia.

Um primeiro efeito negativo do fechamento das escolas foi a associação do espaço escolar ao risco de morte, ao perigo do contágio. As escolas, antes compreendidas como locais de construção de conhecimentos, de trocas e crescimento, passaram a ser percebidas como ambientes de risco, que poderiam prejudicar a vida de familiares, sobretudo os idosos. O impacto dessa associação foi especialmente percebido no momento de preparação para a reabertura das escolas, quando se manifestou uma resistência por parte de sindicatos e organizações de professores e entre as famílias de alunos – tanto crianças quanto jovens – a levá-los de volta ao ambiente escolar presencial.

O funcionamento remoto da escola foi uma construção importante, que se fez possível com o engajamento de professores e sua disposição para a reinvenção do ensino diante da surpresa do momento. As perguntas que se colocaram para todos os educadores em março de 2020 foram: "Como recriar em modo remoto o ambiente de aprendizagem compartilhada que caracteriza a escola? E como a tecnologia poderia ser bem usada para esse fim?".

Já nesse momento, as condições profundamente desiguais que caracterizam o sistema educacional brasileiro definiram ritmos de adaptação muito diferentes entre as escolas particulares que atendem à elite do país e as escolas públicas e privadas que atendem à grande maioria da população. A disponibilização de recursos tecnológicos implica investimentos que o poder público demorou a fazer. O resultado foi um atraso na articulação de ações estruturadoras para esse novo funcionamento das escolas, o que acabou por promover o afastamento de grande parte dos alunos das rotinas e atividades escolares.

A solução encontrada por grande parte das escolas foi oferecer atividades para serem desenvolvidas em casa de modo assíncrono e individual, o que se mostrou insuficiente para a continuidade do processo formativo de crianças e jovens. Nesse contexto, evidenciou-se que, para além do espaço físico, a escola se faz por meio do encontro de alunos e professores e das trocas que esse encontro propicia. A escola é, antes de mais nada, o ambiente coletivo no qual o ensino e a aprendizagem se realizam enquanto processos, e os modelos síncronos de trabalho remoto se mostraram importantes para a preservação desse atributo.

Segundo Soares e Porto (2022):

> "Descobriu-se a partir das aulas remotas que a escola não é somente o prédio e sua estrutura física, mas, que o espaço escolar pode ser *on-line* e perpetuar o ambiente privilegiado de troca de experiências, construção de conhecimentos e formação humana, ou seja, mesmo em tempos de pandemia a escola se fez única e valorosa (Zan et al., 2020). Claro que essa escola diferente e remota se alicerçou especialmente na capacidade dos professores e, segundo o que já mencionava Imbernón (2010), esses professores que desempenham um papel de ensinar e de aprender a partir de troca de experiências com os demais professores e com os alunos, são os atores construtivos da escola que ensina e educa para a cidadania e para a vida, afinal não é somente a produção de conhecimento técnico que faz das escolas um ambiente único, mas a edificação de cidadãos" (p. 5).

O novo funcionamento da escola, no entanto, trouxe grandes desafios para os professores e também para as famílias. Os profissionais da educação tiveram de reinventar os modos de conduzir as suas aulas e repensar o material didático a ser utilizado em meio remoto digital, além de buscar novas condições para promover a interação entre seus alunos, sendo eles crianças ou jovens. Ao mesmo tempo, coube às famílias a tarefa de transformar o ambiente doméstico em local de aprendizagem, uma vez que a escola remota se fazia presente dentro das casas e em meio à convivência familiar.

Essa mistura entre escola e família logo revelou seus problemas. O ambiente escolar envolve a interação entre os estudantes e a figura do professor, que é quem promove essa interação, mediando e fomentando os processos de aprendizagem. Pais, mães, irmãos, avós e outras figuras do ambiente doméstico têm outros papéis no processo de formação de crianças e jovens.

O que se evidenciou durante a pandemia foi que há uma especificidade da aprendizagem escolar que não é transferível para outros ambientes: a escola tem uma função social que se desenvolve em ambientes coletivos de aprendizagem, e sua suspensão torna o processo incompleto. Hábitos de estudo típicos do ambiente escolar, como a organização de cadernos, a prática de anotações e registros e a construção de argumentos, se perderam nesse tempo de interrupção da convivência escolar. O retorno à escola revelou a grande perda de referência do papel social do aluno e das marcas da convivência escolar que são importantes para o desenvolvimento das aprendizagens.

A família como única referência no cotidiano de crianças e jovens acabou por se mostrar insuficiente para o desenvolvimento da sociabilidade. A escola fez falta. No retorno ao ambiente escolar, os educadores observaram o empobrecimento de referências culturais, problemas no desenvolvimento da fala, hábitos alimentares empobrecidos, dificuldades de interação com outras crianças e jovens, entre outras questões. A especificidade dos fazeres de educadores escolares se mostrou insubstituível, e o ambiente escolar evidenciou-se como essencial para a ampliação das referências que servem ao desenvolvimento socioemocional de crianças e jovens. Foram muitos os obstáculos que emergiram no retorno à escola no que diz respeito à convivência em coletivo e à sociabilidade de crianças e jovens.

Ainda em 2020, a Fiocruz publicou uma cartilha sobre saúde mental e atenção psicossocial na pandemia de covid-19, na qual identifica estressores relacionados à intensificação das interações familiares articulados à fragilização do funcionamento das redes de apoio. Dificuldades de concentração, irritabilidade, medo, inquietação, tédio, sensação de solidão e alterações nos padrões de sono e de alimentação foram algumas das manifestações apontadas como esperadas diante das adversidades do cenário trazido pela pandemia e pelo isolamento social a ela associado. A cartilha aponta ainda os riscos oferecidos a crianças e adolescentes dentro de casa, com uma preocupação especial em relação à violência doméstica: "Vários eventos estressores característicos do período da pandemia podem aumentar a chance de violência e os desfechos negativos à saúde física e mental das crianças".

O estresse parental é um deles. A preocupação com os afazeres do trabalho remoto, o medo da perda do trabalho ou ainda a falta de trabalho e a necessidade de subsistência podem gerar mais ansiedade, irritabilidade e menos paciência para lidar com o cotidiano e com as necessidades das crianças. Ao mesmo tempo, no cenário de pandemia, as crianças também podem estar mais estressadas diante das restrições de mobilidade e de contato com seus pares e outros adultos significativos em suas vidas e, portanto, podem reagir de maneira mais agressiva às demandas externas e às solicitações dos familiares. Gritos, xingamentos, insultos, desatenção a necessidades básicas de cuidado ou isolamento da criança no ambiente familiar podem acabar ocupando um espaço importante nas relações familiares, dando lugar à violência psicológica.

Entre os jovens, a ausência da rotina escolar presencial e a adoção de estratégias de comunicação digital para a manutenção das atividades escolares também tiveram impactos significativos sobre os estudantes. O aumento da exposição dos jovens às telas, bem como, o descontrole do sono e dos horários das rotinas, têm sido relacionados ao crescimento dos sintomas de depressão e ansiedade observados por educadores no retorno às escolas. Evidenciou-se nesse período a importância da convivência escolar para a sociabilidade dos jovens e para a saúde mental deles. As rotinas escolares e os encontros com outros jovens e com adultos que não fazem parte do círculo familiar – professores e outros profissionais de educação escolar – configuram um ambiente próprio, que se distingue do tempo fora da escola. A mistura do tempo e do espaço específico da escola com o tempo de fora da escola e o ambiente familiar teve um impacto negativo sobre a aprendizagem e a saúde mental de crianças e jovens.

No primeiro momento da pandemia de covid-19, os desafios maiores das escolas foram oferecer atividades que pudessem manter os estudantes engajados com os estudos e equacionar os obstáculos ligados ao emprego dos recursos tecnológicos e ao acesso à internet. Nosso país, marcado pela desigualdade e pela pobreza, demandou do poder público o desenvolvimento de soluções nem sempre fáceis para o acesso de professores e estudantes a esse novo modelo de ensino. O ambiente familiar também não estava preparado para as demandas trazidas pelo funcionamento remoto da escola. O compartilhamento de equipamentos – computadores, *tablets* e celulares – entre irmãos com demandas escolares diferentes, pacotes de internet de alto custo e insuficientes para as novas demandas e a falta de um ambiente de privacidade que pudesse oferecer condições de concentração para o acompanhamento das atividades *online* são alguns dos problemas rapidamente identificados pelos educadores. Além disso, o atraso das redes públicas em diversas regiões do país na construção de soluções deixou um número expressivo de estudantes sem as rotinas escolares, o que os afastou da escola e dificultou seu retorno quando as atividades presenciais foram retomadas.

O segundo momento foi caracterizado pela abertura parcial das escolas, com regras de distanciamento e protocolos de contenção de contágio. Também nesse contexto as redes públicas em diferentes regiões enfrentaram problemas para receber os estudantes, e acabaram por prolongar o período de fechamento das escolas. A falta de recursos e a lentidão na adequação dos espaços escolares às necessidades daquele contexto específico foram problemas recorrentes por todo o país, e a eles se agregaram questões antigas e conhecidas, como banheiros com falta de sabão, salas de aula mal ventiladas e os conhecidos agrupamentos grandes de alunos em turmas que podem chegar a 50 estudantes compartilhando a mesma sala. Ao ritmo lento de resposta do poder público somou-se o receio de contágio que já estava associado ao espaço escolar, retardando ainda mais o retorno dos alunos às escolas e a retomada da normalidade de seu funcionamento.

A escola da adolescência

Uma pesquisa realizada com jovens de 11 a 19 anos pelo Unicef em parceria com o Ipec (Inteligência em Pesquisa e Consultoria Estratégica), publicada em setembro de 2022, revelou aspectos importantes do impacto causado pelo longo período de afastamento de crianças e jovens da escola. Em agosto de 2022, quando a pandemia já estava controlada e o número de casos já havia caído significativamente, 8% das escolas brasileiras ainda ofereciam aulas remotas – total ou parcialmente; na região Norte, esse índice era de 11%. A retomada da normalidade das atividades escolares se mostrou lenta e desigual em nosso país.

A pesquisa revela que nossos jovens adolescentes enfrentaram problemas no retorno às atividades presenciais na escola. A retomada das rotinas de estudos somou-se à fragilidade emocional e aos entraves no relacionamento com colegas, resultantes do longo período de isolamento social. Dentre os jovens escutados pela pesquisa, 50% declararam ter tido dificuldade para manter uma rotina de estudos e 46% se sentiram despreparados para acompanhar as atividades escolares.

Quando perguntados sobre seu estado emocional, 35% declararam ter tido dificuldades para controlar emoções como raiva e frustração, e 30% declararam ter tido pensamentos negativos, terem se sentido tristes ou deprimidos. Quando perguntados se haviam tido dificuldades no relacionamento com colegas de classe na escola, 25% disseram que sim.

Outro dado importante revelado pela pesquisa do Unicef refere-se à percepção das aprendizagens desenvolvidas durante o período da pandemia de covid-19. Dentre os entrevistados, 25% disseram não ter aprendido nada do que deveriam ter aprendido com as atividades remotas durante a pandemia. Quando perguntados sobre as atividades presenciais nos 3 meses anteriores à pesquisa, esse índice caiu para 8%, revelando a precariedade das soluções desenvolvidas para a escola remota. Essa resposta dos jovens evidencia a relevância do contato pessoal na escola, da presença de colegas e professores para o desenvolvimento das aprendizagens. Ainda, 91% dos jovens ouvidos declararam ser importante a aplicação de avaliação diagnóstica das aprendizagens no retorno à escola presencial, e 80% deles consideraram necessário que a escola oferecesse atividades que favorecessem um bom relacionamento entre os estudantes.

Evidencia-se na pesquisa a percepção dos estudantes de que a escola deve se ocupar das aprendizagens e também do oferecimento de condições de interação entre os estudantes que favoreçam seu desenvolvimento. Os diagnósticos realizados no retorno indicaram defasagens importantes no desenvolvimento das aprendizagens essenciais de leitura e escrita e de matemática. Os indicadores de qualidade da escola brasileira, que já não eram bons antes da pandemia, mostraram-se muito preocupantes na retomada da normalidade da vida escolar.

As condições para o enfrentamento desses enormes desafios, no entanto, se mostraram desfavoráveis. Uma grande fragilidade emocional dos alunos – crianças e jovens – vem preocupando os educadores escolares, na medida em que dificulta muito as condições para o trabalho escolar. Se o estudante fragilizado enfrenta dificuldades para a organização de seus estudos e para o desenvolvimento de suas aprendizagens individuais, um coletivo escolar marcado pela fragilidade de muitos de seus sujeitos também precisa se ajustar às novas condições para a interação entre os alunos.

A pesquisa revela ainda uma preocupação dos estudantes com o suporte emocional necessário nesse processo de retomada da vida escolar presencial. A proximidade dos adultos e a importância do contato é apontada como muito relevante pelos jovens. O atendimento de profissionais para apoio psicológico, bem como a existência de um espaço na escola para falar sobre sentimentos, aparecem como valores significativos. A condição de se sentir melhor ou mais feliz e de melhorar a convivência com amigos e colegas, além do aprendizado e da convivência com familiares, aparecem também como preocupações dos estudantes no momento de retomada das rotinas escolares presenciais.

Esse aspecto do cuidado com as relações dentro da escola tem merecido a atenção dos educadores, provocando debates importantes sobre os profissionais que compõem as equipes de educação escolar. A presença de psicólogos nas unidades escolares e o acolhimento emocional de crianças e jovens nas escolas têm sido apontados como elementos fundamentais para a formação da convivência e como contribuição essencial da escola para o cuidado com a saúde emocional dos estudantes.

Os estudos sobre engajamento e desengajamento moral também identificaram na experiência do isolamento social e da privação da convivência escolar impactos relevantes sobre crianças e jovens. As pesquisadoras Catarina Gonçalves, da UFPE, e Fernanda Issa de Barros Farhat, da Unesp, publicaram em julho de 2022 um importante estudo sobre problemas originados pela convivência digital. Realizada em duas escolas públicas no estado de São Paulo, a pesquisa ouviu 1.923 adolescentes a respeito de ciberconvivência/ciberagressão, buscando identificar como estão caracterizados os comportamentos e as interações ocorridos nos ambientes virtuais.

O período de isolamento provocado pela pandemia de covid-19 intensificou a ciberconvivência, que foi também promovida pela escola quando as atividades passaram a ser desenvolvidas em modo remoto. Os problemas característicos dessa convivência digital se agravaram à medida que essa forma de interação se tornou praticamente a única possível diante dos riscos oferecidos pelo contato presencial. Ao apresentar o estudo realizado nas escolas paulistas em 2022, as pesquisadoras apontam para a importância de problematizar e buscar conhecer melhor os riscos que a virtualização das relações interpessoais oferece para crianças, adolescentes e jovens, uma vez que impacta diretamente a subjetivação dos sujeitos. Manifestações de violência presentes nas trocas sociais entre pares, tais como *bullying* e intimidações, se manifestam também na convivência virtual. Segundo as autoras, as distintas formas de violência que marcam as convivências virtuais na atualidade não foram inventadas a partir das relações tecnológicas digitais, mas se expandiram com o aumento do público dessas redes.

A intensificação do contato dos jovens com as redes de comunicação virtual tem mobilizado educadores do mundo todo nas últimas décadas. Alguns estudos apontam que os sujeitos alvos de agressão no ambiente virtual podem apresentar sentimentos de solidão, insegurança, infelicidade, tristeza, desamparo, irritabilidade, ansiedade, depressão, ideação suicida, suicídio, estresse pós-traumático, medo, baixa autoestima, raiva, frustração, entre outros, e essas consequências podem ser duradouras a médio e longo prazo. No retorno às escolas, observou-se um aumento significativo de jovens com sintomas de trauma associados à convivência digital. A pesquisa desenvolvida entre jovens de escolas paulistas indica que quase 40% das alunas e alunos entrevistados já sofreram algum tipo de insulto em interações virtuais e experimentaram dor e sofrimento nessa forma de convivência.

Diante desse cenário, ainda segundo Catarina Gonçalves e Fernanda Issa, apresenta-se às escolas uma urgência na tematização da convivência e no desenvolvimento de caminhos que possibilitem aos estudantes desenvolver competências voltadas à análise das situações de convivência virtual e à tomada de decisões pautadas no convívio ético nos diferentes espaços de interação.

Ao interrogar os jovens sobre situações vividas em ambientes virtuais, a pesquisa revela dados importantes para a escola: 10,5% dos respondentes declararam ter enviado mensagens que ofendem; 9% declararam ter ameaçado alguém por meio de mensagens de internet, nas redes sociais ou em situações de jogos *online*; 9% declararam ter excluído uma pessoa, sem que ela quisesse, de uma rede social ou de um grupo, porque ela incomodava ou porque não se gostava dela; 8,4% dos respondentes admitiram ter debochado ou insultado alguém na internet por seus traços físicos.

A pesquisa indica, ainda, que parte significativa desses jovens não tem computadores em casa ou aparelhos celulares. Ao constatar que o fato de não ter celular não representa um empecilho para a intimidação em relações virtuais, as autoras do estudo apontam para a limitação do alcance do controle externo sobre essas relações e para o papel central que as escolas ocupam na formação dos jovens para a convivência ética, por meio de uma educação digital pautada por princípios éticos que façam uso das situações reais de conflito para a construção de reflexões protetivas.

Desafios pós-pandemia

Entre os inúmeros desafios que se colocam para as escolas após a pandemia de covid-19, a evasão escolar talvez seja o mais urgente. A pesquisa do Unicef realizada em agosto de 2022 traz dados alarmantes sobre o abandono da escola pelos nossos jovens estudantes. No total, 11% dos entrevistados declararam, naquela ocasião, não estarem frequentando a escola. Na classe AB o percentual era de 4%, enquanto na classe DE era 4 vezes maior, chegando a 17%. As justificativas para o abandono escolar são indicadores importantes para o planejamento de ações que possam vincular crianças e jovens às escolas novamente. Entre os jovens que não estavam frequentando a escola, 48% afirmaram que deixaram de estudar porque tinham de trabalhar fora; 30% declararam ter saído da escola por não conseguirem acompanhar as explicações ou atividades; 29% disseram ter desistido porque a escola não tinha retomado atividades presenciais; e 28% afirmaram que tinham de cuidar de familiares. Aparecem na lista, também, temas como falta de transporte (18%), gravidez (14%), desafios por ter alguma deficiência (9%), racismo (6%), entre outros.

Soma-se ao desafio de trazer esses estudantes de volta à escola a urgência no enfrentamento do déficit de aprendizagens. A necessidade de desenvolver programas de reforço escolar, sobretudo nas áreas de leitura e escrita e matemática, é um consenso entre os educadores brasileiros. Muito se perdeu nesse período, e o tempo de recuperação da escolarização de toda uma geração em nosso país é curto. Há que acompanhar bem de perto o avanço das aprendizagens das crianças e dos jovens e o restabelecimento do vínculo dos nossos estudantes com a escola e com o conhecimento. A valorização da escola, dos educadores escolares e do conhecimento formal e científico, depois de um período dramático, marcado pelo negacionismo e pelo ataque às escolas, deve ser tomado como um dever de toda a sociedade, um compromisso com a formação de toda uma geração.

O que aprendemos com a pandemia de covid-19?

A experiência brasileira com a pandemia, em especial no que se refere às escolas, foi marcada pela desorganização do poder público e pela falta de coordenação de ações voltadas à proteção de crianças e jovens. O longo período de isolamento em que as escolas permaneceram fechadas se revelou danoso para a formação das gerações mais novas, tanto do ponto de vista acadêmico, se pensarmos nos conteúdos escolares *stricto sensu*, quanto do ponto de vista do desenvolvimento da sociabilidade. O papel organizador e articulador das políticas públicas de educação, vinculadas à saúde da população, deve ser uma das aprendizagens a serem acionadas no caso de uma nova epidemia. Prefeitos e governadores, em conjunto com os educadores escolares, devem promover ações coordenadas e voltadas para o melhor desenvolvimento dos alunos. As autoridades educacionais do país – Ministério da Educação, Conselho Federal de Educação e Conselhos Estaduais – devem entrar prontamente em ação e oferecer diretrizes para o funcionamento mais harmônico do sistema como um todo.

A contenção do contágio nas unidades escolares centrada no uso de máscaras e na higienização correta das mãos e dos ambientes deve ser adotada como prática cotidiana, de modo a se tornar habitual, sobretudo para as crianças. O grande objetivo deve ser a manutenção do funcionamento presencial das escolas pelo maior tempo possível, atendendo às diretrizes das autoridades de saúde no que se refere ao risco de contágio. A incorporação de procedimentos preventivos de contágio para epidemias menores com as quais as escolas convivem com certa frequência pode ser de grande utilidade no caso do enfrentamento de outra pandemia.

A necessidade de interrupção das atividades presenciais nas escolas evidenciou a importância da proficiência do uso dos recursos tecnológicos voltados para a educação. A formação adequada dos professores fez diferença nas escolas que puderam dispor desses recursos. É urgente para o país o investimento nessa formação e a disponibilização de meios e ferramentas para todas as escolas de educação básica, em especial as das redes públicas, tanto municipais quanto estaduais. Também os recursos de comunicação, como sinal de internet, pacotes de dados e redes de televisão públicas, precisam ser pensados para um novo momento de necessidade de desenvolver atividades escolares em modo remoto.

Para além da formação dos professores para o uso de tecnologia, é também urgente a formação de todos os educadores escolares para o suporte emocional e para a formação socioemocional de crianças e jovens. Nomear sentimentos, falar sobre eles, falar sobre o medo, é essencial para estudantes e educadores. A formação nesse tema envolve também o suporte emocional para educadores, uma vez que eles também têm de lidar com a sua saúde emocional.

O maior aprendizado desenvolvido durante esse período é que as crianças e os jovens precisam da escola para se desenvolver intelectual e emocionalmente, e a escola não se faz sem o trabalho coletivo da comunidade, sem o envolvimento e o compromisso da sociedade como um todo. O fomento à constituição de uma comunidade de educadores escolares que troque suas experiências e disponibilize os recursos educacionais desenvolvidos durante a crise será o melhor resultado a ser colhido no pós-pandemia. Os saberes desenvolvidos e evidenciados nesses anos devem ser valorizados, assim como o conjunto de estudos que vêm sendo desenvolvidos em universidades do mundo todo sobre a escola básica e seu papel central na formação de pessoas compromissadas com o bem-estar coletivo.

Referências bibliográficas

1. Brasil. Ministério da Saúde. Crianças na pandemia covid-19. Saúde mental e atenção psicossocial na pandemia covid-19. 2020. Disponível em: https://www.arca.fiocruz.br/bitstream/handle/icict/41713/crianc%cc%a7as_pandemia.pdf?sequence=2&isAllowed=y. Acesso em: 10 abr. 2023.
2. Farhat FIB, Gonçalves CC. A convivência digital e seus problemas. RPGE – Revista Online de Política e Gestão Educacional. 2022; 26(n. esp. 3). Disponível em: https://periodicos.fclar.unesp.br/rpge/article/view/16957. Acesso em: 4 out. 2023.
3. Fundação Carlos Chagas. Abandono escolar e a pandemia no Brasil: efeitos nas desigualdades escolares. 2020. Disponível em: https://www.fcc.org.br/fcc/educacao-pesquisa/abandono-escolar-e-a-pandemia-no-brasil-efeitos-nas-desigualdades-escolares/. Acesso em: 4 out. 2023.
4. Soares MO, Porto AT. Educação como reinvenção da vida pós-pandemia. Revista Educação em Foco (Juiz de Fora). 2022; 27:5. Disponível em: https://periodicos.ufjf.br/index.php/edufoco/article/view/38690/25688. Acesso em: 10 abr. 2023.
5. Unicef Brasil. Dois milhões de crianças e adolescentes de 11 a 19 anos não estão frequentando a escola no Brasil, alerta Unicef. 15 de setembro de 2022. Disponível em: https://www.unicef.org/brazil/comunicados-de-imprensa/dois-milhoes-de-criancas-e-adolescentes-de-11-a-19-anos-nao-estao-frequentando-a-escola-no-brasil. Acesso em: 4 out. 2023.
6. Unicef Brasil. Educação brasileira em 2022: a voz de adolescentes. Setembro de 2022. Disponível em: https://www.unicef.org/brazil/relatorios/educacao-brasileira-em-2022-a-voz-de-adolescentes. Acesso em: 4 out. 2022.
7. Vazquez DA, Caetano SC, Schlegel R, Lourenço E, Nemi A, Slemian A. Vida sem escola e saúde mental dos estudantes de escolas públicas na pandemia de covid-19. Saúde Debate. 2022 Apr/Jun; 46(133). https://doi.org/10.1590/0103-1104202213304.

Capítulo 36

Crianças da geração pandemia

Renata Pereira Condes
Rosa Miranda Resegue

Em março de 2020, a Organização Mundial da Saúde (OMS) declara a instalação de uma pandemia acarretada pela infecção por um novo coronavírus denominado SARS-CoV-2. Por se tratar de um vírus respiratório e levando em conta principalmente os dados da pandemia causada pelo vírus influenza H1N1 em 1918, a hipótese inicialmente formulada foi a de que as crianças seriam um grupo de risco para a evolução grave da doença e também seriam importantes fontes transmissoras do vírus.

Em todo o mundo, as escolas foram rapidamente fechadas, impondo-se o distanciamento social e a restrição de atividades fora dos domicílios. No entanto, à medida que os dados epidemiológicos da doença foram sendo conhecidos, constatou-se que a covid-19 raramente era grave nas crianças, e que, embora crianças e adolescentes pudessem ser transmissores da doença, isso ocorria em uma taxa bem menor do que a transmissão acarretada pelos adultos.[1] Os efeitos da pandemia, portanto, nas crianças e nos adolescentes referem-se sobretudo ao isolamento social, à digitalização da vida, incluindo o aprendizado, ao estresse familiar decorrente do confinamento e da insegurança econômica, ao luto pela perda de parentes, particularmente os avós, e do medo e da insegurança em relação ao futuro.

A infância e a adolescência são etapas fundamentais no desenvolvimento humano, uma vez que nelas as dimensões cognitiva, neurobiológica, social e emocional rapidamente se transformam e lançam as bases para o desenvolvimento posterior. Os primeiros anos de vida são marcados por uma forte necessidade de estímulos, experiências e trocas relacionais para que a maturação e o desenvolvimento prossigam. Já a adolescência, com os processos de formação de identidade própria e socialização entre os pares, com o fomento à autonomia e à independência, supõe a exploração e a experimentação de situações e de vivências para tanto.

Diante dessa breve contextualização, este capítulo se debruçará sobre as vivências, os impactos e as repercussões da pandemia nas esferas físicas, sociais, familiar e de saúde mental das crianças e dos adolescentes.

Digitalização da vida

Uma das principais medidas para evitar a propagação do vírus foi o distanciamento social. Com ela, vimos o nosso cotidiano e afazeres laborais e/ou acadêmicos se transformarem rápida e radicalmente: de um dia para o outro – e por muitos! – passamos a estar confinados dentro de nossas casas. Aulas *online*, trabalho *home office*, divisão dos espaços e das tarefas domésticas, encontros virtuais etc. As interações por meio digital – internet – passaram a ser o canal possível de manutenção das trocas relacionais, de trabalho e de aprendizagem.[2]

Nesse sentido, uma das grandes mudanças na vida das crianças e dos adolescentes foi a introdução das aulas *online*. O espaço de casa se transformou no espaço de aprendizagem, com a perda importante da socialização que acompanha as vivências escolares. Montreuil e colaboradores (2022)[3] constataram em sua pesquisa com participantes de 6 a 17 anos que as crianças acharam as aulas *online* chatas e desmotivantes, ao mesmo tempo que a redução ou a ausência das atividades sociais, como festas, atividades extracurriculares e passeios, foi sentida por elas como triste e angustiante. Já os adolescentes reportaram a sensação de perda de vivências e de oportunidades relacionais com os amigos, as quais seriam importantes no desenvolvimento da identidade própria.

A *manutenção* da vida por meio digital trouxe, inevitavelmente, o aumento do tempo diante das telas, tanto para os pequenos quanto para os adultos. A necessidade de estar diante da tela no período escolar acrescida das interações sociais e das recreações por vias virtuais – redes sociais, vídeos recreativos, TV – aumentou consideravelmente o tempo de exposição, ultrapassando o recomendado pela Sociedade Brasileira de Pediatria (SBP).[4]

O tempo de tela aumentou acentuadamente mesmo nas crianças que ainda não frequentavam a escola. *Tablets* e celulares transformaram-se em babás eletrônicas para lactentes e pré-escolares, faixa etária de maior vulnerabilidade em decorrência da velocidade do desenvolvimento cerebral nesse período. Estudos realizados antes da pandemia apontaram problemas de desatenção e autorregulação associados ao tempo de tela entre crianças em idade pré-escolar. Esses efeitos foram demonstrados em estudos de imagem cerebral que apontaram alterações microestruturais nos tratos da substância branca cerebral, essenciais para o desenvolvimento da linguagem e das funções executivas, associadas ao maior tempo de tela entre crianças de 3 a 5 anos.[5] Um estudo longitudinal revelou que o aumento no tempo de tela aos 2 e 3 anos associava-se significativamente ao menor desempenho em testes de triagem do desenvolvimento aos 3 e 5 anos.[5]

O aumento do tempo de tela e seus possíveis efeitos na saúde mental de crianças e adolescentes foi ponto de preocupação de muitos pesquisadores durante a pandemia. Um efeito considerável dessa exposição, juntamente com o período de isolamento social, se deu no aumento dos índices de obesidade e de sedentarismo. Durante o confinamento houve diminuição do tempo gasto em atividade física (atividade física em si, esportes ou brincar com atividade física) e aumento do tempo de tela, tanto para estudos quanto para atividades lúdicas.[4]

Outro estudo sobre essa temática, realizado na China nos primeiros meses da pandemia em 2020, evidenciou que o tempo prolongado de tela, para lazer ou outras atividades, estava associado a um risco maior de questões psicológicas, como sintomas depressivos, ansiosos e de estresse. A pesquisa também evidenciou que a diminuição de atividades físicas durante a pandemia estava relacionada a piores condições de saúde mental.[6]

Outro efeito empiricamente observado por pediatrias e profissionais de saúde mental refere-se ao crescimento da suspeita de diagnósticos de transtorno do espectro do autismo (TEA) em crianças pequenas durante o período da pandemia.

Jerusalinsky (2021)[7] já nos advertia sobre o possível efeito da "intoxicação eletrônica" de crianças diante de muito tempo de tela mesmo antes da pandemia da covid-19. Ecolalias, balançar de partes do corpo, automatismo, falar de si na terceira pessoa, não respostas ao chamado são alguns dos sinais que se tornaram mais presentes. Devemos prestar atenção a esses sinais e entender no relato parental as mudanças de rotina e de disponibilidade para estar com as crianças no período pandêmico, considerando o tempo de tela e a cautela necessária ao supor ou nomear um diagnóstico que impactará em muito a vida da criança e o lugar dela no mundo psíquico desses pais.

É importante ressaltar, entretanto, que o acesso às tecnologias de informação e comunicação (TIC) é um importante indicador socioeconômico. A pandemia evidenciou as já existentes disparidades entre crianças e adolescentes de diferentes classes sociais, exacerbando as diferenças das repercussões negativas da pandemia entre eles. No Brasil, uma pesquisa realizada antes da pandemia, em 2018, apontou que o acesso às TIC ocorria em 98% das crianças e adolescentes das classes sociais mais elevadas e em 73% das procedentes das classes D e E.[8] O menor acesso à internet, a escassez de dispositivos (muitas vezes divididos entre as várias crianças das famílias) para a participação nas aulas e a dificuldade dos pais em auxiliar no processo de aprendizagem são alguns dos fatores relacionados à grande repercussão na educação de crianças e adolescentes de grupos mais vulneráveis durante a pandemia.

Até 2019, o Brasil avançou lentamente na garantia de acesso de crianças e adolescentes à educação, mas os dados relacionados à exclusão escolar ainda reproduziam a desigualdade da nossa sociedade: a maior parte dos mais de 1 milhão de crianças e adolescentes que estavam fora da escola eram crianças entre 4 e 5 anos e adolescentes entre 15 e 17 anos, a maioria pretos, pardos e indígenas. Dados do final de 2020 apontaram que mais de 5 milhões de meninas e meninos entre 6 e 17 anos não tinham acesso à educação no país, 40% deles com idades entre 6 e 10 anos, faixa etária cuja inclusão escolar estava praticamente universalizada antes da pandemia.[9] Esses dados remetem à necessidade de políticas públicas compensatórias e também servem de alerta para os profissionais de saúde ao avaliar crianças com dificuldades escolares em relação a diagnósticos precipitados de transtornos do neurodesenvolvimento.

Isolamento social, medo e luto

Devido aos inúmeros estímulos estressores que permearam a pandemia, a saúde mental das crianças e dos adolescentes se tornou alvo de interesse e de preocupação. A necessidade de um rápido ajustamento às mudanças de rotina, a convivência com a família em casa, a paralisação das atividades fora do domicílio, além do medo da contaminação, das perdas, das mortes e dos lutos relativos à doença, trouxe um cenário desafiador para a saúde mental. Nesse sentido, observou-se um aumento de sintomas depressivos, ansiosos e de estresse, além de alteração de sono e de estados de humor. Além disso, cabe enfatizar que a literatura é concordante que crianças com histórico de problemas na área da saúde mental estiveram sob maior risco de piora durante a pandemia.[10-12]

Com relação às três ondas da pandemia (maio a junho de 2020, dezembro de 2020 a janeiro de 2021 e setembro a outubro de 2021), encontrou-se em um estudo conduzido com crianças e adolescentes da Alemanha uma diminuição da qualidade de vida na primeira e segunda ondas quando comparados ao período pré-pandemia, seguido de um leve aumento na terceira onda, provavelmente devido à diminuição das taxas de infecção, vacinação e à reabertura gradual do confinamento. Sintomas ansiosos e depressivos seguiram igual padrão: aumento em relação aos índices anteriores à pandemia, com leve melhora na terceira onda, quando comparado com a primeira e a segunda ondas. Além disso, parece haver relação entre nível socioeconômico inferior, baixa escolaridade e questões de saúde mental parentais com maior risco de diminuição da qualidade de vida e aumento dos sintomas psicológicos.[12]

A pandemia afetou de diferentes maneiras as crianças e os adolescentes, exacerbou as disparidades sociais e afetou mais significativamente crianças de grupos populacionais mais vulneráveis. Em um estudo transversal realizado em Hong Kong com quase 30 mil famílias de crianças entre 2 e 12 anos, observou-se maior risco de problemas psicossociais nas crianças com necessidades educacionais especiais e/ou com doenças agudas ou crônicas, filhas de mães com histórico de doenças mentais e nas famílias monoparentais e de baixa renda.[13]

A necessidade de distanciamento social durante a pandemia ocasionou um intenso e frequente convívio familiar, uma vez que todos os membros da casa se viram obrigados a dividir os espaços 24 horas por dia. Observamos um primeiro momento de grande adaptação e, posteriormente, impressões diferentes acerca dessa experiência: para alguns, o recolhimento possibilitou maior convivência, mais presença na vida do outro familiar, mais trocas e acompanhamento do crescimento dos filhos, por exemplo, configurando-se como uma oportunidade positiva; para outros, a convivência permanente, a falta de privacidade e de espaços adequados para todos foi fonte de grande estresse.

Na perspectiva das crianças e dos adolescentes, passar mais tempo em casa com a família foi visto como uma oportunidade para desenvolver vínculos mais próximos, e os familiares passaram a ser a fonte primária de suporte, de diversão e de atividades. Por outro lado, a convivência trouxe mais chateações entre os membros e, especialmente na visão dos adolescentes, houve mais discussões, conflitos e crises de raiva. Além disso, a impossibilidade de estar com a família estendida, especialmente os avós, que geralmente são fontes de vínculo de proteção e de afeto, trouxe tristeza às crianças e aos adolescentes.[3]

As primeiras experiências são decisivas para o desenvolvimento infantil. A relação pais-filhos contribui para o bem-estar socioemocional da criança e impulsiona seu desenvolvimento.[14] O comportamento amoroso dos pais impacta positivamente o funcionamento cognitivo, a saúde mental e a competência social, atuando como importante fator protetor em períodos de maior estresse.[14] Na pandemia, os pais – ou aqueles que desempenham as funções parentais de proteção, segurança, amor e base segura – foram igualmente afetados pelas múltiplas ameaças e inseguranças que a pandemia ocasionou, acrescido de preocupações financeiras e laborais/profissionais. Irritabilidade, sobrecarga física e emocional, teletrabalho ou exposição ao vírus para seguir trabalhando, desemprego, tarefas domésticas e preocupações em geral comprometeram a saúde mental dos cuidadores das crianças. Esse fato também se tornou um fator de risco para a saúde mental dessa população.[14] Uma pesquisa realizada com mais de mil crianças e adolescentes italianos e espanhóis no início da pandemia apontou que 85,3% deles apresentavam mudanças negativas no seu estado emocional e no comportamento. Esses sintomas foram relatados sobretudo nas famílias com maior nível de estresse.[15]

A exaustão e a sobrecarga dos pais trazem um fator de risco para o desenvolvimento saudável da família e das crianças, que dependem física e mentalmente deles para crescer e se desenvolver. Além disso, se a família já enfrentava dificuldades anteriores à pandemia, pode ocorrer a potencialização delas, como explicam Linhares e Enumo:[16]

> "Pode-se observar que esses novos desafios estão muitas vezes potencializando os problemas existentes previamente no contexto familiar, especialmente naquelas que apresentam maior vulnerabilidade psicossocial por viverem em condições adversas com múltiplos fatores de risco".

Para muitas crianças de famílias mais vulneráveis, o confinamento domiciliar aumentou o risco de problemas psicossociais. Moradias precárias com grande número de pessoas, insegurança econômica e alimentar associadas à falta de proteção da escola e dos serviços de saúde potencializaram os efeitos negativos do isolamento social. Segundo relatório publicado pelo Banco Mundial, no Brasil, cerca de 5% da população em idade ativa deixou a força de trabalho no primeiro semestre de 2020 – maior taxa da história brasileira, atingindo sobretudo a população do Norte e do Nordeste, mulheres, negros e pessoas com menor nível de escolaridade.[17] Um estudo transversal realizado com cerca de 300 crianças com idades entre 6 e 12 anos em Botucatu, interior de São Paulo, apontou uma prevalência de 20% de ansiedade com uma associação significativa desse diagnóstico nas famílias com maior número de pessoas no domicílio e cujos pais tinham menor nível de escolaridade.[18] No Ceará, um estudo comparativo com 517 mães de famílias vulneráveis, realizado em 2017 e no final de 2020, apontou um aumento de 15,5% nas taxas de insegurança alimentar e de 40,2% na prevalência de transtorno mental materno.[19]

O estresse familiar, o confinamento em espaços fechados, a diminuição das oportunidades de interação são fatores que podem explicar os efeitos da pandemia no desenvolvimento das crianças, sobretudo nos primeiros meses de vida. Em um estudo realizado nos Estados Unidos com o objetivo de averiguar os efeitos da covid-19 durante a gestação, os pesquisadores observaram menores escores de desenvolvimento motor e pessoal social das crianças aos 6 meses de idade, independentemente da história de infecção durante a gestação.[20]

Entre as repercussões da pandemia no desenvolvimento das crianças nos seus primeiros anos de vida, uma das que mais têm sido destacadas é a alteração no desenvolvimento da linguagem. No Reino Unido, um estudo exploratório realizado após a abertura das escolas, que utilizou dados de entrevistas com os pais e educadores e avaliações das crianças, constatou que em 96% das escolas houve relato de preocupação com o desenvolvimento das habilidades de linguagem e de comunicação das crianças que ingressaram no primeiro ano de educação formal.[21]

O desenvolvimento da linguagem e da fala ocorre de maneira gradual na primeira infância por meio de aquisições de habilidades receptivas e expressivas. A interação social é essencial para esse processo, de que também faz parte o diálogo entre pares, importante para o desenvolvimento do aspecto pragmático da linguagem. Nessa perspectiva, além da diminuição das oportunidades de interações sociais e do aumento do tempo de tela, um fator adicional foi o uso das máscaras. A percepção da fala envolve a integração audiovisual de informações. As máscaras escondem as *pistas visuais* expressas por meio da mímica facial, que fazem parte desse processo.[22]

Ainda quanto às repercussões da pandemia no desenvolvimento das crianças, um aspecto que merece atenção dos pediatras é o desenvolvimento socioemocional. Embora esse aspecto possa ser definido de diferentes maneiras, resumidamente ele se refere ao processo pelo qual as crianças desenvolvem as habilidades de iniciar e manter relações com seus pares ou adultos, de entender e expressar emoções e de gradativamente adquirir autonomia e independência.[23] Os estudos sobre as repercussões da pandemia nessa área do desenvolvimento especificamente em crianças nos seus primeiros anos de vida são poucos e inconclusivos, sobretudo em decorrência de diferenças metodológicas entre eles. No entanto, a experiência clínica das consultas pediátricas e as pesquisas realizadas antes da pandemia apontam a necessidade de especial atenção dos pediatras nesse aspecto do desenvolvimento. As crianças aprendem sobre suas emoções e sobre como expressá-las nas interações sociais. Além das relações com seus principais cuidadores, afetadas pela pandemia, como já vimos, as relações com os pares e a intervenção profissional de educadores são fatores importantes nas aquisições das habilidades socioemocionais.[23]

As repercussões da pandemia no desenvolvimento das crianças, sobretudo nos seus primeiros anos de vida, representam um novo e, provavelmente, duradouro desafio para os pediatras, sendo necessário intensificar a vigilância do desenvolvimento das crianças por meio de avaliações sistematizadas e mais frequentes, a fim de diferenciar oportunamente as crianças que apresentam alterações que justificam a intervenção multiprofissional.

A pandemia também afetou indiretamente a saúde das crianças em consequência da diminuição do acesso aos serviços de saúde e da vigilância do desenvolvimento, da cobertura vacinal, da detecção e intervenção de alterações do desenvolvimento e dos casos de negligência e maus-tratos. Segundo dados da OMS, cerca de 24 milhões de crianças não foram adequadamente imunizadas em 2021.[24]

O senso de ameaça e de medo trazido pela pandemia afetou sobremaneira a dinâmica familiar. As crianças foram expostas repentinamente a inúmeras mudanças e ao medo da perda, do adoecimento e da morte, e muitas, inclusive, viveram seu primeiro luto por morte durante a pandemia. Tiveram que enfrentar perdas (materiais, afetivas, relacionais, escolares etc.) e desenvolver recursos para lidar com elas. E, como vimos, o sistema cuidador – as figuras parentais – estava também vivendo tempos de insegurança e enfrentamento de perdas, o que dificulta o oferecimento do suporte mais adequado às necessidades emocionais delas.

Como já anunciado, inúmeras foram as perdas trazidas pela pandemia: perda de entes queridos, perda do trabalho dos pais, perda de atividades rotineiras, perda do mundo presumido e da segurança, perda da autonomia e da liberdade, perda do contato com a rede de suporte e de encontros sociais.[25] Tratar de perdas supõe tratar de luto, uma vez que este é entendido como o processo de enfrentamento de perdas diante da ruptura de um vínculo significativo com algo ou alguém.[26]

Entendemos, então, que as crianças e os adolescentes da pandemia viveram perdas e, portanto, processos de lutos simultâneos e sobrepostos: pela morte de um ente querido, pelo afastamento da escola e do convívio social, pela perda da liberdade, entre outros.

Com relação à morte de um ente querido, alguns fatores adquiriram relevância na forma de enfrentamento dessa perda. Harrop e colaboradores (2022)[27] realizaram uma pesquisa com pais ou cuidadores de crianças, adolescentes e jovens adultos entre 2 e 25 anos com o objetivo de investigar as experiências e as necessidades de suporte durante o luto sob a perspectiva dos pais/cuidadores. Uma das conclusões relevantes encontradas foi o distanciamento do ente querido antes de a morte ocorrer, a impossibilidade de participar dos rituais fúnebres (em alguns casos), assim como o distanciamento dos pares e de outros familiares, da rotina e da escola, diminuindo consideravelmente a rede de suporte, tão necessária ao enfrentamento do luto. Da mesma maneira, o luto parental e a preexistência de questões de saúde mental das crianças foram apontados como fatores que dificultaram a experiência de luto.

Em contrapartida, a comunicação aberta e honesta com as crianças sobre os sentimentos relacionados às perdas e a manutenção de lembranças do ente falecido foram identificadas como fatores facilitadores do luto. O suporte de professores e de agentes escolares, bem como de conselheiros do luto ou de profissionais de saúde mental, foi percebido pelos pais como necessário em alguns casos, embora nem sempre disponível pelo período de distanciamento social.[27]

Violência e o papel protetor da escola

A violência contra crianças e adolescentes remete à transgressão do dever de proteção da família e da sociedade em geral e à negação do direito que crianças e adolescentes têm de serem tratados como sujeitos.

A pandemia de covid-19 desvelou e aprofundou as consequências das desigualdades sociais no Brasil e no mundo, evidenciando a complexa relação entre a violência estrutural e todos os demais tipos de violência. A violência estrutural diz respeito à restrição de acesso aos direitos básicos dos indivíduos, como moradia, trabalho, educação, saúde, nutrição e lazer. Para uma parcela significativa dos trabalhadores brasileiros, diante da ameaça da fome e do desemprego, a quarentena não foi uma possibilidade real; os que ficaram em casa aglomeraram-se em domicílios precários, muitas vezes com pessoas de grupos considerados de risco. Segundo dados publicados em um estudo que avaliou a mortalidade por covid-19 no município de São Paulo, na primeira onda da pandemia, em 2020, as maiores taxas ocorreram entre homens, negros, indivíduos com menores níveis de escolaridade e que viviam em regiões de maior vulnerabilidade social da cidade.[28]

O fechamento das escolas e a obrigatoriedade de ficar em casa deixaram muitas crianças e adolescentes confinados com adultos muitas vezes violentos e mais estressados.[29] Em pesquisa realizada no centro de trauma pediátrico Johns Hopkins, observou-se, em 2020, que 13% das crianças eram atendidas em consequência de abuso, em contraste com uma taxa de 3% observada no ano anterior. A média de idade das crianças atendidas foi de 11,5 meses.[29]

Pesquisas realizadas em outros períodos de calamidades públicas demonstraram aumento da violência contra crianças e adolescentes nos períodos de fechamento escolar. A escola é o lugar onde crianças e adolescentes passam grande parte da vida, e sua importância vai além dos aspectos educacionais. O papel da escola é essencial no enfrentamento da violência, por fazer parte da rede de proteção da criança, seja por afastá-la do agressor, seja pela possibilidade de colegas e professores poderem detectar os casos de violência. No Brasil, dados oficiais apontaram um aumento nas ocorrências de violência doméstica em vários estados do país já na primeira semana após o início da quarentena.[30]

As experiências vivenciadas na infância influenciam a saúde e o desenvolvimento dos indivíduos durante toda a vida. A ocorrência de experiências adversas durante os primeiros anos aumenta o risco de doenças crônicas, mentais e de comportamentos de risco na idade adulta.

Essas afirmações apoiam-se nas respostas cerebrais às situações de estresse. De acordo com sua intensidade, frequência e duração, o estresse pode ser classificado em positivo, tolerável ou tóxico. No estresse tóxico há a ativação contínua, intensa e prolongada das respostas biológicas ao estresse. Esse tipo de exposição pode alterar o desenvolvimento cerebral, assim como o funcionamento de outros órgãos, ocasionando danos no aprendizado, no comportamento e na saúde dos indivíduos A vivência de experiências adversas sem a presença de uma rede de apoio e proteção é uma importante fonte de estresse tóxico. O cérebro é particularmente sensível ao estresse tóxico nos períodos em que há maiores transformações, na gestação, nos primeiros anos de vida e na adolescência

Este ponto nos leva a refletir sobre as diferentes vivências das crianças na pandemia considerando a diversidade regional no mundo e de acesso a suporte e serviços. Em nosso país, observamos variações de acesso aos serviços de saúde, à disponibilidade de rede de internet para as atividades escolares e de lazer, às informações corretas sobre a pandemia e suas formas de prevenção, todos fatores de extrema importância, que muito assolaram as vivências da pandemia e trouxeram experiências marcadamente diferentes a depender da localização regional, renda, cultura etc.

Apesar dos inúmeros desafios e dificuldades ocasionados pela pandemia, houve também a descoberta e/ou o fortalecimento de recursos de enfrentamento e da resiliência. *Hobbies* e atividades que promovem distração foram reportados por crianças e adolescentes como promotores de sensação de bem-estar.[3] Dentre eles, destacaram-se cozinhar, realizar atividade física, correr ou caminhar, atividades ao ar livre, artes, brincar com *pets* ou ainda jogar *videogame* e assistir televisão.

Além de *hobbies*, a possibilidade de expressar emoções e de se sentir compreendido foi outro importante recurso de enfrentamento, e no caso dos adolescentes a troca com os pares mostrou-se relevante, para além de membros familiares.[3]

Nesse sentido, entende-se que a segurança e a continência emocional, as quais são funções da família prover às crianças e aos adolescentes em desenvolvimento, assumiu vital importância na pandemia. Aqueles que tiveram maior possibilidade de suporte familiar, de trocas afetivas e de expressão de ideias e de sentimentos, de segurança financeira e de acesso a rede de suporte externa necessária tiveram menos impacto em sua saúde mental.

Contudo, vale lembrar que os próprios pais e adultos ao redor das crianças e dos adolescentes também se encontravam em situação de crise, de vulnerabilidade, de perdas e de lutos trazidos pela pandemia, afetando suas capacidades de oferecer bom suporte, segurança emocional e cuidados efetivos. Ou seja, pode-se hipotetizar que houve uma quebra ou um abalo dos sistemas de apoios e do sistema cuidador: crianças sendo apoiadas pelos pais, que por sua vez também precisam de apoio, como a família extensa, os recursos da comunidade e os recursos assistenciais.

Em conclusão, a pandemia de covid-19 ocasionou inúmeras consequências no processo de desenvolvimento das crianças e dos adolescentes mundialmente, afetou principalmente os grupos sociais de maior vulnerabilidade e deixou um legado de inúmeros desafios para os pediatras, sobretudo em relação à necessidade de maior vigilância e capacitação acerca do desenvolvimento e da saúde mental das crianças e dos adolescentes, ao trabalho interdisciplinar e intersetorial no sentido da formação de redes de apoio e de intervenção e à atuação cidadã em busca de uma sociedade menos desigual.

Referências bibliográficas

1. Lee B, Raszka JWV. Covid-19 transmission and children: the child is not to blame. Pediatrics. 2020; doi:10.1542/peds.2020-004879.
2. Deslandes SF, Coutinho T. O uso intensivo da internet por crianças e adolescentes no contexto da covid-19 e os riscos para violências autoinflingidas. Ciência & Saúde Coletiva. 2020; 25(1):2479-86. Disponível em: DOI: 10.1590/1413-81232020256.1.11472020. Acesso em: 25 maio 2023.
3. Montreuil M, Gendron-Cloutier L, Laberge-Perrault E, Piché G, Genest C, Rassy J et al. Children and adolescents' mental health during the covid-19 pandemic: a qualitative study of their experiences. J Child Adolesc Psychiatr Nurs. 2022; 1-10. Disponível em: https://doi.org/10.1111/jcap.12404. Acesso em: 18 maio 2023.
4. Sá CSC, Pombo A, Luz C, Rodrigues LP, Cordovil R. Distanciamento social covid-19 no Brasil: efeitos sobre a rotina de atividade física de famílias com crianças. Rev Paul Pediatr. 2021; 39:e2020159. Disponível em: http://dx.doi.org/10.1590/1984-0462/2021/39/2020159. Acesso em: 20 maio 2023.
5. Wong ASK. Prolonged screen exposure during covid-19—the brain development and well-being concerns of our younger generation. Front Public Health. 2021; 9:700401. doi:10.3389/fpubh.2021.700401.
6. Xiang M, Liu Y, Yamamoto S, Mizoue T, Kuwahara K. Association of changes of lifestyle behaviors before and during the covid-19 pandemic with mental health: a longitudinal study in children and adolescents. Int J Behav Nutr Phys Act. 2022; 19(92). Disponível em: https://doi.org/10.1186/s12966-022-01327-8. Acesso em: 20 maio 2023.
7. Jerusalinsky J. As crianças entre os laços familiares e as janelas virtuais. In: Baptista A, Jerusalinsky J (orgs.). Intoxicações eletrônicas: o sujeito na era das relações digitais. São Paulo: Ágalma; 2021. p. 13-38. p. 39-55.
8. TIC Kids Online Brasil: pesquisa sobre o uso da internet por crianças e adolescentes no Brasil 2016 = ICT Kids Online Brazil: survey on internet use by children in Brazil 2016. Núcleo de Informação e Coordenação do Ponto BR. São Paulo: Comitê Gestor da Internet no Brasil; 2017. Disponível em: https://cetic.br/media/docs/publicacoes/216370220191105/tic_kids_online_2018_livro_eletronico.pdf. Acesso em: 19 jul. 2023.

9. Unicef Brasil. Cenário da exclusão escolar no Brasil. Disponível em: https://www.unicef.org/brazil/relatorios/cenario-da-exclusao-escolar-no-brasil. Acesso em: 24 jul. 2023.
10. Bilar JA, Bulhões CSG, Sette GCS, Perelli JGA, Soares AKF, Lima APE. Saúde mental de crianças na pandemia da covid-19: revisão integrativa. REME – Rev Min Enferm. 2022; 26:e-1450. doi:10.35699/2316-9389.2022.37693.
11. Harrison L, Carducci B, Klein JD, Bhutta ZA. Indirect effects of covid-19 on child and adolescent mental health: an overview of systematic reviews. BMJ Global Health. 2022; 7:e010713. doi:10.1136/bmjgh-2022-010713.
12. Ravens-Sieberer U, Erhart M, Devine J, Gilbert M, Reiss F, Barkman C et al. Child and adolescent mental health during the covid-19 pandemic: results of the three-wave longitudinal Copsy. Study Journal of Adolescent Health. 2022; 71:570-8. https://doi.org/10.1016/j.jadohealth.2022.06.022.
13. Tso WWY, Wong RS, Tung KTS et al. Vulnerability and resilience in children during the covid-19 pandemic. Eur Child Adolesc Psychiatry. 2022; 31:161-76. https://doi.org/10.1007/s00787-020-01680-8.
14. Aydogdu ALF. Saúde mental das crianças durante a pandemia causada pelo novo coronavírus: revisão integrativa. Journal Health NPEPS. 2020; 5(2):e4891. http://dx.doi.org/10.30681/252610104891.
15. Orgiles M, Morales A, DelVeccio E, Mazzeschi C, Espada JP. Immediate psychological effects of covid-19 quarantine in youth from Italy and Spain. 2020. Disponível em: https://psyarxiv.com/5bpfz/. Acesso em: 4 out. 2023.
16. Linhares MBM, Enumo SRF. Reflexões baseadas na psicologia sobre efeitos da pandemia covid-19 no desenvolvimento infantil. Estud Psicol (Campinas). 2020; 37.
17. The World Bank. Brazil poverty and equity assessment: looking ahead of two crises. Washington, DC: World Bank; 2022.
18. Avila GMA, Hamamoto PT, Jacob FLDS, Alcantara LRS, Berghammer M, Jenholt Nolbris M et al. Children's anxiety and factors related to the covid-19 pandemic: an exploratory study using the children's anxiety questionnaire and the numerical rating scale. Int J Environ Res Public Health. 2020 Aug 9; 17(16):5757. doi:10.3390/ijerph17165757. PMID: 32784898; PMCID: PMC7459447.
19. Rocha HAL, Sudfeld CL, Leite AM, Rocha SGMO, Machado MMT, Campos JS. Adverse childhood experiences and child development outcomes in Ceara, Brazil: a population-based study. Am J Prev Med. 2020; 000(000):1-8.
20. Shuffrey LC, Morgan R, Kyle MH, Fields A, Alcantara C, Amso D et al. Association of birth during the covid-19 pandemic with neurodevelopmental status at 6 months in infants with and without in utero exposure to maternal SARS-CoV-2 infection. JAMA Pediatr. 2022; 176(6):e215563. doi:10.1001/jamapediatrics.2021.5563.
21. Tracey L, Bowyer-Crane C, Bonetti S, Nielsen D, Apice K, Compton S. The impact of covid-19 pandemic on children's socio-emotional well-being and attainment during the reception year. National Institute of Economic Social Research. Disponível em: https://files.eric.ed.gov/fulltext/ED620337.pdf. Acesso em: 28 jul. 2023.
22. Imboden A, Sobczak BK, Griffin V. The impact of the covid-19 pandemic on infant and toddler development. J Am Assoc Nurse Pract. 2021 Sep 13. doi:10.1097/JXX.0000000000000653. Epub ahead of print. PMID: 34519673.
23. Egan SM, Pope J, Moloney M, Hoyne C, Beatty C. Missing early education and care during the pandemic: the socio-emotional impact of the covid-19 crisis on young children. Early Childhood Educ J. 2021; 49:925-34. https://doi.org/10.1007/s10643-021-01193-2.
24. Organização Mundial da Saúde/Organização Panamericana da Saúde. Imunização infantil inicia recuperação após retrocesso da covid-19. Disponível em: https://www.paho.org/pt/noticias/18-7-2023-imunizacao-infantil-inicia-recuperacao-apos-retrocesso-da-covid-19. 18 de julho de 2023. Acesso em: 28 jul. 2023.
25. Fitzgerald DA, Nunn K, Isaacs D. What we have learnt about trauma, loss and grief for children in response to covid-19. Paediatric Respiratory Reviews. 2021; 39:16-21. Disponível em: https://doi.org/10.1016/j.prrv.2021.05.009. Acesso em: 1 jun. 2023.
26. Franco MHP. O luto no século 21: uma compreensão abrangente do fenômeno. São Paulo: Summus; 2021.

27. Harrop E, Gross S, Longo M, Seddon K, Torrens-Burton A, Sutton E et al. Parental perspectives on the grief and support needs of children and young people bereaved during the covid-19 pandemic: qualitative findings from a national survey. BMC Palliative Care. 2022; 21:177. Disponível em: https://doi.org/10.1186/s12904-022-01066-4. Acesso em: 1 jun. 2023.
28. Ribeiro KB, Ribeiro AF, Veras MASM, Castro MC. Social inequalities and covid-19 mortality in the city of São Paulo, Brazil. Int J Epidemiol. 2021 Jul 9; 50(3):732-42. doi:10.1093/ije/dyab022. PMID: 33657223; PMCID: PMC7989375.
29. Caffo E, Asta L, Scandroglio F. Predictors of mental health worsening among children and adolescents during the coronavirus disease 2019 pandemic. Curr Opin Psychiatry. 2021; 34(6):624-30.
30. Marques ES, Moraes CL, Hasselmann MH, Deslandes SF, Reichenheim ME. A violência contra mulheres, crianças e adolescentes em tempos de pandemia pela covid-19: panorama, motivações e formas de enfrentamento. Cadernos de Saúde Pública. 2020; 36(4):1-6.

Capítulo 37

Pós-pandemia – juntando os cacos

Cleyton Angelelli
Denise de Sousa Feliciano

Essa minha estatuazinha de gesso, quando nova
– O gesso muito branco, as linhas muito puras, –
Mal sugeria a imagem de vida
(Embora a figura chorasse).
Há muitos anos tenho-a comigo.
(...)
Um dia mão estúpida
Inadvertidamente a derrubou e partiu.
Então ajoelhei com raiva, recolhi aqueles tristes fragmentos, recompus
a figurinha que chorava.
E o tempo sobre as feridas escureceu ainda mais o sujo mordente da pátina...
Hoje este gessozinho comercial
É tocante e vive, e me fez agora refletir
Que só é verdadeiramente vivo o que já sofreu.
(Gesso, de Manuel Bandeira)[1]

Em maio de 2023, a Organização Mundial da Saúde (OMS) declarou o fim da situação de Emergência de Saúde Pública de Importância Internacional para a pandemia de covid-19. Passaram-se, portanto, pouco mais de 3 anos desde seu início.[2] Três anos de abalo mundial, mortes e intensas mudanças.

Como abordado em capítulos anteriores, o bem-estar psicossocial da infância sofreu forte impacto durante essa grave crise, em que aspectos importantes da vida cotidiana de todas as idades foram profundamente afetados. No campo da saúde, enfrentamos dificuldades e inúmeros obstáculos, como a carência de assistência básica regular a crianças e adolescentes, a quebra de suporte social em momentos-chave como o puerpério e o aleitamento materno, o lento acesso a imunizantes, entre tantos outros exemplos que ultrapassam a questão da morbimortalidade direta pelo coronavírus.

De maneira duradoura, muitas das consequências sobre o desenvolvimento neuropsicomotor, a saúde psíquica e a educação das crianças e adolescentes repercutem até os dias de hoje. Com isso, esses indivíduos se tornam as verdadeiras *vítimas ocultas* dos efeitos não infecciosos da pandemia (Unicef, 2020).[3]

E o que aprendemos nesses 3 anos, com essa vivência insólita? Refletir sobre esse tempo de dificuldades e o efeito desse acontecimento sobre a infância revela as fragilidades das estruturas individuais e coletivas, abaladas pela pandemia. Essa reflexão pode auxiliar profissionais como o pediatra em sua função de cuidado e prevenção da saúde.

Numa livre associação a partir da metáfora proposta no título deste capítulo, comparamos os resultados da pandemia a *cacos* espalhados, como os estilhaços de uma quebra, a ideia de um acidente. E o que fazer com esses *cacos*? Tomá-los como refugo, lixo, do qual precisamos nos livrar? Ou lhes conceder valor e, como artesãos, fazer deles um novo objeto, reconhecendo o que se perdeu e no que pode se transformar? Em nosso texto, seguiremos a segunda via, buscando aprendizados sobre a importância das relações sociais e familiares para o desenvolvimento da criança, tema tão primordial para a pediatria.

Como refletir de modo mais amplo e abrangente sobre o fenômeno complexo representado pela pandemia? Edgard Morin, importante e criativo pensador francês, já centenário, e em meio ao desespero generalizado do ano de 2020, escreveu uma obra com um título instigante: *É hora de mudarmos de via: as lições do coronavírus.*[4] O pensamento desse autor considera a hipercomplexidade dos fenômenos humanos e a ligação entre a pandemia e os desequilíbrios sistêmicos presentes em nossa sociedade. Seguimos, pois, o seu convite para a reflexão: "sou cria de todas as crises que meus 99 anos viveram".

Nesse mundo *em cacos*, nosso olhar se dirige à saúde mental da criança e do adolescente, suas reverberações no corpo que podem nos servir de sinais de alerta, e às consequências para a organização do cuidado psíquico pós-pandêmico. Nas palavras de Morin,[4]

> "O pós-coronavírus é tão preocupante quanto a própria crise. Muitos comungam a certeza de que o mundo de amanhã não será o mesmo de ontem. Mas como será? (...) Saberemos extrair lições dessa pandemia que revelou a comunhão de destinos para todos os humanos, em ligação com o destino bioecológico do planeta? E eis que entramos na era das incertezas" (p. 22).

Revisitemos, então, a pandemia.

Com a família trancafiada, revelam-se as psicopatologias

A espantosa restrição de contato que impôs o distanciamento social, necessário para conter o vírus, implicou o confinamento doméstico e o afastamento da escola e das demais atividades (sociais, esportivas, religiosas etc.). Isso transformou as rotinas familiares e alijou as crianças da convivência com o outro, familiares, amigos, colegas e outras pessoas significativas, por semanas e meses, conforme a determinação de cada país.

Vulnerável ao vírus, a família se viu trancafiada. O ambiente doméstico tornou-se espaço simultâneo de estudo, trabalho e lazer; ora refúgio, ora prisão. Soma-se a esse fato o enorme estresse imposto pelas incertezas da pandemia, como a ameaça à própria sobrevivência, a dificuldade de acesso a serviços de saúde, o desemprego ou a sobrecarga de trabalho e a dificuldade financeira e de suporte social adequado, impondo mais tensão dentro de casa.

Num mundo tornado irreconhecível a todos, a família, que deveria ser uma rede protetora para a criança, tornou-se ela própria geradora de ansiedade. O papel parental, colocado sob uma lupa, aumentou enormemente, para o bem e para o mal. Muitas dificuldades que estavam subliminares em certas famílias se agravaram naquele momento, num contexto paradoxal entre o intenso convívio familiar e a diminuição do contato com mundo externo. Também se intensificou o estresse familiar, especialmente em condições de doença mental prévia, dos pais ou mesmo da criança.

Assim, houve uma escalada da violência doméstica e maus-tratos infantis, já que os pequenos não puderam contar com a escola e o entorno social que, em muitos casos, contribui para atenuar o impacto da violência familiar.[5]

Porém, mesmo nos casos de famílias e crianças previamente saudáveis e bem ajustadas, o estresse teve seus efeitos. Nesse sentido, observou-se o relato dos pais sobre a percepção de uma piora da condição mental dos filhos. Os índices de depressão e ansiedade infantojuvenis dobraram na pandemia,[6] e as idas ao pronto-socorro por motivos de saúde mental também cresceram cerca de 24% em crianças de 5 a 11 anos, e 31% em adolescentes de 12 a 17 anos.[7] Os distúrbios por uso de substâncias nos jovens de maior risco aumentaram significativamente, assim como os distúrbios alimentares, os transtornos obsessivo-compulsivos e os sintomas relacionados a trauma e estresse pós-traumático.[8-10]

Outros elementos que contribuíram para a piora do estado mental infantil se correlacionam às mudanças na ritmicidade da vida. Acentuaram-se as queixas de dificuldades emocionais e sintomas de hiperatividade e desatenção, graças a problemas de sono e à redução na atividade física, os quais afetaram desde as vivências corporais e lúdicas dos bebês até a prática esportiva dos adolescentes.

O largo uso de telas e a exposição a mídias sociais, fenômeno já estudado nas últimas décadas, alcançou níveis espantosos na pandemia, por conta do trabalho remoto e da escola a distância. Com o uso demasiado das telas, houve aumento importante de questões de conduta, hiperatividade e desatenção em crianças pequenas, e maior incidência de depressão, irritabilidade e ansiedade nas crianças maiores e adolescentes. A esses fatores somou-se ainda o efeito negativo sobre as condutas e os vínculos, o desempenho acadêmico e o bem-estar físico.[11,12] Se, por um lado, o excesso de internet representou uma espécie de busca desenfreada de contato com o outro e notícias do mundo externo, por outro, as telas foram buscadas como um recurso de apaziguamento, de congelamento do contato consigo mesmo e das relações interpessoais, que demandam trabalho mental para sua manutenção.

Outro fator importante a ser considerado, e que ainda está sendo compreendido, é o efeito da redução dos estímulos sociais e do excesso de eletrônicos sobre os bebês, em fase de aquisição de linguagem. Os pediatras que vêm atendendo os *bebês da pandemia* têm se deparado com atrasos no desenvolvimento de habilidades sociais e de linguagem, que podem mimetizar, em crianças mais vulneráveis, sintomas de autismo. Essas crianças, com o fim da pandemia, voltaram a se desenvolver, mas muitas precisaram de algum cuidado ou intervenção para recuperar o tempo perdido. Não sabemos se, por terem perdido uma importante janela do desenvolvimento, essas crianças ainda poderão apresentar sintomas no futuro. A associação entre exposição a telas e risco de autismo já era conhecida desde antes da pandemia.[13]

Quando tomamos em conjunto a questão do uso de telas, as dificuldades de comunicação dentro das famílias e a vulnerabilidade psíquica das crianças e adolescentes, atentamos para a relevância do seu entorno, levando-nos ao importante conceito de família continente. Esse conceito pode ser estendido para uma perspectiva coletiva, já que, com o fim da pandemia, as crianças voltaram a ocupar os espaços sociais e a escola.

Assim, pontua-se a atenção às diversas esferas da rede de cuidados da infância, em especial às condições mínimas de trabalho, sustento e saúde mental de professores, trabalhadores de escolas e creches, que também foram afetados pessoal e profissionalmente pela pandemia. Esse *caco* também é importante: sem adultos que possam estar bem amparados para exercer suas funções de educação e cuidados, o quebra-cabeça não se completa, pois as crianças sozinhas têm dificuldade em retomar sua vida após o período de confinamento.

Constituintes *internos* da resiliência diante das dificuldades

Continuando a pensar na maneira como cada família ou criança pôde lidar com o estresse da pandemia, pudemos observar uma discrepância de *modus operandi* entre as pessoas, pois o mesmo evento pôde gerar reações de desespero e desamparo em uns, mas saídas menos sofridas e até mesmo criativas para outros. Como pensar essa diferença? Ela não se deve somente a fatores externos.

Os fatores *internos*, que dizem respeito à maneira como cada um sente o impacto de um evento em sua vida, relacionam-se à interpretação que cada um faz da realidade, como reage e de que recursos psíquicos dispõe para enfrentar as adversidades. As situações disruptivas podem trazer medos e emoções à tona e desafiar a própria capacidade de pensar dos que estão nela envolvidos. Foi o que vimos acontecer na pandemia: reações irracionais, interpretações ilógicas e tendenciosas dos fatos, aumento de adoecimento mental.

É preciso considerar que a vida, de modo geral, traz exigências maiores ou menores às pessoas, exigências estas que demandam fundamentalmente dos indivíduos e sociedades a capacidade de lidar com as emoções e os afetos que *explodem* em dado momento. Situações que remontam ao desamparo, à dependência e à intensidade de demandas do início da vida são as mais difíceis de enfrentar. É por isso que a capacidade de pensar, de metabolizar essas emoções mais *primitivas*, influencia diretamente no modo como cada um encontra soluções diante das dificuldades, seja na infância, seja na vida adulta.

Como uma pessoa adquire a capacidade de pensar, a capacidade de lidar com as perdas e o estresse? Não nascemos com essa capacidade ou habilidades. Evocando a literatura psicanalítica sobre o desenvolvimento psicoemocional (Winnicott, 1960, 1962, 1963),[14] o ser humano nasce imaturo e com parcos recursos para suportar os estímulos que lhe chegam tanto pelo ambiente quanto pelas exigências do seu mundo interno – o que inclui seus impulsos, instintos, emoções e necessidades mais vitais. Por isso, o bebê precisa de um adulto que se ocupe dele de modo muito adaptado ao seu ego imaturo, funcionando como estrutura psíquica auxiliar que o sustente e favoreça o desenvolvimento de seu potencial inato. Gradativamente esse cuidado vai sendo incorporado pelo bebê, que passa a ter, ele próprio, condições psíquicas mais sólidas para lidar com as demandas que lhe forem endereçadas.

Com o desenvolvimento, a capacidade de lidar com as adversidades se amplia e se estende para os problemas mais abstratos e as demandas da vida adulta. Assim, os recursos psíquicos do ser humano diante de perdas e mudanças – e sua capacidade de responder criativamente a elas – depende de que se tenha atingido certo grau de maturidade e resiliência que faz toda a diferença no enfrentamento de crises. Ou seja: de fato, parafraseando Winnicott, "tudo começa em casa",* com os cuidados iniciais e o aprendizado compartilhado em família, dando à criança a *coesão* interna para enfrentar o mundo.

Observando como foram as reações individuais sob o impacto do vírus e de outros eventos, pudemos ter indícios de estruturas mentais mais solidamente constituídas, permitindo que alguns não se *desmanchassem* ou *enlouquecessem*. Buscar favorecer essa estruturação mais coesa e fortalecida nas crianças é, assim, um modo de prevenir o adoecimento mental diante das dificuldades.

Entramos aqui no campo da prevenção em saúde psíquica, que envolve os cuidados no início da vida e o desenvolvimento da capacidade de simbolizar, que se traduz pela condição de lidar com as emoções e estresses da vida.**

As crises impõem às relações familiares o necessário aprendizado de estar juntos, gerenciar conflitos, lidar com limites e frustrações, reconhecer pontos nevrálgicos e respeitar diferenças. É um exercício contínuo de pensar, ceder e aprender a se comunicar e compreender. Grande e fundamental desafio.

Constituintes *externos* da resiliência diante das dificuldades

Muitas pesquisas, diante dos cacos da pandemia, buscaram entender a maneira como grupos diferentes de pessoas lidaram com ela. Foram apontados como fatores protetores da saúde mental infantil: contar com pais resilientes, com relações positivas pais-filhos e suporte parental adequado, e manter o sentimento de conectividade com a escola e um bom relacionamento aluno-professor-pares.[15]

Notemos que essas variáveis se referem justamente àqueles recursos psíquicos que, presentes nos pais, na família e no ambiente, ajudaram as crianças a lidar com o medo, os lutos e as restrições impostas naquele momento.

Em contraponto, quando estressores familiares ligados à pandemia e ao distanciamento levaram à deterioração do estado mental dos pais, esse fato refletiu em piora da condição mental dos filhos. A importância da convivência com irmãos ou outras crianças explica em parte a maior dificuldade dos filhos únicos em lidar com o isolamento pandêmico. Também o baixo nível educacional parental e condições socioeconômicas desfavoráveis das famílias, como não podia deixar de ser, aumentaram a insegurança e o receio perante o distanciamento social, afetando emocionalmente as crianças.

Com isso, ganhou relevo a importância de um ambiente social mais amplo para propiciar o desenvolvimento infantil, em especial a escola. A retomada do ensino presencial foi tema de intensa e acalorada discussão em todo o mundo; no Brasil, as escolas chegaram a ficar fechadas por até 53 semanas em média, acima da América Latina (41 semanas) e do mundo (22 semanas).[16]

---

* Alusão ao título do livro *Tudo começa em casa*, de Winnicott DW.

** Tema desenvolvido no Capítulo 14 – Do peito da mãe ao *peito do pai* – o fundamental processo de simbolização, de Denise de Sousa Feliciano.

Acompanhamos atentos o intenso debate sobre o retorno seguro do ensino presencial, que mobilizou entidades e profissionais preocupados com a catastrófica perda educacional e emocional para a infância. Afinal, em se tratando dos recursos psíquicos necessários a lidar com o sofrimento, uma criança precisa de seus pares para se desenvolver e amadurecer psiquicamente.

Pandemia e transformações sociais: o que mudou após a covid-19

Após analisarmos alguns *cacos* como a família trancafiada e as perdas sociais e desenvolvimentais vivenciadas pelas crianças na pandemia, resta pensar em como a crise desencadeada pela covid-19 veio a impulsionar e intensificar fenômenos e transformações sociais e da vivência infantil e adolescente já observados em períodos anteriores a 2020.

Dentre eles, destacamos mudanças nas escolas, o uso crescente das telas e mudanças nos hábitos de saúde, enfim, nas inúmeras camadas de uma crise que a covid-19 veio a intensificar. Além disso, as desigualdades sociais e a dificuldade de nossa sociedade em lidar com o luto também se tornaram patentes na vigência dessa grande comoção mundial.

Essa consideração é importante para que não se caia no engano de apontar a pandemia como responsável única e direta por todos os *desmoronamentos* e *quebras* que presenciamos. Nesse sentido, o que houve foi a aceleração de um processo já em curso, ainda que não tivesse sido percebido até então: uma espécie de *revelação* de problemas e condições que já se apresentavam antes.

O aumento da morbidade em relação aos transtornos mentais evidenciou as fragilidades psíquicas, o adiamento e a negação em cuidar da saúde mental, que já vinham sendo anunciados pelos profissionais da área, assim como a insuficiência dos recursos buscados, em sua maioria paliativos, que muito mais servem para camuflar do que para curar. Como exemplo tem-se a medicalização de crianças e adolescentes que, com seus sintomas, podem revelar o enfraquecimento de estruturas que precisariam ser reforçadas para além do aplacamento obtido pela farmacologia.*

Certamente, a perda da educação presencial durante a pandemia – enorme *crise dentro da crise* – não apenas ocasionou profundos danos acadêmicos, mas também afastou a escola presencial como uma prerrogativa do desenvolvimento psicoemocional infantojuvenil como um todo, com inúmeros desdobramentos e prejuízos sociais e emocionais.**

Quanto às desigualdades sociais, uma parcela dos estudantes conseguiu seguir o curso de aprendizagem, enquanto outra parte se viu afetada ou até mesmo piorada em suas dificuldades – criando um vácuo de aprendizado com efeitos potencialmente duradouros na vida futura, afetando as habilidades socioemocionais e a autoestima e aumentando a ocorrência de patologias psíquicas. Isso se fez notar principalmente no caso das crianças com maior vulnerabilidade social, com menos acesso à internet e outros recursos alternativos.

É importante apontar que a ausência da escola abalou mais profundamente aquelas famílias de médio e baixo poder aquisitivo, as quais ao mesmo tempo não conseguiram usufruir de maneira satisfatória do ensino a distância, na medida em que o acesso à internet de qualidade é inversamente proporcional à renda.[17] Coletivamente, apesar de iniciativas e esforços para manter uma coesão social e o ideal comunitário, aprofundaram-se disparidades sociais já existentes, com impacto em renda, emprego, acesso à saúde e à educação, segurança alimentar, equidade racial, entre outras consequências.

A ideia do *outro* como perigoso e estranho, que já se apresentava antes, também retornou com as idas e vindas da pandemia. Com a evolução das ondas de retomada do ensino presencial, as medidas sanitárias ditaram a abertura das escolas sob formatos que, ao buscarem atender às normas sanitárias, trouxeram uma atmosfera ambígua, de poder usufruir da *proximidade, mas com distância*, de *risco e temor* com o contato com o próximo, que poderia *trazer a doença e provocar a morte* da criança ou de algum familiar. Por meses, os alunos conviveram com a insegurança de sucessivas aberturas e fechamentos de escolas devido a surtos de transmissão do vírus.

Quando finalmente retornaram ao convívio de seus pares, crianças e adolescentes não encontraram a conhecida escola que haviam deixado no início de março de 2020, e vivenciaram um estranhamento inquietante – algo que Freud (1919) já reconhecera em outras experiências de

* Remetemos o leitor ao Capítulo 31 – Medicalização da infância, de Arianne Angelelli.

** Remetemos o leitor ao Capítulo 35 – A reinvenção de uma escola, de Ana Maria de Aguiar Bergamin.

estranhamento próprias ao nosso psiquismo e que ele nomeou como *Das Unheimliche.** A vivência do *estranho familiar* é desorganizadora. Imaginemos toda a sensação de desconforto, do não reconhecimento, do não pertencimento, da ambiguidade que essa vivência lhes impôs.

A morte escancarada em busca da capacidade de se enlutar

A pandemia da covid-19 também trouxe a morte para mais perto, evidenciando a dificuldade da nossa sociedade para lidar com ela. Habitualmente camuflada, a morte se impôs vertiginosa, rompendo as costumeiras barreiras do olhar que evita encarar sua inevitabilidade. E encontrou então uma cultura despreparada para lidar com suas dores, sem recursos para se enlutar. Isso resultou num sofrimento transbordante que veio tanto da natureza inerente do que significa a perda de um ente querido quanto da fragilidade de estruturas sociais que não foram preparadas para as perdas, em uma época que preza pela sustentação maníaca de não lidar com frustrações, prejuízos, dores.

Assim, a morte, pensada de modo concreto, influiu nos desdobramentos do equilíbrio psíquico da infância nesse período. Um estudo aferiu o impacto da covid-19 na orfandade infantil em 20 países entre março de 2020 e outubro de 2021, estimando que cerca de 5,2 milhões de crianças perderam ao menos um de seus cuidadores diretos. No Brasil, avalia-se que 3,3 a cada mil crianças teriam sido afetadas pela perda de pelo menos um dos pais/responsáveis diretos por covid-19.[19]

Com isso, os agravos à saúde emocional decorrentes do luto infantil e adolescente – um luto de natureza especial, mas nem sempre identificado ou validado – devem ser considerados, por exemplo, na circunstância da impossibilidade de se realizar os rituais funerais presenciais, como observado no auge da pandemia.[20]

O vazio que vivemos com a interdição dos rituais funerais pode nos dar a dimensão do que significa a privação desse recurso fundamental para o processamento do luto. Segundo Morin,[4]

> "Esse vazio nos lembra cruelmente que a morte de um ente querido exige que ele seja acompanhado até o sepultamento ou a cremação. Os sobreviventes precisam dividir a dor numa comunhão. Precisam dos ritos de adeus e de uma cerimônia coletiva que comporte a refeição fúnebre. A falta de cerimônia consoladora levou as pessoas, inclusive as laicas como eu, a sentir necessidade de rituais que façam a pessoa morta reviver intensamente em nosso espírito e atenuem a dor numa espécie de eucaristia".

É comum que pais evitem expor seus filhos ao contato com a morte e aos costumeiros rituais, como suposta medida protetora vinda da equivocada ideia de que as crianças estariam alheias e sem condições de compreender a morte.**

Compreender e acolher – atribuições do pediatra

Em eventos disruptivos como a pandemia da covid-19, a imagem de *cacos* a serem juntados reúne inúmeros aspectos desse momento histórico, no sentido de ilustrar tanto o *estilhaçamento* da vida cotidiana como o grande esforço de reconstrução e reparação.

Muitos se *quebraram*, outros foram *poupados* do estilhaçamento ou tiveram leves *trincaduras*, adaptando-se ao aprendizado ou ao trabalho remoto, quando puderam contar com bom suporte familiar e social. Um grande número de pessoas continua a juntar seus *cacos* e a se reorganizar após a pandemia; nesses casos o tempo ainda é de reconstrução.

A contribuição dos diversos profissionais que se ocupam do cuidado à infância teve e continuará a ter papel fundamental para socorrer as perdas e minimizar os danos sofridos pelas crianças e suas famílias.

Contudo, o próprio pediatra, como todos, não esteve imune aos efeitos da pandemia. Também enfrentamos o medo de nos contaminarmos, perdemos colegas e entes queridos e tivemos que nos atualizar constantemente sobre a natureza de uma doença da qual parecíamos saber muito pouco.

---

* O termo alemão, traduzido como sinistro, apavorante, inquietante, entre outros, faz parte de um importante trabalho de Freud, *O inquietante* (1919).[18]

** Remetemos o leitor ao Capítulo 34 – Falar de morte com as crianças – orientações básicas para pediatras", de Eduardo Goldenstein.

Do ponto de vista emocional, tivemos que nos conter e nos preparar para fornecer apoio e dar segurança aos nossos pacientes e famílias num contexto de grande incerteza.

Quantos de nós, pediatras e todos os profissionais que trabalhamos com a infância, recebemos, em nossos consultórios e plantões, pais desesperados por informação a cada etapa da pandemia? Por vezes querendo de nós informações que ainda não tínhamos, certezas de que não dispúnhamos?

Quantos pais traziam sintomas, inúmeras questões comportamentais de seus filhos, sem conseguir formular uma resposta tão simples como: "isso ocorre por causa da pandemia", porque eles mesmos, emocionalmente fragilizados, não conseguiam falar com clareza com seus filhos?

E quantos relatos contundentes ouvimos, como o caso de uma criança atendida por um de nós que ouviu os pais comentarem, na consulta de rotina, que um parente idoso havia falecido após se contagiar numa tarde de brincadeiras com ela. Ela era portadora assintomática do vírus e, ao ouvir o relato dos pais, teve uma crise de angústia que precisou ser manejada pelo médico.

Esses são recortes da prática do pediatra de valor inestimável, oportunidades para a escuta da criança, do adolescente e da família. Mas não são fáceis nem simples de executar. Na escuta atenta, o profissional pode ir além da queixa clínica, dando espaço para que outros sofrimentos sejam pronunciados. No entanto, ouvir esse sofrimento exige empatia e capacidade de continência por parte do pediatra. A experiência de atenção aos sentimentos e percepções, observando atentamente os silêncios e as entrelinhas no decorrer de uma consulta clínica, permite desvendar algo da constituição subjetiva do nosso paciente para oferecer-lhe um cuidado mais abrangente e humanizado.

O pediatra também vai tentando colar e juntar alguns cacos por meio da sua narrativa, do seu conhecimento e da sua compreensão.

Considerações para o pediatra e a sociedade

De tudo o que foi exposto, distinguimos alguns dos rastros da pandemia que marca profundamente este século.

Do ponto de vista da saúde mental, são vários *cacos*, e aqui elencamos alguns dos mais proeminentes, mais *pontiagudos*. O reconhecimento, durante e após a pandemia, das fragilidades psíquicas que se mostraram insuficientes para lidar com a crise levou muitas pessoas a buscas urgentes por profissionais da área. Nunca se falou tanto em saúde mental e a falta dela. A pandemia jogou luz nas estruturas enfraquecidas, e muitos enxergaram. Assim como as restrições e experiências vividas na própria pandemia são responsáveis por crises que ainda vigoram e carecem de cuidados.

A pandemia pode ter terminado, mas seus desdobramentos no psiquismo serão duradouros. Não é um assunto esgotado. Morin[4] afirma que "Estamos condenados a refletir sobre nossos caminhos, nossa relação com o mundo e sobre o próprio mundo".

Para muitos, já é vigente um *novo normal* – termo tão utilizado desde o primeiro dia da pandemia – em que as vidas cotidianas não retornaram ao seus *status* anteriores. A adversidade mental afeta muitos, incluindo crianças e adolescentes. É dever da sociedade – e do pediatra, com seu papel primordial de cuidar – atentar à saúde mental das futuras gerações como uma oportunidade para evoluir, aprender com erros e acertos e adequar-se para novas necessidades e desafios. Finalizamos em concordância com Edgar Morin[4]: "O pós-coronavírus é tão preocupante quanto a própria crise. Poderia tanto ser apocalíptico quanto portador de esperança" (p. 22).

Referências bibliográficas

1. Bandeira M. Poesia completa e prosa. Rio de Janeiro: Nova Aguilar; 1986.
2. World Health Organization (WHO). WHO chief declares end of covid-19 as a global health emergency. Genève; 5 May 2023. Disponível em: https://news.un.org/en/story/2023/05/1136367#:~:text=WHO%20chief%20declares%20end%20to%20Covid%2D19%20as%20a%20global%20health%20emergency,-5%20May%202023&text=The%20head%20of%20the%20UN,no%20longer%20a%20global%20threat. Acesso em: 4 out. 2023.

3. United Nations Children's Fund (Unicef). Declaração da diretora executiva do Unicef, Henrietta Fore. New York, 9 de abril de 2020. Disponível em: https://www.unicef.org/brazil/comunicados-de-imprensa/nao-permitam-que-criancas-sejam-vitimas-ocultas-da-pandemia-de-covid-19. Acesso em: 4 out. 2023.
4. Morin E. É hora de mudarmos de via: lições do coronavírus. Colaboração de Sabah Abquessalam. Benedetti IC, tradução. 2. ed. Rio de Janeiro: Bertrand Brasil; 2021.
5. Bullinger LR, Raissian KM, Feely M, Schneider WJ. The neglected ones: time at home during covid-19 and child maltreatment. Child Youth Serv Rev. 2021; 131:106287. doi:10.1016/j.childyouth.2021.106287.
6. Racine N, McArthur BA, Cooke JE, Eirich R, Zhu J, Madigan S. Global prevalence of depressive and anxiety symptoms in children and adolescents during covid-19: a meta-analysis. JAMA Pediatr. 2021; 175(11):1142-50. doi:10.1001/jamapediatrics.2021.2482.
7. Leeb RT, Bitsko RH, Radhakrishnan L, Martinez P, Njai R, Holland KM. Mental health-related emergency department visits among children aged <18 years during the covid-19 pandemic – United States, January 1-October 17, 2020. MMWR Morb Mortal Wkly Rep. 2020; 69(45):1675-80. doi:10.15585/mmwr.mm6945a3.
8. Layman HM, Thorisdottir IE, Halldorsdottir T, Sigfusdottir ID, Allegrante JP, Kristjansson AL. Substance use among youth during the covid-19 pandemic: a systematic review. Curr Psychiatry Rep. 2022; 24:307-24. https://doi.org/10.1007/s11920-022-01338-z.
9. Chadi N, Ryan NC, Geoffroy MC. Covid-19 and the impacts on youth mental health: emerging evidence from longitudinal studies. Les impacts de la pandémie de la covid-19 sur la santé mentale des jeunes: données émergeantes des études longitudinales. Can J Public Health. 2022; 113(1):44-52. doi:10.17269/s41997-021-00567-8.
10. Cunning C, Hodes M. The covid-19 pandemic and obsessive-compulsive disorder in young people: systematic review. Clin Child Psychol Psychiatry. 2022; 27(1):18-34. https://doi.org/10.1177/13591045211028169.
11. Li X, Vanderloo LM, Keown-Stoneman CDG, Cost KT, Charach A, Maguire JL et al. Screen use and mental health symptoms in Canadian children and youth during the covid-19 pandemic. JAMA Netw Open. 2021; 4(12):e2140875. doi:10.1001/jamanetworkopen.2021.40875.
12. Madigan S, Eirich R, Pador P, McArthur BA, Neville RD. Assessment of changes in child and adolescent screen time during the covid-19 pandemic: a systematic review and meta-analysis. JAMA Pediatr. 2022; 176(12):1188-98. doi:10.1001/jamapediatrics.2022.4116.
13. Kushima M, Kojima R, Shinohara R, Horiuchi S, Otawa S, Ooka T et al. Association Between screen time exposure in children at 1 year of age and autism spectrum disorder at 3 years of age: the Japan environment and children's study. JAMA Pediatr. 2022; 176(4):384-91. doi:10.1001/jamapediatrics.2021.5778.
14. Winnicott DW. O ambiente e os processos de maturação: estudos sobre a teoria do desenvolvimento emocional. Ortiz ICS, tradução. Porto Alegre: Artmed; 1983. p. 38-87.
15. Ng CSM, Ng SSL. Impact of the covid-19 pandemic on children's mental health: a systematic review. Front Psychiatry. 2022; 13:975936. doi:10.3389/fpsyt.2022.975936.
16. United Nations Children's Fund (Unicef). Reabertura segura das escolas é urgente para garantir direitos de crianças e adolescentes. Florence Bauer, Marlova Noleto, Socorro Gross. Brasília, DF, 7/7/2021. Disponível em: https://www.unicef.org/brazil/manifesto-unicef-unesco-opas-oms-reabertura-segura-das-escolas. Acesso em: 4 out. 2023.
17. Matta GC, Rego S, Souto EP, Segata J (eds.). Os impactos sociais da covid-19 no Brasil: populações vulnerabilizadas e respostas à pandemia. Rio de Janeiro: Observatório Covid-19; Editora Fiocruz; 2021. Informação para ação na covid-19 series. https://doi.org/10.7476/9786557080320.
18. Freud S. Obras completas. Souza PC, tradução. São Paulo: Companhia das Letras; 2010.
19. Unwin HJT, Hillis S, Cluver L, Flaxman S, Goldman PS, Butchart A et al. Global, regional, and national minimum estimates of children affected by covid-19-associated orphanhood and caregiver death, by age and family circumstance up to Oct 31, 2021: an updated modelling study. Lancet Child Adolesc Health. 2022; 6(4):249-59. doi:10.1016/S2352-4642(22)00005-0.
20. Sociedade de Pediatria de São Paulo (SPSP). Covid-19: a criança diante da doença, morte e luto em tempos de pandemia. São Paulo, 2 de outubro de 2020. Disponível em: https://www.spsp.org.br/PDF/SPSP-DC%20Sa%C3%BAde%20mental-Covid%20e%20luto-02.10.2020.pdf. Acesso em: 19 mar. 2023.

Seção 8
O pediatra em parceria com as demais áreas de saúde

Coordenação
Fernanda Pilate Kardosh
Renata Pereira Condes

Capítulo 38

Importância e urgência de transdisciplinaridade

Vera Blondina Zimmermann

Mesmo estando no século XXI, ainda hoje a ciência organiza os conhecimentos usando o pensamento cartesiano (conclusões a partir de relações simplistas de causa e efeito), reforçando uma posição narcisista dos diferentes saberes. Proliferaram as especializações de tal forma que temos o médico do pé esquerdo e o médico do pé direito, ambos com importantes e diferentes conhecimentos, mas com uma especificidade que pode dificultar aos profissionais produzirem uma visão mais ampla do ser humano, digna da sua complexa natureza.

"A ciência produziu campos disciplinares cada vez mais rigorosamente delimitados como se fossem, e eram, territórios inexplorados demarcados e apropriados pelos seus desbravadores." Qual foi o resultado? "Uma fragmentação do objeto e uma crescente especialização."[1]

Sucederam-se avanços quando entramos na teoria da física quântica com o paradigma das probabilidades, da descentração e da relatividade. Passou-se a buscar o elo perdido entre os diferentes conhecimentos, formando equipes que tentam exercitar sínteses. Começamos a refletir mais profundamente sobre princípios integrados à teoria da complexidade e da transdisciplinaridade.

Foi tentando situar esse cenário – o avanço da tecnologia da informação, a globalização econômica e uma polarização ideológica menos demarcada entre capitalismo e comunismo nas relações internacionais – e propor saídas que Edgar Morin, filósofo, apresentou a teoria da complexidade. Ele percebeu que a maior urgência no campo das ideias não é rever doutrinas e métodos, mas elaborar uma nova concepção do próprio conhecimento. No lugar da especialização, da simplificação e da fragmentação de saberes, propõe o conceito de complexidade. Para o pensador, os saberes tradicionais foram submetidos a um processo reducionista que acarretou a perda das noções de multiplicidade e diversidade. A simplificação, de acordo com a complexidade, está a serviço de uma falsa racionalidade, que passa por cima da desordem e das contradições existentes em todos os fenômenos e nas relações entre eles.

Um dos momentos importantes de reflexão e produção de conhecimentos sobre essa busca ocorreu no Congresso de Arrábida (1994), que reuniu profissionais importantes, produzindo um documento síntese dessa nova postura.[2]

> "A transdisciplinaridade resume uma visão de mundo que coloca o homem e a humanidade no centro da reflexão e desenvolve uma concepção integradora do conhecimento. Pretende abordar a questão humana e do conhecimento desde a perspectiva de interconexão no sentido da complexidade, o que está tecido junto".

Mas o que é tecido junto não é um quebra-cabeça, por isso a visão de quebra-cabeça de um trabalho de equipe não funciona, questão que também será examinada neste capítulo.

É enfatizada a urgência do trabalho transdisciplinar a partir da conclusão de que o crescente número de incógnitas requer pensamentos que ajudem a compreender melhor a relação entre causa e efeito. A partir de um crescimento exponencial do saber, tornou-se impossível conseguir um olhar grupal para o ser humano, segundo documento desse congresso.

Segundo Morin, o saber acumulativo tende a produzir um ser interior cada vez mais empobrecido, um perigo para a ascensão de um novo obscurantismo, cujas consequências no plano individual e social são incalculáveis.[1]

No documento produzido no Congresso de Arrábida, os pesquisadores também convocam para a instalação de um pensamento ecológico: "o reconhecimento da terra como Pátria é um dos imperativos da transdisciplinaridade, direito internacional de dupla pertinência, a nação e a Terra, objetivos da investigação transdisciplinária".

O que seria esse novo perfil? São sujeitos prontos para o trânsito interdisciplinar, transversais, capazes de transpassar fronteiras. Para falar na formação de agentes transdisciplinares é usada a metáfora *anfíbio*, visto que os anfíbios passam parte de suas vidas em um meio biológico e parte em outro, daí sua grande capacidade de adaptação. Pensa-se em etapas sucessivas de treinamento-socialização-enculturação em distintos campos científicos.

Quando falamos do perfil de um profissional transdisciplinar do ponto de vista da psicanálise, falamos de alguém que é capaz de aceitar sua limitação de saber, uma consciência capaz de levá-lo a escutar diferentes saberes e avançar, tecendo junto com sua equipe uma visão complexa de um fenômeno, antes específico.

Nós, profissionais da saúde, sentimos essa demanda cada dia mais premente em nossa clínica. Tomemos como exemplo a situação atual de um pediatra: os pais, bombardeados pelo crescente número de informações contraditórias sobre educação e desenvolvimento, demandam ajuda do pediatra para pensar e organizar essas questões diferentes e complexas. É impossível que o profissional mantenha o olhar apenas sobre o biológico. Ele precisará transitar por uma formação clínica mais ampla, de uma adaptação *anfíbia* no seu percurso de formação e trabalho. Precisará buscar alguns espaços para conseguir tecer, junto com outros saberes, sua própria posição perante essa demanda. Falamos da necessidade de construções coletivas, ou seja, do ideal do transdisciplinar.

Então, "cada vez mais o processo de produção de conhecimento científico será social, político, institucional, matricial e amplificado. Abordagens totalizantes, apesar de parciais e provisórias, sínteses transdisciplinares dos objetos da complexidade".[2]

Como podemos avançar nessas conquistas?

Durante minhas vivências de formação e coordenação de equipes, cujos objetos de estudo eram da ordem da complexidade (conhecimentos de vários saberes juntos), necessitei investigar e refletir muito sobre os processos inerentes à tarefa de preparar os participantes para transitar pelas diferentes especificidades e, ao mesmo tempo, conseguir organizar uma síntese capaz de ser entendida e trabalhada por todos, síntese sem a qual não acontecia um avanço qualitativo nas tarefas conjuntas.[3]

Falo de espaços de um trabalho coletivo de síntese dos saberes, processo que será desenvolvido pela possibilidade de os membros da equipe saberem se expressar e escutar os colegas, convivendo com a incompletude e a incerteza de sua especialidade. Satisfeitas minimamente essas condições, poderemos iniciar a busca e alcançar um momento e/ou um funcionamento transdisciplinar.

Costumo pensar que, quando a equipe consegue atingir o transdisciplinar, ocorre um *encontro*[4] entre os participantes, diferente do *encontro* entre a mãe e seu bebê, êxito que sustenta o desenvolvimento de um novo ser humano em todas as áreas. O bebê, com suas competências típicas, busca o rosto materno para com ele iniciar uma dança complexa de aprendizagem do mundo.[5] O ser humano capaz de escutar o saber do outro busca equipes para refletir sobre suas tarefas, e, juntos, também conseguem produzir uma espécie de dança, mais bem definida como uma *ciranda* que desemboca em novas compreensões, as quais entendemos como transdisciplinares.

Será sobre as dificuldades e o sucesso da constituição dessa *ciranda** que pretendo discorrer nesse capítulo.

---

* *Ciranda: metáfora que pensei para esse momento em que ocorre o transdisciplinar.* Gestada em discussões com minha colega e amiga Cristiane Abud.

O trabalho transdisciplinar não é como montar um quebra-cabeça. Então, o que é?

Vamos pensar em uma reunião clínica na qual diferentes profissionais discutirão o caso clínico de uma criança internada em um hospital de referência. Teremos um pediatra que provavelmente estará no *front* do atendimento. Junto dele, diferentes profissionais: outras especialidades médicas, enfermagem, auxiliares de enfermagem (se possível), fonoaudiólogo, terapeuta ocupacional, psicólogo, assistente social e talvez outros, de acordo com a instituição.

A discussão será iniciada com a apresentação do médico clínico de referência do caso. Serão colocadas dúvidas e prováveis impasses na condução dos atendimentos. Todos ali convivem com a dinâmica do trabalho com essa criança, olhando-a a partir de sua especialidade. Partimos, então, da visão específica do médico, e essa será a visão inicial.

A discussão começa quando cada um vai colocando situações observadas e trabalhadas: reações da criança a determinados procedimentos, ações familiares que colaboram ou interceptam os procedimentos, emoções próprias daquela dinâmica familiar e da equipe profissional. Começa a ser tecido um quadro que modifica a visão inicial: um profissional competindo com o saber da mãe, ao invés de sustentar sua função materna, um dado novo sobre o momento da alimentação que exige a entrada de um colega que não o fonoaudiólogo, um pai que se ausenta no momento da gravidade, intensificando a angústia da mãe, uma ideia sobre um novo procedimento que um dos profissionais gostaria de tentar, mas tem dificuldade de expor e se posicionar, uma reação diferente da esperada no uso de uma medicação, e assim por diante.

Nesse momento já foi desorganizada a primeira visão que cada um tinha do paciente focalizado. O raciocínio de causa e efeito não é mais possível. Estamos no raciocínio da complexidade de variáveis. Nenhum profissional é o centro. Produz-se aquilo que se nomina de descentração da relatividade. Entramos no raciocínio de probabilidades.

Insegurança e confusão de pensamento podem instalar-se, lembrando a ideia de caos. Porém, sem essa etapa, o grupo não avançará na busca de absorver a complexidade de seu objeto de estudo.

Precisaremos de uma coordenação, liderança imposta ou surgida naquele momento. Alguém que facilite a voz de um participante do grupo um pouco inseguro, estimulando verbalizar aquilo que cochichou no ouvido do colega enquanto a discussão se desenvolvia; que empodere um profissional que trouxe uma informação importante observada durante a limpeza do quarto, uma reação estranha no uso de certo procedimento, a nova hipótese de um colega médico de outra especialidade e que mobiliza uma investigação não feita até então. Essa coordenação precisa estar imbuída de certeza que um pensamento simplista não dá conta do quadro examinado, que esteja convencida da não soberania de um único saber naquela discussão e que possa dar protagonismo para cada profissional implicado na cena clínica.

Nesse momento da reunião clínica, a visão sobre essa criança hospitalizada já será outra. Foi um trabalho de montar um quebra-cabeça, de complementação? Não!

Fez-se algo diferente, que entendemos poder chamar de *suplemento*, conceito de um filósofo importante da psicanálise chamado Derrida.[6] Isso quer dizer que alguma coisa a mais aconteceu na mente de cada uma daquelas pessoas. Ocorreu uma construção. O conhecimento deu um salto, ele não se fechou na harmonia de um quebra-cabeça montado; pelo contrário, abriu-se em uma porção de dúvidas em cada participante da equipe. Porém, concomitantemente à angústia da dúvida, todos sentem a satisfação de ampliar sua visão particular. A nova visão do caso discutido teceu um entendimento transdisciplinar, trabalho feito entre angústia e prazer. O medo da incerteza e o prazer de sentir-se junto da equipe oscilam no interior de cada participante da discussão em busca de aprender a transitar pelo pensamento complexo.

Nesse sentido, falamos que o profissional, aceitando seus limites, deseja fazer esses *encontros*, busca essas discussões, nas quais se produz uma *ciranda*, busca o grupo, assim como o bebê típico busca o rosto materno. O saber da diferença desperta curiosidade e é capaz de sustentar a angústia de não saber algo que o colega diferente, da outra especialidade, sabe.

A reunião clínica transforma-se também em uma *ciranda* onde há sintonia de movimentos, harmonia de contatos, mesmo quando durante sua execução alguém fique atrapalhando ou lute para imprimir um movimento individual. O prazer do fazer conjunto suscita angústia, mas não tanto como a angústia que ele sentiria na solidão do ter que dar conta sozinho de um trabalho que se sabe ser complexo, como a clínica de uma criança hospitalizada.

Sintetizando o pensamento de Derrida sobre sua definição de *suplemento*: após a discussão na equipe multidisciplinar, os conteúdos serão ordenados por um termo novo que os reorganiza, colocando-os em um conjunto que não existia.[7] O conjunto que não existia antes da discussão fará parte da construção do transdisciplinar. Uma construção que nos faz oscilar entre o prazer de nos sentirmos completos e a angústia de sentirmos que sempre irá nos faltar algo.

E quando estamos sozinhos?

Infelizmente, muitas vezes estamos na solidão das nossas clínicas e precisamos intensificar nossas defesas de completude para poder trabalhar.

Atualmente dispomos de recursos tecnológicos que suprem algumas lacunas, mas que também exigem nossa humildade e disponibilidade para desconstruir nosso saber e construir outro, que é grupal. Os grupos profissionais de WhatsApp proliferaram na busca de integrar atendimentos, mesmo com muitas dificuldades. Novamente, precisamos de uma liderança, necessitamos de disponibilidade para buscar e sustentar essa comunicação.

Também proliferam cursos formativos que se dizem interdisciplinares, reunindo diferentes profissionais. Porém, é importante lembrarmos que juntar profissionais de diferentes saberes não significa obter um trabalho transdisciplinar. A síntese de informação é outro processo a ser mobilizado via discussões interdisciplinares conjuntas. Não acontece quando temos apenas a exposição de saberes separados em um programa acadêmico. Mas essa maneira de funcionar faz parte da construção dessa busca de *tecer* junto a uma visão mais integrada do fenômeno clínico que nos é confiado para diagnóstico e/ou tratamento. É importante lembrarmos que quem nos busca acredita que acharemos a melhor solução, sem se importar se temos dúvidas, e sim se somos capazes de buscar respostas com eles para ajudar a resolver o seu sofrimento.

Percurso de formação de equipe para atendimento de bebês de risco em saúde mental

A ideia de constituir uma equipe para essa população surgiu da observação e vivência em uma instituição que recebia crianças com Transtorno do Espectro Autista (TEA), já com idade de 5 ou 6 anos, quadro quase sempre fechado em seu diagnóstico. A dura realidade familiar com o sofrimento e o despreparo para trabalhar com a equipe os sintomas consolidados e prognóstico reservado despertaram o desejo de investigar outras possibilidades no campo da intervenção precoce. O caminho foi voltar para o início da vida e tudo nela implicado, com a dialética complexa de como um corpo biológico se transforma em um ser humano capaz de interagir.

Havia uma certeza da necessidade de vários olhares profissionais, conquistada pelas informações atualizadas sobre o desenvolvimento humano, e uma certeza de que o trabalho em equipe tem mais força e êxito.

Minha crença interna no trabalho grupal foi estabelecida na infância em uma zona rural. Por necessidade, moradores de um vilarejo no qual ainda não havia eletricidade juntavam-se, regularmente, no pátio da minha casa, sob a coordenação de meu pai. Abatiam um animal e o trabalho era distribuído de acordo com o perfil de cada participante: os homens abatiam o animal e as mulheres providenciavam o aproveitamento de derivados, tais como linguiça e outros. Enquanto isso, as crianças brincavam com a bexiga do animal, usando-a como balão; elas também tinham a tarefa de fazer transitar a cuia de chimarrão e espantar outros animais (galinhas, cachorros e gatos) que ameaçavam surrupiar partes dos alimentos que estavam sendo preparados pelos adultos. No final do dia tudo era dividido, e, assim, todos podiam usufruir desses alimentos, que eram conservados em latas de banha (gordura animal).

Meu pai participava de tudo, mas sem parecer que essa organização grupal dependesse dele. Amorosamente, ele me fazia observar sinais da dinâmica do grupo que demandavam intervenção: uma cuia de chimarrão parada, um gato ou um cachorro que se aproximava da carne, uma galinha que ameaçava pular na mesa, um participante dizendo-se com sede ou suando muito. Tratava-se de me ajudar a perceber a dinâmica de *tecer junto* a sobrevivência do nosso grupo social. O aspecto transdisciplinar não era a carne obtida pelo abate do animal, mas uma forma de solução para os problemas de sobrevivência dessa comunidade, solução grupal, que era estendida para a construção de igreja, escola e salão de baile.

Enfim, tudo isso para dizer que um dos critérios fundamentais para a organização de uma equipe transdisciplinar também se baseia na confiança que a liderança tem na capacidade e força do grupo. As dificuldades vão sendo trabalhadas aos poucos. Consequentemente, os participantes também precisarão demandar esse encontro, acreditar e querer o *encontro* com os outros diferentes dele.

Voltando ao trabalho dessa equipe de bebês de risco em saúde mental,[8] após serem reunidos alguns profissionais com esse mesmo desejo, partiu-se para investigar o objeto de estudo: como um corpo biológico se transforma em um ser humano,[9] quais os sinais de risco nessa caminhada de desenvolvimento e subjetivação, como intervir nesses sinais de risco para evitar patologias ou minimizá-las?

- Falamos da construção de um modelo, com pressupostos teóricos e clínicos, análise de vários outros modelos já existentes, limites e adequação à nossa população, bem como uma constituição possível de trabalho com nossa equipe, ou seja, dentro da realidade. A adequação à realidade exige muita resiliência, pois o ideal sempre estará muito distante e talvez não seja possível. A própria realidade da população *bebês de risco* circunscreve inúmeras limitações, quer nos encaminhamentos, nos acolhimentos ou nos atendimentos.
- No caminho de encontrar fundamentos teórico-clínicos da tarefa, delineamos que a função da equipe seria facilitar o encontro entre mãe e bebê sem perder a especificidade das especialidades, mas mantendo essa tarefa comum.
- O período da busca do transdisciplinar exige que predominem discussões, análises de fracassos e sucessos, desacordos e acordos. A função do coordenador assemelha-se à função materna junto a um bebê: sustentar fragilidades individuais, decifrar sinais nos diferentes participantes, recortar feitos construtivos e minimizar efeitos de participações invasivas, e tentativas de supremacia de algum saber. A formação de um *eu* dessa equipe transcorrerá via esses momentos delicados, uma luta do coordenador para ficar dentro/fora, dirigir e soltar, calar e falar. Trata-se de um caminho delicado, mas com uma firmeza própria da função materna que acolhe, ajuda a decifrar e vai encaminhando o trabalho também para a função paterna, com um enquadre de limites e definições.[10]

Uma equipe que trabalha com bebês necessariamente deve ser mais emotiva, sensível,[11] para poder sintonizar melhor essa população, característica importante, mas também estimuladora de maiores atritos na intracomunicação grupal. Essa mesma sensibilidade pode ser de muita ajuda não só nas discussões clínicas, mas também na capacidade de escuta e colaboração entre os participantes da equipe quando um colega precisa de maior cuidado.

Nesse processo inicial de construção de um caminho para sintetizar a complexidade do objeto de conhecimento é necessário ser criada a linguagem comum, exercício difícil, mas possível. Estimular os membros a comunicarem sua opinião com palavras simples, sem significar que os conceitos a serem transmitidos não têm a mesma importância quando são falados em um palavreado comum. Ressalto que essa simplicidade necessária na comunicação encontra muita resistência pelo temor de se encontrar uma interpretação negativa, ou seja, de o grupo interpretar o colega como não sendo capaz na sua especialidade. Sabemos do impacto, da admiração que palavras difíceis podem causar em um grupo. Traduzir conceitos em palavras possíveis de serem compartilhadas na comunicação grupal nem sempre causa admiração, questão fundamental e difícil a ser trabalhada na equipe.

Investigações e estudos teórico-clínicos nos levaram a encontrar colegas estudiosos do mesmo fenômeno que já haviam andado na direção de traduzir conceitos de forma transdisciplinar. Bebemos nessas fontes e fomos criando nosso caminho.

Falo da síntese que passamos a usar, tanto para sintetizar o caminho de como o corpo biológico se transforma em sujeito como para servir de representação para elegermos modos transdisciplinares de intervenções.

A síntese abarcou conhecimentos de todas as disciplinas, organizando-se de maneira a possibilitar uma comunicação compartilhada, processo simbólico possível quando se acessa o modo de representação secundária. O corpo biológico se transforma em ser humano a partir de "Ser olhado, retornar o olhar e buscar ser olhado".[12]

Na psicanálise isso significa a síntese do que se entende por circuito pulsional, movimentos dos primórdios da constituição psíquica. Pressupõe um encontro entre esse corpo e outro semelhante, em uma relação que promoverá o surgimento de outro ser humano ao mesmo tempo que aciona todos os mecanismos do desenvolvimento com todas as suas funções instrumentais. Um bebê que é convocado pelo olhar e voz materna responde com o tônus de seu corpo, e esse exercício integra corpo e psiquismo.

A partir dessa síntese transdisciplinar, uma sintonia entre diferentes abordagens teórico-clínicas, uma dança também entre corpo e psiquismo, forma-se um caminho para as intervenções interdisciplinares serem organizadas de maneira harmônica, em uma linguagem comum, mas sem abandonar as diferentes formas de intervenção.

Psiquiatras, psicólogos, musicoterapeutas, terapeutas ocupacionais, fonoaudiólogos, fisioterapeutas, assistentes sociais executarão tarefas específicas de acordo com sua formação, mas, na elaboração da síntese diagnóstica e de intervenção, falarão a língua comum, terão suas condutas balizadas na busca de fazer andar esse circuito nos sinais de risco do bebê e suas famílias. Não importa se o circuito apresenta falhas de origem genética, física ou nas relações parentais: as intervenções serão desenvolvidas a partir do entendimento de cada quadro clínico, com a transdisciplinaridade constituída nessa síntese. Poderão estar juntos na mesma cena clínica e cada um usar suas ferramentas específicas.

Conflitos e incertezas no exercício de coordenação de um processo de construção transdisciplinar

Durante esse trabalho, enquanto coordenadora, sempre me questionei sobre as formas de organizar esses saberes de modo que possam, juntos, ser produtivos. Posições pessoais exacerbadas, narcisismos excessivos, conflitos de demandas, crises pessoais, são exemplos de barreiras no processo, oscilações na construção conjunta.

Enquanto coordenação, é preciso deixar fluir, sem desorganizar, assim como costumo entender o procedimento necessário para uma instituição conseguir ser um modelo para trabalhar com as diferenças em situações inclusivas: abrir-se sem despedaçar-se, emprestar-se sem perder-se. Um exercício de liderança que precisa estar em sintonia com o abandono de certezas, fundamento do transdisciplinar. Quando devemos intervir, quando devemos deixar fluir, quando devemos exercer a autoridade? Podemos estar impedindo a criatividade se intervirmos inadequadamente. Qual é o limite produtivo de duração de um momento de caos?

Diante desses impasses, recorri a Morin (2005), que nos fala da existência de uma forte relação entre ordem e desordem, ambas se influenciando mutuamente. Em certos casos, fenômenos desordenados são necessários para atingir uma organização. Em outras palavras, a desordem também pode contribuir para o avanço de uma equipe.

Uma equipe também pode ser pensada como similar à constituição de um novo ser humano. Não precisa apenas da função materna, que decifra sinais e antecipa necessidades, mas também da função paterna, que interdita quando necessário.

Na sustentação dessa tarefa, recorri à metáfora da poda de plantas, vivenciada na minha infância. Ouvia meus pais falarem: "*Wir machen ein trieb*" (nós vamos podar as plantas, no caso). Enquanto criança, eu ficava apavorada observando essa poda, que parecia ser o assassinato das plantas. Não entendia como eles faziam isso com as plantas e nunca imaginaria que logo depois surgiriam brotos maravilhosos e a planta mostraria um vigor esplêndido, com seus brotos, flores e frutos. Só mais tarde, com os conhecimentos da psicologia e da psicanálise, esse conceito fez sentido, não só para a natureza vegetal, mas também para a humana. Também me dei conta de que Freud conceituou pulsão usando o vocábulo alemão *trieb*, um dos principais conceitos da teoria psicanalítica. Uma força dentro/fora que constitui o motor para a vida psíquica. Um motor que necessita do encontro com um outro semelhante para conseguir funcionar, um outro que se denominará função materna e função paterna.[13]

A função paterna, organizadora do ser humano capaz de simbolizar e fazer parte da cultura, surge a partir dessa poda, ao que se denomina em psicanálise *castração*. Se deixarmos a pulsão à sua revelia, teremos na planta uma confusão de galhos sem direção produtiva, incapazes de extrair a capacidade daquele vegetal; no ser humano, teremos alguém sem organização psíquico-simbólica, incapaz de compartilhar a comunicação nas relações com seus semelhantes.

Mas eis o conflito, tanto de quem faz a poda de uma planta como de quem exerce a parentalidade ou coordena uma equipe para constituir uma síntese conjunta: como podar? Até onde? Quando?

Os agricultores precisam conhecer muito as plantas que irão podar, os pais precisam ter noção de quais valores gostariam de transmitir para os filhos e os coordenadores de equipe precisam ter noção razoável dos saberes envolvidos nessa tarefa, bem como transitar pelas singularidades de seus membros, administrando os diferentes sons para que a orquestra produza uma música, ou que a música produzida permita que os participantes da *ciranda* se encontrem harmonicamente no ritmo da tarefa. Quem precisa realizar poda e tem consciência da complexidade dessa função se angustia, se questiona permanentemente sobre suas certezas: será que interfiro nisso ou naquilo, agora ou depois?

Não se tem a verdade, e é, por isso, graças a esse fundamento da dúvida, cerne da postura transdisciplinar, que a equipe vai se constituindo entre um direcionamento e um momento de caos, mas ambos os movimentos podem ser criativos.

A partir de minhas experiências nessa tarefa, entendo que a eficácia da coordenação estará na consciência da complexidade, do olhar confiante para as singularidades, acreditando que a força grupal fará surgir algo organizador, algo simbolizante. Porém, já transitei por momentos nos quais me senti fragilizada para podar, atrapalhada por vínculos pessoais com algum membro, e isso acabou gerando fraturas na equipe que prejudicaram muito o trabalho. Também sofri por fazer algumas *podas* e receber incompreensões momentâneas, difíceis de suportar; precisei tolerar a espera do tempo para que a atitude pudesse vir a ser compreendida, assim como os pais aguardam os filhos crescerem para ouvir: agora "eu entendo por que eles faziam isso!". A ideia de podar não é matar; podar é ajudar a organizar o crescimento.

Acredito também que o ser humano que busca o grupo vai para seus iguais com esse desejo identificatório, de pertencimento, já com a falta, ou seja, sabendo que ele precisa da riqueza das diferenças. Mas, se ele estiver fixado em um narcisismo doentio, não terá consciência de seu limite. Irá para o grupo para dominar e sobrepor seu saber e não para escutar.

Enfim, ajudar a constituir profissionais *anfíbios* é urgente, e acredito que a grande maioria deseja isso, tem essa demanda. Porém, as barreiras emocionais podem ser a nossa maior dificuldade, mantendo e cronificando o isolamento dos saberes, atitudes catastróficas para o avanço do conhecimento e das soluções para o ser humano.

Apesar das dificuldades, continuamos lutando para que os bebês tenham uma escuta capaz de atender à complexidade de saberes que eles demandam.[14]

Referências bibliográficas

1. Morin E (2005). Introdução ao pensamento complexo. Porto Alegre: Sulina; 2015.
2. Carta da Transdisciplinaridade – comitê de redação: Freitas L, Morim E, Nicolescu B. Convento de Arrábida, 6 de novembro de 1994. Disponível em: http://www.cetrans.futuro.usp.br. Acesso em: 21 abr. 2023.
3. Zimmermann VB. Adolescentes estados-limites: a instituição como aprendiz de historiador. São Paulo: Escuta; 2007.
4. Aulagnier P (1975). A violência da interpretação: do pictograma ao enunciado. Rio de Janeiro: Imago; 1979.
5. Trevarthen C, Gratier M. O bebê nosso professor. São Paulo: Instituto Langage; 2019.
6. Derrida J. Gramatologia. São Paulo: Perspectiva; 1973.
7. Derrida J. A escritura e a diferença. São Paulo: Perspectiva; 2009.
8. Zimmerman VB. Trabalhos psíquicos de uma equipe, na direção de uma intervenção transdisciplinar com bebês. In: Kupfer MC, Szejer M (org.). Luzes sobre a clínica. São Paulo: Instituto Langage; 2015. p. 233-46.
9. Torres MV. Intervenciones tempranas. Buenos Aires: Lumen; 2008.
10. Zimmermann VB, Mori, J. Programa bebês com sinais de risco em saúde mental: uma intervenção oportuna e uma formação oportuna de profissionais. In: Souza AP, Zimmermann VB. Inserção de crianças e adolescentes na cultura. São Paulo: Instituto Langage; 2016. p. 89-107.
11. Laznik MC. Psicanalistas que trabalham em saúde pública. Pulsional – Revista de Psicanálise (São Paulo). 2001; 132(ano XIII):62-78.
12. Laznik MC. A hora e a vez do bebê. São Paulo: Instituto Langage; 2013.
13. Freud S (1915). Os instintos e suas vicissitudes. In: Edição standard brasileira das Obras completas de Freud. v. XIV. Rio de Janeiro: Imago. p. 127.
14. Zimmermann VB. Desenvolvimento na primeira infância: indicadores precocíssimos de risco. In: Silva MC (org.). Fronteiras da parentalidade e recursos auxiliares. v. 2. São Paulo: Blucher; 2022. p. 243-56.

Capítulo 39

Psicossomática na clínica pediátrica – entre a pediatria e a psicanálise

Wagner Ranña
Rubens Marcelo Volich

A clínica pediátrica é um campo privilegiado e necessário para a observação, o cuidado e a intervenção nos tempos iniciais do desenvolvimento humano, marcado pela interação permanente entre as funções orgânicas, comportamentais e psíquicas no contexto do ambiente. Essa perspectiva convoca um olhar e uma escuta integradas dessas dinâmicas pelo clínico, pelo educador, pela família e pela sociedade.

A visão psicossomática da criança se desenvolveu como área de conhecimento, de pesquisas, de intervenções clínicas e profiláticas pela integração transdisciplinar entre a pediatria, a psiquiatria infantil e a psicanálise. Vivências e sintomas corporais transcendem a norma anatômica, funcional e patológica. Assim, a compreensão, o diagnóstico e o tratamento dos processos de adoecimento, dos distúrbios funcionais e das doenças lesionais passam pela consideração de dinâmicas psíquicas, relacionais e socioeconômicas também implicadas nessas condições.

As consultas e acompanhamentos interdisciplinares de bebês e crianças revelam claramente as implicações relacionais de aspectos do desenvolvimento e da constituição de um psiquismo na criança, na etiologia e na evolução de distúrbios funcionais ou lesionais. Na criança, o funcionamento orgânico e o desenvolvimento de funções, tais como o sono, os movimentos gástricos, a motricidade, a imunidade e as manifestações comportamentais e emocionais, entre outros, são determinados por uma complexa relação de fenômenos que envolvem fatores constitucionais, processos de desenvolvimento, a subjetividade e relações intersubjetivas. A afirmação de Winnicott que "não existe uma criança sozinha" uma vez que ela sempre se encontra em relação é fundamental para a psiquiatria, para a psicanálise com crianças e para a pediatria.

Articulando corpo e mente

Partindo das concepções de Freud, inúmeros psicanalistas, como Ferenczi, Alexander, Lacan, Winnicott, Joyce McDougall, A. Green e muitos outros, contribuíram para a compreensão das relações entre corpo e mente e para a construção de operadores clínicos para lidar com desequilíbrios e perturbações de diferentes dimensões do funcionamento psicossomático. Desde os anos 1950, um grupo de médicos, psicanalistas e pediatras reunidos em torno de Pierre Marty, como Michel de M'Uzan, Michel Fain, Léon Kreisler e vários outros,* ampliou as perspectivas já

* Michel Soulé, Marília Aisenstein, Gérard Szcwec, Claude Smadja e outros.

apontadas por aqueles pioneiros para lidar não apenas com "o salto do psíquico no somático",[1] evocado por Freud na histeria, mas também com expressões corporais e sintomas orgânicos que, diferentemente desta, carecem de componente simbólico e representativo.[2]

A partir da metapsicologia,[*,3] e de concepções sobre as relações entre o corpo e a mente, a psicossomática psicanalítica dedicou-se ao trabalho terapêutico com expressões orgânicas situadas aquém da somatização histérica, do recalcamento, do deslocamento, da clivagem, com dinâmicas mais primitivas que as dos mecanismos de defesa neuróticos. Ela propõe recursos clínicos para lidar com disfunções nas quais predomina o real do organismo, decorrentes de falhas e descontinuidades nos cuidados e nas relações intersubjetivas, perturbadoras do desenvolvimento da criança, cujas repercussões podem também manifestar-se posteriormente em outras etapas da vida do sujeito.[4-6]

Dessa perspectiva, evidencia-se a importância das funções psíquicas para a integração entre corpo e mente e para a ligação e metabolização de conflitos, excessos e traumas vivenciados pelo sujeito. Recursos representativos e simbólicos (a linguagem, o sonho, a fantasia, a criatividade, o brincar) e também defesas psíquicas (o recalcamento, a projeção, o deslocamento, a simbolização, a sublimação, p. ex.) propiciam melhores condições para lidar com exigências, excessos e situações potencialmente traumáticas, oriundas do interior e do exterior, diminuindo de certa forma os riscos de transbordamento e de desorganização por meio de atuações comportamentais e somatizações. Por outro lado, carências e falhas desses recursos mentais podem favorecer o desencadeamento dessas atuações, de desorganizações somáticas e doenças orgânicas.[4]

No puerpério e na infância, quando esses recursos e defesas psíquicas ainda se encontram em vias de constituição, são os pais e adultos que cuidam da criança que exercem essa função de verdadeira *prótese psíquica*, sem a qual sua economia psicossomática pode se desequilibrar e desorganizar-se. A saúde psicossomática da criança é fruto de sua capacidade de ficar sozinha, de se autoparaexcitar e utilizar sua criatividade no brincar, formas primordiais no processo de integração, subjetivação e humanização do organismo primitivo. Essas experiências também promovem a passagem do organismo para a condição de corpo: experiências como satisfação, prazer, desprazer, dor, fome e frio se inscrevem no aparelho psíquico como imagens, formando um *psicossoma*[7] e uma *imagem inconsciente de corpo.*[8]

Nos primeiros tempos de vida e na infância, e mesmo posteriormente, é fundamental que o diagnóstico e a atividade terapêutica considerem não apenas as manifestações observadas no corpo da criança, mas também suas relações com seu ambiente, incluindo seu repertório no brincar.[9] O raciocínio clínico pode ser ampliado pela consideração da função da doença e do momento de sua emergência em sua relação com o outro. A negligência desses aspectos torna grandes setores da vida do paciente inacessíveis à ação terapêutica.

Integração da economia psicossomática

Todos os seres vivos tendem a se desenvolver com vistas à integração de funções cada vez mais complexas e diferenciadas.[**,6] Durante a gestação, esses processos são predominantemente determinados pela genética, dependendo também das condições do ambiente intrauterino e da organização psicossomática da mãe. Após o nascimento, as condições puerperais associadas à qualidade dos cuidados dispensados ao bebê podem favorecer ou dificultar a realização do potencial de evolução da criança, modelando o grau de desenvolvimento, de complexificação e de organização de sistemas e funções corporais, comportamentais e psíquicas.

Mesmo fatores genéticos e congênitos estão sujeitos a influências do ambiente de cuidado, como revelam as descobertas da epigenética e da plasticidade neurológica. O genoma e seus dispositivos, o epissoma e o transcripsoma estão abertos para o ambiente, determinando a singularidade não apenas das expressões genômicas, mas também das interações complexas que dão

* A metapsicologia é definida por Freud como a possibilidade de compreender os fenômenos psíquicos a partir de três dimensões: a tópica (id, ego, superego), a dinâmica (recalque e movimento entre as dimensões) e a econômica (quantidade de energia psíquica ou investimento envolvida nesses processos).

** A perspectiva evolutiva de Charles Darwin e de John Jackson inspira tanto as a concepções de Freud como as de P. Marty e da psicossomática psicanalítica.

origem tanto ao organismo como ao sujeito.[10] Além disso, o desenvolvimento do sujeito se apoia na neuroplasticidade da rede neuronal, aberta aos acontecimentos da vida e às vicissitudes da relação com o outro semelhante, que modela o crescimento cerebral e transforma o cérebro em mente por meio da estabilização da rede sináptica e podas neuronais.[11]

A base genética, orgânica e neuronal, atravessada pela intersubjetividade, por vivências, imagens e a linguagem, organiza a economia psicossomática individual, modelando o psicossoma[7] e evidenciando a importância da causalidade relacional e psíquica na clínica pediátrica, com bebês, seus pais, crianças e adolescentes.

Desenvolvimento psicossomático na pré e na perinatalidade

O ambiente intersubjetivo se forma antes mesmo do nascimento da criança. Além da continuidade entre o desenvolvimento anatômico e funcional intrauterino do feto e o do bebê após o nascimento, cabe considerar que também o ambiente parental se constitui gradativamente durante o período pré-natal.[12-15]

Diferentes dimensões e etapas desses processos permitem compreender a constituição da parentalidade no período pré-natal e também sua função no desenvolvimento e na integração progressiva das funções intrauterinas do feto. Missonnier descreve os processos de *antecipação*,[16] Bydlowski a *transparência psíquica*,[17,18] Escosteguy a *transmissão transgeracional*.[19,*]

Essas e outras dinâmicas de mesma natureza participam das condições e possibilidades de fecundação, da evolução e de vivências durante a gravidez e, mesmo, do desenvolvimento fetal, bem como das experiências perinatais, do parto e dos primeiros tempos de vida bebê. Elas também configuram as primeiras formas das preocupações maternas primárias, do *holding*[13,14] e das funções materna e paterna, experiências essenciais para o desenvolvimento do ambiente pós-natal do bebê e da criança.[4,12]

Em meio a esses processos é gestado o *bebê imaginário*, fruto da combinação entre o *bebê real*, *o bebê antecipado* no desejo materno (ou do outro), o *bebê que a mãe foi* – presente em suas fantasias – e o *bebê vivo no inconsciente do pediatra*. As representações desse bebê imaginário participam de diferentes formas dos processos de desenvolvimento, dos distúrbios funcionais ou lesionais e dos cuidados na infância e também atravessam não apenas o acompanhamento pré-natal do casal gestante, mas também, após o nascimento, a clínica pediátrica.

Na mãe, episódios de depressão puerperal, ansiedade e outros transtornos de humor podem estar relacionados à natureza de suas vivências gestacionais.[20,21] No puerpério, elas também podem contribuir para o desenvolvimento das insônias primárias, cólicas e gritos paroxísticos, hipertonias, excesso de vigilância e hipersensibilidade a estímulos externos e excitações.[5,22,23] A anorexia neonatal é observada em alguns bebês cujas mães vivem episódios depressivos graves e que, durante a gestação, viveram fantasias de que eles não sobreviveriam.[5]

Organização psicossomática no puerpério e na infância

Por sua imaturidade neuromuscular, sensório-motora, funcional e comportamental, o recém-nascido é incapaz de assegurar sua própria proteção e sobrevivência. Essa condição de *desamparo*[**,24] acarreta a necessidade da presença de outro humano para garantir sua vida, e promover seu desenvolvimento.

Por meio da *função* materna,[5] por certo tempo, cabe à mãe, mas também a outros adultos competentes do ambiente da criança, lidar com essa condição de dependência extrema, suprindo suas necessidades vitais (nutrição, limpeza, proteção) mas igualmente oferecendo-se como *filtro*

* Cabe lembrar que todas essas experiências, fantasias e representações vividas por mães, pais e casais durante a gestação fisiológica ocorrem de modo semelhante nas condições de adoção de uma criança. A decisão de adotar, os trâmites administrativos e a espera pela criança também mobilizam tais processos. Na adoção, o corpo imaginário "engravida".

** O desamparo psíquico do bebê humano, variante de seu desamparo biológico, é apontado por Freud como paradigmático da experiência da angústia.

(paraexcitações*[,25,26]) para protegê-la de estímulos do mundo externo e de seu próprio corpo que ela ainda não é capaz de assimilar ou lidar. Essa função é fundamental para a organização e o desenvolvimento da economia psicossomática do bebê.

Winnicott descreve a *preocupação materna primária* – estado de sensibilidade exacerbada da mãe com relação ao filho, que se inicia na gestação e se estende pelos primeiros tempos do puerpério[12] – e a importância de um *ambiente suficientemente bom* para a integração entre o psique-soma-mente, para promover a personalização e, por meio dela, a constituição do *self* e do sentimento de um *self* alojado no corpo.[7]

Por sua vez, Brazelton e Cramer apontam que, apesar de sua imaturidade e dependência, por meio de seu *equipamento de base*, o recém-nascido é bastante sensível às interações com seu semelhante, já apresentando um estilo de relacionamento próprio e uma propensão ativa e intencional para envolver-se na reciprocidade social.[15]

Essas interações são também fontes de estímulos necessários à maturação e ao desenvolvimento do bebê, tanto o fisiológico como o sensório-motor, relacional, da linguagem e das dinâmicas psíquicas, as criações mais elaboradas desse processo, as mais eficientes para assimilar e elaborar excitações e vivências potencialmente perturbadoras ou traumáticas provenientes da realidade externa, do outro e do organismo.

Desde o início, a criança vive não apenas a experiência de satisfação de exigências e necessidades de seu corpo e a viabilização de seu desenvolvimento, mas também, ao mesmo tempo, o alívio e o prazer que as acompanham. A vivência da satisfação inscreve no corpo o prazer que ela propicia associado à pessoa que o propiciou. A história, a subjetividade, os desejos e a sexualidade dos cuidadores que viabilizam essas experiências também participam desses processos, promovendo a erogenização do corpo da criança.[27,28]

Por esses caminhos, aos poucos torna-se possível para o pequeno humano transcender funcionamentos corporais automáticos, determinados pela genética e pela fisiologia, para viver novas experiências da ordem da lembrança, da fantasia e da representação, constituindo seu *corpo erógeno* e *imaginário*. Ela passa a sentir, experimentar e brincar[29] com seu corpo de modo independente de suas necessidades e tornando-se um ser desejante, social, da cultura. As relações entre o psíquico e o somático são articuladas por essa dimensão erógena e imaginária da experiência do corpo, das quais participam as fantasias, a linguagem, o sonho e os recursos de cada um para lidar com o prazer e com a dor.**[,6]

A relação próxima e dual entre o bebê e a mãe, ou com aquele que cuida, vital e necessária nos primórdios da vida, precisa também ser transformada para que ele siga se desenvolvendo. Por meio da *censura do amante*[30,31] que prepara a *função paterna*, uma terceira pessoa se interpõe entre ela e a criança para que a mãe possa sintonizar com outros desejos próprios (companheiro(a), amigos, trabalho, interesses), não apenas os orientados para seu filho.

Perturbações e descontinuidades nessas experiências relacionais, bem como rupturas com pessoas do ambiente próximo à criança, principalmente nos primeiros tempos de vida, são fatores potenciais de instabilidade que podem comprometer o desenvolvimento, o funcionamento e o equilíbrio psicossomático. A cronificação e a intensificação dessas instabilidades podem se constituir como vivências traumáticas que, associadas ou não a fatores constitucionais ou patogênicos, originam ou contribuem para as inorganizações e desorganizações da economia psicossomática no puerpério, na infância e, inclusive, na adolescência, constituindo os transtornos do desenvolvimento, de comportamento e doenças observados nesses períodos.[5,6]

Clínica dos distúrbios psicossomáticos na infância

Como lembra Kreisler, o corpo é o lugar privilegiado por meio do qual um bebê, colhido num conflito, exprime seu mal-estar.[5] Assim, tanto o equilíbrio psicossomático como as manifestações

* Função situada no limite do aparelho psíquico responsável por filtrar e ligar estímulos de modo a protegê-lo, bem como a proteger o organismo, contra os excessos que podem impedir sua organização ou desorganizá-lo.

** A experiência do corpo erógeno participa também de outras transformações importantes no desenvolvimento psicossomático: a passagem da vivência do instinto para a da pulsão, da necessidade para o desejo, da excitação para a experiência da angústia, e do sono fisiológico para o sonho.

que implicam distúrbios funcionais como lesionais estão relacionados a todos esses processos de constituição do sujeito, vividos pelo bebê, e que devem ser considerados na avaliação e no acompanhamento pediátrico da criança.

Avaliação da criança na clínica psicossomática

A avaliação psicossomática da criança integra três grupos de observações e investigações clínicas:

- O fenômeno psicossomático e suas características funcionais e/ou lesionais, investigados pela clínica pediátrica e outros especialistas.
- A escuta buscando identificar o lugar da criança no imaginário parental e a qualidade das interações de cada um dos genitores e familiares, identificando excessos, privações e descontinuidades.
- A observação da criança, durante uma consulta, ou terapia pais-bebê, na relação com os pais, com os cuidadores e no brincar.

A integração das informações obtidas por esses meios pode revelar as características e as intensidades dos processos implicados no sintoma. É importante lembrar que nunca podemos reduzi-los a uma única leitura, pois trata-se do campo da complexidade. Os trabalhos investigativo e terapêutico caminham juntos.

Falhas do *corpo para dois*: privações e grandes desorganizações

A clínica psicossomática do bebê e da criança evidencia dois eixos principais de desenvolvimento e de possível expressão patológica, um marcado por *carências* e outro por *excessos* libidinais, afetivos e relacionais.

As privações, ou carências afetivas, e as grandes desorganizações psicossomáticas desencadeadas por elas, podem resultar de separações frequentes, instabilidade na guarda da criança, de hospitalizações recorrentes e injustificadas, de situações socioeconômicas desfavoráveis, que resultam essencialmente em três formas: *insuficiência, descontinuidade* e *distorção*,[32] cada uma com diferentes desdobramentos na expressão patológica. O mericismo, a síndrome do comportamento vazio, a depressão branca, as anorexias e o nanismo por sofrimento psicológico, entre outros, são as expressões mais frequentes.

Mericismo ou refluxo gastroesofágico patológico

Uma das manifestações resultantes de carências relacionais é o mericismo. O bebê se mostra alheio ao ambiente e às relações, geralmente pelo fato de elas serem vazias e empobrecidas, o que é encontrado geralmente em crianças que vivenciam processos de abandono e/ou de cuidados afetivamente vazios.

A criança apresenta uma regressão nos seus jogos autoeróticos, não suga mais os dedos com prazer, ou os momentos lúdicos estão ausentes ou repetitivos e vazios de prazer. A criança passa então a engolir e regurgitar o próprio suco gástrico, num autoerotismo sem objeto, sem outro, com frequência acompanhado de balanceios e emissões sonoras monótonas, num jogo autístico. Esse comportamento resulta em lesões esofágicas e anorexia. Os bebês ou crianças com mericismo encontram-se em situação de grande vulnerabilidade, podendo apresentar infecções repetidas, problemas dermatológicos, interrupção no ganho de peso e no crescimento.

A restituição de um ambiente afetivo e de cuidados, marcado por uma presença calorosa e permanente, favorece o desaparecimento do mericismo.

Em situações de abandono extremo, o mericismo pode evoluir de distúrbio funcional para lesional, ou ser acompanhado de hábitos de comer objetos estranhos, como papel ou terra (pica), ou ainda evoluir para o megacólon funcional, quando o jogo autoerótico sem objeto se desloca para o prazer anal. Nos casos mais graves pode-se encontrar o nanismo psicossocial e as deficiências cognitivas.

Síndrome do comportamento vazio

A síndrome do comportamento vazio é observada nas graves carências. A criança não apresenta o prazer compartilhado nem o sorriso social, é indiferente ao manhês (prosódia linguageira que se usa no diálogo com bebês) e às relações, sem o estranhamento, indo de um cuidador ao outro sem preferências. A atividade autoerótica é intensa, mas sem investimento afetivo, ou de prazer. O brincar é monótono, com trocas rápidas de diferentes brinquedos, revelando uma falha na infiltração fantasmática e comprometimento da criatividade. Geralmente as crianças são encaminhadas para avaliação por apresentarem vários distúrbios funcionais, tais como anorexia, insônia, déficit no crescimento e processos lesionais como infecções de repetição e problemas dermatológicos.

A presença de cuidados afetivos e relacionais deficientes configura o hospitalismo, institucional ou doméstico. Nos casos mais graves o mericismo pode estar presente.

Nos casos graves do comportamento vazio encontramos situações socioeconômicas de extrema carência ou crises conjugais. Em alguns casos a função materna é exercida de maneira operatória e mecânica, em instituições de abrigo com bons cuidados físicos, como alimentação, higiene e vestimenta, porém realizados de forma rotineira e desprovidos de uma singularidade relacional.

Pode-se encontrar essa síndrome em famílias que cuidam da criança de modo operatório, cujos membros são absorvidos pelo trabalho duro, pouco criativo e repetitivo, apresentando estes também manifestações psicossomáticas.

Cabe aqui distinguir esses funcionamentos parentais do que Leo Kanner erroneamente denominou "mãe geladeira", e que foi associado, também erroneamente, às causas do autismo. Embora possam existir semelhanças com o comportamento vazio, no autismo a melhora, quando eventuais carências são resolvidas, são parciais e sinais de uma síndrome autística persistem. Geralmente as dificuldades parentais encontradas nos autismos são secundárias às frustrações pelo fato de os pais estarem sobrecarregados com o cuidado de um bebê ou criança atípica, com sinais de risco de uma síndrome de autismo. Nesses casos uma terapia pais-bebê mais intensa é necessária. Na síndrome do comportamento vazio, a restituição de cuidados adequados à criança é seguida de uma melhora evidente.

Depressão branca ou vazio depressivo da criança

Quando as condições de carência se intensificam e se agravam, tanto o mericismo como a síndrome de comportamento vazio podem evoluir para o que Kreisler denominou *depressão branca*, ou *vazio depressivo*.[5] Também nessa condição, observa-se a falta de interesse da criança pelo outro e por compartilhar o prazer na relação e nas atividades lúdicas, porém nesse quadro observam-se funcionamentos mais precários. Podem apresentar anorexias graves, com evidente falta de pulsão de vida diante do alimento, ou de outras pessoas, e vários distúrbios funcionais e lesionais podem se agravar, observando-se alta morbidade e mortalidade, como foi demonstrado pelos clássicos trabalhos de René Spitz.[33] A depressão branca equivale à carência afetiva total, descrita por Spitz, e decorre de uma falta total da presença do objeto, do esvaziamento da relação afetiva, ou do vínculo com o outro primordial. Foi também chamada de hospitalismo, sendo uma grave desorganização do equilíbrio psicossomático da infância.

A descrição e a identificação desse quadro, descrito por Spitz, evidenciaram os efeitos desastrosos de rupturas e descontinuidades da vida da criança pequena e tiveram forte influência nas políticas públicas de acolhimento e internações, revolucionárias para a pediatria.[34]

Anorexias

A recusa alimentar grave é um distúrbio muito frequente e pode ocorrer em bebês, crianças pequenas e adolescentes, existindo uma relação entre as manifestações nessas três faixas etárias. Na primeira infância, as anorexias podem se manifestar de duas formas, reativas e graves.

As *anorexias reativas*, mais leves e passageiras, podem ser resolvidas com facilidade no âmbito de uma consulta pediátrica. Geralmente ocorrem em bebês ou crianças sadias que apresentam uma diminuição do apetite passageira, ou determinadas por infecções características da infância, desrespeitadas por cuidadores ansiosos. A recusa do alimento ocorre como reação da criança à insistência da oferta dos alimentos pelo adulto e a anorexia se intensifica.

Já as *anorexias graves*, ou depressivas, ocorrem nos contextos descritos para a depressão branca ou depressão anaclítica. O desejo pelo alimento é ausente e o alimento é desinvestido e recusado sem oposição, como resultado de uma falha na pulsão de vida. Como consequência, ocorre uma perda de peso significativa, a interrupção do crescimento e outros problemas metabólicos. Quadros depressivos dos cuidadores, dramas conjugais ou situações crônicas de violência podem estar associadas. A reversão das anorexias graves demanda intervenções que vão além da orientação pediátrica, como uma terapia conjunta pais-bebês, ou pais-criança.[23]

Nanismo por sofrimento psicológico

A interrupção do crescimento da criança pode ocorrer no contexto de uma depressão branca, ou depressão anaclítica. Pode-se compreender esse fenômeno a partir de suas bases neurofisiológicas lembrando a íntima relação entre a hipófise, o local da produção dos GH, hormônio do crescimento, e as regiões supra-hipotalâmicas, que por sua vez estão em relação com os estados afetivos, sensíveis ao ambiente relacional e intersubjetivo.

A promoção de cuidados adequados, por meio de orientações ou terapias, atendimento terapêutico, terapias conjuntas pais-bebês, ou pais-crianças, desempenha um papel determinante na retomada do ritmo de crescimento.

Um *corpo para dois*: insônia precoce e cólicas do primeiro trimestre

No extremo oposto dos quadros de ausência e vazio afetivo, ou relacional, encontram-se as situações em que o bebê ou a criança são submetidos a situações de excessos nos investimentos afetivos. Na contemporaneidade, essa situação tem sido bastante frequente em função da diminuição da natalidade observada em quase todas as culturas e em todas as camadas sociais. Se na primeira metade do século XX as famílias eram compostas de vários filhos, no século XXI elas compreendem poucas crianças. Uma das consequências desse quadro é o superinvestimento dos bebês e das crianças, que vivem excessos de presença dos pais ou cuidadores, que prontamente atendem a suas demandas e mesmo impedem que elas possam surgir.

Como visto, a criança precisa viver o processo de presença e ausência para registrar e lembrar a experiência de prazer e de cuidados e poder evocar essa lembrança nos momentos de solidão relativa. O cuidador precisa se ausentar, pois quando espera a resposta da criança considera o suposto sujeito no bebê, e a criança precisa dessa hiância, pois nessa hiância, ou ausência, seu mundo imaginário e simbólico vai se desenvolver.

Os excessos de presença e de investimento podem resultar em cólicas do primeiro trimestre dos bebês, geralmente intensas e prolongadas, principalmente nos primogênitos e que também podem apresentar quadros de insônias precoces.

Clínica dos transtornos de desenvolvimento ou TEA e a psicossomática

A perspectiva psicossomática pode contribuir de maneira significativa para a clínica dos transtornos do desenvolvimento, incluindo os autismos, no diagnóstico diferencial e na direção dos cuidados.

A clínica com bebês que apresentam perturbações de sua economia psicossomática foi pioneira no campo das intervenções precoces. Em nossos tempos, essas intervenções revelaram-se muito importantes nos casos com risco de uma síndrome de autismo.

Além disso, como os quadros clínicos na infância são muito inespecíficos, as intervenções precoces revelaram que devemos estar atentos ao fato de que na infância, e principalmente na primeira infância, problemas diferentes podem ter a mesma apresentação clínica, e o mesmo problema pode ter várias apresentações clínicas. Elas também apontaram para a necessidade de partirmos do diagnóstico estrutural, implicando o ambiente e as relações intersubjetivas.[35]

Por fim, as crianças que apresentam um transtorno ou risco de autismo podem também apresentar, em função de perturbações na integração psicossomática, distúrbios como cólicas, insônias, anorexias, aversão alimentar, alergias, crises de descontrole emocional, fobias, pânico e obsessividade. A psicossomática comparece de forma importante nessa clínica.

Espasmo do soluço e asma infantil

O espasmo do soluço, ou perda de fôlego, e a asma são dois dos distúrbios de expressão respiratória resultantes de perturbações da economia psicossomática, geralmente em função do excesso de presença dos cuidadores, ou falha na *censura do amante.*

O espasmo do soluço caracteriza-se por uma crise afetiva muito intensa, de pavor, diante de um adulto agressivo, ou de birra, diante de um adulto suscetível aos arroubos de tirania de uma criança. Em ambos a crise emocional é disruptiva, desencadeando uma hiper estimulação vagal, com assistolia e desmaio, sendo a consciência recuperada rapidamente depois de uma queda. Os estudos pela polissonografia revelam serem mais ligados às alterações hemodinâmicas do que um fenômeno convulsivo.

Em geral a crise é desencadeada somente quando a criança está em relação com determinado adulto, geralmente com a mãe, o que aponta para a presença de um componente imaginário nessa relação, em que a criança vivencia uma ameaça insuportável, de um adulto que oscila entre ser dominado ou reagir com agressividade a essa dominação. Ela pode ser observada em bebês ou crianças com grandes dificuldades na transição da dependência absoluta para a relativa, com esse repertório entre o dominador e o dominado.[36]

Asma e outras expressões alérgicas, entre elas as alimentares, foram relacionadas a uma falha na *censura do amante*,[30,31] discutido anteriormente. Nesses casos a criança é investida de maneira intensa e exclusiva pelos adultos da família, e os processos descritos anteriormente sobre a importância da ausência e da falta para o desenvolvimento de funções simbólicas ficam comprometidos. Em decorrência disso, a criança deixa de experimentar momentos de autonomia, de um brincar solitário, de ter a capacidade de estar só, ficando dependente da presença do cuidador, e não apresenta a angústia de separação. Outras manifestações, como fobias e insônias, podem estar presentes.

Imagem inconsciente do corpo e seus limites. Função paterna e a castração – encoprese e megacólon funcional

No segundo e terceiro anos de vida, a criança está intensamente capturada pelas dinâmicas de separação e de subjetivação, e as vivências e dificuldades com a alteridade tomam a cena clínica. A relação com a função paterna vai ocupar o lugar de protagonista das cenas clínicas.

Assim como a função materna não é exclusiva da mãe, a função paterna também pode ser exercida por outras pessoas além do pai. É por meio dessa função que a alteridade vai sendo consolidada, favorecendo a emergência do ego que já domina a linguagem e tem uma imagem inconsciente do corpo, um corpo erógeno, que por sua vez vai exercer um controle sobre o corpo biológico, subvertendo o instinto e inscrevendo a pulsão, colocando o sujeito criança na posição de ser submetido às determinações da cultura. Nesse processo o organismo entra no registro de corpo, submetido à linguagem e à capacidade de perceber a diferença entre o eu e o outro, com incidências na construção das bordas do corpo, do litoral entre o interno e o externo.[37]

Por meio de jogos e brincadeiras com partes de seu corpo, de maneira compartilhada e prazerosa na relação com o outro, a criança passa a ter domínio de suas funções excretoras e submetê-las à demanda do outro.

A aquisição do controle sobre as funções excretoras vai ser adquirida no cruzamento entre amadurecimento neurofisiológico, imagem de corpo e da alteridade. Depois de dominar as cólicas, as insônias, superar os caprichos alimentares e conseguir integrar-se nos grupos sociais, a criança vai dominar os limites do corpo e os conflitos com a lei, e a alteridade podem se expressar por distúrbios e dificuldades no controle dos esfíncteres.

A encoprese, ou não aquisição do controle das fezes, pode estar relacionada à recusa em abandonar a fantasia de fusão com o corpo materno, comprometendo a identificação dos limites do próprio corpo, ou pode estar numa sucessão sintomática de recusa à demanda do outro. Pode ainda ser sintoma de privações com graves alterações da imagem de corpo.

O megacólon funcional é classicamente conhecido como manifestação disfuncional entre uma série de sintomas que implicam as dinâmicas de separação, de recusa e de problemas no autoerotismo, agora deslocados para a função excretora. Como vimos, o mericismo pode ser compreendido como um autoerotismo sem objeto e autístico. Por sua vez, o megacólon funcional pode ser uma nova expressão de situação já presente no mericismo, constituindo-se numa nova modalidade de expressão do autoerotismo.

Fobias e pânicos vivenciados no contexto da educação esfincteriana também compõem as possibilidades implicadas nos problemas com a evacuação.

Enurese

O controle diurno e noturno da micção ocorre em um tempo em que a criança atravessa processos constitutivos impulsionados pelo desejo de se identificar com os adultos e na esteira do que ocorre na encoprese ou no megacólon funcional. Conflitos nesses processos estarão implicados.

Na clínica dos distúrbios da excreção pode-se encontrar quadros de obstrução funcional das vias urinárias, como um *megacólon funcional vesical*, com refluxo vesicourinário e alterações anatômicas dessas vias, relacionados a transtornos na *imagem inconsciente de corpo*, decorrentes de graves situações de abuso e violência.[38]

Referências bibliográficas

1. Breuer J, Freud S (1893-1895). Estudos sobre a histeria. Edição standard brasileira das Obras psicológicas completas de Sigmund Freud. v. II. Rio de Janeiro: Imago; 1980. p. 13.
2. Freud S (1895). Sobre os fundamentos para destacar da neurastenia uma síndrome específica intitulada de "neurose de angústia". Edição standard brasileira das Obras psicológicas completas de Sigmund Freud. v. III. Rio de Janeiro: Imago; 1980.
3. Freud S (1915). O instinto e suas vicissitudes. Edição standard brasileira das Obras psicológicas completas de Sigmund Freud. v. XIV. Rio de Janeiro: Imago; 1980.
4. Marty P (1990). A psicossomática do adulto. Porto Alegre: Artes Médicas; 1994.
5. Kreisler L (1992). A nova criança da desordem psicossomática. São Paulo: Casa do Psicólogo; 1999.
6. Volich RM (2000). Psicossomática, de Hipócrates à psicanálise. São Paulo: Blucher; 2022.
7. Winnicott DW (1949). A mente e sua relação com o psique-soma. In: Textos selecionados: da pediatria à psicanálise. Rio de Janeiro: Francisco Alves; 1982. p. 409-25.
8. Dolto F. Imagem inconsciente do corpo. São Paulo: Perspectiva; 2017.
9. Winnicott DW. A observação de bebês em uma situação estabelecida. In: Da pediatria à psicanálise. São Paulo: Francisco Alves; 1978.
10. Ansermet F, Giacomo A. Autismo: a cada um o seu genoma. Petrópolis: KBR; 2013.
11. Miguel PM, Pereira LO, Silveira PP, Meaney MJ. Early environmental influences on the development of children's brain structure and function. Dev Med Child Neurol. 2019; 61(10):1127-33. doi:10.1111/dmcn.14182.
12. Winnicott DW (1956). A preocupação materna primária. In: Textos selecionados: da pediatria à psicanálise. Rio de Janeiro: Francisco Alves; 1982.
13. Winnicott DW (1965). O ambiente e os processos de maturação: estudos sobre a teoria do desenvolvimento emocional. Porto Alegre: Artes Médicas; 1983.
14. Kreisler L, Fain M, Soulé M (1974). A criança e seu corpo. Rio de Janeiro: Zahar; 1981.
15. Brazelton TB, Cramer BG. As primeiras relações. São Paulo: Martins Fontes; 1992.
16. Missonnier S. Parentalité prénatale, incertitude et anticipation. Adolescence. 2006; 55:207-24.
17. Bydlowski M (1997). Transparence psychique due à la grossesse. In: La dette de vie: itinéraire psychanalytique de la maternité. Paris: PUF; 2002. p. 91-103.
18. Golse B, Bydlowski M. Da transparência psíquica à preocupação materna primária: uma via de objetalização. In: Corrêa FL, Corrêa GMH, França P (orgs.). Novos olhares sobre a gestação e a criança até 3 anos: saúde perinatal, educação e desenvolvimento do bebê. Brasília: L.G.E. Editora; 2002.
19. Escosteguy NU. Transgeracionalidade. Publicação Ceapia (Porto Alegre). 1997; 10:49-59.
20. Glover V, O'Connor TG. Effects of antenatal stress and anxiety: implications for development and psychiatry. Br J Psychiatr. 2002; 180:389-91.

21. Faisal-Cury A, Araya R, Zugaib M, Menezes PR. Common mental disorders during pregnancy and adverse obstetric outcomes. Journal of Psychosomatic Obstetrics & Gynecology. 2010.
22. Debray R. Bebês e mães em revolta. Porto Alegre: Artes Médicas; 1988.
23. Ranña W. Psicoterapia de bebês: análise e tratamento das relações constitutivas da doença orgânica. Observação de bebês. Pediatria Moderna. 1991; 26:382.
24. Freud S (1895). Projeto de uma psicologia científica. Edição standard brasileira das Obras psicológicas completas de Sigmund Freud. v. I. Rio de Janeiro: Imago; 1980.
25. Freud S (1926). Inibições, sintoma e ansiedade. Edição standard brasileira das Obras psicológicas completas de Sigmund Freud. v. XX. Rio de Janeiro: Imago; 1980.
26. Freud S (1920). Além do princípio do prazer. Edição standard brasileira das Obras psicológicas completas de Sigmund Freud. v. XVII. Rio de Janeiro: Imago; 1980. p. 17.
27. Leclaire S. O corpo erógeno. Rio de Janeiro: Chaim S. Katz; 1979.
28. Sami-Ali M. Corps réel, corps imaginaire. Paris: Dunod; 1984.
29. Winnicott DW (1971). O brincar: uma exposição teórica. In: O brincar e a realidade. Rio de Janeiro: Imago; 1975. p. 59-77.
30. Fain M. Prélude à la vie fantasmatique. Revue Française de Psychanalyse. 1971; 35: 291-364.
31. Braunschweig D, Fain M. La nuit, le jour; essai psychanalytique sur le fonctionnement mental. Paris: PUF; 1969.
32. Kreisler L. La psychosomatique de l'enfant. Paris: PUF; 1976.
33. Spitz R. O primeiro ano de vida da criança: um estudo psicanalítico do desenvolvimento normal e patológico. São Paulo: Martins Fontes; 1979.
34. Ranña W. Aspectos psicossociais da assistência à criança hospitalizada. Pediatria (São Paulo). 1988; 10:56.
35. Ranña W. Medicalização e o tempo de desmedicalizar. In: Catão I (org.). Mal-estar na infância e a medicalização da vida: quando a brincadeira fica sem graça. Salvador: Ágalma; 2020.
36. Ranña W. Caso clínico: a pequena Elizabeth. A separação e suas metábolas. In: Atem LM (org.). Cuidados no início da vida: clínica, instituição, pesquisa e metapsicologia. São Paulo: Casa do Psicólogo; 2008. p. 233.
37. Jerusalinsky J. A criação da criança: brincar, gozo e fala entre a mãe e o bebê. 2. ed. Salvador: Álgama; 2011.
38. Ranña W. Imagem inconsciente de corpo e psicossomática. In: Pires L (org.). Françoise Dolto: cultura, psicossomática e clínica. São Paulo: Blucher; 2023.

Capítulo 40

Desafios do trabalho em rede nos equipamentos de saúde pública e clínica privada

Diego Fontana Siqueira Cunha

Vamos refletir a partir de um caso clínico:

> Um menino de 8 anos comparece à consulta pediátrica acompanhado de sua mãe. A avaliação médica foi sugerida pela equipe da escola pelas dificuldades no processo de alfabetização. Traz consigo um relatório assinado pela professora, segundo o qual a criança é muito agitada, tem dificuldade para seguir os combinados em sala de aula e com frequência entra em conflito com os colegas.
>
> Quando interrogada, a mãe relata que só cursou o Ensino Fundamental. Vive em uma casa de dois cômodos na periferia de São Paulo com o menino e três outros filhos. O pai não é presente nos cuidados das crianças. Antes da separação, os pais mantinham uma relação conflituosa e a criança foi exposta a cenas de violência.
>
> O menino, por sua vez, conta que não gosta de ir à escola porque tem que acordar muito cedo, já que moram em local distante. Diz não ter amigos em sua sala e queixa-se de situações de *bullying*. Quando perguntado sobre algum interesse na vida escolar, responde que apenas nas aulas de educação física, em que pode jogar futebol.

Diante do caso descrito, algumas hipóteses diagnósticas poderiam ser formuladas por um pediatra. No entanto, mais importante do que um diagnóstico, nesse primeiro momento, seria perceber que se trata de um caso complexo que, como tantos outros, não se resume à área de atuação médica. Diante de casos de saúde mental, cada vez mais frequentes na clínica pediátrica, fica claro ao médico que, sem parceria com outros profissionais da saúde e de outros setores, sua possibilidade de intervenção será bastante limitada.

No caso descrito, por exemplo, é necessário o diálogo com a equipe da educação para melhor compreensão do ambiente escolar e dos possíveis obstáculos ao processo de aprendizagem, bem como para a elaboração conjunta de estratégias para superá-los. O contato com profissionais da assistência social e da justiça também seria importante pensando na garantia de direitos e proteção para crianças em situação de vulnerabilidade. Além disso, outros profissionais de saúde (como psicólogo(a)s, fonoaudiólogo(as) ou psicopedagogo(a)s) poderiam complementar a avaliação da criança e auxiliar na elaboração de uma proposta terapêutica compartilhada.

Moysés e Collares[1] chamam a atenção para o processo de "medicalização", em que questões de outra ordem, como a social, são transformadas em problemas de origem e solução no campo médico.[1] Um pediatra que não estiver atento a essas outras questões no manejo de um caso de saúde mental vai provavelmente se frustrar com a ineficácia de suas condutas.

Fica clara, portanto, a necessidade da atuação de uma rede multiprofissional e intersetorial no manejo de casos complexos como o descrito. O trabalho em rede, no entanto, enfrenta uma série de desafios, como será discutido ao longo deste capítulo.

Organização da rede pública de cuidado em saúde mental

No Brasil, como em outros países, é nítida a discrepância entre a demanda por atenção em saúde mental na infância e na adolescência e a oferta de uma rede de serviços capaz de atendê-la. Para além disso, historicamente, as políticas de saúde mental são, em sua maioria, elaboradas com foco na população adulta, desconsiderando as especificidades do trabalho com a infância.

No contexto nacional, pode-se destacar dois importantes marcos em termos de políticas públicas voltadas à saúde mental para a população infantojuvenil. O primeiro foi a criação dos Centros de Atenção Psicossocial Infantis (CAPS I), em 2002,[2] posteriormente denominados Centros de Atenção Psicossocial Infantojuvenis (CAPS IJ). O segundo foi a instituição, em 2011,[3] da Rede de Atenção Psicossocial (RAPS), voltada a pessoas com sofrimento ou transtorno mental.

Os CAPS IJ são serviços públicos de saúde que atuam de forma territorial, voltados ao atendimento de crianças e adolescentes em sofrimento ou portadores de transtornos mentais graves e persistentes. São compostos por equipe interdisciplinar, que pode incluir: pediatra, psiquiatra, enfermeiro(a), psicólogo(a), terapeuta ocupacional, fonoaudiólogo(a), assistente social, educador(a) físico(a), arteterapeuta, entre outro(a)s.[4] Esses serviços também são encarregados de realizar ações no território para identificar as demandas em saúde mental do contexto em que estão inseridos e para pactuar fluxos entre os diferentes serviços/setores para melhor cobertura das necessidades verificadas.[5]

A RAPS tem como objetivos gerais ampliar o acesso à atenção psicossocial da população em geral; promover a vinculação das pessoas com transtornos mentais e de suas famílias aos pontos de atenção; e garantir a articulação e a integração dos pontos de atenção das redes de saúde no território.[3] Diferentes equipamentos da saúde compõem a RAPS, entre os quais os CAPS, mencionados anteriormente, e os dispositivos da Atenção Básica em Saúde, como as Equipes de Saúde da Família e os Núcleos de Apoio à Saúde da Família (NASF) ou Equipes Multidisciplinares da Atenção Básica (EMAB).

A proximidade das equipes da Atenção Básica com as famílias das crianças e adolescentes é um fator positivo para a formação de vínculos e a efetividade dos trabalhos desenvolvidos com a população infantojuvenil no território. Aí está a importância do trabalho conjunto das equipes do CAPS e da Unidade Básica de Saúde (UBS). É no território que a vida do sujeito acontece, que seu cotidiano é tecido, que suas relações se concretizam, que é possível o acompanhamento longitudinal de sua trajetória e de seu histórico na rede.[5]

Assim, é possível perceber que a atual política de saúde mental infantojuvenil brasileira tem como componente central a articulação entre diferentes serviços e setores. Para além da saúde, representada pelos equipamentos da Saúde Mental (CAPS IJ) e da Atenção Básica (UBS), outros setores que compõem essa rede são: educação, representada por estabelecimentos de Educação Infantil, Ensino Fundamental e Médio; assistência social, representada por Centros de Referência da Assistência Social (CRAS); e justiça/defesa de direitos; representada pelos Conselhos Tutelares (CT), encarregados de zelar pelo cumprimento dos direitos da população infantil e juvenil previstos no Estatuto da Criança e do Adolescente (ECA).[6]

De acordo com Ventura (2008), o principal problema brasileiro parece estar situado na presença desarticulada de serviços públicos para infância e adolescência, e não na ausência absoluta de recursos. O desafio central seria, portanto, a integração e a articulação efetivas entre os diferentes serviços e programas existentes com as ações de saúde mental. A constatação da existência de serviços é fundamental para a superação de imobilidades políticas e gestoras, substituindo-as por proposições afirmativas e realísticas de estratégias capazes de articular uma rede assistencial.[6]

Estratégias de cuidado em rede

Gastão Campos (2007), médico sanitarista e importante referência em políticas públicas no Brasil, alerta para os riscos da lógica da "linha de produção" transportada para a rede de saúde.

Esse modelo de cuidado baseia-se em protocolos e fluxogramas rígidos, nos quais há um profissional responsável por cada etapa do processo. A transição de uma etapa para a outra ocorre mediante sistemas de *referência e contrarreferência*, cabendo aos pacientes ou seus familiares providenciar o deslocamento e procedimentos administrativos necessários para alcançar a estação de cuidado seguinte. Conforme defende o autor, esse modelo favorece a fragmentação do trabalho clínico e uma desresponsabilização diante dos casos acompanhados.[7]

Quando um mesmo paciente é acompanhado por diferentes profissionais, o que normalmente se observa é uma atuação vertical, em paralelo, em ações separadas umas das outras. Não há integração horizontal entre os distintos saberes e práticas, sob a errônea suposição de que cada um fazendo a sua a parte estaria garantida a qualidade do todo. Como consequência, a tomada de decisão sobre diagnósticos ou intervenções terapêuticas costuma ser solitária, raramente realizada em grupo. A estrutura organizacional dos serviços de saúde não estimula a troca entre os pares ou entre as diferentes especialidades, o que dificulta o trabalho multiprofissional e a construção de redes de cuidado transdisciplinares.[8]

Para além da fragmentação, outro problema identificado no modelo clínico vigente é uma forte centralidade no saber médico, que reduz os sintomas a uma interpretação biológica e prioriza a terapêutica medicamentosa. Esse modelo tende a minimizar outros determinantes, como os sociais (raça, gênero, condição socioeconômica), no processo de adoecimento mental da população.

Em contraposição a esse modelo, Gastão Campos propõe o conceito de "clínica ampliada", ou "clínica do sujeito", que preconiza a avaliação das pessoas em sua dimensão social e subjetiva, e não apenas biológica, valorizando o poder terapêutico da escuta e do apoio psicossocial.[7] A possibilidade de realização de uma clínica ampliada depende da construção de vínculo entre profissional e usuário e do trabalho cooperativo entre os diferentes agentes da rede de acompanhamento. Para tanto, o autor apresenta dois conceitos fundamentais: "equipes de referência" e "apoio especializado matricial".

Equipes de referência seriam equipes interprofissões e interespecialidades organizadas em função de áreas territoriais voltadas para uma mesma finalidade, respeitando as características de cada local e a disponibilidade de recursos. Um profissional de referência seria responsável por acompanhar a pessoa ao longo de todo o seu tratamento naquela organização, providenciando a intervenção de outros profissionais ou serviços de apoio conforme o necessário e, finalmente, assegurando sua alta e a continuidade de acompanhamento em outra instância do sistema.[7,8]

Às equipes de referência caberia a elaboração e aplicação dos "projetos terapêuticos singulares", isto é, discussões dos casos complexos e com alta vulnerabilidade realizadas por um grupo interdisciplinar, recolhendo a contribuição de várias especialidades e de distintas profissões. O projeto terapêutico singular objetiva a realização de uma revisão do diagnóstico, nova avaliação de riscos e uma redefinição das linhas de intervenção terapêutica, repensando as tarefas e encargos dos vários especialistas.[7]

Já o apoio matricial foi concebido por Campos como uma retaguarda de especialistas que desenvolve intervenções conjuntas ou articuladas com as equipes de referência. Essa organização amplia as possibilidades e a composição interdisciplinar dos projetos terapêuticos, sem diluir a responsabilidade sobre os casos e sem criar percursos intermináveis de encaminhamentos. Essa concepção altera, portanto, a tradicional noção de referência e contrarreferência vigente nos sistemas de saúde, já que mesmo quando um paciente se utiliza de um serviço matricial ele não deixa de ser cliente da equipe de referência, e a responsabilidade principal pela condução do caso continua sendo dela.[8]

É interessante observar que, antes mesmo de terem sido apresentadas nesse formato por Gastão Campos, algumas dessas estratégias já eram amplamente utilizadas na clínica da saúde mental no Brasil e no mundo. O pediatra e psicanalista inglês Donald W. Winnicott (1896-1971), que realizou importante trabalho com crianças e jovens separados de seus cuidadores durante a Segunda Guerra Mundial, desenvolveu um modelo de *consultas terapêuticas* que guarda semelhanças com alguns dos preceitos defendidos por Campos.

De acordo com Vieira (2022), as consultas terapêuticas de Winnicott eram pensadas em conexão com a família e o contexto sociocomunitário do paciente, assim como na clínica ampliada. Conforme escreveu sua esposa, a assistente social Clare Winnicott, o trabalho do pediatra e psicanalista estendia-se para além do consultório, buscando apoio dos pais e de outras pessoas significativas na vida dos pacientes.[9]

Outro elemento observado no trabalho de Winnicott era a cooperação interprofissional. Diversos são os relatos de casos conduzidos em parceria com médicos generalistas e outros profissionais da saúde ou de outros setores, como educação ou assistência social. Assim como no apoio matricial, essas parcerias tinham caráter assistencial e formativo, isto é, permitiam a troca de saberes e aprendizagem entre profissionais com campos de atuação diferentes.[9]

Desafios do trabalho em rede no setor público

Um importante marco para a implementação do apoio matricial nas redes de saúde foi a criação dos Núcleos de Apoio à Saúde da Família (NASF), em 2008,[10] aos quais foi conferido papel de suporte clínico-assistencial e técnico-pedagógico, conforme previsto no modelo da clínica ampliada de Gastão Campos. Em 2018, Treichel e colaboradores conduziram um interessante estudo de revisão bibliográfica a fim de identificar os impasses e desafios no apoio matricial em saúde mental no Brasil, uma década após a implementação do NASF.[11]

Os autores localizaram 38 estudos de diferentes regiões do país, em sua maioria qualitativos, que atendiam aos critérios de inclusão da revisão. Na leitura desse material foram identificados 25 itens relativos a impasses ou desafios para a consolidação e a efetividade do apoio matricial em saúde mental, que foram agrupados em 5 categorias:

1. obstáculos estruturais;
2. obstáculos subjetivos e culturais;
3. obstáculos decorrentes do excesso de demanda e da carência de recursos;
4. obstáculos epistemológicos; e
5. obstáculos políticos e de comunicação.

A categoria dos obstáculos estruturais foi a que teve o maior número de itens identificados, sendo os mais frequentemente citados a fragmentação da rede e a burocratização do fluxo entre serviços, que perpetuam da lógica dos encaminhamentos, sem continuidade das ações entre os diferentes níveis de cuidado. Outro problema frequente foi a falta de clareza dos profissionais quanto ao papel dos serviços e sua atuação nestes. Ainda nessa categoria, foi também citada a alta rotatividade de profissionais, que dificulta a construção de vínculo entre usuários e equipe de saúde.

Com relação aos obstáculos subjetivos e culturais, destaca-se a dificuldade dos trabalhadores em lidar com questões relativas à saúde mental, mesmo dentro de serviços especializados, como os CAPS IJ. Outra dificuldade relatada é a perpetuação de uma visão médico e fármaco-centrada e o distanciamento e/ou desprestígio entre diferentes categorias profissionais. Exemplos citados são situações frequentes em que as contribuições de "Agentes Comunitários de Saúde" (ACSs) são desconsideradas nas discussões de casos ou de ausência de profissionais médicos nas reuniões de apoio matricial.

Sobre o papel dos ACSs nas equipes de referência, cabe fazermos uma reflexão. De acordo com Merhy (2016), um importante problema do trabalho em rede seria que os profissionais das instituições formais (educação, saúde e assistência social) estariam desconectados da multiplicidade de existências que eles atendem.[12] Isto é, suas avaliações e intervenções seriam realizadas a partir de um referencial teórico preconcebido, que não necessariamente se aplicaria ao contexto no qual atuam. Nesse sentido, a participação dos ACSs nas discussões de caso seria de fundamental importância, auxiliando os demais profissionais a melhor compreenderem as particularidades do modo de vida dos pacientes e de suas famílias naquele território.

Outro grupo de obstáculos identificado foi o daqueles decorrentes do excesso de demanda e carência de recursos. Entre eles podemos citar a precarização da estrutura física dos serviços, equipes profissionais incompletas e excesso de demandas, que tornam a produtividade dos profissionais incompatível com a lógica proposta. Para além disso, poderíamos acrescentar a dificuldade de deslocamento entre serviços, que muitas vezes impossibilita o encontro entre profissionais de diferentes equipes. É preciso garantir condições mínimas para que o apoio matricial de fato aconteça, como locais adequados para as reuniões, período assegurado na agenda, transporte de profissionais quando necessário e número adequado de participantes.

Os autores do estudo consideram obstáculos epistemológicos a falta de conhecimentos, habilidades e formação específicos para o desenvolvimento do trabalho a ser realizado e chamam a atenção para a necessidade de investimento maciço na formação de profissionais de saúde, incluindo mudanças curriculares na graduação e residência, além de ações de educação permanente voltadas aos profissionais já inseridos nos serviços.

Por fim, são citados os obstáculos políticos e de comunicação, como modelos de gestão verticalizados que dificultam o diálogo entre os profissionais e os gerentes, tão importante para a efetividade desse modelo. Outro ponto importante a ser considerado é a instabilidade do contexto político sanitário brasileiro, associada à descontinuidade administrativa a cada mudança de governo e troca de dirigentes. Como exemplo, em 2020[13] o Governo Federal extinguiu o cadastramento de novas equipes NASF na Atenção Básica, gerando instabilidades para o modelo de acompanhamento multiprofissional na rede.

Saúde suplementar

Por mais que não apresentem o mesmo grau de vulnerabilidade do setor público, os casos de saúde mental atendidos no setor privado também necessitam de acompanhamento multiprofissional. O principal desafio no âmbito da saúde suplementar é justamente a ausência de uma rede articulada e bem constituída, com princípios norteadores para o seguimento compartilhado. O que se observa muitas vezes é uma clínica fragmentada, com diferentes profissionais atuando em paralelo sobre o mesmo caso, sem integração de uma proposta terapêutica.

Como grande parte dos equipamentos de saúde nesse setor atua de maneira autônoma, a possibilidade de discussões de casos, à semelhança da elaboração de um projeto terapêutico singular, depende da iniciativa e disponibilidade dos profissionais envolvidos nos casos. Há ainda os equipamentos de saúde conveniados aos planos de saúde, que normalmente contam com uma rede mais estruturada. No entanto, nesses casos, a lógica de referenciamentos e composições interprofissionais está sujeita ao interesse econômico da empresa. O que se observa na prática é pouco investimento em espaços de troca e compartilhamento entre os profissionais.

Outro obstáculo do trabalho na rede privada é a ausência de um profissional de referência, responsável pelo acompanhamento longitudinal dos casos e coordenação do cuidado. Dentro desse contexto, já são reconhecidas em outros países especializações pediátricas voltadas ao seguimento de crianças portadoras de transtornos do desenvolvimento. Nos Estados Unidos, onde predomina o modelo privado de saúde, já é certificada desde 1999 a Pediatria do Desenvolvimento e do Comportamento (*Developmental and Behavioral Pediatrics*) para o atendimento desses casos. Entre as competências previstas na formação desse especialista está a habilidade de estabelecer parcerias com a equipe multiprofissional de saúde e com outros serviços da comunidade, como as escolas.[14] No Brasil, a especialidade ainda está em processo de reconhecimento formal.

Por fim, por mais que comumente os serviços particulares disponham de melhor estrutura para atendimento, algumas formas de tecnologia leve presentes no Sistema Único de Saúde (SUS) e importantes para a construção de vínculo com o paciente são pouco utilizadas. Entre elas, poderiam ser citadas as visitas domiciliares, as consultas compartilhadas (realizadas com a presença de profissionais de serviços diferentes) e ações desenvolvidas no território. A avaliação de uma criança em seu ambiente natural, como sua residência, costuma ser de grande ajuda para um pediatra pensar nas intervenções cabíveis. Na rede privada, a atuação do médico costuma ficar restrita à sala do consultório, e, especialmente nos casos de saúde mental, é preciso ampliar esse horizonte de intervenções.

Considerações finais

Os casos de saúde mental são cada vez mais frequentes na infância e adolescência. Quando identificados pelo pediatra, é importante que ele tenha a clareza de que intervenções médicas isoladas serão pouco eficientes no tratamento dessas crianças e adolescentes. Nessas situações, é necessário diálogo e parcerias com outros profissionais da saúde ou mesmo de outros setores, como educação, assistência social e justiça.

Na esfera pública, ao longo das últimas décadas, foi estruturada uma rede intersetorial potencial para o acompanhamento dos casos de saúde mental. Na prática, porém, se observa importante dificuldade de articulação entre os diferentes serviços que compõem a rede. A organização do sistema ainda obedece a uma concepção de saúde médico e fármaco-centrada.

Algumas propostas, como as *equipes de referência* e o *apoio especializado matricial,* são importantes ferramentas para garantir o trabalho conjunto e coordenado da rede, dentro da lógica da *clínica ampliada*, que valoriza as dimensões social e subjetiva, e não apenas biológica, na avaliação e tratamento dos usuários dos serviços de saúde. A implementação dessa organização no SUS, no entanto, enfrenta uma série de obstáculos, como excesso de burocracias, precarização da infraestrutura dos serviços, alta demanda de atendimentos e deficiência na formação dos profissionais.

Já no âmbito privado, a ausência de uma rede estruturada dificulta o trabalho coordenado entre os diferentes profissionais que atuam sobre um mesmo caso. Há ainda o interesse econômico das empresas da saúde como fator que interfere na composição das equipes responsáveis pelo acompanhamento dos pacientes.

Seria importante que os gestores da saúde, seja no setor público ou privado, valorizassem e incentivassem os espaços de encontro e troca entre os profissionais. Parece prevalecer a ideia de que períodos destinados a reuniões de equipe seriam mais bem aproveitados se substituídos por períodos de atendimento aos pacientes. O que se observa, na prática, é que a elaboração de um projeto terapêutico pelos diferentes agentes envolvidos em um caso, além de aumentar a efetividade das intervenções, poupa tempo e esforço tanto dos profissionais como do paciente e de sua família.

Quanto ao pediatra, é importante que ele esteja aberto a se afetar pelos encontros e trocas com os usuários e outros profissionais da rede. Só assim será possível desaprender as velhas práticas e permitir-se enriquecer com os múltiplos saberes compartilhados dentro do trabalho em rede.

Referências bibliográficas

1. Moysés MAA, Collares CAL. Dislexia e TDAH: uma análise a partir da ciência médica. In: Conselho Regional de Psicologia de São Paulo (eds.). Medicalização de crianças e adolescentes. São Paulo: Casa do Psicólogo; 2010. p. 71-110.
2. Brasil. Ministério da Saúde. Portaria GM/MS n. 336, de 19 de fevereiro de 2002. Dispõe sobre Modalidades, Organização e Funcionamento dos CAPS. Brasília, DF, 2002. Disponível em: https://bvsms.saude.gov.br/bvs/saudelegis/gm/2002/prt0336_19_02_2002.html. Acesso em: 1 maio 2023.
3. Brasil. Ministério da Saúde. Portaria MS/GM n. 3.088, de 23 de dezembro de 2011. Institui a Rede de Atenção Psicossocial para pessoas com sofrimento ou transtorno mental e com necessidades decorrentes do uso de crack, álcool e outras drogas no âmbito do Sistema Único de Saúde. Brasília, DF, 2011. Disponível em: https://bvsms.saude.gov.br/bvs/saudelegis/gm/2011/prt3088_23_12_2011_rep.html. Acesso em: 1 maio 2023.
4. Brasil. Ministério da Saúde. Atenção psicossocial a crianças e adolescentes no SUS: tecendo redes para garantir direitos. Conselho Nacional do Ministério Público. Brasília, DF, 2014. Disponível em: https://bvsms.saude.gov.br/bvs/publicacoes/atencao_psicossocial_criancas_adolescentes_sus.pdf. Acesso em: 1 maio 2023.
5. Rosa EZ, Kahhale EP, Martins J, Rocha S, Perosa GBD, Fontes FMM et al. Desafios da gestão do cuidado em rede: uma análise dos casos de saúde mental na atenção básica. In: Vicentim MCG, Trenche MCB, Kahhale EP, Almeida IS (orgs.). Saúde mental, reabilitação e atenção básica: encontros entre universidade e serviços de saúde. São Paulo: Artgraph; 2016. p. 83-99.
6. Couto MCV, Duarte CS, Delgado PGG. A saúde mental infantil na saúde pública brasileira: situação atual e desafios. Rev Bras Psiquiatr. 2008 Dec; 30(4):390-8. Disponível em: http://www.scielo.br/scielo.php?script=sci_arttext&pid=S1516-44462008000400015&lng=pt&tlng=pt. Acesso em: 1 maio 2023.
7. Campos GWDS, Amaral MAD. A clínica ampliada e compartilhada, a gestão democrática e redes de atenção como referenciais teórico-operacionais para a reforma do hospital. Ciênc Saúde Coletiva. 2007 Aug; 12(4):849-59. Disponível em: http://www.scielo.br/scielo.php?script=sci_arttext&pid=S1413-81232007000400007&lng=pt&tlng=pt. Acesso em: 1 maio 2023.
8. Campos GWDS. Equipes de referência e apoio especializado matricial: um ensaio sobre a reorganização do trabalho em saúde. Ciênc Saúde Coletiva. 1999; 4(2):393-403. Disponível em: http://www.scielo.br/scielo.php?script=sci_arttext&pid=S1413-81231999000200013&lng=pt&tlng=pt. Acesso em: 1 maio 2023.

9. Vieira G, Castanho P. Das consultas terapêuticas à consulta conjunta: contribuições de Winnicott à prática do apoio matricial. Ciênc Saúde Coletiva. 2022 May; 27(5):1929-38. Disponível em: http://www.scielo.br/scielo.php?script=sci_arttext&pid=S1413-81232022000501929&tlng=pt. Acesso em: 1 maio 2023.
10. Brasil. Ministério da Saúde. Portaria n. 154, de 24 de janeiro de 2008. Cria os Núcleos de Apoio à Saúde da Família (NASF). Brasília, DF, 2008. Disponível em: https://bvsms.saude.gov.br/bvs/saudelegis/gm/2008/prt0154_24_01_2008.html. Acesso em: 1 maio 2023.
11. Treichel CADS, Campos RTO, Campos GWDS. Impasses e desafios para consolidação e efetividade do apoio matricial em saúde mental no Brasil. Interface (Botucatu). 2019; 23:e180617. Disponível em: http://www.scielo.br/scielo.php?script=sci_arttext&pid=S1414-32832019000100305&tlng=pt. Acesso em: 1 maio 2023.
12. Merhy EE, Gomes MPC, Silva E, Santos MFL, Cruz KT, Franco TB. Redes vivas: multiplicidades girando as existências, sinais da rua. Implicações para a produção do cuidado e a produção do conhecimento em saúde. In: Merhy EE, Baduy RS, Seixas CT, Almeida DES, Slomp JH (orgs.). Avaliação compartilhada do cuidado em saúde: surpreendendo o instituído nas redes. Rio de Janeiro: Hexis; 2016. p. 31-42.
13. Brasil. Ministério da Saúde. Nota Técnica Conjunta n. 03/2020, de 28 de janeiro de 2020. Assunto: Núcleo Ampliado de Saúde da Família e Atenção Básica (NASF-AB) e Programa Previne Brasil. Brasília, DF, 2020. Disponível em: https://www.conasems.org.br/wp-content/uploads/2020/01/NT-NASF-AB-e-Previne-Brasil-1.pdf. Acesso em: 1 maio 2023.
14. Weitzman CC, Baum RA, Fussell J, Korb D, Leslie LK, Spinks-Franklin AIA et al. Defining developmental-behavioral pediatrics. Pediatrics. 2022 Apr 1; 149(4):e2021054771. Disponível em: https://publications.aap.org/pediatrics/article/149/4/e2021054771/185384/Defining-Developmental-Behavioral-Pediatrics. Acesso em: 1 maio 2023.

Índice remissivo